TRAITÉ CLINIQUE

DES

MALADIES AIGUËS

DES ORGANES RESPIRATOIRES.

TRAITÉ CLINIQUE

DES

MALADIES AIGUËS

DES

ORGANES RESPIRATOIRES

PAR E. J. WOILLEZ

MÉDECIN DE L'HÔPITAL LARIBOISIÈRE

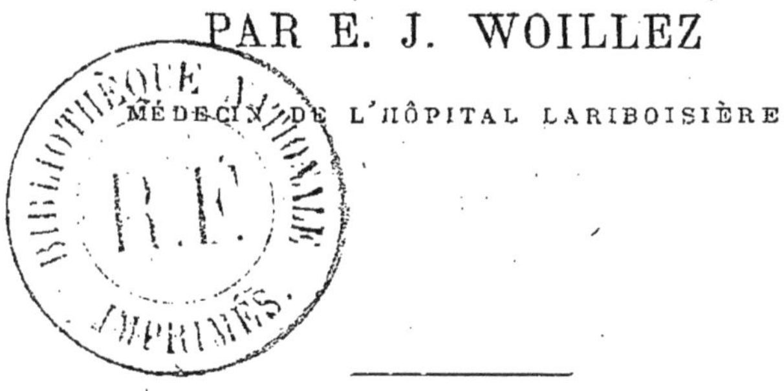

Ouvrage accompagné de 93 figures intercalées dans le texte, et de 8 planches gravées.

PARIS

ADRIEN DELAHAYE, LIBRAIRE-ÉDITEUR

PLACE DE L'ÉCOLE DE MÉDECINE

1872

COULOMMIERS. — TYPOG. A. MOUSSIN.

PRÉFACE

Cet ouvrage est un livre de clinique française, ayant pour base l'observation faite au lit des malades, cette observation utilisant les travaux du laboratoire, sans abdiquer son importance comme base essentielle de la médecine pratique. Il est le fruit de plus de quinze années de recherches dans les différents hôpitaux de Paris.

L'étude des maladies aiguës des organes respiratoires présentait une lacune qui en faussait la compréhension complète. C'était le silence gardé sur la congestion pulmonaire, qui devait être considérée comme maladie type, au même titre que la bronchite ou la pneumonie, par exemple. Il en résultait, non-seulement qu'une affection fréquente était méconnue et confondue avec d'autres, mais encore que l'on ne pouvait, ni comprendre plusieurs états pathologiques dans lesquels l'hyperémie pulmonaire jouait un rôle ignoré, ni bien juger certaines modifications survenant dans l'évolution des maladies connues des organes respiratoires.

A

P. CH. A. LOUIS

MÉDECIN HONORAIRE DE L'HÔTEL-DIEU, MEMBRE DE L'ACADÉMIE
DE MÉDECINE,
OFFICIER DE LA LÉGION D'HONNEUR

EN TÉMOIGNAGE D'UNE RECONNAISSANCE
ET D'UNE VIEILLE AMITIÉ
QUI N'ONT FAIT QUE S'ACCROITRE
AVEC LE TEMPS

E. J. WOILLEZ.

De cette étude nouvelle, faite en tenant compte de ces appoints indispensables à utiliser dans un traité de la nature de celui-ci, est résulté pour nous la nécessité d'envisager les maladies aiguës des organes intra-thoraciques de la respiration autrement qu'on ne l'a fait jusqu'ici. Cette manière de voir nous semble éclairer ces maladies d'un jour nouveau.

On trouvera dans l'INTRODUCTION l'exposé sommaire de l'ensemble des divisions de ce traité clinique dont les maladies les plus importantes, les maladies dites spontanées, ont été l'objet de chapitres étendus. L'étude de la pleurésie, comme celles de la congestion pulmonaire, de la bronchite, de la pneumonie et des maladies aiguës mixtes ou hybrides, constituent autant de monographies, mais celle de la pleurésie aiguë nous semble être la plus complète qui ait été publiée. Nous appelons surtout l'attention sur les résultats nouveaux fournis dans cette maladie par la mensuration. Ces résultats, facilement acquis désormais, et aussi facilement appréciables à l'aide de tracés de mensuration analogues à ceux que donne l'emploi de la thermométrie, sont presque entièrement nouveaux. On me permettra d'affirmer (ce que l'on reconnaîtra, je l'espère) que la mensuration, devenue fort simple dans son application, s'impose désormais à l'observateur qui veut suivre l'évolution des épanchements pleurétiques, et obtenir les indications les plus précises sur l'opportunité et l'indication de la thoracentèse, dont on m'a fait, je ne sais pourquoi, l'adversaire dans la pleurésie aiguë.

Cette publication devait se faire il y a un an, sans que j'aie besoin d'expliquer pourquoi elle a été retardée. Elle est telle aujourd'hui qu'elle était alors, à part quelques faits récemment observés dont j'ai profité. L'expression de la pensée scientifique ne saurait subir aucune influence de la guerre, même la plus brutale. Aussi les opinions que j'exprime sur les savants d'outre-Rhin sont-elles restées telles qu'elles étaient alors formulées, et je n'ai rien à y changer.

Les observations que j'ai recueillies ont été pour la plupart dictées par moi au lit des malades. Je ne saurais cependant oublier l'assistance intelligente que m'ont prêtée les élèves qui ont été attachés à mon service hospitalier, et principalement mes internes, parmi lesquels je me plais à citer MM. Rigal, Caresme, Vigier, Ch. Lefeuvre, Blumenthal, G. Bouchard, Ern. Bourgeois, devenus tous des praticiens distingués, et M. Leteinturier, mon interne actuel à Lariboisière.

Puisse mon travail, qui m'a demandé tant d'efforts soutenus, être accueilli avec bienveillance par le public médical, comme un exposé de recherches consciencieuses des vérités médicales!

E. J. WOILLEZ.

Paris, 15 octobre 1871.

TABLE DES MATIÈRES

SECONDE PARTIE.

MALADIES AIGUES ACCIDENTELLES, ET PRIMITIVEMENT AIGUES.

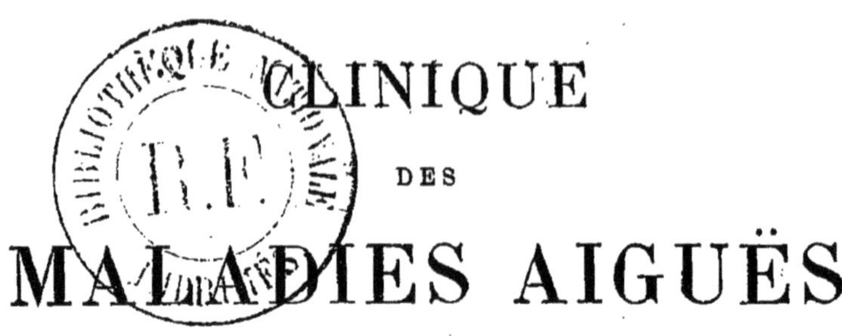

CLINIQUE

DES

MALADIES AIGUËS

DES ORGANES RESPIRATOIRES.

INTRODUCTION.

Lorsqu'on entreprend d'écrire l'histoire clinique des maladies aiguës des organes respiratoires intra-thoraciques, on se trouve en présence d'une difficulté très-grande : celle de savoir comment on doit envisager ces maladies dans leur ensemble et dans leurs caractères distinctifs, en tenant compte des travaux les plus modernes.

Théoriquement on a beaucoup discuté sur le meilleur mode de classification nosologique ; mais on s'est trop peu préoccupé de la question au point de vue clinique. Le médecin praticien, qui a pour but de déterminer le diagnostic des maladies, de formuler leur pronostic et les indications du traitement, ne saurait utiliser d'une manière générale une nosologie théoriquement basée sur un seul des principes adoptés : cause, lésion ou symptôme.

Reconnaître la maladie implique en effet la nécessité première de constater ce qui, en frappant nos sens et notre esprit, est la source de nos inductions diagnostiques. C'est là une remarque capitale sur laquelle je ne saurais trop insister. Les manifestations symptomatiques, de même que les données fournies par l'interrogatoire, forcent en effet l'attention du médecin, sollicitent son jugement, et sont par conséquent les premières données du problème clinique à résoudre, données que viennent compléter celles qui résultent de l'examen ou de l'exploration des organes. En pesant la valeur de ces éléments d'observation, en cherchant à les grouper suivant leurs analogies, ou bien à les séparer suivant leurs différences, au point de vue de la science connue, et en leur appliquant des dénominations acceptées, le praticien se sert forcément de la nosologie symptomatique et de la nosologie anatomique. Un seul signe important suffit bien quelquefois pour l'éclairer immédiatement sur l'origine de la maladie; cependant ce n'est habituellement qu'après avoir étudié les symptômes et les lésions existantes qu'il peut chercher à remonter à la cause ou à préciser la nature du mal, et en formuler le traitement.

Que conclure de là sinon que les trois modes de classification nosologique sont simultanément nécessaires à la pratique? Fût-on parvenu à l'idéal de la nosologie, à la classification complète des maladies suivant leur nature, le clinicien, encore et toujours, utilisera le plus souvent les faits cliniques d'observation inférieure, les distinctions pathologiques fondées sur les données symptomatiques ou anatomiques, avant de faire rentrer la maladie dans la grande division de nature ou de cause, à laquelle elle se rattache.

Malheureusement, dans toute maladie, on ne trouve pas toujours les trois éléments nosologiques : signes, lésions anatomiques et causes, bien déterminés. On sait qu'il y a des maladies absolument latentes; qu'il en est beaucoup d'autres pour la constatation desquelles on se trouve arrêté à la détermination du symptôme ou du groupe de symptômes, sans pouvoir aller au delà, par suite de l'insuffisance des données scientifiques; que d'autres fois, tout en dépassant la connaissance des symptômes, on ne peut pas faire plus que de les rattacher à des lésions anatomiques, de cause inconnue, que dévoile l'étude de ces symptômes; qu'enfin, dans un quatrième ordre de faits, trop rares par rapport aux précédents, on arrive à bien établir la cause qui explique ces symptômes et ces lésions. Et encore, faut-il s'entendre sur ce mot *cause;* car il y a des degrés nombreux depuis l'influence extérieure la plus grossière jusqu'à la modification vivante qui caractérise l'origine la plus intime de la maladie.

En présence de l'insuffisance de ces conditions générales de la nosologie que l'on peut utiliser, il est clair qu'une classification de ce genre ne saurait jamais être parfaite. Et ce qui contribue encore à compliquer le problème, ce sont les idées qui ont cours à chaque époque, soit par le fait d'un progrès scientifique réel, soit conformément à des doctrines en faveur, et qui ont pour résultat inévitable de faire modifier le sens et la portée des termes employés.

Cette mobilité de la nosologie dans le temps nous oblige à indiquer ce que certains travaux modernes ont pu apporter de modifications à la partie de la nosologie qui nous intéresse plus particulièrement ici : celle des maladies aiguës des organes respiratoires intra-thoraciques.

On s'était fort extasié, au dernier siècle, sur les progrès que semblaient promettre à la médecine les découvertes d'anatomie normale, puis celles d'anatomie pathologique. Aussi se trouva-t-on naturellement entraîné, dès le commencement du siècle présent, vers l'étude des lésions anatomiques des organes. L'émulation fut extrême; et quoi que l'on en dise aujourd'hui, on obtint de magnifiques résultats.

Comme dans tout courant scientifique, il y eut sans doute un abus. C'est celui qui résulta d'une attention trop exclusivement concentrée sur les lésions des organes. De là le reproche fait aux observateurs de cette époque d'avoir considéré ces lésions, non comme de simples manifestations anatomiques de la maladie qu'elles étaient, mais comme la maladie elle-même. Cette objection faite à ces recherches anatomo-pathologiques a été certainement trop généralisée; car si un très-petit nombre d'observateurs faisaient des modifications anatomiques le point de départ essentiel des états morbides, la majorité ne pensait pas ainsi. Il faut avoir assisté aux leçons cliniques de l'époque, pour reconnaître que le fait brut de la lésion tangible, et visible à l'œil nu après la mort, n'était qu'un moyen, soit d'expliquer les symptômes mieux qu'on ne l'avait fait jusque-là, soit de faire remonter, dans une certaine mesure, vers la détermination des causes réelles de l'affection observée.

Il ne faut pas méconnaître ce progrès parce que nous le possédons, et que l'habitude d'en jouir sans peine contribue à nous en faire oublier la source. Mais peut-on nier que certaines congestions, l'inflammation, et ce que l'on a appelé les productions organiques, étudiées il est vrai plus superficiellement que par l'histologie, soient restées bien déterminées dans la pratique comme des affections locales caractéristiques, dont l'histoire clinique a été dès lors mieux connue?

Si le progrès ainsi obtenu a été jugé minime, quoiqu'il en soit résulté une meilleure classification anatomique, l'avantage a été considérable pour l'étude des symptômes dans leurs rapports avec les lésions. On a rattaché ainsi aux modifications anatomiques, en les isolant mieux, beaucoup de phénomènes symptomatiques dont la signification était restée jusque-là confuse et obscure ; et il en est résulté un progrès clinique des plus incontestables.

C'est à ce rapprochement raisonné du symptôme et de la lésion, du symptôme manifestation fonctionnelle de la maladie, de la lésion manifestation anatomique ou de tissu, que sont dus les beaux résultats acquis à la science dans la première moitié de ce siècle en France. Sans énumérer ces travaux qui sont de beaux titres pour l'école française, il nous suffit de rappeler, parmi les noms de ceux qui les ont produits, ceux de Corvisart, Bayle et Laënnec, ceux de Louis, Andral, Bouillaud, Chomel, et de tant d'autres qui ont marché sur leurs traces.

Aujourd'hui que l'histologie et la physiologie expérimentale ont entraîné les observateurs vers l'étude de l'anatomie interstitielle et de la physiologie pathologique, on est injuste à l'égard de ces anciens travaux. Comme toujours on se précipite à l'envi dans cette voie nouvelle, et l'on va jusqu'à dire que l'histologie et la médecine expérimentale doivent devenir la base essentielle de la médecine. C'est là une exagération d'autant plus regrettable, à mon avis, qu'elle fait son chemin dans les esprits inexpérimentés, aux dépens de l'observation clinique, qui se trouve ainsi reléguée au dernier plan. On ne devrait pas oublier cependant que la saine observation au lit du malade est la base la plus sérieuse de la médecine pratique, qui utilise et s'assimile les découvertes anatomiques et expérimentales, mais qui ne saurait être réduite au rôle subalterne qu'on veut lui infliger.

Pour jeter un coup d'œil impartial sur ce nouveau courant scientifique, il ne faut pas se laisser emporter par lui : il faut l'étudier en résistant à l'enthousiasme trop général qu'excitent les nouveautés qu'il déroule. Voir froidement et juste est d'ailleurs très-difficile, on doit le reconnaître, quand il s'agit de juger ses contemporains.

Quand on porte un jugement sur le passé, la tradition écrite est là qui nous montre le point de départ, la marche tout entière et le point d'arrivée de chaque courant scientifique. Nous voyons ainsi d'un regard froid et sans passion les enfantements intellectuels, leur évolution dans la science, ainsi que leurs produits. Echelonnées d'âge en âge, les erreurs scientifiques comme les conquêtes du vrai nous apparaissent dans leur ensemble et leurs détails ; et nous pouvons les juger sainement sans être préoccupés de la personnalité des auteurs, dont il ne reste que les œuvres, les écrits. Mais quand on s'occupe des travaux contemporains, la tâche devient bien plus difficile. Il y a d'abord cette question brûlante des personnes dont notre infirmité humaine se débarrasse si difficilement ; il y a ensuite un point d'appui fondamental qui nous manque : c'est l'évolution complète du mouvement scientifique que l'on veut apprécier. On sait d'où il vient, comment il marche, mais non où il va, où il s'arrêtera, ni quelles en seront les conséquences définitives. Il faut donc, sans trancher définitivement la question, se contenter d'en juger l'origine et la marche.

C'est dans ces limites, et dans ces limites seulement, que nous pouvons apprécier le nouveau courant scientifique, surtout en étudiant sa marche, car son point de départ n'a ici qu'un intérêt secondaire.

Ce courant nous présente un caractère sur lequel il faut principalement arrêter l'attention parce qu'on ne saurait trop y insister : au lieu de faire marcher de front les recherches scientifiques et cliniques, dont l'association est indispensable, on néglige les secondes pour les premières.

Cela est surtout vrai en Allemagne, qui est le centre le plus actif des études histologiques. Les étrangers d'outre-Rhin, dans leur entraînement vers les sciences, entraînement tenace qui limite et circonscrit toujours trop le but en dédaignant les questions complémentaires, annihilent la médecine pratique au profit des recherches du laboratoire. Dans celui-ci affluent les élèves, qui, dans certaines localités universitaires, n'abordent presque jamais les malades dans les salles hospitalières. Ailleurs les études cliniques se trouvent faussées : on s'immobilise scientifiquement pendant plusieurs heures auprès d'un seul malade. Ne cesse-t-on pas ainsi de faire de la médecine pratique? Que deviennent dans un pareil enseignement le diagnostic et la thérapeutique? et quels abus surgissent! Attacher à une simple donnée physique recueillie sur le corps humain l'importance d'un ensemble de données diagnostiques utiles, inciser les membres d'un patient avec un bistouri pour lui prendre un fragment de muscle pouvant révéler sous le microscope la nature d'une affection musculaire : ce sont là des aberrations inconcevables, mais qui sont des conséquences naturelles de l'étude trop exclusivement scientifique des malades.

En France, il s'est manifesté une tendance prononcée à marcher dans cette voie. Cependant grâce au bon sens français cet engouement diminue, et, pour la majorité des médecins, l'histologie est considérée comme le complément de l'ancienne anatomie. Tout en l'étudiant, et en tenant largement compte des travaux de physiologie expérimentale qui ont fait avancer la science, et pour lesquels nous n'avons rien à envier aux autres nations, l'étude clinique des malades est plus en faveur. On a pour habitude parmi nous de faire simplement converger vers cette étude, afin de la perfectionner, les données d'application pratique, soit de la micrographie, soit de la physiologie, sans se laisser détourner du but définitif de la pratique : la détermination du diagnostic, du pronostic et du traitement. On apprécie parmi nous la valeur des travaux histologiques, mais on ne leur demande que ce qu'ils ont d'utile à cette application.

A ce point de vue, c'est surtout la clinique chirurgicale qui a pu de préférence utiliser, dans une certaine mesure, les enseignements de l'anatomie microscopique, bien moins cependant qu'elle n'utilise depuis longtemps les connaissances de l'anatomie vulgaire. Mais la médecine proprement dite n'a pas encore eu autant que la chirurgie à profiter, au lit du malade, de l'histologie pathologique.

Sans donc méconnaître les services rendus par cette science à la pratique médicale en général, et même en proclamant que ces services rendus sont sérieux et incontestables, ils sont en définitive très-bornés en ce qui concerne les maladies aiguës des organes respiratoires, et ils ne peuvent autoriser à modifier l'ancienne classification de ces maladies.

Pour Virchow et son école, tout travail organique des maladies aiguës ou chroniques se passerait exclusivement dans l'élément histologique par excellence, la cellule. Dans les maladies aiguës, tout y serait inflammation, depuis l'irritation du début jusqu'aux dernières modifications inflammatoires de nutrition. La cellule, sous l'influence de l'irritation, attirerait à elle une certaine quantité de substance qu'elle emprunterait à ce qui l'entoure, soit à un vaisseau, soit à toute autre partie; elle attirerait, absorberait, transformerait une partie plus ou moins considérable de matériaux [1]. De là l'augmentation de volume de l'organe et ses modifications nutritives inflammatoires. « Tout se résume, dit Virchow, en ce que l'inflammation commence au moment où les tissus (les cellules) absorbent cette quantité de matériaux, et commencent à leur faire subir des modifications ultérieures. » L'ensemble de cette pathologie intime serait d'ailleurs fort simple, puisque toutes les évolutions pathologiques seraient analogues pour Virchow; elles ne différeraient que par leur forme et leur marche [2].

[1] *Pathologie cellulaire;* trad. par P. Picard. 1861, p. 326.
[2] *Ibid.*, p. 324.

D'un autre côté, niant résolûment l'unité de la vie dans l'organisme, et la limitant arbitrairement dans une myriade de centres cellulaires, il rejette l'influence nerveuse dans la production de l'inflammation. Il critique comme erronées, d'une part son origine par l'hyperémie, et d'autre part la théorie des exsudats dits inflammatoires, dont l'idée, suivant lui, doit être très-restreinte.

Mais autre chose est d'affirmer ou de nier, autre chose est de prouver. Si l'on doit admettre, depuis les recherches expérimentales de Claude Bernard, que l'inflammation n'est pas la conséquence nécessaire de la congestion même prolongée, ce n'est pas une raison pour rejeter cliniquement le rôle de l'hyperémie dans le cours des maladies aiguës, de l'annihiler en un mot. Et de ce que Virchow explique à sa manière, autrement qu'on ne l'a fait jusqu'à lui, les troubles de nutrition que l'on est convenu d'appeler exsudats inflammatoires, ce n'est pas un motif suffisant pour ne pas tenir compte des troubles de nutrition que ces exsudats expriment.

Voici une considération plus grave. La pathologie cellulaire, basée sur les modifications de la cellule, à l'exclusion des phénomènes qui se passent en dehors d'elle, n'a pas d'attaches suffisantes qui la relient à l'observation clinique; et il en est de même des modifications que les histologues ont fait subir à la théorie de Virchow. Nous ne trouvons pas ici cette relation des signes et des lésions caractérisant des maladies distinctes, pour le médecin praticien, comme l'ont fait les signes et les lésions de l'anatomie vulgaire, quoique Virchow la qualifie dédaigneusement d'anatomie grossière et fausse [1].

La physiologie expérimentale ne saurait pas non plus, dans l'état actuel de la science, nous fournir une base exclusive de

[1] *Pathologie cellulaire*, p. 267.

classification. L'expérimentation a tiré parti des actions réflexes pour éclairer la physiologie pathologique de certaines affections intra-pulmonaires, ainsi que nous le verrons tout à l'heure. Mais si l'on peut utiliser ces données pour établir une grande division qui embrasse un ensemble de maladies aiguës, elles ne peuvent servir en aucune façon pour établir des distinctions particulières utiles à la pratique.

Sans pouvoir donc distinguer les maladies aiguës intrathoraciques en remontant aussi haut que nous le voudrions, c'est-à-dire vers les modifications microscopiques des tissus, et vers les actions vitales intimes dont ils sont le siége, nous devons nous contenter de nous servir des données plus précises que nous fournissent les modifications anatomo-pathologiques vulgaires. Les faits d'observation clinique, en ce qui concerne les maladies aiguës que nous avons à passer en revue, ne sauraient être autrement distingués les uns des autres.

Que les exsudats ne soient que des proliférations d'éléments histologiques normaux, que le pus dans les bronches résulte en grande partie d'une prolifération épithéliale, qu'il contienne des leucocytes ou d'autres éléments en voie de régression graisseuse, ces particularités, très-intéressantes d'ailleurs, ne peuvent nous empêcher d'étudier l'hyperémie, l'inflammation, les sécrétions dites catarrhales, comme autant d'éléments anatomiques fondamentaux des maladies dont il est question, tout en reconnaissant que l'histologie et la physiologie expérimentale modifient nos vues sur certains éléments d'anatomie intime, et sur la physiologie pathologique de ces maladies.

En définitive, c'est en nous appuyant sur les principes de l'anatomie pathologique ancienne que nous avons formulé notre classification des maladies aiguës des organes respiratoires intra-thoraciques, sans toutefois nous être astreint au cadre trop étroit des divisions adoptées.

L'anatomie pathologique, telle que je la rappelle ici, éclaire, par l'état matériel des organes, sur la valeur des symptômes constatés pendant la vie, et sur les signes si précieux que fournissent les moyens physiques d'exploration. C'est ce qui donne à cette distinction anatomique une importance fondamentale.

Cette importance est telle qu'elle s'impose d'elle-même pour ainsi dire, et qu'elle doit nécessairement être d'abord bien établie, pour servir de point de départ à la connaissance de la cause ou de la nature de ces maladies, comme je l'ai dit précédemment.

Ce cadre anatomique ne pèche donc nullement par son insuffisance. Il permet d'aller du connu à l'inconnu, marche véritablement scientifique; et il a l'avantage de comprendre des maladies dont la qualification est généralement acceptée. Enfin il se prête facilement aux conceptions nouvelles que peuvent susciter, et l'étude clinique des faits, et les découvertes histologiques elles-mêmes.

La physiologie expérimentale par exemple nous fournit une donnée qui relie en un faisceau particulier tout un ensemble de ces affections, distinctes par leurs lésions et leurs symptômes.

Les physiologistes ont reconnu expérimentalement, en effet, que l'impression du froid sur la peau donnait lieu, par action réflexe, à des hypersécrétions, à des congestions et à des inflammations éloignées. Claude Bernard, en faisant des applications froides sur la poitrine, a déterminé artificiellement des inflammations dans le poumon. On pourrait donc être tenté de grouper sous la dénomination de maladies réflexes des organes respiratoires les congestions et les inflammations. De cette étude des actions réflexes il résulte en effet que nous pénétrons plus avant qu'on ne l'avait fait précédemment, dans la connaissance de l'origine de la maladie, et que nous saisissons une partie de la modification vivante qui se manifeste à son début apparent. Mais il faut se garder d'être trop absolu, et de croire que là est l'action primitive tout entière.

La fièvre, la marche variable des phénomènes, leur tendance vers une terminaison heureuse ou défavorable, la manifestation différente des accidents locaux qui sont plus ou moins compliqués, plus ou moins menaçants, et enfin ces prédispositions cachées des organismes qui leur font subir si diversement les atteintes de la maladie, tout cela ne s'explique pas par les actions réflexes, que leur point de départ soit au dehors, ou qu'il siége dans l'intérieur même de l'organisme.

Les phénomènes réflexes constituent de plus un fait physiologique et pathologique si général, qu'ils ne sauraient être le point de départ de distinctions utiles. J'ai donc en définitive préféré qualifier le groupe des maladies dont il est question de *maladies spontanées*, en les complétant, comme maladies aiguës, par la division des *maladies accidentelles*.

Ce sont là les deux grandes divisions que j'ai adoptées dans cet ouvrage.

La première, celle des *maladies aiguës dites spontanées*, présente ceci de remarquable, que l'ensemble des maladies aiguës qui s'y trouvent comprises donne le tableau d'une sorte de transformation successive de phénomènes morbides dont l'expression est variée et plus ou moins complexe.

Il en résulte des maladies différentes par leur expression symptomatique et leurs manifestations anatomiques, mais dont les caractères se fusionnent fréquemment, ce qui en rend l'étude plus difficile. Jusqu'à présent cette étude des maladies aiguës des organes respiratoires a été incomplète, ce qui explique la difficulté que l'on a souvent éprouvée à rattacher aux faits cliniques les descriptions classiques de l'ensemble des maladies aiguës qui m'occupent dans la première partie de cet ouvrage.

On a négligé en effet dans l'étude de ces maladies un élément pathologique fondamental, dont on doit grandement tenir compte si l'on veut bien les comprendre : c'est la congestion ou l'hyperémie pulmonaire. Elle est en effet tantôt une maladie particulière, comme je l'ai démontré, et tantôt comme la trame de plusieurs d'entre elles.

On verra qu'il ressort clairement de l'étude des faits que les troubles pathologiques et les lésions peuvent s'arrêter à l'hyperémie pulmonaire simple, ou bien se caractériser par des modifications plus profondes, d'où résultent les bronchites et les pneumonies, sans que l'hyperémie cesse d'être présente et de se manifester au praticien. Or c'est précisément cette confusion qui a été faite des signes concomitants de l'hyperémie et de la maladie principale, qui doit être discernée au lit du malade, si l'on veut avoir une idée nette des phénomènes observés.

Dans cet ensemble pathologique, lorsque je rappelle la *congestion pulmonaire,* la *bronchite,* la *pneumonie,* auxquelles il faut joindre la *pleurésie,* je nomme des types bien définis par des caractères expressifs particuliers. Il faut avant tout étudier ces types à part si l'on veut avancer avec sûreté dans la connaissance régulière du groupe complet. Cette étude faite, il nous sera facile en effet de décrire ensuite les faits intermédiaires ou de transition entre ces différentes expressions typiques. Ces faits intermédiaires, que j'appelle de transition, empruntent à l'un et à l'autre de ces types une caractéristique qui en fait non plus des types distincts, mais des affections hybrides bien reconnaissables. Ici se rangent les bronchites dites suffocantes, les broncho-pneumonies, les pneumonies dites fausses, bâtardes, etc., affections que l'on ne peut bien comprendre qu'en les considérant comme des maladies intermédiaires aux types que j'ai rappelés tout à l'heure. Mais ces anciennes dénominations sont pour la plupart vicieuses ou insuffisantes. Celles d'*hémo-bronchites*, d'*hémo-pneumonies*, de *broncho-pneumonies*, et de *pneumo-pleurésies* que j'ai adoptées me paraissent embrasser d'une manière plus complète et plus scientifique l'ensemble de ces affections hybrides.

Telles sont les maladies aiguës dont je m'occuperai dans la première partie de cet ouvrage.

Quant à celles que doit comprendre la seconde partie, et que j'ai dénommées *accidentelles,* elles ne forment plus un ensemble aussi bien caractérisé, aussi cohérent que les maladies aiguës spontanées de la première partie. J'ai réuni en effet, dans cette seconde partie, les affections aiguës ou primitivement aiguës, d'origine diverse, qui n'ont pu trouver place dans le cadre des maladies dites spontanées, ou qui ont dû gagner à en être séparées. Ce sont pour la plupart plutôt des lésions accidentelles avec symptômes particuliers que des maladies proprement dites.

J'examinerai successivement, dans cette dernière partie : 1° Les *complications aiguës de l'emphysème pulmonaire ;* 2° l'*apoplexie* du poumon ; 3° les *obstructions sanguines* de l'artère pulmonaire ; 4° les *infarctus* du poumon ; 5° la *gangrène* pulmonaire ; 6° les accidents résultant de la pénétration des *corps étrangers* dans les bronches ; 7° les *perforations* du poumon.

PREMIÈRE PARTIE.

MALADIES AIGUES DITES SPONTANÉES.

Cette première partie comprend cinq chapitres qui ont pour objet : 1° La congestion ou hyperémie pulmonaire ; 2° la bronchite ; 3° la pneumonie ; 4° la pleurésie ; 5° les maladies hybrides ou de transition, se rattachant à plusieurs de ces types à la fois.

CHAPITRE I

CONGESTION OU HYPERÉMIE PULMONAIRE.

Au commencement de notre siècle, alors qu'on se livrait avec ardeur aux recherches d'anatomie pathologique dont j'ai parlé précédemment, il arriva un fait digne d'être noté. L'idée de l'irritation et de l'inflammation, si ardemment affirmée par Broussais comme base fondamentale de la médecine dite physiologique, avait fini par pénétrer dans l'esprit de la plupart de ses contemporains. Il en résulta une confusion regrettable entre les phlegmasies et les congestions en général.

La congestion pulmonaire en particulier subit cette vicissitude. Considérée comme un état pathologique secondaire, elle fut oubliée dans les Traités de pathologie.

Cependant elle a été l'objet de travaux plus ou moins importants au point de vue anatomique, mais l'étude clinique en profita peu parce qu'on en ignorait les signes, que l'on confondait avec ceux de plusieurs autres affections.

Andral consacra un remarquable chapitre de son anatomie pathologique à l'hyperémie envisagée à un point de vue général et en prenant l'anatomie pour base [1]. Tout en critiquant la dénomination d'inflammation asthénique, il a fait observer que l'anatomie ne peut pas toujours rigoureusement séparer la congestion pathologique de l'inflammation. De plus, dans sa *Clinique médicale*, il signala des dyspnées sans lésions qui lui semblaient avec raison pouvoir être expliquées par « une brusque congestion du sang » s'opérant sur le poumon [2].

Jolly, en 1830, chercha à établir la distinction de la fluxion, de la congestion, de l'engorgement et de l'inflammation [3].

La question spéciale de la congestion pulmonaire commença, dans les années suivantes, à prendre une plus large place dans les recherches anatomo-pathologiques.

Dans leur remarquable travail sur les maladies des vieillards, Hourmann et Dechambre établissent la distinction anatomique de la congestion et de l'inflammation pulmonaires; mais, dominés par l'idée de l'inflammation si généralement subie alors, ils penchent à considérer la congestion comme étant de nature inflammatoire « toutes les fois qu'elle occupe soit le bord antérieur, soit toute l'étendue de l'organe, en l'absence de tout obstacle à la circulation dans le cœur ou les gros vaisseaux [4] ».

Vers la même époque, Devergie signalait la congestion pulmonaire comme cause de mort subite ou rapide [5]; et, deux ans plus tard, Lebert (de Nogent-le-Rotrou) publiait un mémoire intéressant avec des faits de ce genre [6].

On doit à Fournet une étude intéressante, mais malheureusement beaucoup trop restreinte, sur la congestion du poumon; elle fait partie de ses *Recherches cliniques sur l'auscultation*, publiées en 1839. J'aurai à revenir sur ce travail, le premier où la question clinique occupe une assez large place.

[1] Andral : *Anatomie pathologique*, 1829, t. I.
[2] Andral : *Clinique médicale*; 1829, t. I, p. 256.
[3] *Dictionnaire de méd. et de chir. pratiques*; article *Congestion* (1830).
[4] *Arch. gén. de médecine*; 1835-1836.
[5] Devergie : *Médecine légale*; 1836.
[6] *Arch. gén. de méd.*; 1838.

Dubois (d'Amiens), en 1841, combat, à propos de l'hyperémie capillaire, l'idée si généralement répandue qu'elle est due à une action exagérée du cœur. Il insiste sur les altérations du sang comme cause importante de la congestion pulmonaire, dans la fièvre typhoïde, les affections miasmatiques, etc., en rappelant les hyperémies produites artificiellement par des injections de matières diverses dans le sang [1].

En 1844, Legendre et Bailly, dans un important mémoire, accordèrent une large part à la congestion pulmonaire dans les maladies de l'enfance; ils simplifièrent les distinctions anatomiques excessives établies avant eux; mais, comme leurs prédécesseurs, ils ne distinguèrent pas suffisamment l'hyperémie de l'inflammation [2].

Les auteurs du *Compendium de médecine,* De la Berge, Monneret et Fleury, ont eu le mérite d'avoir, en toute occasion, vulgarisé et commenté les faits relatifs aux hyperémies, sans cependant avoir rien ajouté d'important aux connaissances déjà acquises.

Tel était l'état de la science lorsque j'entrepris, il y a quinze années, mes premières recherches sur la congestion pulmonaire. Cependant je ne pris pas pour point de départ les publications que je viens de rappeler. Je fus amené, d'une manière indirecte, à m'occuper de cette hyperémie, et à l'étudier autrement qu'on ne l'avait fait jusque-là.

Ce qui avait empêché jusqu'alors de féconder les travaux importants dont la congestion pulmonaire avait été l'objet, c'était l'impossibilité où l'on s'était trouvé de constater pendant la vie, par un moyen quelconque, l'augmentation de volume du poumon congestionné, comme on le faisait, par exemple, pour le foie à l'aide de la palpation et de la percussion.

Sous ce rapport, la mensuration, ce moyen si futile en apparence, m'ouvrit, en 1851, une voie nouvelle, en me révélant l'existence de la congestion pulmonaire dans des conditions où elle n'était pas soupçonnée.

[1] *Préleçons de Pathologie expérimentale,* 1841.
[2] *Arch. gén. de méd.*, 1844, t. IV.

En étudiant la capacité thoracique dans le cours de la pneumonie, je trouvai que le thorax subissait une augmentation de son périmètre général pendant la période d'augment et d'état de la maladie, puis une rétrocession manifeste pendant la période de résolution. En comparant sous ce rapport les autres maladies aiguës fébriles à la pneumonie, quel ne fut pas mon étonnement de constater que la même ampliation et la même rétrocession existaient dans toutes ces maladies aiguës, et avec des caractères identiques!

Or cette ampliation et cette rétrocession successives, constatées par la mensuration au niveau de la poitrine, coïncidaient avec deux phénomènes intéressants à rappeler : l'ampliation, avec l'élasticité moindre du thorax constatée par un procédé particulier de mensuration[1]; la rétrocession s'accompagnant au contraire d'un retour de l'élasticité à l'état normal. Par conséquent, il me fallait forcément admettre que cette ampliation, avec compacité plus prononcée des organes intra-thoraciques, tenait à un engorgement quelconque des poumons, et que la rétrocession correspondait à la disparition de cet engorgement pulmonaire.

Il n'y avait que la congestion ou l'hyperémie qui pût constituer un engorgement des poumons commun à l'ensemble des maladies aiguës fébriles.

Mais il s'agissait de savoir si la congestion ainsi révélée était un simple fait de physiologie pathologique ne s'accusant par aucun autre moyen que la mensuration, et dès lors de peu d'importance pratique en lui-même, ou bien si cette hyperémie avait une valeur clinique réelle.

[1] En ne faisant que juxtaposer d'abord tout autour de la poitrine un ruban gradué, puis en le serrant fortement au moment de l'expiration, à la même hauteur, on obtient deux périmètres. Leur différence de longueur indique d'une manière précise le degré d'élasticité du thorax et plus particulièrement des poumons. La moyenne dans l'état de santé a été de 5 à 6,5 centimètres, et les deux extrêmes, 4 centimètres pour l'élasticité moindre (avec compacité du poumon), et 11 centimètres pour l'élasticité la plus prononcée (emphysème pulmonaire). Voyez mes *Recherches sur la capacité de la poitrine dans les maladies aiguës* (Mém. de la Soc. méd. d'observation de Paris, t. III).

Si elle avait véritablement une valeur clinique de quelque importance, elle devait se manifester par des signes de percussion et d'auscultation ; et ces signes, pour être légitimes, devaient accompagner l'ampliation thoracique congestionnelle révélée par la mensuration, et disparaître avec cette ampliation.

Or ces signes étaient réels, et leur étude me permit de publier un mémoire lu en décembre 1853 à la Société médicale des hôpitaux, et ayant pour titre : *De la Congestion pulmonaire considérée comme élément habituel des maladies aiguës*[1]. C'est en poursuivant ces investigations que je suis arrivé à recueillir les faits nombreux qui servent de base au travail que je publie.

Mais, dès 1860, je consignai dans mon *Dictionnaire de diagnostic médical* (1re édition) un résumé des résultats que j'avais obtenus ; et tous les ans, de 1863 à 1868, j'en ai fait le sujet de quelques conférences publiques à l'hôpital Cochin et à l'hôpital Necker. De plus, en 1866, je lus à l'Académie de médecine un résumé de ce qui concernait la congestion pulmonaire idiopathique dans un grand travail que je publiai la même année sur l'hyperémie pulmonaire[2]. C'est ce mémoire, profondément remanié et complété, qui forme le présent chapitre.

Pendant que je poursuivais mes recherches, il a été publié par Barthez et Rilliet un important travail sur les congestions catarrhales du poumon chez les enfants, et par Monneret des descriptions plus récentes de l'hyperémie pulmonaire. J'aurai à revenir sur ces publications.

Le Dr Ernest Bourgeois, de son côté, a exposé récemment dans sa thèse inaugurale[3] le résultat de mes recherches sur ce sujet, en y joignant les siennes, qui sont loin d'être sans importance, comme on le verra principalement à propos de la température constatée chez les sujets atteints de congestion du poumon. J'aurai plusieurs fois à citer son intéressant travail.

[1] *Arch. gén. de méd.*, 1854, t. III.
[2] *Arch. de méd.*, 1866, t. VIII (mois d'août et suivants).
[3] *De la congestion pulmonaire simple.* Thèses de Paris, 1870.

La congestion ou hyperémie pulmonaire se rencontre dans l'une des deux conditions suivantes :

1° Comme maladie aiguë particulière, ayant des signes, une allure et des lésions qui lui sont propres, et qui la distinguent parfaitement des autres maladies aiguës avec lesquelles elle a été confondue;

2° Comme état pathologique combiné à d'autres maladies, soit comme élément nécessaire, soit comme élément accidentel de ces maladies.

C'est à ces deux points de vue qu'il faut envisager son histoire clinique.

ARTICLE I.

De la congestion pulmonaire simple.

La confusion que l'on a faite entre les diverses maladies aiguës des organes respiratoires intra-thoraciques et la congestion pulmonaire, qui a été considérée à tort comme un état pathologique toujours secondaire, a empêché d'étudier convenablement cette congestion comme maladie. C'est cependant une affection fréquente, et dont l'histoire, dégagée de celle des autres états pathologiques avec lesquels elle a été confondue, jette un jour tout nouveau sur l'ensemble des maladies aiguës des organes respiratoires.

Laënnec, dont les travaux ont éclairé ces maladies d'une si vive lumière, au double point de vue de l'anatomie pathologique et de la séméiologie, n'a pas fait entrer la congestion pulmonaire comme affection particulière dans le cadre nosologique de ces maladies.

Parmi les auteurs modernes qui vinrent ensuite, Fournet seul n'imita pas cette réserve. L'étude de cet observateur est basée sur un petit nombre d'observations qui, d'ailleurs, ne doivent pas être toutes considérées comme des exemples de congestion pulmonaire idiopathique [1]. Il n'y a donc rien

[1] Jules Fournet : *Recherches cliniques sur l'auscultation des organes respiratoires*, 1839, p. 283 et suiv.

d'étonnant à ce que les signes attribués par Fournet à la congestion simple diffèrent de ceux que j'indiquerai plus loin.

L'étude clinique que je vais exposer diffère beaucoup des descriptions incomplètes que les différents auteurs ont données de la congestion pulmonaire en général. Plus de cinquante observations, la plupart recueillies dans les hôpitaux, servent de base à mon travail. Les plus anciennes portent la date de 1851. J'en rapprocherai à l'occasion les faits récemment recueillis par le docteur Ern. Bourgeois (Thèse citée).

Pour bien faire l'histoire clinique de la congestion pulmonaire idiopathique, j'en exposerai successivement les symptômes et les signes physiques, la marche, la durée, l'anatomie pathologique, les formes; le diagnostic, partie très-importante de cette étude clinique; la nature de la maladie et son étiologie, et enfin le pronostic et le traitement. Mais il est indispensable que, dès le début, je donne la définition de la maladie, et que j'en trace à larges traits, d'après mes observations, un tableau sommaire qui en fera comprendre l'ensemble. On saisira plus facilement ensuite l'étude des différentes particularités de l'affection.

DÉFINITION. — La congestion pulmonaire simple, idiopathique, consiste en une fluxion sanguine, aiguë, avec fièvre à son début; à invasion brusque, à terminaison rapide, et s'accompagnant de phénomènes fonctionnels et de signes physiques qui la font diagnostiquer facilement et qui l'empêchent d'être confondue avec les autres maladies aiguës intra-pulmonaires.

Voici une première observation qui donne une bonne idée de la maladie.

OBS. I. — Farey (Pierre), 28 ans, charretier, est admis, le 8 mars 1864, à l'hôpital Cochin, salle Saint-Jean, 24. Il est d'une forte constitution et n'a jamais eu de maladie grave.

Le 6 mars, deux jours avant son admission, il ressentit une douleur du côté gauche de la poitrine, avec des frissons bientôt suivis de chaleur. Toutefois, il ne suspendit ses occupations que le lendemain.

Vu le 9, troisième jour, je le trouvai sans fièvre, ayant peu de toux, avec expectoration de quelques crachats transparents et aérés dans les vingt-quatre heures. Il éprouvait encore sa douleur, qui était localisée au cinquième espace intercostal gauche, en dehors et au-dessous du mamelon; elle augmentait à la pression.

On ne constatait rien de particulier par la percussion; mais à l'auscultation on percevait dans tout le côté gauche, en avant ainsi qu'en arrière, une respiration ronflante, sans aucun râle humide; de plus, il existait, contre la colonne vertébrale du même côté, au niveau de la racine du poumon, un souffle distinct dans l'inspiration et dans l'expiration. Rien de semblable à droite, où la respiration était seulement faible.

Je fis administrer un vomitif comme traitement principal (*ipéca*, 1 gr. 50, et *tart. stib.*, 0 gr. 05).

Le lendemain 10, la douleur a complétement disparu. Il n'y a non plus ni ronflement ni souffle au niveau du poumon gauche; le tout est remplacé par une simple faiblesse du bruit respiratoire. La mensuration cyrtométrique révèle depuis la veille une rétrocession manifeste (diminution du périmètre de 1 centimètre, et du diamètre antéro-postérieur 5 millimètres).

Enfin le 12, six jours après le début et trois jours après l'admission, Farey sort de l'hôpital, présentant à l'auscultation un bruit respiratoire parfait et égal des deux côtés.

Il s'agit ici d'une affection qui débute brusquement, sans prodromes, et qui est caractérisée d'abord par une douleur thoracique (constante dans les faits de ce genre), et en même temps par de la fièvre. La douleur a bientôt forcé le malade à suspendre ses occupations. La fièvre avait été éphémère, puisqu'elle n'existait plus le troisième jour; mais on doit remarquer que la douleur, un peu de toux, avec expectoration de crachats muqueux transparents, et des signes physiques particuliers du côté de la poitrine où siégeait la douleur, persistaient encore. Mais, chose remarquable, après l'administration du vomitif, tous ces phénomènes disparaissent du jour au lendemain, sous l'influence manifeste du traitement, en même temps qu'il s'est opéré une rétrocession générale de la poitrine, qui démontre qu'il existait d'abord une ampliation du thorax.

Je n'insiste pas davantage sur les détails de ce fait, dont l'évolution est si caractéristique, pour passer à l'étude clinique de la maladie.

Les symptômes fonctionnels et les signes physiques qui caractérisent la congestion pulmonaire idiopathique, et qui sont beaucoup plus nombreux qu'on ne l'a pensé, méritent une attention particulière, parce qu'ils sont peu connus et qu'on ne les trouve pas décrits pour la plupart dans les traités de pathologie. Aussi l'invasion, les phénomènes fébriles, les symptômes thoraciques et les signes fournis par la mensuration, la percussion et l'auscultation, doivent-ils être d'abord examinés à part.

Invasion. — Dans les cas rares où la congestion idiopathique n'était pas survenue sans prodromes, ce que j'ai constaté chez quatre malades seulement, ces prodromes avaient été fort simples : tantôt de la toux plusieurs jours avant le début, tantôt une simple douleur vague des deux côtés de la poitrine, tantôt enfin du malaise et un sentiment d'oppression joints à un peu de toux, tels avaient été ces phénomènes.

Précédée ou non de prodromes, l'invasion a été subite, sauf dans un cas où la douleur thoracique a été graduellement croissante. Tous les autres malades ont été atteints de douleur ou bien de fièvre et de douleur, soit au milieu de leurs occupations, soit en se réveillant la nuit ou le matin.

Symptomes fonctionnels. — *Fièvre*. — La fièvre du début a été variable d'intensité; tantôt elle a consisté en une simple courbature, avec malaise général, tantôt elle a été caractérisée par des frissons suivis de chaleur. Cette invasion fébrile franche a été la plus ordinaire (dans les quatre cinquièmes des faits). Chez quatre sujets le frisson initial a été violent et plus ou moins prolongé. A ce frisson se sont joints du brisement des membres, du malaise, de la céphalalgie, et deux fois un vomissement.

Dans l'ensemble des observations, la fièvre, quelle que fût son intensité, a eu pour caractère remarquable et particulier d'avoir une durée éphémère. Plusieurs fois il y a eu un herpès labial. Lorsque les malades entraient à l'hôpital seulement le troisième jour de la maladie, la fièvre n'existait plus et constituait un simple commémoratif. Je la crois constante au début de l'affection. La thermométrie fournit des signes importants que j'exposerai à propos de la marche de la maladie. Mais les principaux caractères de l'hyperémie pulmonaire simple sont sans contredit les symptômes thoraciques et les signes physiques.

Douleur de côté. — La douleur thoracique est un symptôme constant de l'hyperémie simple, puisque tous les malades l'ont présentée, tandis qu'elle fait très-souvent défaut dans la congestion pulmonaire symptomatique ou secondaire [1].

Elle est survenue *en même temps que la fièvre*, d'une manière brusque. Deux fois seulement elle a paru, après le début fébrile, dans les premières vingt-quatre heures.

Cette douleur occupait tantôt le côté droit, tantôt le gauche, et aussi fréquemment l'un que l'autre; très-rarement elle existait des deux côtés à la fois. Son siége le plus ordinaire a été la région sous-mammaire, et ce n'est que dans des faits peu nombreux qu'elle a occupé d'autres régions ou une étendue plus grande.

Son intensité était variable : tantôt très-vive d'emblée, ce qui était le plus ordinaire, tantôt moins intense et graduellement croissante; empêchant toute occupation dès son apparition lorsqu'elle était très-vive, et n'obligeant à cesser tout travail après plusieurs heures ou plusieurs jours que lorsqu'elle augmentait graduellement d'intensité.

Ses caractères sont ceux de la douleur pleurodynique ou

[1] C'est la confusion des deux espèces de congestion qui a fait dire à Monneret que la douleur était rare dans l'hyperémie idiopathique du poumon. (Monneret : *Traité élém. de pathol. interne*, t. I, 1864).

névralgique : aussi a-t-elle été souvent confondue avec elles dans la pratique, comme je le démontrerai à propos du diagnostic. Cette douleur est spontanée; elle s'exaspère par les grandes inspirations ou par la toux, et souvent, mais non toujours, par la pression des muscles ou des espaces intercostaux. Parfois les mouvements des bras et du tronc, la marche, la provoquent également, mais cela est plus rare. Un de mes malades ressentait une aggravation de sa douleur surtout en montant des escaliers.

Dypsnée, toux, expectoration. — La dyspnée éprouvée en même temps que la douleur thoracique tenait le plus souvent à l'exaspération de la douleur par les grandes inspirations. Elle était en général modérée ; mais ,chez plusieurs malades, elle était prononcée ou très-vive et indépendante de la douleur de poitrine.

La toux était nulle dans la moitié des cas, rare ou très-rare dans les autres ; en sorte que l'on peut considérer l'absence de ce symptôme ou son peu d'importance comme un des bons caractères de l'affection.

Lorsque la toux a existé, elle a été suivie d'expectoration, à une exception près. Les crachats, au nombre de quelques-uns dans les vingt-quatre heures, ou en quantité plus abondante jusqu'à remplir la moitié d'un crachoir (environ 80 grammes), étaient toujours aqueux, transparents, grisâtres, formant un liquide de consistance un peu sirupeuse, contenant des petites vésicules d'air et très-rarement quelques filets de sang pur.

Signes physiques. — Les troubles fonctionnels dont il vient d'être question ont une grande valeur diagnostique ; car lorsque l'on est familiarisé avec le diagnostic de la maladie, ces troubles fonctionnels suffisent pour donner l'éveil. Mais ils seraient insuffisants pour caractériser la congestion pulmonaire, s'il ne s'y joignait des signes physiques dont le rapprochement lève tous les doutes. Ces signes sont fournis par la percussion, l'auscultation et la mensuration.

1° *Mensuration.* — Si je commence par parler des résultats de la mensuration, ce n'est pas que je considère son emploi comme indispensable au lit du malade pour établir le diagnostic. Elle m'a servi plutôt comme un moyen scientifique et démonstratif que comme un moyen de diagnostic usuel et pratique. Les signes de percussion et surtout d'auscultation suffisent en effet, avec les phénomènes de l'invasion et la douleur thoracique, pour caractériser franchement la congestion pulmonaire idiopathique. L'emploi de la mensuration, en démontrant que cette douleur et ces signes d'auscultation se manifestent pendant l'ampliation de la poitrine qui accompagne l'hyperémie pulmonaire et qu'ils disparaissent avec cette ampliation, a plus fait pour la connaissance de cette affection au point de vue clinique que les études suivies auparavant au lit du malade. Cela se conçoit facilement, aucun autre moyen ne pouvant révéler pendant la vie l'augmentation de volume du poumon congestionné.

Ce rôle important de la mensuration dans l'étude de l'hyperémie pulmonaire étant incontestable, et de plus les données résultant de l'emploi de ce moyen explorateur devant être fréquemment rappelées dans le courant de ce volume, il me paraît nécessaire de donner, dès à présent, quelques renseignements sur la manière de l'utiliser.

Convaincu de l'importance de la mensuration thoracique lorsqu'elle est convenablement employée, j'ai cherché à différentes reprises les moyens les plus simples de la pratiquer et d'obtenir d'elle les données les plus précises. Pratiquée d'abord à l'aide d'un ruban gradué avec lequel on mesurait comparativement les deux côtés de la poitrine, elle n'était utile que dans des cas exceptionnels, en ne fournissant le plus souvent que des signes incertains ou trompeurs. C'est ce qui me fit préconiser, comme ayant une tout autre valeur, la mensuration du périmètre général de la poitrine constaté à différentes époques de la maladie. De plus, le lacs mensurateur ne donnant pas les variations des diamètres du thorax, j'inventai un instrument (le *cyrtomètre*), qui me paraissait rendre aussi complet que possible l'usage de la mensuration, puisqu'il fournissait à la fois :

1° Le périmètre thoracique, comme le ruban gradué ;

2° Tous les diamètres horizontaux de la poitrine, comme le compas d'épaisseur, qui ne peut d'ailleurs donner qu'un diamètre à la fois;

3° Enfin des tracés sur le papier, donnant la forme de la courbe circulaire du thorax à différents jours de la maladie, comme ne le donnait aucun instrument connu [1].

[1] Pour obtenir ces résultats par l'emploi du cyrtomètre, on simplifie son application de la manière suivante : le malade étant couché sur le dos, on glisse (de préférence du côté affecté) l'extrémité initiale de l'instrument tenu comme l'indique la figure 1 ci-jointe, jusqu'à l'épine vertébrale, à la hauteur de la base de l'appendice xiphoïde, que l'on a marquée d'avance à l'encre ou au crayon; puis l'on circonscrit le thorax avec le cyrtomètre placé de champ, son côté résistant touchant la peau. On a soin de noter, pendant cette application, le point correspondant à la base de l'appendice xiphoïde. L'instrument, retiré facilement, grâce à ses articulations mobiles, est porté sur le papier, où il est ramené à la courbe primitive, de façon à placer sur la ligne verticale médiane de la feuille le point correspondant à l'épine vertébrale, et celui qui était au niveau de la ligne médiane antérieure. Le tracé au crayon fait en dedans de la courbe de l'instrument, tandis que celui-ci est maintenu appliqué sur le papier par un aide, donne la courbe de la partie antérieure de la poitrine: la seule utile, car les diamètres vertébro-mammaires (fig. 2), *ac*, *ad*, sont les seuls utiles à constater, surtout celui du côté affecté. Cela fait, on relève, toujours avec le cyrtomètre, le périmètre du côté opposé, dont l'étendue, ajoutée à celle du côté affecté, donne le périmètre général.

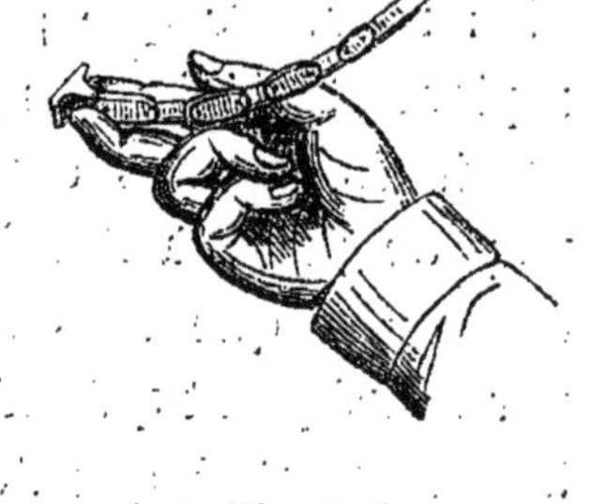

Fig. 1.

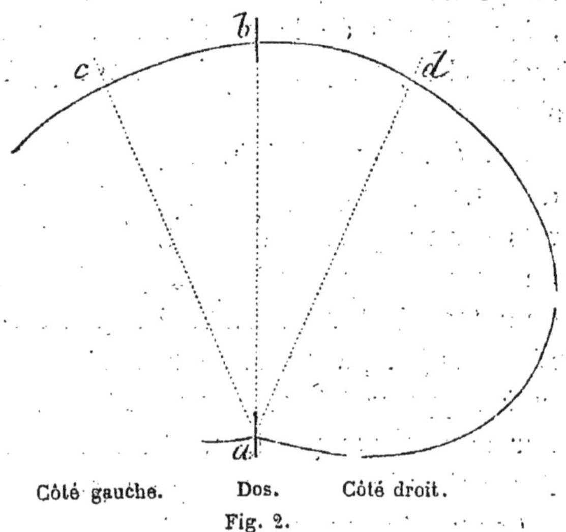

Fig. 2.

Fig. 1. — Main droite de l'explorateur glissant l'extrémité du cyrtomètre contre l'épine vertébrale, où elle le tient fixé.

Fig. 2. — Tracé obtenu à l'aide du cyrtomètre appliqué du côté droit de la poitrine; — *ab*, diamètre vertébro-sternal; — *ac*, *ad*, diamètres vertébro-mammaires, gauche et droit (réduction au quart).

Le cyrtomètre m'a fourni de précieux renseignements scientifiques dans le cours de mes recherches; et comme moyen de démonstration, sa valeur me paraît incontestable. Mais en est-il de même de son emploi usuel, comne moyen d'exploration?

Tout en reconnaissant l'utilité du cyrtomètre, on lui a reproché d'être d'un emploi délicat et difficile, de nécessiter des exercices préalables trop multipliés pour faire arriver à s'en bien servir, et enfin de fournir des résultats parfois difficiles à apprécier, surtout pour le médecin peu expérimenté. Je ne cherche pas, on le voit, à atténuer les objections. Je pourrais bien répondre que j'obtiens avec le cyrtomètre des résultats rapides et précis sans y mettre une habileté particulière, et que plusieurs de mes collègues des hôpitaux sont parvenus sans trop de peine à l'utiliser au lit du malade. Mais je ne puis me dissimuler que mes adhérents sont en trop petit nombre, et par conséquent qu'il n'y ait pas du vrai dans les objections faites à mon procédé, que l'on a bien voulu qualifier d'ingénieux.

La mensuration devait donc être utilisée d'une manière plus simple. Et pour cela il était nécessaire de bien préciser d'abord l'importance relative des données obtenues : périmètre, diamètre, tracés de la courbe thoracique, et de s'en tenir à la recherche pratique des signes les plus importants et les plus simples.

J'ai donc examiné à ce point de vue plusieurs centaines d'observations que j'avais recueillies. Pour comparer les résultats divers qu'elles m'ont fournis, j'ai imaginé de les traduire en tracés analogues à ceux que l'on utilise pour les variations de la température thermométrique. On verra quels importants résultats j'ai pu en obtenir, surtout pour la pleurésie. Je n'ai qu'à rappeler ici comment ces tracés m'ont servi pour simplifier autant que possible, et rendre par conséquent plus utile, l'emploi de la mensuration thoracique.

Ces tracés permettent de juger d'un coup d'œil des modifications du diamètre et du périmètre général, comme peuvent l'être, mieux même que ne peuvent l'être, les tracés obtenus directement par le cyrtomètre.

Pour le démontrer, il me suffit de renvoyer aux figures 3, 4 et 5, relatives à un cas de pleurésie avec épanchement; on y voit représentées les trois sortes de données que peut fournir la mensuration. La figure 3 donne les variations des tracés cyrtométriques, et les figures 4 et 5 indiquent les changements survenus dans le périmètre général et dans le diamètre vertébro-mammaire du côté de l'épanchement pleurétique.

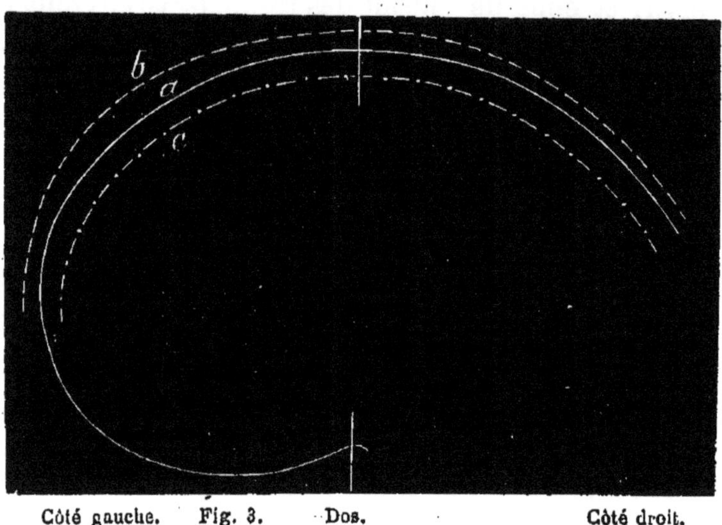

Côté gauche. Fig. 3. Dos. Côté droit.

Ces trois figures démontrent bien que les trois genres de tracés donnent des résultats analogues comme expression de progrès et de décroissance. Mais il est évident que le tracé de la figure 4, relative au périmètre général, est celui qui accuse le plus nettement ces résultats de la mensuration. Si je fais observer qu'il en a été de même dans les tracés nombreux que j'ai obtenus de la même façon, on devra conclure que les données obtenues par la constatation du périmètre général dans le cours des maladies sont les plus utiles. Or ils sont en même temps les plus simples à obtenir, puisqu'il suffit d'un simple lacs mensurateur.

Le relevé du périmètre circulaire de la poitrine doit donc, dans la pratique, être préféré désormais à tout autre, l'emploi

Fig. 3 — Tracés cyrtométriques (pleurésie gauche); — *a*, tracé du 8e jour; — *b*, tracé du 15e jour (progrès); — *c*, après la résolution de l'épanchement (décroissance).

du cyrtomètre pouvant être réservé pour les recherches scientifiques. Et ce qui rendra usuelle la mensuration à l'aide du ruban, c'est son extrême facilité d'application.

Il résulte, en effet, des recherches les plus récentes que j'ai faites avec l'assistance intelligente de M. Le Teinturier, interne de ma divison à l'hôpital Lariboisière, qu'il suffit de passer le ruban autour de la poitrine en ne faisant que le juxtaposer et en le croisant en avant, pour obtenir le périmètre général, que je croyais à tort plus utile lorsqu'il était obtenu en serrant fortement le lacs au moment de l'expiration. Nous avons reconnu que sa simple applica-

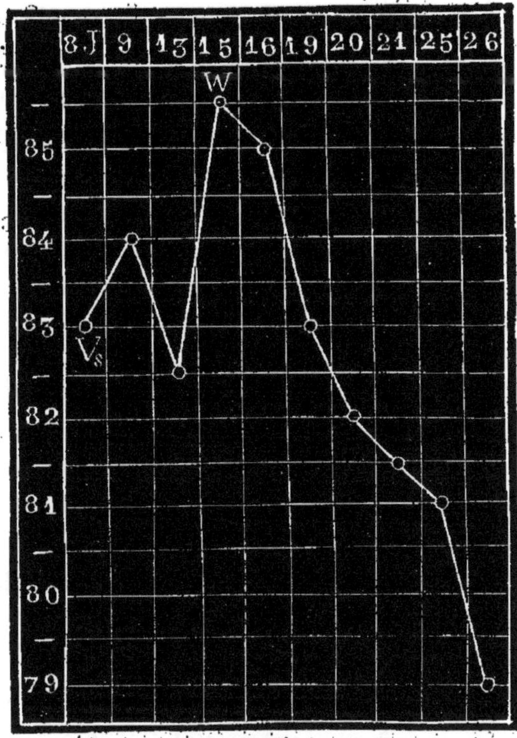

Fig. 4.

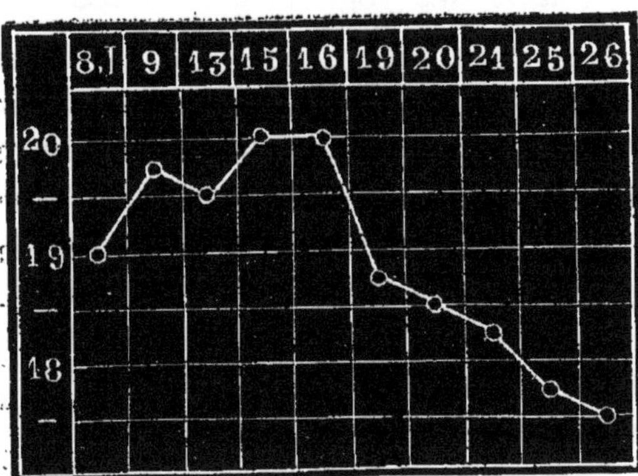

Fig. 5.

Fig. 4. — Ce tracé montre les variations du périmètre général du 8e au 26e jour chez le même malade que pour la figure 3. Les chiffres verticaux indiquent, en centimètres, l'étendue du périmètre; ; les nombres horizontaux supérieurs les jours de la pleurésie auxquels se rapportent les variations du périmètre général réunies par une ligne brisée. Du 8e au 15e jour, ligne irrégulière ascendante (progrès de l'épanchement); du 15e au 26e jour, ligne de descente ou résolution.

Fig. 5. — Les lignes ascendante et descendante, correspondant aux progrès et à la résolution de l'épanchement, sont analogues ici au tracé de la figure 4, mais manifestement moins bien accusées. Les chiffres de gauche indiquent la longueur du diamètre vertébro-mammaire gauche relevé avec le cyrtomètre, et les chiffres supérieurs les mêmes jours de la maladie que dans a précédente figure.

tion et sa constriction forcée donnaient une succession de données qui étaient analogues. Il y a donc lieu de n'employer que la mensuration par simple application dans la pratique, ce qui la rend facile chez les enfants, chez lesquels on n'avait pu jusqu'à présent l'utiliser [1].

Ces derniers résultats sont fort importants, car ils font désormais de la mensuration un moyen aussi simple que possible, et dont les résultats peuvent être formulés et suivis au jour le jour avec la plus grande facilité à l'aide de mes tracés mensurateurs. C'est ce que je tenais à bien établir pour utiliser ces tracés dans le cours de cet ouvrage.

J'aurai à m'en servir pour éclairer certains points de l'étude de la congestion pulmonaire et de la pneumonie, mais surtout à propos de la pleurésie.

2° *Percussion.* — La percussion fournit des signes très-utiles au lit du malade; mais ils ne sont pas constants, puisque, chez un quart des sujets, la sonorité thoracique obtenue par la percussion a été normale. Les autres ont présenté une sonorité exagérée ou tympanique, ou de la submatité, soit isolées, soit occupant en même temps des régions différentes de la poitrine.

L'obscurité du son, indiquée depuis longtemps comme signe de congestion pulmonaire symptomatique, a présenté les caractères suivants dans l'hyperémie pulmonaire maladie. Rarement la matité était absolue; c'était habituellement une sub-

[1] Pour faire l'application dont il est ici question, le malade étant couché sur le dos sans effort, un ruban divisé par centimètres est glissé derrière le tronc, à la hauteur de la base de l'appendice xiphoïde, où l'on circonscrit la plus grande épaisseur des poumons; on ramène les deux extrémités de ce ruban en avant, où l'on en croise les bouts en ne faisant que les juxtaposer sur la peau, et l'on note l'étendue du périmètre thoracique. Cette application étant répétée les jours suivants, on pointe les résultats obtenus sur un papier quadrillé par demi-centimètres, les divisions horizontales indiquant les jours de la maladie, et les divisions verticales le nombre de centimètres qui peuvent représenter les variations du périmètre thoracique. Les points obtenus successivement sont reliés par des lignes droites, d'où résulte un tracé d'ensemble ou ligne brisée qui donne la succession des variations de la capacité thoracique, comme le montre la figure 4.

matité à limites vagues, occupant en arrière la moitié ou les deux tiers inférieurs du côté affecté, rarement toute sa hauteur, et ne donnant pas sous le doigt la sensation de résistance qu'opposent à la percussion une hépatisation pulmonaire ou un épanchement pleurétique. Cette matité a présenté en outre cette particularité remarquable qu'elle s'est rencontrée le plus souvent du côté droit de la poitrine en arrière; 11 fois sur 14, en effet, il en a été ainsi; et comme elle occupait toujours le côté où siégeaient la douleur et des signes d'auscultation caractéristiques, on peut affirmer que l'obscurité du son de percussion se remarque plus particulièrement dans les congestions du poumon droit que dans celles du poumon gauche. Il serait possible que cette plus grande fréquence de la matité à la base du poumon droit fût due à la transmission plus facile de la matité du foie à travers le poumon condensé par la congestion.

La *sonorité exagérée* ou *tympanique* a été plus fréquente que la submatité, comme je l'ai dit tout à l'heure. Quelle que soit l'explication physique qu'on donne du tympanisme thoracique comme signe de congestion pulmonaire, on est forcé par les faits de l'admettre[1]. Ce n'est même pas un signe rare, puisqu'il existait sur vingt-deux malades, tandis que la matité ne s'est rencontrée que chez quatorze sujets. Ce tympanisme, assez souvent plus étendu que l'obscurité du son, se montrait principalement dans les points que j'ai signalés dans mon mémoire sur le son tympanique, c'est-à-dire à la base de la poitrine en arrière, et en avant à la partie supérieure, entre la clavicule et le mamelon. Une fois il a été général des deux côtés et accompagnait une congestion pulmonaire double, caractérisée aussi par des douleurs des deux côtés.

Hourmann et Dechambre (*loc. cit.*) ont noté chez les vieillards

[1] Mon opinion sur la cause de la sonorité tympanique de la poitrine, que j'attribue anatomiquement à la diminution de la béance des conduits aériens du poumon, est très-nettement exposée par Ern. Bourgeois dans sa thèse. Je maintiens cette opinion malgré le parti pris par Skoda de la considérer comme erronée, comme il le fait pour la plupart des opinions de nos compatriotes sur la percussion et l'auscultation.

l'intensité remarquable de la résonnance de la poitrine à la percussion. Je ne mets pas en doute que cet excès de sonorité, qui n'est pas du reste un signe pathognomonique d'hyperémie, n'ait accompagné la congestion pulmonaire dans un certain nombre des cas auxquels ils font allusion.

La submatité et le tympanisme ont été constatés par Ern. Bourgeois; seulement il a rencontré le son tympanique moins fréquemment que je ne l'ai trouvé moi-même. De plus il a constaté une fois une sonorité aiguë sous la clavicule. Enfin dans un quart de ses observations, comme dans les miennes, le son a été normal.

Il y a fréquemment dans les signes de percussion dont je m'occupe, une mobilité que l'on retrouve aussi dans les signes d'auscultation, et qui constitue un des caractères originaux de la maladie.

3° *Auscultation.* — Les signes d'auscultation que m'a révélés l'étude de la congestion pulmonaire sont les signes physiques les plus importants. On ne doit pas oublier que, sous ce rapport, les faits observés sont très-variables et en apparence très-différents. Comme c'est là un point capital, il me paraît indispensable de démontrer par quelques observations que ces signes sont bien dus à la congestion, et qu'il faut se garder de les attribuer, comme on le fait habituellement, à la pleurodynie, à la bronchite, à la pneumonie, ou même à la pleurésie.

Voici d'abord une observation dans laquelle les signes de la congestion pulmonaire étaient fort simples. En outre de la douleur, ils consistaient en une submatité et une faiblesse respiratoire, qui disparurent au moment de la résolution de l'hyperémie.

Obs. II. — Un ouvrier âgé de 46 ans, habituellement très-bien portant, et n'ayant jamais eu d'affection qui l'ait retenu au lit, était malade depuis dix jours lorsqu'il fut admis à l'hôpital Saint-Antoine, le 27 août 1862.

Il avait éprouvé, au début de sa maladie, une douleur vive du côté droit de la poitrine, avec du malaise et de la courbature. Il avait néanmoins continué son travail pendant quelques jours; mais l'intensité de la douleur, qui augmentait par les grandes inspirations et par la toux, l'avait forcé d'interrompre ses occupations et d'entrer à l'hôpital. Jamais il n'avait eu de rhumatismes.

Le lendemain de l'admission, 28 août, persistance de la douleur du côté droit de la poitrine. A la percussion, ce côté est le siége d'une submatité occupant en arrière la moitié inférieure, et le bruit respiratoire y est affaibli, sans égophonie ni souffle. Cette submatité et cet affaiblissement du murmure respiratoire sont les seuls signes anormaux constatés. Il n'y a ni dyspnée, ni toux, ni expectoration, ni fièvre. Le malade a de l'appétit.

Le périmètre général de la poitrine est de 83 centimètres, et la poitrine fournit, à l'aide du cyrtomètre, une courbe régulière (fig. 6, tracé *a*).

Huit ventouses scarifiées sont appliquées sur le côté droit; c'est le seul traitement actif employé.

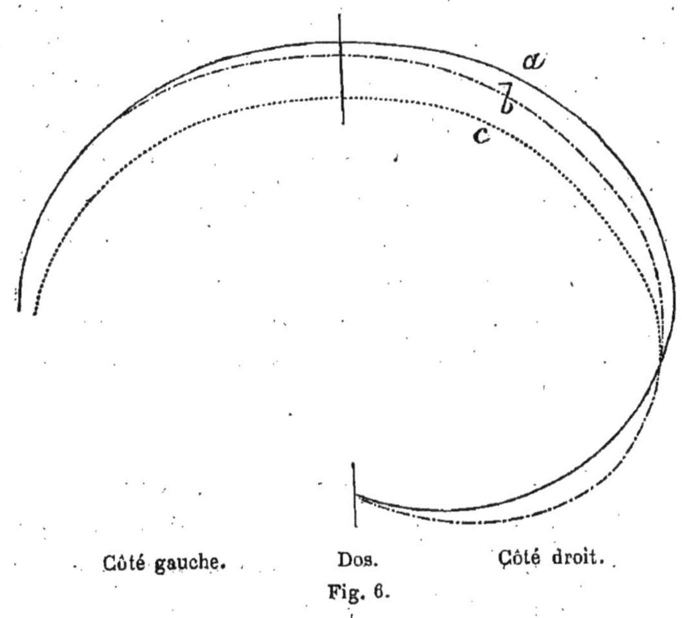

Fig. 6.

Le 29, les ventouses de la veille ont fourni environ 150 grammes de sang. Il n'y a plus trace de la douleur, mais la submatité et la faiblesse du bruit respiratoire persistent, quoiqu'il y ait absence de toux et de dyspnée, comme précédemment. La mensuration démontre qu'il y a une rétrocession sensible de la poitrine, surtout du côté droit (fig. 6, de *a* à *b*), en même temps que le périmètre général a diminué de 83 à 81 centimètres.

Les jours suivants, la submatité et la faiblesse du bruit respiratoire disparaissent complétement; la sonorité est normale et égale des deux côtés, ainsi que la respiration. En un mot, la guérison est complète. De plus, le cyrtomètre démontre qu'il s'est fait une nouvelle rétrocession thoracique prononcée (fig. 6, de *b* en *c*).

Le malade sort de l'hôpital le 5 septembre, neuf jours après son admission à l'hôpital. Pendant ce court séjour, la poitrine a subi une rétrocession de 2 centimètres et demi dans son périmètre général et de 3 centimètres dans son diamètre antéro-postérieur.

Les résultats de la mensuration démontraient ici qu'il existait une ampliation de la poitrine lors de l'entrée du malade à l'hôpital, puisque, peu de jours après, une rétrocession notable s'est effectuée. Cette ampliation ne pouvait être due qu'à une congestion pulmonaire du poumon droit, se caractérisant par de la douleur, de la submatité et de la faiblesse du bruit respiratoire; car ces trois signes ont disparu lorsque la capacité thoracique est revenue à son état normal, c'est-à-dire par la résolution de l'hyperémie. Nous trouvons dans cette observation l'invasion brusque que j'ai signalée, et qui est caractérisée, comme d'ordinaire, par une fièvre éphémère et une douleur vive qui a persisté.

Sans les données si probantes qu'a fournies la mensuration, on classerait ce fait parmi les pleurodynies auxquelles on a attribué comme caractères la submatité et la faiblesse du bruit respiratoire. Je montrerai, à propos du diagnostic, que l'on ne saurait revendiquer pour la pleurodynie ces signes de percussion et d'auscultation; ils manquent dans la vraie pleurodynie.

Quoi qu'il en soit, chez notre malade les signes de percussion et d'auscultation ne pouvaient être rapportés qu'à l'hyperémie, puisqu'ils ont persisté après la disparition de la douleur et qu'ils ont coïncidé avec la turgescence congestionnelle du poumon, démontrée par la mensuration. Nous retrouverons cette preuve péremptoire de la congestion fournie par la mensuration dans les cas de congestion qui offrent des signes de percussion et d'auscultation qu'on n'a jamais songé à attribuer à la pleurodynie.

Je n'aurais que l'embarras du choix pour exposer des faits de ce genre; mais ils vont se présenter naturellement à mesure que je vais pénétrer plus avant dans l'étude des signes d'auscultation.

Au lieu de la faiblesse respiratoire, j'ai rencontré quelquefois la *respiration puérile* ou *exagérée* comme unique signe de la congestion pulmonaire. Cette respiration puérile, qui accompagnait la douleur thoracique et l'ampliation de la poitrine, était remplacée par un bruit respiratoire naturel dès que cette douleur et cette ampliation disparaissaient. Il n'y a donc, suivant moi, aucun doute sur la légitimité de la signification que j'attribue ici à la respiration puérile. Il en est de même dans le fait suivant, dans lequel les signes se multiplient, et où l'on trouve aussi la faiblesse respiratoire et la submatité thoracique.

Obs. III. — Il s'agit ici d'un robuste maçon, âgé de 28 ans, qui était resté exposé à toutes les intempéries auxquelles sa profession ne lui permettait pas d'échapper, et qui fut pris, le 10 avril 1864, de frissons, de courbature et d'une douleur qui occupa d'abord l'épaule droite, puis se fixa sous le sein droit. De là dyspnée et une toux rare, accompagnée d'une expectoration de crachats transparents avec quelques filets de sang se joignirent à ces phénomènes, et nous vîmes le malade au dixième jour de sa maladie, qui l'avait forcé depuis quelques jours à renoncer à ses occupations.

Il n'y avait plus alors de fièvre. La douleur persistait, augmentant par les grandes inspirations et par la toux, qui était d'ailleurs très-rare, ainsi que les crachats. La pression aggravait également la douleur; on constatait très-bien qu'elle occupait la région sous-mammaire au niveau des 4e, 5e et 6e espaces intercostaux.

La poitrine, bien conformée, rendait à la percussion un son normal et égal partout des deux côtés. A l'auscultation, qui ne faisait constater en arrière rien d'anormal, on percevait en avant à droite, d'abord sous la clavicule, une respiration *forte* et *granuleuse* avec *expiration prolongée*, et au dessous un *bruit respiratoire très-faible*, surtout comparativement au bruit perçu à gauche où il était normal. Lorsqu'on faisait tousser le malade, l'inspiration plus profonde qui précède la toux était vésiculaire et naturelle là où le bruit respiratoire était affaibli, puis la respiration était de nouveau à peine entendue.

Des ventouses scarifiées furent appliquées du côté droit de la poitrine; on retira environ 100 grammes de sang.

Le lendemain, douleur moindre. La respiration était faiblement entendue du haut en bas à droite en avant, et la respiration forte et granuleuse sous-claviculaire avait complétement disparu; l'état général continuait à être excellent.

Les jours suivants, la douleur diminuée, mais persistant encore avec la faiblesse antérieure droite du bruit respiratoire, nécessita l'application d'un vésicatoire *loco dolenti*, et tout rentra rapidement dans l'état normal. A la sortie du malade, le 30 avril, dix jours après son entrée, il n'y avait plus de trace de douleur, et la respiration était naturelle et égale des deux côtés, en avant comme en arrière, depuis plusieurs jours.

Dans ce fait, il y a eu non-seulement une respiration faible à la partie inférieure du poumon du côté de la douleur, mais encore au sommet du même organe, une respiration plus forte que dans l'état naturel et ayant de plus un caractère granuleux, avec expiration prolongée. Ces modifications anormales du bruit respiratoire, respiration puérile, granuleuse, et expiration prolongée, ont disparu en même temps que la douleur, ce qui démontre bien que le phénomène douleur et les modifications du bruit respiratoire sont des modifications connexes de la même cause, de la congestion pulmonaire.

Quoique la mensuration n'ait pas été pratiquée dans ce cas, on voit que la maladie de cet homme a présenté un ensemble de signes qui ne peut permettre de formuler un autre diagnostic que dans les deux premières observations.

Ce qu'il ne faut pas perdre de vue, c'est que les signes d'auscultation peuvent être très-variés, plus ou moins rares ou nombreux, suivant les individus.

J'ai vu un malade chez lequel la congestion était caractérisée à droite par un bruit respiratoire affaibli en avant, exagéré en arrière, avec expiration prolongée partout de ce côté.

Il y avait de plus, comme signe de percussion, une sonorité tympanique de la poitrine qui a fait défaut dans les observations précédentes, mais que nous retrouverons dans beaucoup d'autres faits.

Obs. IV. — Ce malade, carrier de profession, âgé de 50 ans, de haute taille et de forte constitution, est admis, le 3 avril 1865, à l'hôpital Cochin.

Sa santé habituelle est excellente; seulement il a eu une fluxion de poitrine il y a deux ans, et une seconde semblable il y a un an. Il n'a pas habituellement la respiration courte.

Le 30 mars, quatre jours avant son entrée à l'hôpital, il fut pris pendant son travail de frissons irréguliers, suivis de chaleur, et en même temps d'une douleur dans le côté droit de la poitrine, d'oppression et de toux, sans expectoration. A part les frissons qui ont marqué le début, les phénomènes n'ont pas varié depuis.

Le 4 avril, lendemain de l'admission, la physionomie est naturelle, il n'y a pas de fièvre; il n'y a pas d'autre gêne respiratoire que celle qui résulte de la douleur et qui est modérée; à peine de la toux, pas d'expectoration.

Lorsqu'on fait asseoir le malade dans son lit, il accuse une aggravation de sa douleur, qui occupe la base de la poitrine du côté droit en arrière et qui est exagérée par la pression, surtout à l'union des deux tiers inférieurs.

Toute la poitrine, en avant comme en arrière, rend à la percussion un son tympanique manifeste qui est plus prononcé à droite qu'à gauche en avant. De ce même côté droit, il y a partout une expiration prolongée égale en force et en durée à l'inspiration en même temps que le bruit respiratoire y est plus faible en avant et plus fort en arrière que du côté gauche, où la respiration est normale. Nulle part il n'y a de souffle ni de râle, même après la toux.

Le périmètre de la poitrine est de 87 centimètres (fig. 7, tracé *a*).

(*Gomme suc.; jul. diac.; huit vent. scarif. à droite; bouillons et potages.*)

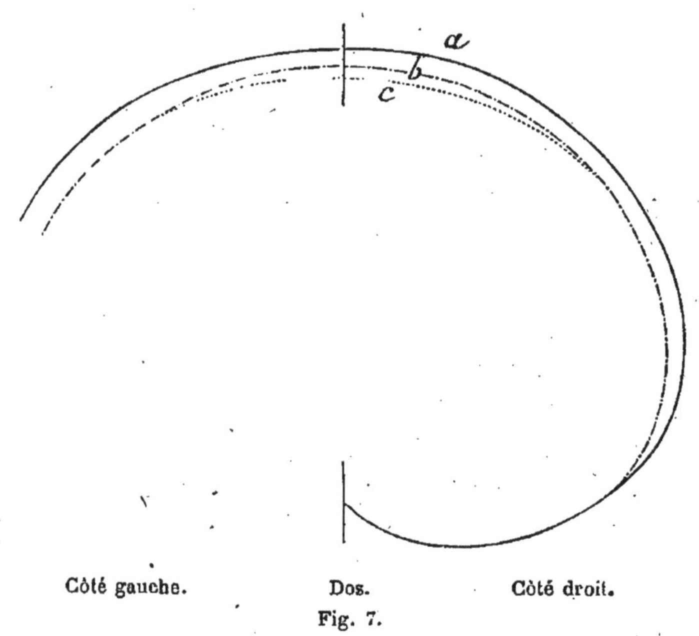

Fig. 7.

5 avril : soulagement de la douleur, qui a presque disparu après l'application des ventouses; même état général satisfaisant, appétit.

Je constate à la percussion que le son tympanique n'existe plus qu'en avant sous les deux clavicules au niveau des deuxièmes espaces intercostaux, avec expiration prolongée dans les mêmes régions sous-claviculaires. Il n'existe plus d'ailleurs aucun autre signe anormal d'auscultation dans le reste de la poitrine, si ce n'est que le bruit respiratoire, en arrière, est un peu plus faible à droite qu'à gauche.

Le périmètre de la poitrine a diminué de 2 centimètres (85 au lieu de 87), et les diamètres antéro-postérieurs ont perdu 1 centimètre (fig. 7, de *a* en *b*).

(*Gom. suc.; jul. diac.;* une portion d'alim.)

Le 6, le son est redevenu normal partout, et la respiration est vésiculaire et pure également partout: elle est égale des deux côtés, sans faiblesse à droite ni expiration prolongée.

La rétrocession générale de la poitrine persiste; elle a même subi une légère diminution d'avant en arrière (fig. 7, de *b* à *c*).

Le malade, se trouvant guéri, demande sa sortie trois jours après son admission.

Les signes stéthoscopiques que j'ai signalés jusqu'à présent comme dépendant de la congestion pulmonaire, c'est-à-dire le bruit respiratoire *affaibli* ou au contraire *exagéré*, la respiration *granuleuse* et l'*expiration prolongée*, sont loin d'être les seuls qui se rencontrent dans le cours de cette affection. On constate en effet, dans des cas relativement aussi nombreux : tantôt une respiration *sifflante* ou *ronflante* (râles sonores), tantôt des *râles humides*, tantôt enfin une respiration *soufflante*, ou même le souffle bronchique isolé.

Les deux observations qui suivent sont des exemples de ces divers signes de l'hyperémie du poumon dont je m'occupe.

Obs. V. — Cathelin, 41 ans, maréchal ferrant, vigoureusement musclé et n'ayant jamais été malade, fut admis à Cochin, le 2 décembre 1863 (salle Saint-Jean, 2). Huit jours avant son admission, il commença à éprouver du malaise, un peu d'oppression et de toux. Il continua néanmoins son travail pendant quatre jours, mais il dut ensuite l'interrompre, de la fièvre étant survenue tout-à-coup, avec perte d'appétit, douleur du côté gauche de la poitrine, surtout par la toux, et gêne plus grande de la respiration.

Le 3 décembre, lendemain de l'admission : physionomie naturelle, pouls à 72, sans chaleur fébrile. Le malade a expectoré quelques crachats transparents, simplement muqueux. Il n'y a pas de douleur *à la pression* au niveau du côté gauche.

La douleur spontanée, exagérée par la toux, persiste cependant de ce même côté où la percussion fournit un son normal (comme à droite) excepté dans sa moitié inférieure en arrière, où la sonorité est manifestement exagérée (tympanique). De ce même côté gauche, le bruit respiratoire est partout plus faible qu'à droite et remplacé en avant par une respiration sifflante ou ronflante dans l'inspiration, tandis qu'en arrière le même phénomène ne se manifeste qu'au moment de la toux. Rien de pareil n'existe du côté droit, où la respiration est vésiculaire et normale, à cela près cependant que vers la base, en arrière, le bruit respiratoire est faible, et qu'au niveau de la racine des bronches, *des deux côtés*, il existe une expiration prolongée, presque soufflante, sans aucun râle humide.

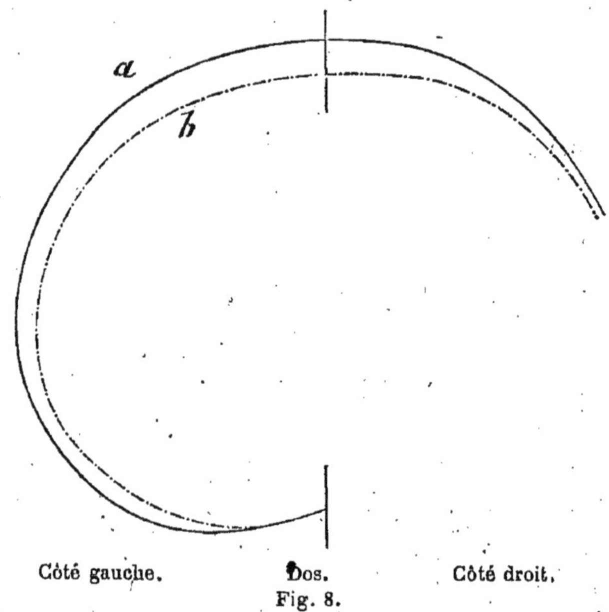

Fig. 8.

Le cyrtomètre fournit un tracé régulier du thorax et indique un périmètre général de 80 centimètres (fig. 8, tracé *a*.)

Un vomitif est prescrit, comme chez le sujet de l'observation précédente.

Le jour suivant, 4 décembre, il y a un soulagement marqué; l'appétit est revenu, le pouls est à 60, la respiration plus facile, la toux moins pénible. La sonorité de la poitrine n'est plus tympanique en arrière et à gauche, et il n'y a plus de souffle à la racine des bronches, où l'expiration est manifestement prolongée. Il existe encore un peu de sibilance disséminée *des deux côtés* en arrière, surtout au moment de la toux.

Le cyrtomètre indique une diminution de 2 centimètres dans le périmètre de la poitrine, et une rétrocession de 15 millimètres dans le sens du diamètre antéro-postérieur (fig. 8, de *a* en *b*).

Jusqu'au 7, jour de la sortie, le malade va de mieux en mieux, la douleur et les signes physiques disparaissent, et, au moment où il quitte l'hôpital, je constate que le bruit respiratoire est pur et normal partout, en même temps qu'il existe une nouvelle rétrocession de la poitrine.

Voilà un exemple de congestion pulmonaire simple caractérisée comme la première observation que j'ai rapportée (p. 21), par une respiration ronflante et par un souffle bronchique avec un siége spécial (à la racine des bronches) et que nous retrouverons dans d'autres faits. Par voie d'exclusion, je ne pouvais admettre l'existence d'une autre affection que l'hyperémie ; il était impossible de songer en effet à une pleurodynie simple, à une bronchite ou bien à une pneumonie. La marche si rapide de la maladie, particularité importante dont je m'occuperai plus loin, s'opposait à ce que l'on admît l'une de ces affections.

J'aurai à revenir sur ce souffle à la racine des bronches du côté de l'hyperémie, ainsi que sur la *sonorité tympanique*, phénomène qui existait dans cette observation V comme dans la IVe qui la précède.

On a depuis longtemps signalé les gros râles humides comme un signe presque exclusif de la congestion pulmonaire symptomatique dans les affections du cœur. On retrouve ces râles humides dans la congestion idiopathique du poumon. Sans être à beaucoup près aussi communs que l'ont dit Fournet et Monneret, les faits de ce genre ne sont pas rares. Ces râles humides peuvent se composer de bulles grosses, très-humides ou bien de bulles plus fines, présentant les deux variétés du râle crépitant de la pneumonie (Voy. pneumonie, *signes*). Il peut s'y joindre un souffle bronchique comme dans le fait suivant.

Obs. VI. — La femme C......, 24 ans, entra, le 8 mars 1863, à l'hôpital Cochin, salle Sainte-Marie, n° 7, pour accoucher. Le travail fut très-laborieux par suite d'un rétrécissement du bassin assez prononcé; de plus, l'enfant se présentant par l'épaule, on dut faire la version et l'extraire à l'aide du forceps.

Dix jours après l'accouchement, qui eut lieu le 23 mars, il survint un phlegmon de la fosse iliaque gauche qui se termina par une résolution complète au bout de trois semaines. L'état de la convalescente était très-satisfaisant lorsque, le 15 avril, elle éprouva de nouveaux symptômes. Des frissons, bientôt suivis de chaleur fébrile, se déclarèrent subitement, ainsi qu'une douleur vive sous le sein gauche, avec une toux fréquente. Vue peu de temps après, on constata une fièvre assez vive et un son normal à la percussion de la poitrine, qui était partout le siége d'un bruit respiratoire ronflant ou sibilant, avec des râles humides disséminés assez abondants. Des ventouses scarifiées furent appliquées sur le côté gauche.

Le 16 avril, 2e jour, pas d'amélioration. La douleur n'avait pas sensiblement diminué, la fièvre restait assez vive; l'état moral était mauvais, il y avait de l'anxiété, des pleurs, des craintes de mort prochaine. On constatait à la base de la poitrine, du côté droit (côté opposé à celui de la douleur), un peu de matité en arrière, avec des râles crépitants nombreux et une respiration un peu soufflante. Dans le reste de la poitrine, râles sonores et humides comme la veille, expectoration insignifiante de mucus transparent.

Je crus à une pneumonie droite commençante, et je prescrivis l'application d'un vésicatoire de ce côté, en même temps qu'une application de 12 sangsues sur le côté gauche, où siégeait la douleur. Les piqûres de sangsues coulèrent très-abondamment.

Le soir du même jour, la malade se trouvait beaucoup mieux, elle souffrait moins du côté gauche.

Le 17 avril, l'amélioration est des plus remarquables ; à part un peu de fréquence du pouls et de faiblesse, *il ne persiste rien* des phénomènes constatés la veille; il n'y a plus de souffle, ni de râles, ni de matité à la base droite; partout le bruit respiratoire est naturel.

La fièvre a complétement disparu le lendemain, 4e jour, et l'on retrouve quelques râles sonores et humides disséminés; mais rien de pareil ne se constate les jours suivants. La malade sort guérie de l'hôpital le 26 avril.

Ce fait est des plus remarquables en ce qu'il s'est passé entièrement sous nos yeux pour ainsi dire. On ne saurait évidemment attribuer la matité, les râles crépitants et le souffle, à une pneumonie, puisque la maladie n'a pas duré plus de quarante-huit heures. L'existence d'un râle crépitant au niveau d'un poumon non hépatisé est d'ailleurs une particularité acquise à la science par les recherches d'Hourmann et Dechambre, qui ont constaté un râle crépitant limité pendant la vie là où l'autopsie n'a fait trouver que l'imperméabilité planiforme du poumon, c'est-à-dire sa congestion [1].

Il existe des faits nombreux dans lesquels le souffle bronchique ne doit pas être attribué à une pneumonie, mais être considéré comme signe d'une hyperémie du poumon. Voici même un remarquable exemple du souffle bronchique existant comme unique signe d'auscultation de congestion pulmonaire.

OBS. VII. — M. X....., âgé d'une soixantaine d'années et

[1] *Arch. gén. de méd.*, 1836, t. XII, p. 51.

d'une bonne constitution, gardait la chambre depuis trois mois pour une fracture du col du fémur dont il était convalescent. Le 13 mars, voulant pour la première fois respirer l'air du dehors, il s'installa assez longtemps à sa fenêtre ouverte, et le soir du même jour il fut pris de fièvre et d'une douleur en dehors du côté gauche, vers la base de la poitrine. Je le vis le lendemain. Il avait une fièvre intense, avec pouls à 100, chaleur à la peau, sécheresse de la langue, soif, perte de l'appétit et douleur très-vive dans le point indiqué. Cette douleur augmentait par les inspirations profondes, par les mouvements du tronc et par la pression des fausses côtes gauches. Il n'avait pas toussé une seule fois depuis le début.

La percussion de la poitrine n'indiquait rien que de normal, mais à l'auscultation on percevait un souffle bronchique fort, dans l'inspiration et l'expiration, dans le quart inférieur du côté gauche de la poitrine en arrière, sans aucun râle et sans retentissement bronchique de la voix, qui produisait à l'auscultation un bourdonnement normal dans tous les points de la poitrine, au niveau de la respiration soufflante, comme ailleurs. En un mot, le souffle pur et très-caractérisé que l'on percevait à la base du poumon gauche était le seul signe d'auscultation que l'on pût constater.

Un cataplasme laudanisé fut d'abord appliqué, le malade ayant une grande répugnance pour un traitement plus actif. Je croyais d'abord avoir affaire à une pneumonie, mais je ne persistai pas dans cette idée, la toux ayant fait absolument défaut, de même que la bronchophonie, pendant toute la durée de l'affection, qui fut courte d'ailleurs. En très-peu de jours en effet la fièvre disparut avec le souffle, et la douleur, un peu plus persistante, disparut également après l'application d'un vésicatoire.

Cette observation me semble pouvoir se passer de tout commentaire. Quoique la mensuration n'ait pas été pratiquée, on ne saurait y voir ni une pneumonie, ni une bronchite, ni une simple pleurodynie ; c'est évidemment une congestion pulmonaire, et rien autre chose.

Description des signes d'auscultation. — Après avoir montré comment les signes variés fournis par l'auscultation caractérisent la congestion pulmonaire idiopathique, je dois, vu leur importance, en donner une description sommaire d'après l'ensemble des faits que j'ai observés.

Dans le peu d'observations que j'ai rapportées on a vu mentionnées des modifications assez nombreuses du bruit respiratoire. En effet il peut être : 1° affaibli ; 2° au contraire exagéré ou puéril ; 3° granuleux ou rude ; 4° sifflant ou ronflant ; 5° soufflant ; 6° l'expiration peut être prolongée ; 7° enfin il y a quelquefois des râles humides.

Je vais passer en revue ces différents signes en complétant leur étude par l'indication des données fournies par la *voix thoracique*.

La *faiblesse du bruit respiratoire* due à la congestion pulmonaire idiopathique est un phénomène qui n'est pas rare, puisque je l'ai constaté dans les deux tiers de mes observations. Elle présentait un degré d'atténuation variable depuis la simple faiblesse respiratoire relative, constatée par comparaison avec le côté opposé, jusqu'à l'abolition presque complète de tout bruit. Lorsqu'elle est nulle ou à peu près nulle, il est nécessaire de faire tousser le malade pour s'assurer que l'air peut pénétrer dans le poumon, comme dans l'état normal, au moment de la grande inspiration qui précède la toux. J'ai vu par exception ce moyen de contrôle échouer et le bruit respiratoire rester à peu près nul avant, pendant comme après la toux.

On trouve la faiblesse du bruit respiratoire dans différents points de la poitrine : tantôt elle se perçoit partout des deux côtés, en avant comme en arrière, ayant les mêmes caractères à droite et à gauche, ou étant plus faible du côté de la douleur ; tantôt n'occupant que le côté tout entier où siége la douleur ; tantôt enfin plus limitée dans une ou plusieurs régions, ce qui est le plus ordinaire. Dans ce dernier cas, on trouve plus souvent la faiblesse respiratoire vers la base qu'au sommet du poumon. Parfois elle occupe toute la hauteur d'un côté, soit en avant, soit en arrière.

La *respiration exagérée* ou *puérile* s'est rencontrée chez huit malades. Par conséquent elle est moins fréquente que la respiration affaiblie, mais il est clair que ce n'est pas un signe exceptionnel. Les termes de respiration exagérée ou puérile expriment bien le caractère principal de ce signe. Dans une observation, elle avait assez de force pour être presque soufflante.

Dans aucun fait, je n'ai trouvé la respiration puérile généralisée des deux côtés de la poitrine, comme cela arrive pour la respiration affaiblie. Cette exagération du bruit respiratoire a occupé tout le côté où siégeait la douleur, ou bien seulement la partie antérieure, et très-rarement (une fois seulement) la partie postérieure.

La respiration *granuleuse* donne la sensation du passage de l'air dans un conduit inégal et bosselé, tandis que la respiration *rude* est plus dure et comme râpeuse, non granulée. Je l'ai constatée une seule fois dans tout le côté gauche, et, dans les six autres faits, du côté droit, tantôt en arrière, tantôt en avant, chez des sujets différents.

La *respiration sifflante ou ronflante* (râles sonores sifflants ou ronflants) a été observée dans près de la moitié des faits de congestion pulmonaire idiopathique; presque toujours elle a pu être immédiatement perçue par l'oreille, et ce n'est que rarement qu'il a été nécessaire de faire tousser le malade pour la constater. Ce signe a été persistant ou fugace, se produisant pendant les deux temps de la respiration, ou seulement dans l'inspiration ou l'expiration.

Il a occupé six fois simultanément les deux côtés, où il était disséminé partout. Chez trois autres malades, il occupait bien les deux côtés, mais incomplétement, limité aux parties supérieures des deux poumons, ou à leur partie antérieure, ou bien se montrant fugace un peu partout. Enfin, chez les autres malades, la respiration sibilante ou ronflante a occupé un seul des côtés de la poitrine.

Dans un de ces cas (congestion du poumon droit), le sifflement respiratoire était limité au niveau de la racine des bronches droites.

Monneret ne dit rien de la respiration sifflante ou ronflante à propos de l'hyperémie du poumon. Sous les dénominations bizarres de *râles solidiens*, il en fait, avec les *râles hydrauliques* (râles humides), le meilleur signe de l'hyperémie bronchique. Nous verrons plus tard ce que l'on doit penser de cette manière de voir.

La *respiration soufflante* ou *souffle bronchique* a été notée chez neuf sujets atteints de congestion pulmonaire idiopathique; une seule fois elle avait un caractère douteux, mais dans tous les autres cas elle était nette, prononcée aux deux temps de la respiration. Elle occupait un espace limité des régions postérieures de la poitrine.

Je ne l'ai jamais rencontrée en avant. Son siége en arrière offrait cette particularité remarquable qu'elle occupait cinq fois la racine des bronches, dans le voisinage de la 3e ou 4e épine dorsale; et dans les autres cas, la base de l'un des côtés, ou le niveau de l'angle inférieur de l'omoplate.

Hourmann et Dechambre (*loc. cit.*) ont signalé à la racine du poumon ce souffle tubaire, qui disparaissait d'un moment à l'autre dans le cours de la pneumonie dans la vieillesse, alors qu'ils ont plusieurs fois, à l'autopsie, « rencontré le poumon parfaitement sain à cet endroit »[1]. Ils attribuaient sa production à une respiration supplémentaire « qui s'opère alors que la congestion sanguine envahit les points circonvoisins. »

Ils insistaient avec raison sur cette cause fréquente d'erreur de diagnostic dans la pneumonie des vieillards. On voit que mes recherches sont venues donner sa véritable importance à ce fait intéressant, en le rattachant à la congestion pulmonaire chez l'adulte.

Barthez et Rilliet ont aussi prévenu des erreurs de diagnostic auxquelles ce souffle prévertébral peut donner lieu chez les enfants; mais, au lieu de le rapporter à la congestion, ils l'ont considéré comme résultant d'une auscultation incomplète et comme un bruit de transmission qui pourrait faire croire à

[1] *Archives générales de médecine*, 1836, t. XII, p. 46.

une congestion mobile, « tandis qu'en réalité la congestion n'a pas plus existé que le souffle bronchique lui-même [1]. » Je ne doute pas que le Dr Barthez, en présence du résultat de mes recherches, ne revienne sur cette explication, et ne reconnaisse que le souffle en question se produit par suite de la réflexion du son dans le tronc bronchique du côté affecté, en raison de la perméabilité moindre de l'organe hyperémié.

Telle est du moins l'explication du phénomène qui me paraît la plus rationnelle. La disparition rapide du signe tiendrait au retour de cette perméabilité du poumon.

Le souffle respiratoire que j'ai trouvé à la racine du poumon n'existait des deux côtés que chez un malade; chez les autres, on le trouvait limité d'un seul côté, correspondant précisément au poumon affecté de congestion.

Dans ce point, ordinairement limité à un petit espace voisin de l'épine vertébrale, ce qui explique comment il a pu échapper souvent à l'attention des cliniciens, le souffle est ordinairement très-pur, sans mélange d'aucun autre bruit, tandis qu'il a été trois fois mélangé de râles humides dans les autres régions postérieures où je l'ai rencontré.

Avec ce siége spécial à la racine des bronches, la respiration soufflante est un excellent signe de congestion lorsqu'on le rapproche des autres, quoiqu'il ne soit pas pathognomonique et qu'il se rencontre également dans la pneumonie franche, la pleurésie et la phthisie.

Je viens de parler de trois faits dans lesquels des *râles humides* se joignaient au souffle bronchique. Dans trois autres encore, les mêmes râles existaient sans coïncidence de respiration soufflante, tantôt ayant de l'ampleur, c'est-à-dire gros et très-humides, tantôt offrant une sécheresse crépitante ou ressemblant à des fusées de râle crépitant fin, provoquées surtout par la toux : ces râles étaient nets ou obscurs et bornés le plus souvent à une région limitée de la poitrine en arrière. Une fois seulement ils étaient généralisés aux deux côtés.

[1] Barthez et Rilliet : *Traité clinique des maladies des enfants;* t. I, 2e édit., p. 460.

Je n'ai donc rencontré que six fois, sur plus de cinquante malades, des râles humides comme caractères de la congestion idiopathique. Les faits en main, je ne puis par conséquent partager l'opinion de Fournet, qu'un râle humide visqueux à bulles continues et avec des caractères spéciaux qu'il lui assigne dans la *congestion pulmonaire sanguine active* (*loc. cit.*, p. 199) soit un signe constant de la maladie que je décris. Monneret, après avoir rejeté l'opinion de Fournet en disant que sa congestion ne différait pas de l'engouement inflammatoire qui précède la pneumonie et qui est caractérisé par du râle crépitant, pense ensuite comme cet auteur, puisqu'il dit que « le râle sous-crépitant ou crépitant est par lui-même *un signe presque constant de la congestion* (1864, *loc. cit.*, p. 341). Il en trouve la cause dans ce fait, que le sang ne peut distendre les vaisseaux des bronches et des vésicules pulmonaires « sans que la sérosité, plus rarement le sang, ne s'épanche au dehors. » Cela est fort contestable dans ces termes absolus. Il est clair que cette importance exagérée attribuée aux râles humides dans la congestion pulmonaire vient de ce que l'on a méconnu cette hyperémie dans une foule de cas différents des hyperémies symptomatiques que l'on a prises pour exemples.

Un autre signe d'auscultation qui n'existe jamais seul que par intervalles et qui peut accompagner indifféremment tous les autres, c'est l'*expiration prolongée*. Je l'ai rencontrée chez dix-huit malades, le plus souvent très-prononcée, ayant une intensité et une durée égales à celles de l'inspiration, et parfois un caractère presque soufflant. Cette expiration prolongée occupait les deux côtés ou un seul côté, et dans cette dernière condition elle envahissait rarement le côté tout entier et s'observait à la base en arrière, ou au sommet, ou bien dans toute la hauteur du même côté, soit en avant, soit en arrière.

La cyrtométrie, en faisant constater des degrés différents d'ampliation thoracique chez le même malade, a permis d'étudier la congestion dans ses différentes phases d'augmentation ou de diminution.

J'ai pu ainsi établir que la résonnance tympanique est le signe d'une congestion moindre que la matité ou la submatité. Cela explique comment le tympanisme peut succéder à la matité pendant la résolution de l'hyperémie, et comment on peut trouver de la matité du côté de la douleur et du tympanisme du côté opposé, où il annonce sans doute un léger degré de congestion. Et quant à l'auscultation, elle fait percevoir dans les congestions peu prononcées la respiration forte ou granuleuse, la respiration sibilante ou ronflante, et enfin la faiblesse du bruit respiratoire, plutôt que la respiration soufflante et que les râles humides. Le souffle et les râles humides se rencontrent donc de préférence dans les congestions les plus fortes.

Voix thoracique. — Ce qu'il y a de particulier dans l'auscultation de la voix dans le cours de la congestion pulmonaire, c'est que rarement elle est modifiée d'une manière sensible. Trois fois seulement, dans des hyperémies du poumon droit, le bourdonnement vocal a été augmenté sans qu'il y ait eu toutefois bronchophonie au sommet de l'organe, ou à sa base, ou à la racine des bronches, là où existait un souffle localisé. L'absence de bronchophonie franche dans tous les faits où existait une respiration soufflante est un excellent caractère négatif pour la congestion pulmonaire comparée à la pneumonie. Il arrive quelquefois que le retentissement normal de la voix est sensiblement diminué du côté de la congestion, comme cela est arrivé chez un malade qui offrait du côté gauche, avec cette diminution d'intensité de la voix thoracique, une respiration faible avec expiration prolongée. Enfin j'ai vu une égophonie passagère liée à la congestion, ce qui aurait pu faire penser à l'apparition d'une pleurésie.

Les *vibrations thoraciques* constatées par l'application de la main sur la poitrine pendant l'exercice de la voix sont peu modifiées par la congestion pulmonaire. Quelquefois elles sont diminuées manifestement; le plus souvent elles sont normales, même lorsqu'il existe du souffle bronchique. Je ne les ai jamais trouvées augmentées comme dans certaines pneumonies [1].

Telles ont été les données séméiologiques fournies par la voix thoracique.

Pour compléter ce qui a rapport aux phénomènes d'auscultation, il me faut indiquer comment ces signes si variés se combinent entre eux, et comment ils se produisent.

En lisant les observations que j'ai précédemment rapportées, on a pu déjà faire cette remarque que plusieurs des signes d'auscultation qui y sont mentionnés peuvent se montrer isolément chez certains sujets. Dans le relevé de 50 observations, je trouve à cet égard que le quart des malades (12 sur 50) n'a offert qu'un seul signe d'auscultation. C'étaient la respiration plus ou moins affaiblie, la respiration puérile, la respiration sibilante et enfin la respiration soufflante, qui n'a été constatée isolée qu'une seule fois (obs. VII).

Plusieurs des signes stéthoscopiques se sont rencontrés ensemble, en nombre variable suivant les individus, dans les trois quarts des cas environ (38 sur 50). Ils se sont offerts dans deux conditions différentes : ou bien les signes d'auscultation n'ont pas varié et ont été au nombre de deux ou trois pendant la courte durée de la maladie; ou bien ces signes ont au contraire varié d'un jour à l'autre, et quelquefois ils ont eu ainsi une grande mobilité. Cette mobilité a été d'autant plus remarquable dans certains faits, que les signes d'auscultation étaient plus nombreux.

Compris tous parmi ceux que j'ai décrits, ces signes ne se sont pas montrés dans un ordre spécial de succession. Seulement il en est que j'ai plus souvent observés que d'autres. Les voici dans leur fréquence relative, en tenant compte de tous les faits indifféremment; je mets en regard les chiffres obtenus par Ern. Bourgeois (*Thèse citée*) :

[1] J'avoue ne pas comprendre Monneret, mettant au nombre des signes physiques les plus importants de l'hyperémie du poumon *la vibration thoracique*, sans autre explication. Si cela exprime que la vibration est conservée, cela ne dit pas si elle est normale, ou augmentée, ou diminuée.

	(50 obs.) Woillez.	(25 obs.) Bourgeois.
Respiration faible	27	16
Respiration sibilante ou ronflante.	19	11
Expiration prolongée.	18	7
Respiration granuleuse ou rude. .	9	5
— soufflante	9	8
— puérile	8	5
Râles humides	7	11

La multiplicité et la mobilité des signes fournis par l'auscultation sont quelquefois remarquables. Quoique j'aie rapporté déjà des observations de ce genre, je crois devoir rappeler encore la suivante ; car rien ne peut donner une idée plus précise du sujet qui m'occupe que l'exposé de ces faits.

Obs. VIII. — Un infirmier de l'hôpital du Midi fut admis à l'hôpital Cochin le 24 mai 1863.

C'était un homme d'une constitution moyenne, un peu maigre, d'une bonne santé habituelle et n'ayant jamais eu de maladie grave.

Il se disait malade depuis six jours. Le 18 mai, en effet, il avait été pris brusquement de fièvre avec frisson, et d'un sentiment de grande fatigue; il travailla avec peine. Le lendemain 19, même état; mais il était survenu de plus une douleur vive dans le côté droit de la poitrine. Il dut garder le lit jusqu'à l'admission. Aucune amélioration ne s'étant manifestée dans l'intervalle, malgré l'emploi d'un émétique, il fut porté à l'hôpital.

Le 25 mai, lendemain de son admission, il n'y avait pas la moindre fièvre; l'appétit était revenu depuis deux jours, la langue était un peu blanchâtre, le ventre souple, il n'y avait pas de diarrhée.

Douleur sous-mammaire du côté droit de la poitrine, réveillée par les grandes inspirations et par la pression du cinquième espace intercostal. Pas de sentiment de vraie dyspnée, toux à peu près nulle; quelques crachats salivaires.

La poitrine est bien conformée; la percussion est douloureuse sous la clavicule droite; elle fait constater dans cette région un son un peu moins clair qu'à gauche et un son obscur aux deux bases en arrière, à limites vagues supérieurement.

L'auscultation du côté droit fait percevoir en avant un bruit respiratoire plus faible que du côté opposé, avec expiration prolongée, tandis qu'en arrière la respiration n'est altérée que dans un point de ce côté droit. Il existe en effet à la partie moyenne et en dehors, près de l'angle inférieur de l'omoplate, une respiration rude et forte, presque soufflante, avec expiration prolongée, dans un espace limité de 5 ou 6 centimètres de diamètre, sans retentissement exagéré de la voix, et sans aucun râle.

Du côté gauche, la respiration est normale en arrière, mais en avant elle s'accompagne d'expiration prolongée (6 *ventouses scarifiées* du côté droit; une *pilule op.* 0,05; *une portion d'aliments*).

Le 26. Amélioration notable. Les ventouses ont fourni 100 à 150 grammes de sang. Toujours absence complète de fièvre; ni toux ni expectoration. Il y a un reste de douleur dans les grandes inspirations seulement; l'obscurité du son sous la clavicule droite a fait place à une sonorité exagérée; la submatité a disparu en arrière aux deux bases pour faire place à une sonorité normale. Le bruit respiratoire reste un peu plus faible avec expiration prolongée en avant, à droite, tandis qu'en arrière la respiration est naturelle partout, mais seulement un peu plus forte qu'ailleurs du côté droit, dans le point voisin de l'angle inférieur de l'omoplate dont il a été parlé.

Le 27, il y a un reste insignifiant de douleur que ne réveille plus la pression; la sonorité est partout normale. Il n'y a comme signes anormaux à l'auscultation de la poitrine qu'un peu d'expiration prolongée sous la clavicule droite, une respiration encore un peu exagérée dans le point voisin de l'angle de l'omoplate, et quelques râles sonores inférieurement du même côté. Rien à gauche.

Le 28. Le malade se dit guéri; il va en effet très-bien. On ne trouve plus en arrière, à droite, les quelques râles sonores constatés la veille, mais la respiration continue à être un peu plus forte qu'ailleurs dans la partie voisine de l'angle inférieur de l'omoplate déjà indiquée. Rien d'anormal d'ailleurs à la percussion ou à l'auscultation.

Jusqu'à la sortie, le 1er juin, il ne se montre plus que quelques signes légers par intervalles. Ainsi je trouve : le 29, un son sous-claviculaire un peu plus aigu sous la clavicule droite que sous la gauche ; le 30, une sonorité normale en avant, mais une respiration granuleuse des deux côtés en arrière. Enfin, le 1er juin, la respiration granuleuse s'était localisée et limitée en avant sous la clavicule droite au niveau du deuxième espace intercostal.

Le malade se trouve dans un état parfait en dehors de la constatation de ces signes de percussion et d'auscultation, qui auraient pu échapper, si l'attention n'avait pas été éveillée par l'idée de la congestion pulmonaire, si manifeste dans les premiers jours de l'exploration du malade.

J'appelle l'attention sur cette observation, qui est des plus intéressantes à divers points de vue, et principalement sous le rapport du nombre et de la mobilité des signes de percussion et d'auscultation. Le lendemain de l'admission : son mat en arrière des deux côtés et en avant du côté de la douleur; de ce même côté en avant, faiblesse du bruit respiratoire avec expiration prolongée; en arrière respiration forte, presque soufflante à la partie moyenne, sans brochophonie. Dès le lendemain, après une application de ventouses scarifiées, disparition de la grande intensité du bruit respiratoire en arrière, matité disparue et remplacée à droite par un son tympanique sous-claviculaire; puis apparition temporaire les jours suivants de râles sonores et de respiration granuleuse.

On peut dire que la plupart des signes de la congestion pulmonaire se sont rencontrés successivement chez ce malade. Des râles humides et un souffle bien net ont seul fait défaut. Malgré ces nombreux signes d'auscultation et de percussion, l'amélioration s'est faite brusquement du jour au lendemain (du 25 au 26 mai) comme dans les cas ordinaires de congestion idiopathique. Quant aux signes variés qui se sont montrés ensuite, ils indiquaient évidemment l'existence d'un reste de congestion beaucoup moins accusée. Aussi ce fait me paraît-il démontrer que la sonorité tympanique, la respiration sonore, et la respiration granuleuse isolée, révèlent une congestion moins considérable que la matité, la faiblesse très-prononcée du bruit respiratoire et les râles humides.

A propos de ces signes physiques, il se présente une dernière question intéressante à examiner. Comment se produisent-ils?

D'abord aucun des signes de la congestion pulmonaire idiopathique, pris isolément, n'est pathognomonique. Cela ne diminue en rien la valeur que je leur ai attribuée; car, en y réfléchissant bien, on peut affirmer qu'il n'y a pas un seul des signes d'auscultation que l'on puisse dire pathognomonique dans une maladie quelconque des organes de la respiration. C'est par la coexistence de plusieurs de ces signes, par leur succession ou leur enchaînement, et par les conditions pathologiques dans lesquelles on les rencontre, qu'ils acquièrent leur véritable valeur. Les signes de la congestion pulmonaire simple n'échappent pas à cette loi générale.

Comme je crois l'avoir démontré dans mon travail intitulé : *Etudes sur l'auscultation des organes respiratoires* (*Archives gén. de méd.*, 1865, t. II), la seule augmentation de volume du poumon donne lieu par elle-même tantôt à la respiration faible, tantôt à la respiration puérile, à l'expiration prolongée, à la respiration granuleuse ou rude, sibilante ou ronflante, ou enfin soufflante. Or, ces signes sont ceux que je viens de passer en revue comme signes de la congestion pulmonaire simple : il n'y manque que les râles humides. Et comme il y a augmentation du volume du poumon par le fait de l'hyperémie, on doit croire que cette augmentation de volume n'est pas étrangère à l'existence des signes d'auscultation de la congestion pulmonaire.

Mais il faut aussi tenir compte d'une autre condition anatomique comme cause de production des respirations anormales de l'hypérémie pulmonaire. Je veux parler de la diminution de capacité des vides bronchiques par l'engorgement sanguin, qui diminue les vides aériens en augmentant le volume des parties solides qui les entourent.

Barthez et Rilliet (*ouv. cité*) ont expérimentalement démontré cette diminution de capacité des vides aériens due à la congestion, en adaptant à la trachée un tube de verre, en introduisant une colonne d'eau dans ce tube, puis en injectant avec peu de force le poumon. Ils ont vu alors l'air chassé des bronches qui soulevait la colonne d'eau de plusieurs centimètres. De son côté, l'augmentation générale de volume du poumon pendant la vie diminue par elle-même la béance et la tension des conduits aériens.

Cette diminution des vides aériens fait parfaitement concevoir la faiblesse du bruit respiratoire, tandis que les inégalités et le défaut de tension des parois de ces conduits permettent de rendre compte des autres modifications de ce bruit. L'hypersécrétion muqueuse explique de son côté, suivant son siége dans les grosses ou les petites bronches, la production des râles humides à bulles volumineuses ou fines.

MARCHE, DURÉE, TERMINAISON. — Depuis longtemps on a signalé la rapidité d'évolution des hyperémies en général. La marche de la congestion pulmonaire idiopathique en particulier présente franchement ce caractère, soit par l'enchaînement des phénomènes qui la caractérisent, soit par son allure rapide. Cette considération clinique importante permet en effet de lever tous les doutes sur la valeur des phénomènes observés, comme je l'ai dit depuis longtemps, et comme je le démontrerai à propos du diagnostic [1].

[1] En 1860 (*Dictionn. de diagn. médical*, 1re édition), j'ai signalé la « marche rapide des signes d'auscultation dans la congestion pulmonaire, lorsqu'ils sont passagers ou transitoires, » comme une excellente donnée pour le diagnostic. Je n'ai cessé depuis bien des années d'insister au lit du malade sur leur mobilité et leur succession irrégulière. Or ce n'est qu'en 1864 que M. Monneret a insisté pour la première fois sur ces variations singulières dans les symptômes locaux, et sur la fluctuation continuelle et rapide qu'on observe dans l'intensité des signes pulmo-

Cette marche est caractérisée par l'apparition brusque des accidents de l'invasion, et principalement de la fièvre et de la douleur thoracique; par la durée éphémère de cette fièvre que l'on ne constate plus pour peu que le malade tarde à entrer à l'hôpital; et une fois la fièvre passée, par la persistance de la douleur et des signes physiques plus ou moins nombreux; dans certains cas par la succession et la mobilité de ces signes variant d'un jour à l'autre dans certains cas; enfin, par la disparition rapide, le plus souvent en vingt-quatre heures, des phénomènes observés, lorsque le malade est soumis à un traitement approprié. Avec la disparition de ces phénomènes coïncide une rétrocession rapide de la poitrine, démontrée par les tracés des figures 9 et 10, relatives à deux malades traités le 3e ou le 10e jour de l'hyperémie.

La durée de l'affection est en effet subordonnée en grande partie au traitement. Elle se prolonge plus ou moins et reste stationnaire avant l'entrée du malade à l'hôpital, tandis qu'elle disparaît très-rapidement dès qu'il est soumis à une médication active après son admission. Cette disparition du jour au lendemain par le traitement a eu lieu dès le second jour de l'affection dans des faits qui se sont passés sous mes yeux à l'hôpital, de même qu'après une durée d'une, ou même de quelques semaines. C'est ce qui imprime un cachet particulier à cette maladie, avec la fièvre éphémère dès son début. La thermométrie démontre d'une manière péremptoire la fugacité de cet état fébrile de l'invasion que j'ai signalée.

Le Dr Ern. Bourgeois, dont les recherches sont conformes aux miennes à cet égard, pense que la fièvre peut durer jusqu'au quatrième jour, et que l'amélioration complète a rarement lieu avant ce quatrième jour. Plusieurs fois il y a eu un

naires (*Traité élément. de pathologie interne*, t. I, 1864). Un an auparavant, Tartivel avait rapporté dans *l'Union médicale* (t. XX, p. 176, 1863) une observation recueillie dans le service de Monneret, et dans laquelle l'apparition et la disparition rapide des phénomènes, et leur mobilité, étaient attribuées non à la congestion elle-même, mais à l'influence de la diathèse rhumatismale qui existait dans ce fait.

herpès labial. Sans nier qu'il en soit ainsi dans un certain nombre de faits, je pense que la fièvre est loin d'avoir cette fixité d'évolution habituelle. J'ai vu un malade atteint de congestion pulmonaire présenter le premier jour 40°,8 avecun pouls à 96 pulsations, et descendre dans les vingt-quatre heures à 37°,6. Ces résultats m'empêchent de considérer la maladie comme ayant une durée moyenne de trois ou quatre jours, comme le dit Ern. Bourgeois. Voici comment il résume les résultats qu'il a obtenus, en se basant sur les observations qu'il a recueillies en 1869 et 1870, tant dans ma division à Lariboisière que dans celle du Dr Pelletan, à la Charité. Nous verrons à propos des *hémo-pneumonies* (chapitre V), qu'il ne s'agit pas habituellement en pareil cas d'hyperémie simple franche. Dans les 25 faits que Bourgeois a réunis, le pouls a eu son maximum de fréquence dès le début, en même temps qu'il y avait une augmentation de chaleur à la peau et une élévation sensible du thermomètre.

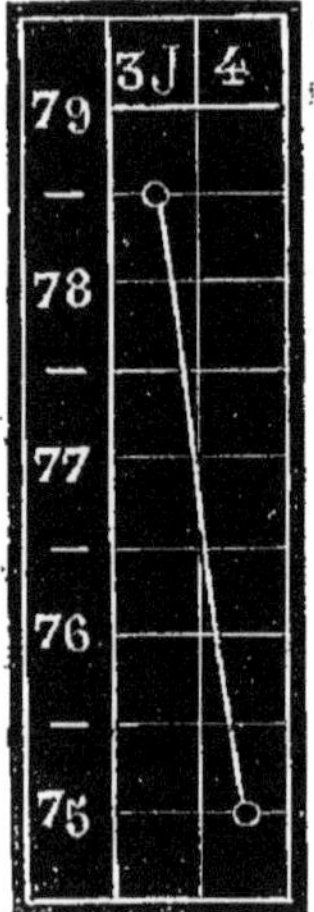

Fig. 9.

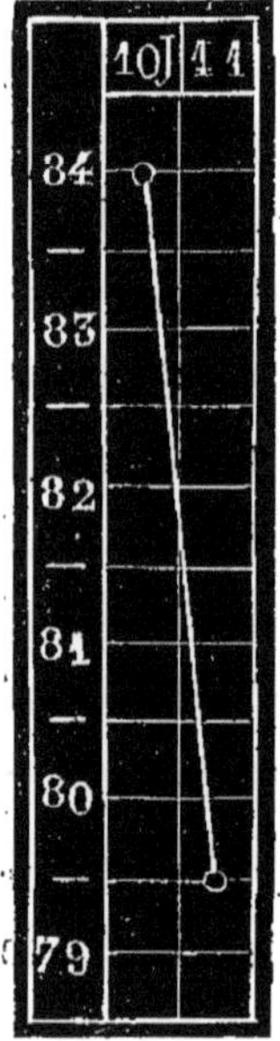

Fig. 10.

« Trois fois, sur 18 observations, la température a atteint ou dépassé 40° (une fois 40°, une fois 40°,2, une fois 40°,8). Dans la plus grande majorité des cas, il nous a semblé que l'élévation de température oscillait entre 1 ou 2 degrés au-dessus de la normale, suivant l'époque de la maladie où était le malade au moment de l'observation. La température du soir dépasse celle du matin de 4 à 5 dixièmes de degré en général, sauf dans certains cas où elle est moindre que celle du matin ; ce sont les jours où le traitement perturbateur a été donné entre la

Fig. 9. — Congestion pulmonaire traitée le 3e jour ; rétrocession de la poitrine du jour au lendemain. La ligne de descente montre que le périmètre thoracique a diminué de 3 1/2 centimètres (de 78,5 à 75).

Fig. 10. — Congestion pulmonaire traitée le 10e jour. Rétrocession thoracique semblable à la précédente, mais encore plus marquée (4 1/2 centimètres du 10e au 11e jour).

visite du matin et celle du soir : alors la chute de la fièvre a suivi immédiatement l'administration de l'éméto-cathartique. Parfois il est arrivé dans ces cas, que le lendemain matin, un certain degré de réaction s'est opéré et que le thermomètre est remonté de quelques dixièmes ; mais le plus souvent la défervescence a été définitive, et le malade est entré en convalescence.

« A partir du début, la température a été en augmentant jusqu'au troisième ou quatrième jour au plus, puis la défervescence a eu lieu quand le traitement n'est pas venu la provoquer plus tôt. »

Je dois faire remarquer que le caractère fondamental des modifications thermiques dans l'hyperémie qui m'occupe, c'est précisément cet abaissement immédiat que subit la température par le traitement, et sur lequel je dois insister. Cet abaissement a été des plus manifestes puisqu'il a été de 1°,1 à 3°,2, et la moyenne de 1°,2. Même dans une forme d'hyperémie que j'ai signalée (forme névralgique) et dans laquelle la température reste normale, il y a eu un abaissement de 2 à 6 dixièmes de degré par le traitement.

Un autre caractère des modifications de la température dans la congestion pulmonaire sur lequel je dois encore attirer l'attention, c'est le désaccord que présentent les signes thermométriques et les phénomènes fébriles symptomatiques, comme cela se remarque d'ailleurs dans tant d'autres maladies. Ce désaccord a été surtout prononcé entre l'intensité de la douleur ou de la dyspnée, et la température. Tel malade, vu le second jour, avait une douleur excessive, insupportable, et 36°,2 ; tel autre avait 80 respirations par minute et seulement 37°,4. Cet ensemble de données concourt à démontrer que la congestion pulmonaire simple n'est pas une maladie aiguë qui atteigne profondément l'économie.

Envisagée dans l'ensemble de son évolution, cette hyperémie simple a pour caractère fondamental une fièvre initiale courte, et des signes thoraciques, au contraire, persistant plus ou moins longtemps, un traitement approprié pouvant faire très-rapidement disparaître l'affection, à toutes les époques de son évolution. Sans doute elle peut se terminer spontanément après une durée indéterminée, ce qui est très-rare, mais le plus souvent c'est la médication qui la fait disparaître. Un simple relevé statistique montre cette influence du traitement.

J'ai noté, sur trente-neuf malades, la durée antérieure de l'affection jusqu'au moment où ils ont été soumis au traitement. Il s'était écoulé jusque-là :

De 1 à 5 jours,	dans	24 cas;
— 6 à 9 —	—	11
— 14 à 16 —	—	3
Plusieurs semaines,	—	1
Total.....		39

Or, de tous ces malades il n'en est que deux dont la guérison se soit fait attendre quelques jours. Chez tous les autres, indistinctement, elle a eu lieu très-rapidement, au bout de vingt-quatre ou de quarante-huit heures. Rarement il a été constaté ensuite, pendant peu de jours, quelques signes très-légers d'hyperémie. L'influence du traitement, dont il sera question en temps et lieu, sur la durée de la maladie, ne saurait être mieux établie, de même que la prolongation naturelle de la congestion, lorsqu'elle est abandonnée à elle-même[1].

Je ne prétends pas dire que l'hyperémie se prolonge indéfiniment lorsqu'elle n'est pas traitée. Vu le peu de gravité habituel de la maladie, il est probable que dans un plus ou moins grand nombre de cas légers, elle se déclare et se dissipe spontanément. Je ne m'occupe ici que des hyperémies pulmonaires qui sont assez intenses pour nécessiter l'intervention du médecin, et qui cèdent rapidement à cette intervention, sauf dans les cas rares où la congestion pulmonaire se termine par la mort, comme on le verra à propos du pronostic.

Il est facile de se convaincre de la rapidité de la guérison et

[1] Cette prolongation de l'hyperémie pendant huit jours seulement a été considérée comme *chronique* par Ern. Bourgeois. Cette qualification me paraît un peu forcée.

de cette influence favorable du traitement dans les faits que j'ai rapportés. En voici un autre remarquable.

Obs. IX. — Un jeune homme âgé de 20 ans, tailleur de pierre, d'une bonne constitution, et jouissant d'une bonne santé habituelle, fut admis le 9 janvier 1866, à l'hôpital Cochin, salle St-Jean, 9. Trois jours auparavant, il s'était refroidi, le corps étant en sueur, et deux heures après il avait éprouvé des frissons avec une douleur du côté droit de la poitrine, et de la toux; celle-ci rendait la douleur bien plus vive, de même que les grandes inspirations. Le soir de l'invasion la fièvre avait été intense, suivie de sueurs, et la nuit se passa sans sommeil. La persistance de la douleur, qui empêchait tout travail, détermina le malade à entrer à l'hôpital.

A son admission, le 4e jour, il n'avait plus la moindre fièvre; il avait de l'appétit. La douleur thoracique occupait la région sous-mammaire droite, augmentant à la pression des espaces intercostaux, par les grandes inspirations et par la toux qui était peu fréquente; quelques crachats transparents.

La sonorité et le bruit respiratoires ne présentaient rien d'anormal du côté gauche de la poitrine. Mais du côté droit il existait en arrière une submatité manifeste, à limites vagues en haut, et occupant les deux tiers inférieurs où le bruit respiratoire était presque nul, même par la toux. En même temps la voix retentissait moins que du côté opposé. La respiration était faible aussi en avant du même côté droit, sans l'être cependant autant qu'en arrière, et l'expiration était manifestement prolongée. Le cyrtomètre donnait 78 centimètres et demi pour le périmètre thoracique, et un diamètre vertébro-mammaire droit de 18 centimètres (fig. 11, tracé *a*).

Un vomitif, six ventouses scarifiées et une pilule d'opium.

Le lendemain, 5e jour, il existait un changement remarquable : le malade se trouvait bien et sentait de l'appétit; le pouls était comme la veille de 68, sans aucune chaleur de la peau. Une modification notable était survenue au niveau de la poitrine depuis la veille : il n'y avait qu'une toux très-rare, et la disparition de la douleur était complète; la sonorité de la poitrine était naturelle et égale des deux côtés en arrière comme en avant, et sauf un peu de faiblesse du bruit respiratoire au niveau de la moitié supérieure du côté droit en arrière, il n'existait plus aucun signe anormal d'auscultation. La voix

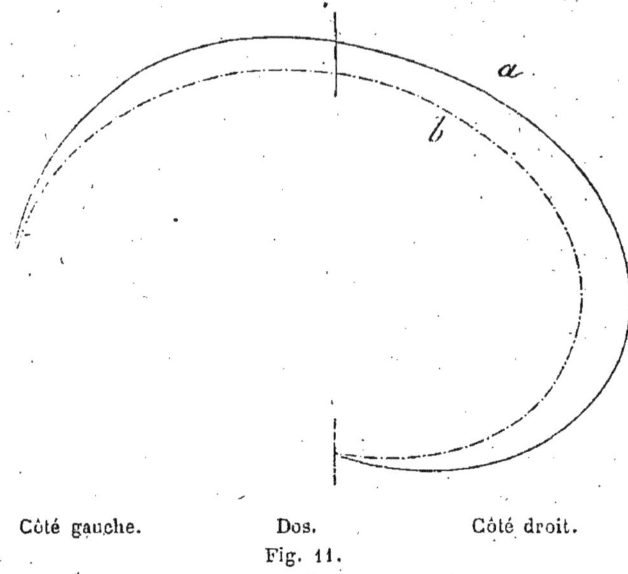

Fig. 11.

retentissait également bien des deux côtés. En même temps le périmètre thoracique avait subi depuis la veille une diminution de 3 centimètres et demi, tandis qu'il y avait eu une rétrocession de 2 centimètres au niveau du diamètre vertébro-mammaire droit (fig. 11 de *a* en *b*). — J'augmentai l'alimentation.

Le 6e jour, l'état général continuait à être excellent. Il en était de même de l'état local. Le son était également clair des deux côtés de la poitrine, et sauf le caractère un peu granuleux de la respiration, avec expiration légèrement prolongée, que je constatai sous la clavicule droite, le son et la respiration étaient tout à fait normaux. — *Deux portions d'aliments; vin de Bordeaux.*

Le 7e jour, le malade demande sa sortie, et quitte l'hôpital

Fig. 11. — Congestion du poumon droit. *a*, tracé cyrtométrique de la poitrine le 4e jour. *b*, tracé du lendemain montrant la rétrocession de la poitrine. (Réduction au quart comme tous les tracés de ce genre dans le courant de ce volume.)

après n'y avoir séjourné que trois jours. L'état des organes respiratoires est alors parfait.

Voilà un malade atteint d'hyperémie pulmonaire idiopathique, et qui examiné trois jours après le début, ne présente plus de fièvre, mais une persistance de la douleur thoracique qui empêche tout travail. Or, la matité qui accompagnait la douleur du côté droit, ainsi que la faiblesse du bruit respiratoire, l'expiration prolongée et le retentissement moindre de la voix thoracique, étaient disparus dès le lendemain du traitement, à part un peu de faiblesse localisée du bruit respiratoire. La capacité thoracique avait en même temps subi une rétrocession remarquable due à la diminution considérable de la congestion. On ne peut trouver d'exemple plus probant de l'influence favorable du traitement sur la durée de la maladie.

On voit, d'après ce qui précède, que sa terminaison ordinaire est la guérison. Parfois cependant la mort est rapide comme nous le verrons à propos du pronostic.

Anatomie pathologique. — Depuis qu'on s'est livré à des recherches d'anatomie pathologique au commencement de ce siècle, on a beaucoup disserté et discuté sur les lésions à attribuer à la congestion ou à l'inflammation. J'ai rappelé que ces recherches avaient été faites généralement avec une tendance à admettre de préférence l'inflammation. L'histologie, comme je le rappelerai à propos de la pneumonie, englobe aussi l'hyperémie dans le processus inflammatoire. L'observation clinique n'autorise pas une semblable confusion, et ce serait un nonsens de voir une inflammation dans la maladie que je décris sous le nom de congestion pulmonaire idiopathique. Son invasion brusque et sa guérison rapide, dans la plupart des cas, montrent bien qu'il ne s'agit que d'une simple hyperémie.

Dubois (d'Amiens) a admis trois degrés de congestion pulmonaire (*ouv. cit.*) : 1° l'engorgement sanguin des vaisseaux capillaires du poumon sans extravasation; 2° le sang est extravasé, sans ruptures, dans les dernières divisions bronchiques (hémoptysie); 3° enfin, il y a déchirure du poumon et épanchement sanguin du sang (apoplexie pulmonaire).

Ces trois formes anatomiques ne sont pas applicables à tous les cas de congestion pulmonaire idiopathique. La première seule est constante. Je veux parler de l'engorgement sanguin du poumon, d'où résulte l'augmentation de volume de cet organe. Quant à l'extravasation du sang dans les dernières divisions bronchiques, elle n'a lieu que lorsque le mucus des crachats est mélangé d'un peu de sang, ce qui est d'ailleurs assez rare. Jamais je n'ai vu alors le sang expectoré être en assez grande quantité pour faire croire à une hémoptysie.

Quant à l'apoplexie pulmonaire, que l'on rencontre comme complication de l'hyperémie symptomatique, on ne peut admettre qu'elle soit possible dans la congestion idiopathique du poumon que dans les faits les plus graves; car dans les plus ordinaires la rapidité de la guérison doit, en l'absence de la constatation anatomique, faire exclure toute idée d'apoplexie sanguine.

Quoi qu'il en soit, c'est bien du fait anatomique de la congestion pulmonaire que dépendent les signes physiques que je lui ai attribués.

Si l'on doutait de la légitimité de ces signes, il suffirait, pour se convaincre, de rapprocher les signes, constatés pendant la vie, de la congestion des poumons constatée après la mort sur des cadavres d'individus morts d'une autre maladie. Dans une de mes conférences cliniques à l'hôpital Cochin, j'ai démontré ce rapport à propos de quatre autopsies alors récentes, dans lesquelles il s'agissait de congestions pulmonaires liées à d'autres affections et non de congestions idiopathiques.

Un homme âgé de 42 ans meurt en peu de jours de pneumonie. A l'autopsie, on constate à gauche une pneumonie arrivée au troisième degré, et occupant le lobe inférieur du poumon, tandis qu'à droite existe une congestion considérable de l'organe opposé, sans aucune hépatisation. Ce poumon droit présentait une augmentation de volume prononcée et une couleur violacée. De sa coupe, d'un rouge foncé brunâtre, s'écoulait un sang noir peu aéré, et son tissu se laissait très-difficilement pénétrer par le doigt. Pendant la vie j'avais constaté, du côté correspondant de la poitrine, une expiration prolongée égale en force et en durée à l'inspiration, et, contre la colonne vertébrale, au niveau de la racine du poumon de ce côté, un souffle bronchique pur, égal dans les deux temps de la respiration, et qui n'était pas le retentissement d'un souffle du côté opposé, où il faisait défaut. Il n'y avait pas de bronchophonie au niveau de ce souffle. Il est évident qu'ici nous retrouvons deux des signes stéthoscopiques que l'on rencontre dans les cas de congestion pulmonaire idiopathique que j'ai signalés : l'expiration prolongée et le souffle à la racine du poumon sans bronchophonie. Passons aux autres faits.

Dans un lit voisin du précédent, était mort un jeune homme également de pneumonie, et dont je rapporterai l'observation à propos de la congestion pulmonaire qui accompagne la pneumonie. Cette pneumonie avait envahi le poumon droit, et à l'autopsie nous avons encore constaté que le poumon du côté opposé (le gauche par conséquent) était notablement congestionné, sans autre lésion comme chez le malade précédent. Or, quels avaient été ici les signes d'auscultation pendant la vie? Dans les notes écrites sous ma dictée au lit du malade, je trouve qu'il existait partout une *expiration prolongée* du côté gauche de la poitrine, que *le bruit respiratoire y était fort, puéril*, mélangé de *ronflements* dans la région sous-claviculaire correspondante, et qu'en arrière, *à la racine des bronches*, comme dans le fait qui précède, et à la base du même côté, il existait un *souffle bronchique* sans aucun *râle humide* et *sans bronchophonie*. En même temps la sonorité était *tympanique* à cette même base gauche.

Le troisième fait est tout aussi explicite. Il s'agit encore ici d'un jeune garçon, qui succomba au huitième jour d'une fièvre typhoïde. Il avait éprouvé de la céphalalgie au début, de l'abattement, de la fièvre, des épistaxis, de la toux et de la dyspnée. Il y avait de plus à l'admission des symptômes abdominaux caractéristiques sur lesquels je n'ai pas à insister. A l'autopsie, nous avons trouvé les plaques de Peyer épaissies, très-saillantes et mamelonnées, sans ulcérations. Les poumons étaient manifestement augmentés de volume et congestionnés. Pendant la vie, l'auscultation de la poitrine avait fait constater : une *faiblesse* prononcée du bruit respiratoire partout en arrière; encore des *râles sonores* qui occupaient les deux côtés en arrière et la région sous-claviculaire gauche; encore l'*expiration prolongée*; encore un *souffle* net et doux *au niveau de la racine des bronches droites*.

Enfin, dans la quatrième observation, il s'agissait d'une femme âgée de 52 ans, et qui succomba à une affection du cœur. Elle accusait des palpitations et des étouffements depuis trois ou quatre mois. Huit jours avant son admission elle avait eu de la fièvre, et lors de son entrée elle offrait une grande prostration et de la toux, suivie d'expectoration de crachats salivaires transparents. Elle succomba six jours après son admission. A l'autopsie, outre des lésions cardiaques anciennes, nous avons trouvé une congestion prononcée au niveau des deux poumons, alors que les signes perçus pendant la vie avaient pu faire croire à une pneumonie ou à une pleuropneumonie. J'avais constaté, en effet, du côté gauche en arrière, un souffle bronchique très-intense, à timbre aigu, mélangé de quelques râles humides, et avec retentissement égophonique de la voix.

Dans ce fait, nous constatons encore le *souffle bronchique*, et de plus des *râles humides* et une *voix égophonique*, qui doivent être rattachés à la congestion du poumon gauche. A l'autopsie, il n'y avait pas, en effet, plus de traces d'un épanchement pleurétique que d'une pneumonie, tandis que la congestion était considérable.

A ces faits, pris au hasard, j'en pourrais joindre beaucoup d'autres qui me sont passés sous les yeux. Mais ceux-là suffisent amplement, à mon avis, pour donner la preuve que les signes d'auscultation que j'ai attribués à l'hyperémie pulmonaire sont réellement sous sa dépendance.

Dans les conceptions anatomo-pathologiques de Virchow, qui ne s'est pas occupé spécialement des affections pulmonaires, le gonflement des cellules qui constitue anatomiquement le début de son processus inflammatoire correspondrait à la congestion pulmonaire telle que nous l'exposons ici, et l'augmentation de volume du poumon proviendrait sans doute de ce gonflement cellulaire. Mais cet engorgement sanguin manifeste du poumon, que Virchow met de côté dans tous les cas, engorgement qui donne à la coupe de l'organe une coloration d'un rouge brunâtre due au sang qui l'imprègne, et qui s'en écoule, ne doit-il pas primer aux yeux de l'observateur non prévenu la lésion histologique intime si difficile à constater qu'on est obligé de croire le micrographe sur parole?

La lésion congestive *grossière*, comme la qualifierait le professeur allemand, concorde si bien avec les symptômes observés qu'il n'y a pas à hésiter à la mettre au premier rang. La lésion microscopique devient secondaire, si secondaire même qu'il n'y a pas lieu, jusqu'à nouvelle preuve de sa grande importance, d'en tenir directement compte au lit du malade. La modification de la cellule n'est pas d'ailleurs généralement acceptée par les histologues, qui admettent qu'il y a d'abord une simple dilatation des vaisseaux capillaires. Suivant Hérard et Cornil, la congestion simple est due à une pression exagérée du sang, qui fait transsuder le sérum et la matière colorante du sang à travers les vaisseaux, la matière colorante se déposant dans les cloisons à l'état de pigment rouge et de pigment noir [1].

Nous aurons encore à revenir sur la lésion hyperémique à propos de la bronchite et de la pneumonie.

Formes. — Pour établir les différentes formes d'hyperémie pulmonaire, on ne saurait se baser sur les divisions et subdivisions théoriques établies précédemment par les auteurs. La vieille distinction des congestions pulmonaires en actives et passives, par exemple, n'a plus sa raison d'être depuis que l'expérimentation est venue démontrer que l'impulsion exagérée du cœur joue un rôle très-secondaire dans la production des hyperémies. Pour l'étude clinique de la congestion dont j'expose

[1] Hérard et Cornil : *De la phthisie pulmonaire*, 1867.

les caractères, l'essentiel est d'ailleurs de signaler les différences de forme qui peuvent se présenter à l'observation pratique.

Je ne fais que mentionner les formes qui dépendent simplement du siége de la congestion, lorsqu'elle occupe un seul poumon ou les deux à la fois.

Dans les cas de congestion idiopathique d'un des poumons, condition ordinaire de cette hyperémie, il est probable qu'il y a aussi un certain degré d'hyperémie concomitante dans le poumon du côté opposé. On peut avoir remarqué, en effet, que dans certains des faits sur lesquels j'ai appelé l'attention, on trouvait quelquefois des légers signes d'hyperémie du côté opposé à celui occupé par la douleur. Mais, qu'il y ait ou non congestion double dans les faits où elle semble n'occuper qu'un seul côté, il me paraît utile, pour la clarté de la description, de considérer comme unilatérale la congestion pulmonaire dans les cas les plus ordinaires, où la douleur et les autres signes locaux sont limités au côté droit ou au côté gauche.

En regard de ces faits les plus communs, il s'en rencontre un certain nombre d'autres dans lesquels la congestion double est des plus manifestes, par la coexistence des signes de l'hyperémie des deux côtés à la fois. Je vais avoir tout à l'heure à rapporter plusieurs observations de ce genre. On verra que, tout en offrant une grande ressemblance avec les précédentes, elles ont un cachet tout particulier.

La congestion pulmonaire varie non-seulement par son étendue, mais aussi par ses degrés différents d'intensité. Tantôt il y a une forte fièvre, une dyspnée et une anxiété considérables, surtout lorsque l'on observe l'affection vers son début; tantôt le malade est très-calme en apparence et ne se plaint que d'une douleur de côté plus ou moins vive. Entre ces deux extrêmes se rencontrent des degrés d'intensité très-variables des phénomènes; mais ce qui les relie entre eux, ce sont les phénomènes de l'invasion, les signes physiques constatés, qui peuvent être les mêmes de part et d'autre, et enfin la diminution rapide ou la disparition des accidents qui constitue une véritable transformation dans l'état du malade du jour au lendemain.

Les deux formes de congestion pulmonaire idiopathique les plus importantes sont celles qui sont fondées sur le caractère de la douleur, qui est tantôt musculaire ou pleurodynique, et tantôt névralgique.

La forme à douleur pleurodynique est celle dont j'ai rapporté jusqu'ici des exemples : je la dénommerai *forme vulgaire*.

La forme *à douleur névralgique*, qui n'a pas été signalée par les auteurs, mérite de nous arrêter comme étant très-intéressante à connaître au point de vue pratique.

Cette forme est moins fréquemment observée que la forme vulgaire. Cependant j'en ai recueilli un bon nombre d'observations. En 1869, le docteur George Bouchard, de Saumur, et le docteur Ernest Bourgeois, en 1870, en ont publié des exemples remarquables, après en avoir observé de semblables dans mon service pendant leur internat.

Dans le travail que j'ai publié en 1854 dans le troisième volume des *Mémoires de la Société médicale d'observation*, j'ai parlé de la névralgie dorso-intercostale aiguë comme s'accompagnant d'une ampliation thoracique passagère due à la congestion pulmonaire.

Obs. X. — Il s'agissait d'un homme qui avait été pris, en novembre 1851, de frissons, de douleur du côté gauche de la poitrine, et qui, plusieurs jours après, n'offrait plus la moindre fièvre, en même temps qu'existait une douleur spontanée au niveau du côté gauche de la poitrine avec élancements accidentels, et des foyers névralgiques bien limités, exagérés par la pression du doigt et occupant les points antérieur, externe, et prévertébral signalés par Valleix, du troisième au douzième des nerfs intercostaux gauches. Il y avait très-peu de toux, avec expectoration de crachats transparents. La respiration était affaiblie partout, et mélangée de râles sibilants disséminés des deux côtés. La poitrine avait un périmètre général de 82 centimètres.

Six jours après, les douleurs avaient complétement disparu sous l'influence des ventouses, et des vésicatoires morphinés. En même temps le bruit respiratoire était devenu naturel, sans aucun râle même par la toux, et le périmètre de la poitrine avait diminué de 6 centimètres. Il n'était plus que de 0,76 [1].

Que, dans cette observation, on remplace la douleur névralgique par celle qui existait dans les faits que j'ai rapportés, et l'on aura ici encore un exemple de congestion pulmonaire analogue à ceux dont il a été déjà question. Il prouve que cette congestion était liée à une névralgie dorso-intercostale aiguë. Mais qu'on ne croie pas que ce soit une exception que cette coïncidence de l'hyperémie du poumon et de la névralgie aiguë : c'est au contraire la règle. Je n'ai pas encore rencontré de névralgie dorso-intercostale aiguë fébrile sans une hyperémie pulmonaire concomitante. De là cette forme particulière de la congestion idiopathique que j'ai admise dans mon *Dictionnaire de diagnostic médical* (article *Congestions*). En voici d'abord un exemple remarquable que j'ai recueilli en 1860 à l'hôpital Lariboisière.

Obs. XI. — Une domestique, âgée de 21 ans, fut admise, en juin 1860, à l'hôpital Lariboisière, salle Sainte-Élisabeth, n° 21. D'une bonne constitution apparente, cette fille avait toujours été bien portante jusqu'à l'âge de 15 ans. Elle avait alors été prise d'une attaque d'hystérie convulsive, et cet accident ne s'était renouvelé ensuite que deux fois jusqu'à l'âge de 20 ans, époque à laquelle elle éprouva un accès hystérique beaucoup

[1] On trouvait dans cette observation, comme dans toutes celles de névralgie dorso-intercostale, les points ou foyers douloureux signalés par Bassereau et Valleix. Il est vraiment étrange que Trousseau ait contesté l'existence de ces foyers, qui sont d'observation journalière. Sa méprise s'explique principalement par la localisation erronée du point postérieur *au niveau de l'angle des côtes*, qu'il attribue à tort à Valleix, et par le mode de constatation employé par Trousseau au niveau de l'épine et non sur le côté. La pression sur l'épine pouvait atteindre la partie limitrophe, où se trouve réellement le foyer névralgique postérieur. (Voy. l'article *Névralgies* de mon *Dictionnaire de diagnostic*, 2e édition.)

plus fort que les précédents, et provoqué par la mort d'un frère de 4 ans, qui succomba en sa présence. Elle avait été réglée seulement à 18 ans, mais elle l'était régulièrement depuis la première apparition des règles.

Dans la nuit du 19 au 20 juin, elle avait été prise tout à coup d'une douleur vive dans le côté gauche de la poitrine, avec vomissement et oppression considérable. Le lendemain 21, la douleur et l'oppression persistant, il lui fut impossible de reprendre ses occupations, et elle entra à Lariboisière.

Je la vois à la visite du lendemain, le 22 juin, au 3e jour par conséquent de son affection. Son pouls est seulement à 84; mais la peau est chaude, le teint animé, et il existe de l'anxiété avec une respiration fréquente (à 30), laborieuse, s'effectuant principalement au niveau des côtes supérieures, et s'accompagnant d'expiration comme *toussée*. La dyspnée et la douleur dont la poitrine est le siége sont les causes principales de la souffrance anxieuse qu'exprime la physionomie de la malade. Il n'y a d'ailleurs ni toux, ni crachats. L'anorexie est complète.

Cette malade accuse une douleur vive avec élancements au niveau de la base gauche de la poitrine en dehors. La pression y détermine une aggravation de la douleur, au niveau de plusieurs espaces intercostaux voisins, dans des points limités. La pression détermine aussi une douleur très-vive immédiatement à gauche de la ligne blanche épigastrique, dans une zone de 5 à 6 centimètres de hauteur sur 2 centimètres environ de largeur, sans rien de semblable à droite de la ligne blanche. Il existe en outre des foyers douloureux correspondants contre l'épine vertébrale à gauche.

La poitrine était bien conformée : elle donnait à la percussion une sonorité tympanique en arrière aux deux bases. L'auscultation faisait entendre, en arrière, un bruit respiratoire plus fort à gauche (côté des douleurs) que du côté droit, sans aucun bruit anormal, tandis qu'en avant il existait dans la moitié supérieure de la poitrine des deux côtés, et même au niveau du sternum, des râles sonores pendant l'inspiration et l'expiration.

Le retentissement thoracique de la voix était partout normal. Le cyrtomètre fut appliqué sans augmenter la gêne de la respiration éprouvée par la malade. Le périmètre était de 63 centimètres et demi (fig. 12, tracé *a*). — *Sol. gom.; ventouses scarifiées pour* 100 *grammes de sang; diète.*

Le lendemain, 23 juin, quatrième jour de la maladie, la physionomie est calme, naturelle; l'état anxieux a disparu, ainsi que la dyspnée. La respiration est naturelle, à 18 au lieu de 30, et le pouls à 80, sans chaleur de la peau. La douleur elle-même a complétement disparu. Cette transformation a eu lieu dès la

Fig. 12.

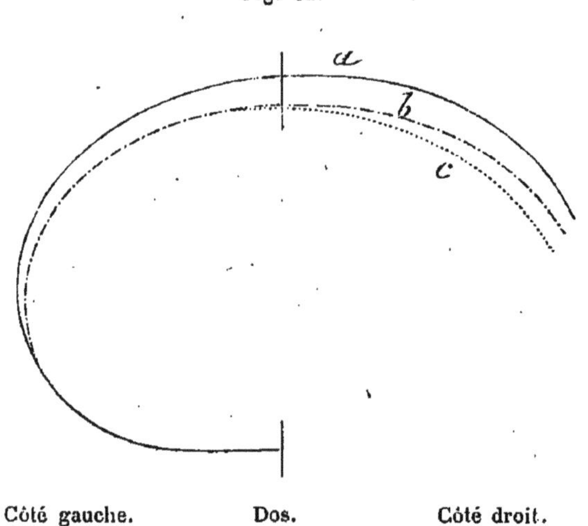

veille, après l'application des ventouses, et le sommeil a été très-bon la nuit. La malade se dit guérie.

La poitrine ne présente d'anormal, à l'exploration, que le tympanisme constaté à la percussion des deux bases en arrière. La pression ne retrouve plus les foyers douloureux; il n'y a plus de râles sonores en aucun point, et le bruit respiratoire est normal et égal des deux côtés. Le cyrtomètre fait constater un périmètre de 61 centimètres au lieu de 63 et demi, et à cette diminution de 2 centimètres et demi du contour de

Fig. 17. — Congestion pulmonaire névralgique chez une jeune fille de 21 ans. *a*, tracé cyrtométrique du 3e jour; *b*, tracé de la rétrocession le 4e jour; *c*, nouvelle rétrocession le 5e jour.

la poitrine se joint une rétrocession du diamètre antéro-postérieur de plus d'un centimètre (fig. 12, de *a* en *b*). La malade a de l'appétit. — *Potages et bouillon.*

Le 24, le même état satisfaisant existant, le pouls étant tombé à 64, j'augmente les aliments. Le tympanisme des deux bases a lui-même disparu. Une nouvelle rétrocession s'est opérée dans la poitrine (fig. 12, de *b* en *c*).

La sortie a lieu le 27 juin, la malade continuant à se trouver dans le même état de guérison.

Cette observation, que j'ai fait connaître à ma clinique de 1863, est un exemple bien probant de la congestion pulmonaire idiopathique à douleur névralgique, et de la rapidité avec laquelle l'affection, même lorsqu'elle est en apparence grave, peut céder à un traitement approprié.

J'ai récemment observé dans le même hôpital (juin 1870) une femme enceinte de six mois dont l'affection a présenté avec celle de la malade précédente la plus grande analogie dans les signes et dans l'évolution rapide des phénomènes. Il y a en ceci de remarquable que l'admission eut lieu dans les vingt-quatre heures qui suivirent l'invasion, et que le thermomètre, malgré l'anxiété de la malade et l'oppression vive qu'elle éprouvait, ne donnait que 37°,4 de température. De son côté, Bourgeois avait recueilli l'année précédente, dans mon service, trois exemples de cette forme d'hyperémie avec la température normale de 37°,4 et 37°,5 dans deux cas, et seulement 38° dans le troisième.

Sans m'arrêter longuement aux faits analogues dont j'ai recueilli les observations, et que j'ai rapportés dans les *Archives de Médecine* (1866), je vais signaler les particularités principales de quelques-uns d'entre eux pour que l'on reconnaisse qu'ils doivent bien être rangés dans le groupe d'hyperémie pulmonaire simple dont je m'occupe.

Obs. XII. — Un jeune homme, âgé de 17 ans, entra, en décembre 1863, à l'hôpital Cochin, quatre jours après avoir éprouvé de la fièvre et une douleur vive au niveau des fausses côtes gauches, douleur qui s'étendit aux lombes et à la paroi abdominale antérieure. La fièvre avait disparu dans les premières vingt-quatre heures, mais la douleur était restée intense et il s'y était joint de l'oppression. Je constatai une névralgie dorso-intercostale avec foyers de douleur au niveau du septième espace intercostal, et plus bas une névralgie lombo-abdominale du même côté. En même temps, il y avait en arrière du même côté gauche de la poitrine une sonorité tympanique manifeste, en même temps que la respiration était plus affaiblie de ce côté, et qu'il existait des râles sonores disséminés à droite et à gauche. Des ventouses scarifiées furent appliquées à gauche de la poitrine. Dès le lendemain, amélioration remarquable, et guérison complète constatée le jour suivant : la sonorité est alors naturelle, et le bruit respiratoire normal partout.

Obs. XIII. — Une jeune fille anémique, âgée de 16 ans, fut admise, en mars 1864, à l'hôpital Cochin, pour des douleurs thoraciques si intenses qu'elle restait immobile dans son lit, dans la crainte de les augmenter par les mouvements et par les grandes inspirations. La pression des foyers douloureux que l'on constatait en arrière, en dehors, et en avant, du quatrième au huitième espace intercostal, était presque intolérable et produisait une extrême anxiété. Le début avait eu lieu par des frissons suivis de chaleur la veille au soir; mais déjà cette fièvre était à peu près nulle. Il n'y avait ni toux ni expectoration.

A l'exploration de la poitrine : sonorité normale partout, mais bruit respiratoire très-faible des deux côtés également; de plus, il existe un souffle assez intense localisé en arrière au niveau de la racine du poumon gauche. Deux grammes de poudre d'ipéca et une application de ventouses sèches firent rapidement disparaître la douleur et les signes que je viens de rappeler.

D'autres malades m'ont offert des signes d'hyperémie plus nombreux que les sujets dont je viens de parler. Toutes les observations ont d'ailleurs la plus grande analogie avec celles de congestion idiopathique vulgaire qui ont été précédemment exposées. Dans les unes comme dans les autres, il y a la même invasion rapide, les mêmes phénomènes du début, la même marche spéciale à ce genre de congestion, et enfin les mêmes signes physiques.

Ces signes ont été, en effet, dans leur ordre de fréquence :

1° Pour la percussion : le tympanisme thoracique, et la submatité;

2° Pour l'auscultation : l'expiration prolongée; la respiration affaiblie, le bruit respiratoire sibilant ou ronflant ; la respiration exagérée d'intensité, le souffle passager à la racine du poumon, et des râles sous-crépitants. Il y a eu enfin la même rétrocession thoracique rapide révélée par la mensuration dès que la congestion a diminué. Dans la 10e observation, il y a eu 6 centimètres de diminution du périmètre de la poitrine en six jours. Dans une autre, la rétrocession a été de 4 centimètres en vingt-quatre heures à la suite du traitement; et enfin dans tous les faits où la mensuration a été pratiquée, on a pu constater une diminution du périmètre de 2 centimètres 1/2 au moins. Il ne saurait y avoir aucun doute sur l'analogie de cette forme d'hyperémie pulmonaire avec la forme vulgaire.

Malgré les points nombreux de ressemblance entre ces deux formes principales d'hyperémie idiopathique des poumons, il a existé chez les malades atteints de congestion à forme névralgique deux particularités dignes d'être remarquées.

D'abord l'hyperémie, tout en semblant prédominer du côté de la douleur, s'est manifestée *des deux côtés de la poitrine* par des signes probants chez tous les sujets, tandis que la forme vulgaire paraît comprendre de préférence des congestions de moindre étendue ou unilatérales. Les deux formes ne paraissent pas cependant différer sensiblement quant au degré d'engorgement sanguin du poumon. C'est ce qui résulte des données fournies par la mensuration, car, au moment de la guérison, ces données ne révèlent pas une rétrocession de la poitrine plus considérable dans l'une des formes que dans l'autre. Je dois cependant faire observer que la rétrocession la plus considérable que j'aie notée est celle qu'a présentée le sujet de l'observation 10, qui était atteint d'hyperémie avec douleur névralgique, et dont le périmètre thoracique a diminué de 6 centimètres en vingt-quatre heures, ce qui démontrait une ampliation préalable considérable.

La seconde particularité que j'ai à signaler dans les hyperémies à forme névralgique est la prédominance de la congestion au niveau du poumon gauche. Il en a été ainsi chez les malades dont j'ai rapporté les observations. Quoiqu'il y ait des exceptions pour le poumon droit parmi les autres faits que j'ai observés, la prédominance à gauche a été la règle. C'est ce qui a été confirmé par les quatre observations de congestion névralgique citées par Bourgeois dans sa thèse, et qui toutes occupaient le côté gauche.

Enfin je dois faire observer que, dans la plupart des faits de cette espèce, la guérison n'est pas tout à fait aussi rapide que dans ceux d'hyperémie pulmonaire vulgaire.

Diagnostic. — Si jusqu'à présent on a confondu la congestion pulmonaire idiopathique avec d'autres maladies aiguës, il est évident que le diagnostic différentiel offrait de très-grandes difficultés dans l'état où se trouvait la science, et que sans la révélation de cette hyperémie faite par la mensuration de la poitrine dans une infinité de cas où son existence était ignorée, on aurait pu laisser longtemps encore cette affection comme noyée dans la description de maladies aiguës bien différentes, mais qui ont pour caractère commun une douleur thoracique plus ou moins vive.

Maintenant que les signes et la marche de l'hyperémie pulmonaire, considérée comme maladie à part, nous sont connus, il est facile de voir à quoi tenait la confusion que je viens de rappeler. Cette confusion était due aux degrés variables de l'affection, à ses formes différentes, et aussi à la prédominance de certains symptômes qu'on rapporte habituellement à d'autres états pathologiques.

Ce que j'ai dit précédemment de la diversité des phénomènes

fonctionnels et des signes physiques, s'isolant ou se groupant en plus ou moins grand nombre pour chaque malade, explique comment il peut y avoir une diversité très-grande dans les manifestations de la congestion pulmonaire idiopathique. Or ces manifestations, différentes suivant leur simplicité ou leur état complexe, font ressembler l'affection à la pleurodynie, à la névralgie dorso-intercostale aiguë dite simple, à la bronchite, à la pneumonie et même à la pleurésie. On peut dire en un mot que la congestion pulmonaire peut simuler toutes les affections aiguës du poumon, comme la congestion cérébrale peut simuler les autres affections aiguës du cerveau.

Quant à la névralgie dorso-intercostale aiguë, je n'ai pas à m'en occuper au point de vue du diagnostic différentiel avec la congestion pulmonaire idiopathique, puisque j'ai démontré que cette névralgie était toujours liée à l'hyperémie pulmonaire, et pouvait dès lors être considérée comme une forme particulière de cette hyperémie.

Je crois qu'il est inutile aussi de discuter la question diagnostique de la congestion pulmonaire et de la congestion ou hyperémie des bronches. Car on ne saurait faire réellement, comme Monneret[1], deux affections différentes de l'hyperémie des conduits bronchiques et de l'hyperémie des vésicules pulmonaires. Il ne peut être question en effet, dans cette comparaison, que de l'hyperémie des grosses bronches, affection légère qui a été jusqu'à présent comprise dans la description de la trachéite. Quant à l'hyperémie des bronches profondes, à partir des rameaux privés de fibro-cartilages, elle ne saurait y exister isolément de l'hyperémie pulmonaire.

On conçoit en effet que l'hyperémie s'isole dans la muqueuse respiratoire au niveau des fosses nasales, du larynx, de la trachée ou des premières divisions des bronches. Dans ces différentes cavités, la muqueuse repose sur des parois osseuses ou fibro-cartilagineuses qu'elle tapisse et qui limitent forcément la congestion dans cette muqueuse et dans le tissu conjonctif

[1] *Traité élémentaire de pathologie interne*, 1864-1866.

sous-jacent. Mais les subdivisions et les terminaisons bronchiques intra-pulmonaires sont dans une tout autre condition ; elles plongent, en se subdivisant, dans la trame cellulo-vasculaire du poumon, et il ne peut y avoir hyperémie sans qu'elle soit commune à la muqueuse des bronches et au parenchyme pulmonaire lui-même.

Ce serait donc une subtilité scolastique inutile que de faire deux états pathologiques distincts de la congestion bronchique et de la congestion pulmonaire, et ce n'était pas révéler une chose nouvelle que de décrire, sous le couvert de l'hyperémie bronchique, la congestion pulmonaire déjà connue.

Pour ne pas compliquer inutilement la question du diagnostic, je ne m'occuperai ici que de la distinction à faire de la congestion pulmonaire et de la pleurodynie. Le diagnostic différentiel à établir avec la bronchite, la pneumonie et la pleurésie sera mieux compris lorsque je traiterai de ces maladies. Bourgeois a fait connaître une hyperémie pulmonaire simple qui a été prise d'abord pour une phthisie aiguë, tant la dyspnée était extrême, et tant les râles muqueux étaient généralisés. La disparition rapide des accidents leva bientôt les doutes.

Le diagnostic différentiel entre la pleurodynie et la congestion pulmonaire idiopathique est d'autant plus important à bien discuter que les deux affections ont été et sont encore souvent confondues en une seule, sous le nom de pleurodynie.

Je tiens d'abord à bien établir que la pleurodynie n'est pas une vraie maladie, ainsi qu'on l'a dit. Son histoire, telle qu'on la trouve dans les traités modernes de pathologie, est pleine de confusion. Cela tient à ce qu'on en a fait, d'après Gaudet [1], une description beaucoup trop compliquée. On s'en étonne d'autant plus qu'on a généralement considéré la pleurodynie comme étant de nature rhumatismale, et comme une simple variété de rhumatisme musculaire occupant les muscles des

[1] *Recherches sur le rhumatisme des parois thoraciques* (Gazette médicale, avril 1834.)

parois de la poitrine, de même que le lumbago occupe les muscles des lombes. Pourquoi dès lors aller au delà et en faire une maladie complexe?

Laënnec, avec son sens pratique si délicat, avait su éviter cet écueil, en ne consacrant pas de chapitre particulier à la pleurodynie dans son immortel ouvrage sur l'auscultation. Il en parle incidemment à propos de la pleurésie, en prévenant de ne pas confondre la douleur pleurodynique avec celle de la pleurésie.

Sans entrer dans de grands détails au sujet de la pleurodynie, sur laquelle j'ai publié en 1866 une conférence clinique faite à l'hôpital Cochin [1], je rappellerai que Gaudet fait de la douleur des muscles intercostaux le signe principal de la maladie; qu'il admet qu'il s'y joint parfois des phénomènes généraux, de la fièvre, de l'agitation, de l'insomnie, de la céphalalgie, et enfin que la pleurodynie peut se compliquer de différentes maladies graves : de bronchite, de pneumonie, de pleurésie, et même de péricardite. Gaudet attribue comme signes diagnostiques à la pleurodynie, outre la douleur : l'absence de toux et d'expectoration; un son normal à la percussion, quelquefois une sonorité moindre; et un bruit respiratoire pur ou plus faible, à l'auscultation, du côté affecté.

Grisolle, les auteurs du *Compendium de médecine*, et Valleix, ont combattu ou discuté divers points de la description faite par Gaudet; elle a néanmoins conservé sa place dans les traités de pathologie.

J'ai démontré, je crois, que la douleur musculaire seule est toute l'affection, et que les prétendus phénomènes généraux, les complications et les signes de percussion et d'auscultation, que l'on peut rencontrer avec la douleur, démontrent précisément qu'il n'y a pas pleurodynie, mais une autre affection. Or, cette affection est ordinairement une congestion pulmonaire, qui explique la diminution de sonorité thoracique à la percussion, ainsi que la faiblesse du bruit respiratoire, signes qui ne

[1] *De la vraie pleurodynie* (Union médicale, 1866, t. II).

sauraient résulter d'une simple douleur musculaire des parois thoraciques, quelque intense qu'elle puisse être. J'ai rapporté des observations de vraie pleurodynie (*loc. cit.*) qui démontrent que la douleur même excessive des parois thoraciques coïncide avec un bruit respiratoire *qui n'en est nullement affaibli.* En voici un nouvel exemple récemment recueilli.

Obs. xiv. — Un homme âgé de 64 ans, charretier, est admis, le 16 janvier 1870, à l'hôpital Lariboisière (salle Saint-Landry, 14) pour un rhumatisme articulaire subaigu. Sa santé antérieure avait été bonne ; seulement il avait eu, huit mois avant son admission, une autre atteinte de rhumatisme qui occupait alors les articulations des membres inférieurs et les deux articulations scapulo-humérales.

Il se présente à nous avec la même affection. Les genoux et les épaules sont affectés de nouveau ; la fièvre est modérée, et il n'existe aucune complication du côté du cœur.

Le lendemain, 17 janvier, il survient tout à coup une douleur très-vive du côté droit de la poitrine, dans plusieurs espaces intercostaux, au niveau et en dehors du mamelon. Cette douleur rend la respiration pénible et saccadée. A la visite du jour suivant, les mêmes phénomènes persistent, et le malade hésite à se remuer dans la crainte d'augmenter son mal. Les articulations malades sont médiocrement douloureuses, et ne le sont pas plus qu'au moment de l'admission.

L'auscultation de la poitrine ne révèle rien de particulier, non plus que la percussion. Le mal est égal des deux côtés, et la respiration également pure à droite et à gauche, sans être affaiblie. Le pouls est à 96, et le thermomètre indique une température de 37°, 4° au niveau de l'aisselle (*ventouses scarifiées du côté droit*).

Le 19, moins de quarante-huit heures après l'invasion, la douleur est presque disparue. La veille au soir, après l'application des ventouses, le pouls était descendu à 76 et la chaleur à 36°, 8. Ce matin, le pouls est à 60 et la température de 36°, 2. Mêmes signes négatifs par la percussion et par l'auscultation.

Les jours suivants, il n'y a plus trace de cette complication pleurodynique du rhumatisme articulaire, qui suit son cours ordinaire.

On voit dans ce fait que la douleur, quoique très-aiguë, ne s'est accompagnée d'aucune obscurité du son thoracique, ni d'aucun affaiblissement du bruit respiratoire du côté affecté. Cette pleurodynie vraie, dont on ne peut nier dans ce cas la nature rhumatismale, s'est accompagnée d'une fièvre de quarante-huit heures si légère, que la chaleur thermométrique n'était que de 37°, 4. Cette température aurait pu être considérée comme normale si elle ne s'était ensuite abaissée les deux jours suivants à 36°,8 et 36°, 2. En même temps le pouls est descendu rapidement de 96 à 76 et 60. Le mouvement fébrile si léger qui a accompagné cette pleurodynie, et qui était dû sans doute à ce qu'elle s'est comme greffée sur un rhumatisme articulaire, manque dans presque tous les cas; et cette apyrexie du début constitue un des caractères différentiels important de la pleurodynie comparée à la congestion pulmonaire simple.

Ce qui prouve encore que les douleurs des parois thoraciques ne s'opposent pas à une expansion pulmonaire suffisante, c'est que les douleurs autres que celles de la pleurodynie, et qui résident dans les muscles thoraciques, ne font pas non plus diminuer d'intensité le bruit respiratoire du côté correspondant de la poitrine, même lorsqu'elles sont excessives.

Obs. xv. — J'ai reçu en 1864, à l'hôpital Cochin (salle Saint-Jean, n° 3), un peintre en bâtiments, âgé de 36 ans, qui avait eu antérieurement des coliques saturnines, et qui avait une hyperesthésie fort douloureuse des muscles du côté droit du tronc. Cette myalgie saturnine occupait la masse sacro-lombaire droite, les muscles droit et oblique de l'abdomen, du même côté, et les muscles intercostaux correspondants jusqu'à la troisième côte. La contraction de ces muscles était extrêmement douloureuse et arrachait des cris au malade, qui restait autant que possible dans l'immobilité la plus complète. Le frôlement des muscles par la peau occasionnait une douleur insupportable qui siégeait certainement dans le muscle sous-jacent, puisque, avec l'hyperesthésie musculaire, il y avait une analgésie complète de la peau, que l'on pouvait pincer ou piquer profondément sans que le malade en eût conscience. Eh bien ! avec ces troubles de la sensibilité dus à l'intoxication saturnine, et malgré la douleur excessive des muscles intercostaux du côté droit, le bruit respiratoire était aussi fort de ce côté que du côté opposé, où la sensibilité musculaire était naturelle.

Les faits analogues, que j'ai rencontrés en assez grand nombre, ne permettent pas d'admettre que la douleur des parois thoraciques rende la respiration plus faible du côté où elle siége. Il ne faut pas oublier qu'alors les muscles intercostaux non atteints, et principalement le diaphragme, doivent suppléer à la contraction incomplète des muscles intercostaux douloureux. C'est ce qui fait que, malgré cette contraction insuffisante partielle, le poumon n'en est pas moins dilaté en masse de façon à fournir un murmure respiratoire aussi prononcé que du côté sain. La contraction des différents muscles respirateurs est tellement solidaire, que le même bruit respiratoire naturel peut être constaté lorsque le diaphragme ne se contracte pas (paralysie ou inertie de ce muscle). Alors les muscles dilatateurs des parois suffisent complétement à l'expansion pulmonaire. J'ai fait remarquer cette particularité chez un malade du nº 5 de la salle Saint-Jean (de Cochin), qui était affecté de rhumatisme articulaire aigu, et chez lequel le diaphragme fut envahi par une douleur très-vive, facile à constater par l'inertie de ce muscle et par l'anxiété respiratoire, avec prédominance de contraction des muscles respirateurs supérieurs. Or, dans ce cas également, le bruit respiratoire était normal, vésiculaire et également fort des deux côtés.

En définitive, il faut se pénétrer de ce principe que, dans la vraie pleurodynie, la douleur musculaire est toute la maladie, comme dans le lombago, tandis que dans la congestion pulmonaire, il se joint à cette douleur toujours des phénomènes particuliers et des signes d'auscultation, parfois aussi de percussion, qui la distinguent de la pleurodynie proprement dite.

Cette distinction, que l'on pourrait considérer à première vue comme arbitraire, me paraît parfaitement justifiée par cette considération majeure, à mon avis, que, dans la pleurodynie, la capacité thoracique ne varie par la mensuration ni dans son périmètre ni dans ses diamètres, tandis que la congestion pulmonaire se traduit par une ampliation de la poitrine liée à l'existence des signes stéthoscopiques et de percussion que j'ai indiqués, et qui disparaît avec eux. C'est à l'aide de cette donnée de la mensuration que j'ai pu étudier la vraie pleurodynie et la distinguer de la congestion pulmonaire.

Ainsi, il y a congestion pulmonaire idiopathique toutes les fois qu'à la douleur thoracique pleurodynique en apparence se joignent les signes dont je viens de parler. Il y a simple pleurodynie lorsque ces signes font défaut. Le contraste entre les deux affections est frappant lorsque l'on compare la pleurodynie si simple, toujours la même dans sa simplicité, avec les congestions dont j'ai rapporté ou dont j'ai encore à exposer les observations.

On peut résumer ainsi les différences fondamentales qui distinguent les deux affections.

Pleurodynie proprement dite. —	*Congestion pulm. idiopathique.* —
Pas de fièvre ni de phénomènes généraux.	Fièvre éphémère au début, état général quelquefois grave en apparence.
Température normale.	Température augmentant de 1 à 2 degrés pendant les trois ou quatre premiers jours au plus.
Jamais de toux ni d'expectoration.	Quelquefois de la toux et des crachats transparents, rarement sanguinolents.
Douleur thoracique étant le symptôme unique de la maladie.	Douleur analogue à celle de la pleurodynie, mais pouvant être névralgique; toujours accompagnée d'autres signes.
Aucun signe par la percussion, par l'auscultation ou la mensuration.	Signes nombreux fournis par l'auscultation, la percussion et la mensuration.

Il doit, ce me semble, paraître maintenant bien évident qu'il ne faut pas considérer comme des pleurodynies graves les maladies d'abord caractérisées par une douleur des parois thoraciques avec agitation fébrile, et se compliquant ensuite de bronchite, de pneumonie, de pleurésie ou même de péricardite. Il est clair qu'il ne s'agit pas en pareils cas de pleurodynies compliquées, mais de congestions pulmonaires, ou bien de bronchites, de pneumonies, de pleurésies ou de péricardites, dans lesquelles on a attribué une importance trop exclusive à la douleur thoracique du début. On voit qu'en admettant la congestion pulmonaire dans le cadre des maladies aiguës thoraciques, on simplifie et on régularise le diagnostic si confus de la pleurodynie, en la limitant à sa véritable place, et en la dépouillant de l'importance factice qu'on lui a donnée.

Complications. — De tout temps on a considéré l'hémoptysie et l'apoplexie pulmonaire comme étant intimement liées à l'hyperémie préalable du poumon. J'ai rappelé que Fréd. Dubois en faisait deux degrés plus avancés que la congestion simple. Mais cela suffit-il pour considérer l'hémoptysie et l'apoplexie du poumon comme de véritables complications de l'hyperémie? Je n'ai pas à discuter actuellement cette question, car je n'ai jamais rencontré de véritable hémorrhagie bronchique ou apoplectiforme du poumon dans les faits d'hyperémie idiopathique que j'ai observés. On ne saurait, en effet, qualifier d'hémoptysie le léger suintement sanguin qui s'effectue dans certains cas dans les bronches et qui se montre dans les crachats. Nous verrons, au contraire, les accidents hémorrhagiques être assez fréquents dans l'hyperémie pulmonaire non idiopathique.

Étiologie. — Nature de la maladie. — La question de l'étiologie, et celle de la nature des maladies qui s'y rattache, doivent être rangées parmi les plus ardues de la pathologie. Cela vient de ce que l'étude des causes échappe trop souvent à l'observation, en dehors de laquelle on ne peut aboutir qu'à des conjectures formulant des questions à résoudre plutôt que des résultats définitifs.

Les sujets de tous les âges sont exposés à être affectés de congestion pulmonaire simple. La congestion du poumon, si commune comme état concomitant ou symptomatique dans les maladies aiguës de l'enfance, se présente peut-être plus souvent qu'on ne pense comme maladie spéciale du premier âge. Ce serait un sujet intéressant d'étude que des recherches sur cette affection chez les enfants. Elles viendraient compléter les intéressants travaux de Legendre et Bailly et ceux de Barthez et Rilliet. Je n'ai pu, quant à moi, m'occuper que des adultes à partir de l'âge de 15 ans, comme on les rencontre dans les hôpitaux non spéciaux.

La maladie affecte tous les âges, avec la fréquence relative qui existe entre les différents âges chez les individus bien portants, circonstance dont on ne tient pas toujours compte à tort dans les relevés statistiques appliqués à la pathologie [1].

Quant au sexe, je ne compte que 7 femmes sur les 50 malades dont il vient d'être question, tandis que j'y trouve 43 hommes. Ces chiffres démontrent que les hommes sont plus communément affectés de congestion pulmonaire simple que les femmes. Cependant je ne regarde pas la proportion que je viens d'établir comme parfaitement exacte quant aux chiffres 7 et 43. Dans les premiers temps de mes recherches, je prenais plus volontiers les observations des hommes, qui se prêtaient mieux à une exploration complète de la poitrine. Je puis donc avoir alors laissé de côté des faits analogues concernant les femmes. Celles-ci, comme l'a remarqué aussi Bourgeois, sont plus particulièrement affectées de la forme névralgique de l'hyperémie. Quoi qu'il en soit, la fréquence de l'affection est certai-

[1] Sur cinquante malades affectés de congestion pulmonaire idiopathique, j'en ai trouvé :

8	âgés	de 15 à 20 ans.
15	—	de 21 à 30 —
9	—	de 31 à 40 —
7	—	de 41 à 50 —
8	—	de 51 à 60 —
3	—	de 60 à 66 —
50		

nement plus grande chez l'homme, ainsi que je l'ai constaté depuis que j'ai recueilli mes observations parmi les malades des deux sexes indifféremment.

Les faits de congestion pulmonaire considérée comme simple par les auteurs n'ayant pas été précisés assez nettement, il est difficile de leur emprunter des données capables d'élucider la question d'étiologie. M. Fournet dit avoir rencontré la maladie (qu'il rattache principalement à la pléthore) pendant les chaleurs athmosphériques plus fréquemment que dans la saison froide. Ce que je trouve dans mes observations à l'égard des saisons ne vient pas confirmer cette opinion.

J'ai rencontré la congestion idiopathique du poumon dans tous les mois de l'année, sans avoir de relevés qui puissent me donner les nombres proportionnels pendant toute une année. Il résulte cependant de l'ensemble des observations que j'ai recueillies que les mois de mars, avril, mai et juin sont ceux dans lesquels j'ai rencontré plus fréquemment la maladie. Ces résultats ne diffèrent pas sensiblement de ceux que fournit l'étude de la pneumonie sous ce rapport, puisque Grisolle a trouvé que la plus grande fréquence de la pneumonie était au printemps, aux mois de février, mars, avril et mai. Les trois mois les plus chauds de l'année, juin, juillet, août, ne m'ont fourni que 12 faits d'hyperémie idiopathique contre 21 pour les mois de mars, avril et mai[1].

Les autres causes prédisposantes n'ont rien offert de digne d'être noté. Une constitution forte ou faible ne paraît pas avoir influé sur l'apparition de la maladie, non plus que les conditions hygiéniques d'alimentation. Aucun de mes malades ne présentait de signes de pléthore.

La maladie une fois passée ne paraît pas prédisposer à des récidives, car un très-petit nombre de malades m'ont dit avoir précédemment éprouvé une maladie semblable à celle qui les

[1] Voici comment se répartissent 50 observations pour le début dans les différents mois : janvier, 4; février, 2; mars, 7; avril, 7; mai, 7; juin, 7; juillet, 3; août, 2; septembre, 2; octobre, 3; novembre, 3; décembre, 3. — Total, 50.

amenait à l'hôpital. Il est vrai qu'il en est qui ont accusé comme antécédent une ou plusieurs *fluxions de poitrine*, et que ces termes ambigus ont pu s'appliquer un certain nombre de fois à de simples congestions pulmonaires; mais je n'en crois pas moins les récidives rares, un très-grand nombre de malades ayant affirmé que leur santé habituelle avait été très-bonne avant l'invasion de l'affection dont ils étaient atteints. L'observation XII de la thèse de Bourgeois est un exemple de ces récidives.

Parmi les causes occasionnelles il en est une qui s'observe principalement dans les cas où la cause a pu être connue : je veux parler de l'action du froid. La plupart des malades n'ont pu me renseigner sur la cause de leur maladie; mais cette cause a pu être précisée chez quinze d'entre eux, et *douze fois* la congestion avait succédé à un refroidissement manifeste.

Plusieurs de ces derniers malades avaient ressenti du froid, leur corps étant en sueur. Un autre, travaillant avec ardeur en plein air, avait reçu de la pluie. Deux autres avaient travaillé dans un lieu humide où ils s'étaient refroidis. Un maçon, se reposant de son travail, avait dormi sur la terre humide, et peu d'heures après était atteint des premiers symptômes de la maladie. Un garçon de 15 ans, après s'être longtemps animé au jeu, passait la nuit dans une chambre ayant une fenêtre ouverte, et se réveillait le lendemain avec les premiers symptômes de l'hyperémie pulmonaire. Une femme avait été prise de congestion du poumon, après avoir vu ses règles se suspendre par suite d'un refroidissement.

D'autres causes différentes et plus rares ont agi dans un petit nombre de cas : un marinier fut affecté après une chute sur le côté gauche de la poitrine en glissant sur une planche humide; une femme à la suite d'un effort violent. J'ai donné des soins, en 1868, à l'hôpital Necker, à un homme atteint, par suite d'une chute de voiture, d'une hyperémie pulmonaire, et dont l'oppression accompagnée de respiration sibilante céda du jour au lendemain à l'emploi d'un vomitif. Bourgeois a cité le fait d'un scieur de long qui fut affecté de congestion pulmonaire en soulevant une lourde pièce de bois. L'influence de certaines causes traumatiques et des efforts paraît donc bien établie. Elle explique les hyperémies mortelles du poumon qui sont survenues quelquefois au moment de l'accouchement. Les impressions morales vives peuvent encore produire une congestion pulmonaire simple; c'est ce que j'ai constaté chez une femme après la suppression des règles causée par une violente émotion. Enfin le Dr Maurice Raynaud m'a montré à Necker, en 1868, un malade atteint d'une congestion du poumon survenue immédiatement après un violent accès de colère. Je rappellerai plus loin, à propos du pronostic, que l'on trouve cette dernière cause relatée dans des observations déjà publiées comme des exemples de mort subite ou rapide dues à la congestion des poumons.

Il est d'ailleurs remarquable que, dans la plupart des faits, l'hyperémie survient rapidement après l'action de la cause déterminante. Chez les malades que j'ai eus sous les yeux, l'invasion apparente de la congestion a eu lieu dans les vingt-quatre heures qui ont suivi l'action de la cause, parfois peu d'heures après, ou même instantanément, comme dans plusieurs des conditions étiologiques dont il vient d'être question.

On vient de voir que la maladie se développait sous l'influence des variations accidentelles de température. On comprend dès lors qu'elle doive se produire aussi par le fait des variations saisonnières du même ordre. La constitution médicale du printemps paraît, en effet, favoriser la production de l'hyperémie, puisque c'est au mois de mars, avril, mai et juin que je l'ai plus fréquemment observée. En est-il de même de certaines constitutions épidémiques? C'est ce que je ne saurais affirmer, d'après mes observations.

Par cela seul que la maladie se développe par le fait de refroidissements ou des variations atmosphériques, doit-on, comme le font certains auteurs, la considérer comme étant de nature rhumatismale? La question me paraît impossible à résoudre, lorsqu'il s'agit de malades qui n'accusent comme antécédents aucune manifestation incontestable de rhumatisme, c'est-à-dire de douleurs articulaires ou musculaires plus ou moins aiguës, ne pouvant se rapporter qu'à la diathèse rhumatismale. De tous mes malades, deux seulement avaient eu des antécédents de ce genre. Je fais ces réflexions parce qu'un assez grand nombre de praticiens abusent étrangement du rhumatisme comme cause, en mettant sur son compte toutes les maladies développées sous l'influence accidentelle du froid. On doit considérer comme exceptionnelle la congestion pulmonaire que Houdé a observée et décrite comme complication du rhumatisme articulaire aigu, et qui avait eu pour principaux caractères une marche très-rapide, des symptômes asphyxiques très-prononcés, et sa terminaison par la mort. Il admet cette hyperémie comme une affection différente de celle que j'ai signalée dans toute maladie fébrile, et comme étant d'essence rhumatismale, en dehors de toute complication cardiaque et de toute oblitération de l'artère pulmonaire [1].

Voyons si nous pouvons, en étudiant les faits de plus près, pénétrer plus avant dans la connaissance de la nature de la maladie qui m'occupe.

Nous voyons d'abord que l'hyperémie pulmonaire, considérée en elle-même, ne constitue pas la maladie tout entière. Les dénominations de congestion pulmonaire *idiopathique*, *primitive* ou *simple*, ne sauraient donc être considérées comme ayant une valeur absolue. Quoique l'hyperémie existe dès le début, en effet, il y a dans l'ensemble des phénomènes un consensus pathologique qui démontre qu'il y a autre chose que l'engorgement pulmonaire. Il y a dans le mouvement fébrile initial, plus ou moins bien accusé, la preuve que la congestion du poumon n'est que la manifestation anatomique de la maladie. Comment dès lors doit-on la comprendre?

Faut-il la ranger parmi les affections catarrhales? Ce serait le seul parti à prendre si l'on appliquait à l'adulte la classification des maladies aiguës des organes respiratoires des enfants

[1] Houdé : *Essai sur la congestion pulmonaire comme complication du rhumatisme articulaire aigu;* Thèses de Paris, 1861.

proposée par Barthez et Rilliet. En dehors de la pneumonie franche et de la pleurésie, qu'ils ont décrites à part, ils ont réuni, ai-je dit, sous la dénomination de maladies catarrhales respiratoires, toutes les autres maladies aiguës dont les manifestations anatomiques étaient la congestion sous ses formes diverses, la bronchite et la broncho-pneumonie. Mais cette simplification nosologique ne saurait s'appliquer aux adultes.

D'abord il ne ressort pas du consciencieux travail de Barthez et Rilliet qu'il y ait, dans les affections respiratoires comprises par eux sous le titre de maladies catarrhales, une hypersécrétion muqueuse ou muco-purulente dans tous les cas. Les faits exceptionnels ne peuvent donc valider en principe cette distinction nosologique générale. Ensuite, même en admettant la légitimité de cette nosologie appliquée à l'enfance, la congestion-maladie que je décris, et qui se rencontre fréquemment chez l'adulte, ne s'accompagnant souvent ni de toux, ni surtout d'hypersécrétion muqueuse, ne saurait être qualifiée d'affection catarrhale.

En comprenant la congestion pulmonaire simple comme une maladie plus générale que son titre ne semble l'indiquer, je serais disposé à la considérer comme se reliant à la fièvre éphémère dont elle constituerait une variété particulière. Mais le caractère très-effacé de la fièvre dans beaucoup de cas, sa manifestation si transitoire, et au contraire les phénomènes liés à la congestion qui prédominent et persistent après la fièvre, doivent faire considérer la maladie comme ayant son caractère fondamental, au point de vue pratique, dans la congestion du poumon.

Il y a vers cet organe un mouvement fluxionnaire sanguin, une véritable fluxion sanguine, comme celles sur lesquelles Stahl a disserté avec exagération en faisant de la fluxion et de la congestion la base de toute la pathogénie. Mais, de nos jours, n'est-on pas tombé dans l'excès contraire, et n'a-t-on pas trop oublié le rôle que joue la fluxion dans les maladies[1] ? Fré-

[1] Comme exception, je dois signaler une très-bonne thèse du Dr Douil-

déric Dubois admet que le principe de la fluxion ouvre la scène dans la plupart des maladies, tout en rappelant que Chomel, comme Lordat, ont pensé que la fièvre n'a pas la congestion pour point de départ. C'est un sujet d'étude à reprendre, en mettant à profit les progrès scientifiques modernes et en dégageant la question des hypothèses stériles dont le passé était si prodigue.

J'ai parlé des actions ou mouvements réflexes dans leurs rapports avec les maladies aiguës dont j'ai entrepris d'exposer l'histoire clinique. En limitant la question au fait de la production de l'hyperémie, les notions acquises sur ces actions réflexes permettent, jusqu'à un certain point, d'expliquer cette production de la congestion pulmonaire comme maladie particulière.

C'est aussi l'opinion du Dr Ernest Bourgeois [1] qui l'a très-clairement exposée. Pour lui, la fièvre ou l'élévation de la température qui la caractérise succède à l'hyperémie, qui serait le point de départ de la maladie.

J'ai rappelé déjà que des expériences de Claude Bernard ont démontré que la congestion pouvait être un effet réflexe dû à des applications froides sur la poitrine. Ces expériences ont servi de base à un mémoire important de Cahen [2], qui a démontré la connexion de l'hyperémie et des névralgies. Il a fait voir que cette connexion existait dans les névralgies de la face et de l'utérus; mais il n'a pas consacré d'article à la névralgie dorso-intercostale, rappelant seulement que, dans l'angine de poitrine, la congestion pulmonaire a été signalée par les auteurs comme lésion cadavérique. Il ignorait sans doute que l'observation clinique m'avait conduit à professer depuis 1854 (mémoire cité) que la congestion pulmonaire est constamment liée à l'existence de la névralgie dorso-intercostale aiguë, et que cette connexion peut se reconnaître facile-

lard qui a pour titre : *De la fluxion de poitrine et de la pneumonie;* elle a paru en 1863.

[1] Thèse citée.

[2] *Archives gén. de méd.*, 1863, t. II.

ment pendant la vie, comme je l'ai montré. Il aurait pu en effet tirer parti, dans son travail, de cette preuve fournie par l'observation clinique à l'appui de la thèse qu'il a défendue avec raison.

En 1868, le Dr Fournier, d'Angoulême, qui n'avait non plus pris connaissance ni de mon premier mémoire sur la congestion pulmonaire, ni de mon dernier travail sur le même sujet, publié en 1866, a cru à tort être le premier à signaler la connexion de l'hyperémie et de la névralgie dorso-intercostale aiguë [1], et à combler la lacune du mémoire de Cahen. Son observation est intéressante par la succession de deux névralgies, la première faciale et la seconde intercostale, avec hyperémie oculaire, puis pulmonaire. Elle est venue confirmer complétement ma manière de voir.

La paralysie réflexe des parois vasculaires d'où résulte l'hyperémie pulmonaire, au lieu d'avoir un point de départ à l'extérieur, comme l'action du froid, peut résulter d'une action réflexe dont l'origine est dans l'intérieur même de l'organisme. Ce sont surtout les congestions pulmonaires secondaires qui rentrent dans cette dernière division. Il en sera question plus loin.

Pronostic. — On a pu voir, dans le cours de ce travail, qu'il existe des faits de congestion pulmonaire nombreux, en face desquels un premier examen ne suffit pas pour se prononcer. On est obligé de réserver son diagnostic, et par conséquent le pronostic en pareils cas, jusqu'à ce que la marche et l'enchaînement des symptômes aient permis de trancher la question.

Mais lorsque la maladie est reconnue pour être une congestion pulmonaire simple ou idiopathique, on peut formuler un pronostic favorable dans la plupart des cas. On ne saurait donc admettre, avec Monneret, que « l'hyperémie est dangereuse lorsqu'elle occupe tout un lobe du poumon ou celui-ci tout entier » (*ouvr. cité*, p. 343). Le plus souvent, en effet, la gué-

[1] *Gaz. des hôpitaux;* 1868, nos 93 et 96.

rison a lieu rapidement, quelle que soit l'étendue de la congestion et la durée antérieure de cette affection aiguë, ainsi que je l'ai précédemment établi.

Cette rapidité de la guérison est un caractère si ordinaire de la congestion simple du poumon que, dans tous les cas où l'on voit les signes de l'hyperémie persister avec ou sans fièvre, en résistant au traitement que j'indiquerai tout à l'heure, on doit penser que l'on a affaire, non à une hyperémie idiopathique, mais à une congestion qui se lie à une affection plus grave, comme j'en rapporterai des exemples à propos des congestions pulmonaires non idiopathiques.

C'est là un des principes pratiques les plus importants de l'étude de l'hyperémie pulmonaire.

Il ne faut pas croire cependant que la congestion simple du poumon soit toujours sans gravité par elle-même, comme je l'ai déjà rappelé plus haut, car dans certains cas elle peut entraîner plus ou moins rapidement la mort. Lancisi, Dionis, Morgagni, ont rapporté des faits de ce genre. *La Lancette française* de 1830 contient un fait curieux de mort subite survenue pendant l'exercice de la valse ; et Ollivier (d'Angers) a rapporté une observation dans laquelle la mort par congestion pulmonaire a subitement eu lieu aussi pendant un mouvement de colère [1]. Mais c'est surtout à Devergie, puis au Dr Lebert, de Nogent-le-Rotrou, que l'on est redevable d'avoir bien établi que la congestion pulmonaire est une cause rapide de mort. Ces travaux déjà rappelés sont trop oubliés de nos jours. Une congestion pulmonaire mortelle peut encore survenir dans le cours d'un accouchement, ainsi que Devilliers en a observé un exemple [2]. Après lui, Mordret en a rapporté trois autres cas dans son mémoire *sur les morts subites dans l'état puerpéral* [3].

Je n'ai observé pour mon compte de cas de mort par le fait de l'hyperémie pulmonaire, que lorsque cette hyperémie est survenue comme complication dans le cours d'une autre maladie.

[1] *Arch. gén. de médecine*; 1833, t. I.
[2] *Revue médicale*, 1853.
[3] *Mémoires de l'Acad. de médecine*; t.XXII, 1858.

En définitive, dans les faits d'hyperémie pulmonaire idiopathique graves en apparence, il faut mettre une certaine réserve dans le pronostic. Il faut prendre garde aussi de formuler le pronostic de la pneumonie au lieu de celui de la congestion pulmonaire idiopathique, lorsqu'on rencontre certains signes qui semblent dénoter l'existence de l'inflammation du poumon. Si le souffle, en pareil cas, occupe seulement la racine de la bronche principale du côté affecté, et surtout s'il n'existe pas de bronchophonie, il faut songer plutôt à une hyperémie. Il en est de même à propos de la pleurésie. C'est une affaire de diagnostic préalable sur lequel j'aurai à revenir.

Traitement. — Les indications à remplir dans le traitement sont simples et faciles à établir. Le but principal doit être d'agir contre la congestion pulmonaire elle-même; car les phénomènes fébriles du début, étant passagers et se dissipant d'eux-mêmes, ne réclament pas à la rigueur de médication spéciale. D'ailleurs les moyens thérapeutiques dirigés contre l'hyperémie agiraient également d'une manière favorable contre la fièvre, si l'on avait à traiter la maladie à son début.

L'énergie plus ou moins grande du traitement est subordonnée tant à l'intensité plus ou moins grande des phénomènes symptomatiques, comme la douleur et la dyspnée, qu'à l'étendue de la congestion elle-même, se révélant par l'étendue des signes anormaux fournis par l'auscultation. Il est clair que si la douleur est excessive, la dyspnée considérable, accompagnée d'anxiété, et qu'en même temps les signes stéthoscopiques et de percussion dénotent un trouble étendu et profond de la respiration, on devra agir avec plus d'énergie que lorsque la douleur est modérée, ainsi que la dyspnée, et que les signes physiques sont peu accusés.

Dans la première de ces conditions, dans le cas de gravité apparente, on aura recours à la saignée générale si la constitution et une bonne hygiène habituelle du malade le permettent. Concurremment avec ce moyen, ou à son défaut, on prescrira un vomitif, des sangsues *loco dolenti* ou des ventouses scarifiées, et une préparation opiacée. Dans les cas d'hyperémie peu intenses, le vomitif et les ventouses scarifiées en petit mombre, ou un seul de ces moyens suffisent, ordinairement.

Je me suis borné presque toujours jusqu'à présent à ces deux derniers moyens de traitement (vomitif et ventouses), quel que fût le degré d'intensité de la maladie, parce que je les ai vus suffire le plus souvent. 1 gr. 50 de poudre d'ipécacuanha associé à 0 gr. 05 de tartre stibié et 6 à 10 ventouses scarifiées (que l'on peut remplacer par des sangsues) sont les moyens que j'ai habituellement conseillés, avec une pilule d'extrait thébaïque à administrer le soir. Ce n'est que par exception que j'ai dû avoir recours à l'application d'un vésicatoire pour enlever un reste de douleur ayant résisté à la précédente médication.

Ce qu'il y a de remarquable dans ce traitement, c'est la rapidité de ses bons effets. Du jour au lendemain, il y a souvent, comme on l'a vu, une véritable transformation. Douleur thoracique, dyspnée anxieuse, signes physiques d'hyperémie, tout disparaît souvent en vingt-quatre heures, ou se trouve considérablement amendé. On a vu que ce changement rapide, dû au traitement, devient une des données confirmatives du diagnostic les plus précieuses.

Peut-être m'objectera-t-on que je me suis trop hâté d'user d'un traitement actif en présence de faits qui, abandonnés à eux-mêmes, eussent pu se terminer aussi heureusement. Je ne puis partager cette présomption. D'abord, l'amélioration immédiate après le traitement étant la règle générale, sinon la règle absolue, on doit admettre que le traitement a eu nécessairement une action favorable. De plus, ce résultat heureux, qui est aussi démontré par la rétrocession concomitante de la poitrine due à la diminution de l'engorgement sanguin du poumon, s'est toujours produit, quelle que fût la durée antérieure de la maladie. La persistance antérieure des accidents jusqu'au moment de l'admission, puis jusqu'à l'exploration du malade faite par moi le lendemain de son entrée, et leur disparition rapide dès après le premier jour de traitement, lèvent tous les doutes que l'on pourrait concevoir relativement à son effet favorable.

On voit l'hyperémie céder au traitement dès le premier jour, ainsi que je l'ai plusieurs fois observé. Et ce qui prouve alors l'efficacité de la médication, c'est que non-seulement les symptômes ou les signes apparents sont amendés, mais encore les phénomènes thermiques, comme on l'a vu plus haut. L'effet est le même au début et après plusieurs jours de durée de la maladie; car le fait de la défervescence, si rapide, est constant dans les cas où le thermomètre révèle une température au-dessus de la moyenne.

Cet effet favorable si constant du traitement venant à manquer, il en résulte ce fait capital sur lequel j'ai déjà appelé l'attention, à savoir : que la persistance des phénomènes d'hyperémie, après le traitement indiqué, démontre qu'il ne s'agit pas, comme on avait pu le penser d'abord, d'une congestion pulmonaire idiopathique, mais d'une hyperémie du poumon marquant l'invasion d'une maladie plus grave ou plus compliquée. Ce genre d'hyperémie se trouve compris parmi les congestions pulmonaires dont je vais m'occuper.

ARTICLE II.

De la congestion pulmonaire dans les maladies.

J'ai décrit précédemment la congestion pulmonaire comme une maladie à part, ayant ses symptômes, son évolution, sa lésion et ses signes physiques particuliers. Il en résulte que c'est une maladie qui doit occuper une place spéciale dans le cadre nosologique, à côté des autres affections aiguës des organes respiratoires, avec lesquelles elle a été si longtemps confondue.

Maintenant il me reste à considérer l'hyperémie pulmonaire comme état pathologique se montrant dans le cours des maladies aiguës ou chroniques.

Si je voulais faire ici une histoire détaillée de la congestion pulmonaire envisagée à ce point de vue, il me faudrait un volume, tant il est fréquent dans la pratique de rencontrer cette hyperémie alliée à d'autres affections. Mais, tout en donnant une idée générale de cette connexité, je me contenterai d'exposer particulièrement les points nouveaux ou mal connus de la question. On va voir l'étude précédemment faite jeter un jour nouveau sur celle qui me reste à faire, et m'en faciliter l'exposé.

La qualification de *symptomatique*, que l'on donne habituellement à la congestion non idiopathique, est souvent insuffisante pour en exprimer le vrai caractère. D'abord la congestion du poumon, au lit du malade, est un état plus ou moins complexe qui empêche de la considérer comme un symptôme; car ce n'est que sur le cadavre qu'elle constitue, comme fait anatomique, une particularité très-simple. Ensuite cette hyperémie se montre dans des conditions diverses qui font qu'on ne peut pas toujours l'envisager comme secondaire. On la trouve, en effet :

1° Comme état pathologique initial des maladies ;

2° Comme état concomitant habituel;

3° Comme complication accidentelle dans leur cours.

C'est en me basant sur ces trois divisions que je vais l'examiner; mais je réserverai certaines questions spéciales qui seront mieux à leur place aux chapitres qui concernent les maladies que j'ai encore à passer en revue, et qui seront examinées dans leurs rapports avec l'hyperémie pulmonaire.

§ 1. — CONGESTION PULMONAIRE AU DÉBUT DES MALADIES.

L'hyperémie pulmonaire telle que je l'ai décrite peut constituer à elle seule les phénomènes pathologiques du début de certaines maladies. Quelle que soit la manière dont on envisage la question du processus pathologique, on va voir qu'on ne saurait contester cette vérité, qui n'est pas suffisamment connue.

Cette congestion initiale se rencontre au début de nombreuses maladies aigües ou chroniques. Parmi les maladies chroniques, je me contente de rappeler la phthisie pulmonaire, qui débute si fréquemment par l'hyperémie du poumon, avec ou sans hémoptysie, alors que les signes irrécusables de la tuberculisation ne peuvent être constatés que plus tard. Mais c'est surtout au début des maladies aigües, qu'on observe plus communément la congestion pulmonaire.

C'est au début de la bronchite et de la pneumonie qu'on la rencontre le plus souvent et bien caractérisée; mais il n'est pas rare, il s'en faut, qu'elle se montre à l'invasion de beaucoup d'autres maladies. Je n'ai pas actuellement à spécifier toutes ces conditions, car cela est de peu d'importance. Il suffit en effet que le praticien soit prévenu qu'au début des maladies aigües, il peut rencontrer des congestions pulmonaires qui, par la persistance de la fièvre et des smyptômes locaux, doivent être jugées comme le prélude de maladies plus graves en leur imprimant souvent une allure trompeuse.

Un malade fut admis à l'hôpital Cochin avec un état fébrile intense, une douleur du côté droit de la poitrine, dyspnée, souffle au sommet du poumon de ce côté, en arrière, et râles sibilants disséminés. Ces phénomènes, à part la douleur et le souffle respiratoire qui disparurent en vingt-quatre heures, résistèrent au traitement habituel de l'hyperémie, ce qui me fit annoncer l'imminence d'une maladie aiguë autre que la congestion. Les jours suivants, en effet, une fièvre typhoïde des mieux caractérisées se manifesta et suivit son cours ordinaire. Un fait semblable s'est montré à moi en janvier 1868 au n° 25 de la salle Saint-Luc, à l'hôpital Necker.

Il en est ainsi pour bien des cas de maladies aiguës. Mais c'est principalement au début des maladies aiguës des organes intra-thoraciques que l'hyperémie pulmonaire initiale s'observe. C'est par cette congestion pulmonaire initiale des maladies aiguës que l'on peut également expliquer, comme je l'ai dit déjà, les prétendues pleurodynies compliquées de bronchite, de pneumonie, de pleurésie, de péricardite. Il y a alors début par la congestion pulmonaire, puis bronchite, pneumonie, etc.

§ 2. — CONGESTION PULMONAIRE COMME ÉLÉMENT HABITUEL DE CERTAINES MALADIES.

Les faits abondent, et l'on n'a que l'embarras du choix, lorsqu'il s'agit de démontrer que la congestion pulmonaire est un état pathologique habituel, un épiphénomène très-fréquemment observé dans le cours des maladies aiguës en général. Je veux plus particulièrement démontrer que, dans les conditions les plus variées de ce genre, on rencontre l'hyperémie toujours caractérisée au niveau du poumon par les signes physiques que j'ai fait connaître.

Pour passer en revue les conditions les plus ordinaires dans lesquelles on observe les congestions pulmonaires qui accompagnent les maladies, il ne faut pas perdre de vue que ces hyperémies se rencontrent principalement dans les maladies aiguës fébriles, dans lesquelles il existe une congestion pulmonaire, que j'ai dénommée *congestion fébrile primitive*, qui se manifeste dès le frisson initial, et qui constitue un phénomène constant de ces maladies.

L'hyperémie pulmonaire joue un rôle important à connaître comme élément concomitant :

1° Dans toutes les maladies aiguës intra-thoraciques autres que la congestion pulmonaire idiopathique;

2° Dans les fièvres proprement dites;

3° Dans d'autres maladies soit aiguës soit chroniques.

1° Dans les maladies aiguës intra-thoraciques.

Nous verrons plus tard ce qu'est l'hyperémie pulmonaire qui accompagne la bronchite et la pneumonie. Et sans énumérer toutes les autres maladies intra-thoraciques dans lesquelles il existe une congestion pulmonaire concomitante, il me suffira de rappeler que j'ai constaté l'existence de cette hyperémie dans certaines pleurésies, dans la phthisie aiguë, et dans la péricardite aiguë, comme j'en ai vu un exemple à l'hôpital Necker. Dans ces différentes conditions, les signes de percussion ou d'auscultation étaient ceux que j'ai signalés dans l'hyperémie simple.

On comprend d'autant mieux cette concomitance des affections intra-thoraciques aiguës ou même chroniques et de l'hyperémie pulmonaire, qu'il a été démontré par les recherches expérimentales de Boddaërt, de Gand, que les lésions ou plutôt la paralysie par section des nerfs pneumo-gastriques a pour effets la congestion vasculaire du poumon, les ecchymoses, l'apoplexie pulmonaire et l'hémoptysie, qui sont les conséquences de cette congestion. Il y a plus : si la vie de l'animal se prolonge, il se développe un œdème aigu du poumon, l'emphysème vésiculaire ou interlobulaire, sa carnification, et enfin des lésions de nature inflammatoire [1]. Il y a là des effets réflexes de cause interne semblables à ceux de cause externe dont il a été précédemment question.

2° Dans les fièvres proprement dites.

La congestion pulmonaire a été signalée depuis longtemps, mais principalement au point de vue de l'anatomie pathologique. Dans mon mémoire de 1854 déjà cité, j'ai démontré que cette hyperémie existait dès le début de toutes les maladies fébriles, qu'elle était prouvée par une ampliation thoracique sensible à la mensuration, et reconnaissable à des signes de percussion et d'auscultation que j'ai rappelés.

Quoi qu'en ait dit Monneret, ce n'étaient pas là des faits déjà connus, et il eût été fort empêché de citer un auteur qui ait parlé de l'ampliation thoracique que j'ai signalée dans les fièvres, et qui ait rattaché à cette ampliation, sensible à la mensuration, les autres signes de la congestion pulmonaire [2].

L'existence de ces signes dans les fièvres offre une très-grande importance. Il n'est pas indifférent, en effet, de pouvoir ou non bien étudier la congestion pulmonaire comme élément réel et plus ou moins grave de la maladie principale; et il n'est pas moins nécessaire d'éviter la confusion diagnostique qui peut résulter de l'interprétation érronée des signes qui se rapportent à l'hyperémie.

Dans les fièvres, les troubles fonctionnels de cette hyperémie sont loin d'être aussi complets que ceux de la congestion

[1] *Journal de physiologie;* 1863, n° 20.
[2] Voir l'*Union médicale* de 1866, t. XXXI, p.93.

pulmonaire idiopathique, et ils n'ont pas la même physionomie. Ainsi la douleur de côté fait le plus souvent défaut. C'est là une première particularité sur laquelle j'insiste, vu le rôle important que la douleur joue dans l'hyperémie simple. Le plus souvent aussi il n'y a ni toux, ni expectoration. Mais la dyspnée est quelquefois considérable et peut constituer un signe prédominant qui attire tout d'abord l'attention, comme une complication grave qu'il faut combattre dans sa cause. De plus, la congestion, liée à toute fièvre proprement dite *dès son début*, se continue avec elle et a, par suite, une marche et une durée plus longues que l'hyperémie pulmonaire simple. Elle n'offre pas non plus comme cette dernière une terminaison brusque par un traitement approprié. L'hyperémie des fièvres fait corps en quelque sorte avec la maladie dans des conditions que je rappellerai à propos des différents groupes de ces maladies.

Il n'est pas très-rare ici de constater anatomiquement un degré de congestion pulmonaire plus avancé que dans l'hyperémie simple. Aux caractères anatomiques ordinaires de la congestion pulmonaire peuvent s'ajouter des suffusions sanguines sous-pleurales, des petites masses apoplectiformes de sang infiltré dans la trame du tissu pulmonaire, ou de véritables noyaux sanguins avec déchirure du poumon.

Mais le fait peu connu que je veux mettre en relief, c'est qu'ici, comme ailleurs, la congestion pulmonaire se manifeste toujours par les signes physiques de percussion, d'auscultation et de mensuration que j'ai rappelés.

La première notion d'un signe physique de la congestion dans les fièvres remonte à Avenbrugger. Il a signalé, en effet, le son *contre nature* (matité obtenue par la percussion) comme se montrant au début des exanthèmes avant l'éruption. Corvisart, son commentateur, dit avoir aussi constaté le même fait avec une dyspnée fatigante ; et il attribue les deux phénomènes à un état nerveux « qui détermine une turgescence qui se porte aux poumons. »

Les passages dans lesquels ces deux auteurs signalent la submatité thoracique au début des exanthèmes fébriles étaient complétement passés inaperçus, lorsque je les ai rappelés en 1854, en attribuant la submatité à sa véritable cause : à l'hyperémie pulmonaire.

En même temps, j'indiquai des signes d'auscultation qu'on n'était pas dans l'habitude d'attribuer à l'hyperémie du poumon dans les fièvres. C'était le bruit respiratoire affaibli, son exagération, la respiration granuleuse, les râles sonores. Ces signes, on le voit, font partie de ceux que j'ai précédemment exposés.

Voyons rapidement comment se comporte l'hyperémie dans les différentes espèces de fièvres.

Dans nos climats, nous avons principalement à observer, comme fièvres habituelles, outre les fièvres éruptives : la fièvre éphémère, la fièvre dite gastrique ou embarras gastrique fébrile, la fièvre typhoïde, le typhus, les fièvres intermittentes simples ou pernicieuses, et enfin les fièvres dites catarrhales, qui ont des modalités d'expression si diverses que l'on est loin d'être d'accord sur leurs véritables caractères. Il en est de même de la fièvre synoque, qui me paraît être tantôt une fièvre gastrique, et tantôt une fièvre typhoïde légère.

Dans ces conditions si diverses, la congestion pulmonaire est un élément habituel de la maladie. Tout porte à croire qu'il en est de même des fièvres particulières aux pays chauds, et dont je n'ai pas à m'occuper spécialement ici.

A. *Fièvres éruptives.*

Je compte parmi mes observations de fièvres éruptives dans lesquelles j'ai noté les résultats de l'auscultation et de la percussion : 10 rougeoles, 3 scarlatines, un grand nombre de varioles ou varioloïdes, une miliaire, et 5 érysipèles de la face, que je range parmi les fièvres exanthématiques. Dans tous ces faits, il y a eu des signes stéthoscopiques anormaux. Or, ce sont précisément les signes que j'ai attribués à la congestion pulmonaire idiopathique.

Rougeoles. — Il est généralement admis, comme fait d'observation journalière, que la rougeole se complique de bronchite. Mais il faut s'entendre sur ce qu'on dénommait bronchite. C'était un état pathologique qui était tantôt une véritable inflammation de la muqueuse bronchique, et tantôt une simple congestion pulmonaire plus ou moins considérable.

Sur mes dix malades atteints de rougeole, trois seulement eurent une véritable bronchite, caractérisée principalement par des râles sous-crépitants persistants à la base des deux poumons en arrière, et encore deux d'entre eux offrirent-ils d'abord des signes de congestion initiale : l'un simplement avec une respiration généralement très-affaiblie et de la dyspnée, l'autre avec une respiration sibilante ou ronflante généralisée.

Les sept sujets atteints de rougeole avec simple congestion pulmonaire présentèrent comme signe d'auscultation : la respiration affaiblie, la respiration sibilante ou ronflante, le bruit respiratoire granuleux, une fois des râles sous-crépitants passagers. Un tympanisme thoracique, parfois extrême, a été noté chez quelques sujets, ainsi qu'une submatité thoracique [1]. Enfin la mensuration a montré que la résolution de la congestion coïncidait avec une rétrocession thoracique de 3, 4 et jusqu'à 8 centimètres sur le périmètre général.

Ce sont bien là les signes de l'hyperémie pulmonaire précédemment décrits.

Parmi ces sujets atteints de rougeole, avec hyperémie pulmonaire sans bronchite, je rappellerai une malade qui occupait le lit n° 1 de la salle Sainte-Marie, à l'hôpital Cochin. C'était une femme âgée de 27 ans, qui était habituellement bien portante lorsqu'elle fut prise des premiers symptômes d'une rougeole le 12 janvier 1865. L'éruption s'étant montrée six jours après, elle fut admise à l'hôpital. La manifestation cutanée de la rougeole était parfaitement caractérisée : il y avait une toux modérée sans crachats muco-purulents. A l'exploration de la

[1] Les signes dont il est ici question, pris isolément, ont présenté la fréquence suivante :

Chez 4, respiration affaiblie;
— 3, — sibilante ou ronflante ;
— 3, — granuleuse;
— 1, râles sous-crépitants passagers.

Le tympanisme à la percussion a été constaté trois fois, et la submatité chez deux malades.

poitrine on constatait en arrière, du côté droit, une submatité manifeste, et une faiblesse très prononcée du bruit respiratoire des deux côtés; à droite, le bruit respiratoire était en même temps rude ou granuleux, et la toux y provoquait l'apparition de quelques râles sonores. Nulle part, il n'y avait de râles humides. Deux jours après, alors que l'éruption commençait à pâlir, la submatité avait complétement disparu en arrière à droite, et il restait une faiblesse du bruit respiratoire, qui persista seule assez longtemps.

Cette persistance des derniers signes de la congestion pulmonaire est variable dans la rougeole. J'ai vu à l'hôpital Saint-Antoine, en 1861 (salle Sainte-Marguerite, n° 27), une femme âgée de 21 ans, qui fut atteinte d'une rougeole franche et bénigne, dans la convalescence de laquelle je constatai la persistance d'une toux peu prononcée, avec respiration granuleuse au sommet des deux poumons, sans aucun autre signe anormal. Je crus d'abord à une phthisie pulmonaire commençante, car ce signe persista pendant environ un mois. Mais cette respiration anormale n'était qu'un indice d'hyperémie. A la sortie, en effet, qui eut lieu après un séjour de six semaines, il n'existait plus rien d'anormal à l'auscultation de la poitrine depuis plusieurs jours.

L'existence des crachats muco-purulents nummulaires de la rougeole a coïncidé avec une simple hyperémie pulmonaire, aussi bien qu'avec la bronchite. Cela s'explique facilement. L'inflammation peut rester limitée, en effet, à la muqueuse laryngienne où se sécrètent les crachats nummulaires de la rougeole, en même temps que plus profondément il n'existe que de l'hyperémie; ou bien l'inflammation s'étend à la muqueuse bronchique. Dans le premier cas, les crachats muco-purulents isolés nagent dans des mucosités transparentes, dont la sécrétion doit être attribuée à la congestion pulmonaire.

Scarlatines. — Dans les trois observations de scarlatine que j'ai recueillies, il y avait encore des signes manifestes de congestion. Dans l'une, j'ai noté une respiration faible des deux côtés de la poitrine, avec expiration prolongée et un souffle manifeste à la racine des poumons. L'anginene gênait en rien la pénétration de l'air dans ces organes. Ces signes disparurent avec l'éruption scarlatineuse.

Dans la seconde observation, recueillie seulement au cinquième jour de l'éruption, il y avait un bruit respiratoire granuleux du côté gauche; il était disparu le huitième jour après le début de l'éruption, en même temps que la mensuration indiquait une rétrocession de plus de 2 centimètres dans le contour thoracique.

Enfin, le troisième malade, admis le lendemain d'une éruption scarlatineuse, régulière et bénigne, offrait comme signes de congestion pulmonaire une matité presque complète du côté gauche de la poitrine en arrière, et une faiblesse extrême du bruit respiratoire. Cela aurait pu faire croire à un épanchement pleurétique; mais il n'en était rien. Car le surlendemain, alors que l'éruption était en décroissance, le son était redevenu normal et la respiration naturelle partout.

Varioles. — Comme pour les rougeoles et les scarlatines, je trouve la congestion pulmonaire se manifestant par ses signes physiques habituels dans les faits de maladies varioleuses que j'ai recueillis. Ils comprennent non-seulement des cas de varioles vraies, avec fièvre secondaire et suppuration des pustules, mais encore et surtout des varioloïdes, ou varioles sans fièvre secondaire, qu'il y ait eu ou non vaccine antérieure.

De ces observations, recueillies sans parti pris et sans choix, il n'en est aucune qui n'ait présenté, je le répète, des signes de congestion pulmonaire. Mais ici, comme dans la plupart des cas des autres fièvres exanthématiques, la douleur du thorax a fait défaut. Cette congestion a lieu dès le début des premiers symptômes.

Le son tympanique et la submatité de la poitrine, la respiration affaiblie, la respiration sibilante ou ronflante, la respiration exagérée ou puérile, ou bien granuleuse, l'expiration prolongée, et enfin le souffle à la racine du poumon, ont été observés chez ces malades, puis ont disparu avec les progrès de l'éruption variolique. En même temps, la mensuration indiquait une rétrocession de 3 à 4 centimètres et demi. On voit que la congestion n'a pas persisté aussi longtemps que dans la rougeole.

Fièvre miliaire. — Il est rare de rencontrer la fièvre miliaire simple dans les hôpitaux de Paris. Il n'en est pas de même dans d'autres contrées ; si bien qu'Avenbrugger prétend avoir surtout observé le *son contre nature* (matité) dans l'épidémie exanthématique de miliaire de 1760.

L'observation suivante, que j'ai recueillie à l'Hôtel-Dieu, en 1852, dans le service du Dr Louis, est un exemple remarquable de cette maladie. Elle s'accompagnait d'une hyperémie qui s'annonça par des signes caractéristiques pendant la vie, et qui put être constatée après la mort.

Obs. XVI. — Un charbonnier, âgé de 32 ans, grand et fortement constitué, fut admis, le 5 septembre 1852, à l'Hôtel-Dieu (salle Sainte-Jeanne, n° 31).

Il était alors dans le délire et ne pouvait fournir de renseignements sur les antécédents. Mais la garde qui l'avait soigné nous fit savoir que, le 31 août, six jours avant l'admission, il s'était vu forcé de prendre le lit après avoir éprouvé des frissons, de la céphalalgie et des étourdissements ; il toussait aussi depuis quelques jours au moment de l'invasion. Il fut saigné, ce qui ne l'empêcha pas d'être pris le lendemain, 1er septembre, d'une douleur de côté et de toux plus fréquente ; il expectora aussi quelques crachats de sang pur.

Le 2 septembre, apparut l'éruption, qui se montra rapidement sur tout le corps et qui a persisté depuis. Il y eut en même temps du délire ; il y avait de la roideur et des crampes dans les membres supérieurs ; il y existait aussi des secousses convulsives passagères, même pendant le sommeil.

Le 3, de la diarrhée se joignit à ces symptômes sans qu'il y eût de météorisme du ventre. Cette situation grave se prolongeant, on le fit admettre le 5 septembre à l'Hôtel-Dieu.

A son admission, à quatre heures du soir, le malade avait du délire. Sa face était animée, son œil brillant et injecté, sa peau brûlante et un peu humide ; elle était le siége d'une éruption rouge générale. Le pouls, à 108, était mou et dépressible, la respiration haute et fréquente (à 36). Les premières réponses aux questions qui étaient faites au malade paraissaient justes, mais aussitôt elles devenaient délirantes. La langue était nette, mais tremblante, ainsi que les mouvements, sans qu'il y eût alors ni convulsions ni paralysie.

Une éruption de miliaire était généralisée à la tête, au tronc et aux membres : partout il existait une vive rougeur uniforme, excepté à la face, où elle était comme marbrée. Sur ce fond rouge, était semée une foule de petites vésicules, d'un millimètre au plus de diamètre, saillantes, d'une couleur jaune ou jaune blanchâtre, rapprochées sans être confluentes, plus nombreuses à la poitrine, au cou et sur les membres que dans les autres régions, et ne se montrant à la face qu'au milieu du front.

La poitrine n'était le siége d'aucune matité; mais le bruit respiratoire était partout affaibli et embarrassé, sans aucun râle.

Dans la soirée, l'agitation augmenta, et l'on se vit obligé d'avoir recours à la camisole de force pour maintenir le malade. Il succomba le même jour à dix heures du soir.

A l'autopsie, faite trente-six heures après la mort, on trouva les poumons volumineux au point de se rejoindre par leur bord antérieur en avant du cœur. Ils étaient d'une couleur violet foncé, sans emphysème, présentant à la coupe une injection considérable, et laissant écouler par la pression un liquide sanguin non aéré, bien qu'ils fussent crépitants partout; leur tissu était friable et surnageait dans l'eau, même pour les parties les plus injectées; la coupe n'en était granulée nulle part. Les plèvres ne contenaient pas de sérosité.

Dans le péricarde, se trouvait une cuillerée de sérosité rougeâtre; le cœur, très-flasque, avait ses cavités dilatées, sans hypertrophie et sans aucune lésion des orifices.

Les intestins étaient simplement injectés; le foie était dur, exsangue en quelque sorte, couleur cuir de botte au niveau de son lobe gauche, mais sans granulations de cirrhose.

Le cuir chevelu, les os du crâne, les méninges et le cerveau lui-même étaient au contraire très-injectés, sans aucune autre lésion qu'un peu de sérosité rougeâtre dans les ventricules.

La faiblesse et l'embarras du bruit respiratoire doivent être évidemment rattachés à la seule lésion que l'on ait constatée ici au niveau des poumons, à l'hyperémie.

Érysipèle de la face. — J'ai constaté la congestion pulmonaire dans les cinq cas d'érysipèle de la face que j'ai recueillis. J'ai rapporté un de ces faits dans mon mémoire de 1854 (obs. 3) ; la faiblesse du bruit respiratoire qui caractérisait l'hyperémie pendant l'éruption disparut en peu de jours, en même temps que le périmètre de la poitrine avait diminué de 6 centimètres et demi, conséquence d'une ampliation préalable due à la congestion pulmonaire. C'est ce que montre le tracé de la figure 13.

Un autre malade eut une congestion analogue observée du cinquième au huitième jour (respiration affaiblie, surtout aux sommets des poumons), et dont la résolution s'accompagna aussi du retour du bruit respiratoire normal, et d'une rétrocession thoracique de 3 centimètres.

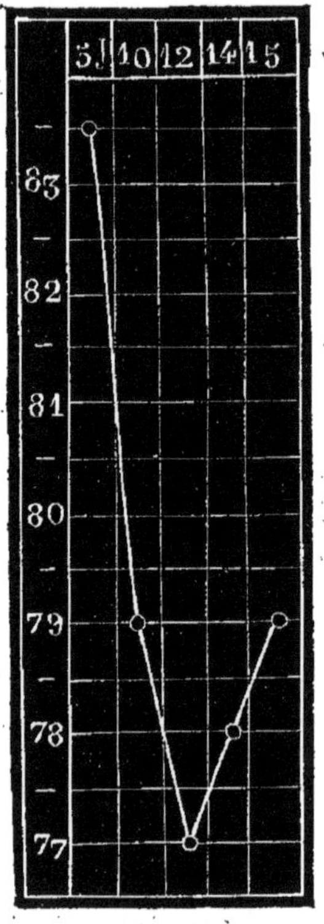

Fig. 13.

Obs. XVII. — Une femme atteinte d'érysipèle de la face fut admise à Cochin en octobre 1863 (salle Sainte-Marie, n° 1), présentant pendant la vie des signes de congestion qui simulaient une bronchite ; la simple congestion fut vérifiée par l'autopsie. Cette malade avait été envoyée de la Maternité, où régnait alors une épidémie grave d'érysipèle de la face, comme dans d'autres hôpitaux. La mort, rapidement

Fig. 13. — Érysipèle de la face chez un homme de 28 ans. Tracé de la résolution de l'hyperémie pulmonaire concomitante ; ligne de descente de 4 1/2 centimètres du 5e au 10e jour, oscillations dans le périmètre thoracique les jours suivants.

survenue, avait été précédée de fièvre intense avec délire, prostration, et d'une gangrène du nez qui était survenue la veille du décès. L'auscultation de la poitrine avait fait entendre pendant la vie une respiration obscure mélangée de râles humides disséminés partout. A l'autopsie, je constatai une congestion pulmonaire considérable avec suffusion sanguine sous-pleurale en arrière des deux poumons. Les bronches contenaient peu de mucus transparent, et leur muqueuse examinée avec soin était saine, ferme, mince et à peine injectée. On ne pouvait donc admettre qu'il y eût bronchite dans ce fait, malgré l'existence des râles humides généralisés. Il ne s'agissait évidemment que d'une hyperémie pulmonaire, solidaire de la maladie fébrile principale : de l'érysipèle de la face.

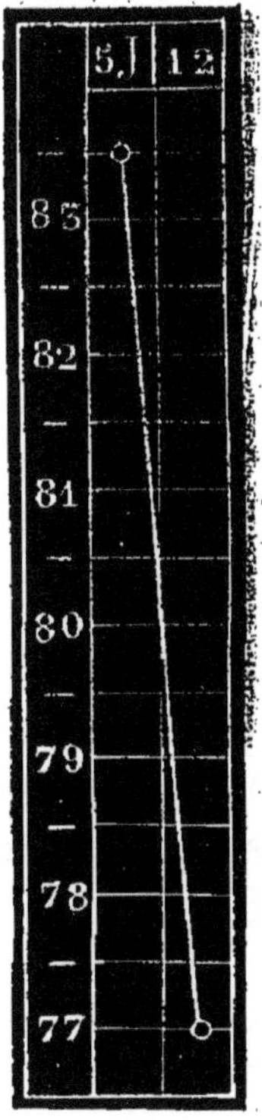

Fig 14.

Dans les deux autres cas d'érysipèle de la face, les signes d'hyperémie pulmonaire n'ont pas fait défaut. La figure 14, comme la figure qui précède, montre que la rétrocession thoracique, chez l'un de ces malades, s'est effectuée au moins dès le 5e jour pour se prolonger jusqu'au 12e, lorsque s'est effectuée la desquamation.

En résumé, les faits que j'ai observés m'autorisent à établir que, dans les *maladies exanthématiques fébriles*, la congestion pulmonaire, qui est un des éléments habituels de la maladie, se constatera pendant la vie à l'aide des signes de percussion et d'auscultation que j'ai précédemment décrits. Si l'on n'a pas habituellement tenu compte de ces signes, c'est que, dans certains cas, ils semblaient insignifiants, parce qu'on ignorait leur valeur réelle. Telles sont, par exemple, la sonorité tympanique, plus fréquente que l'obscurité du son à la percussion, la respiration faible, l'expiration prolongée, la respiration

Fig. 14. — Érysipèle de la face. Rétrocession thoracique due à la résolution de la congestion pulmonaire, et indiquée par une ligne de descente. Ce tracé montre que, du 5e au 12e jour, le périmètre général de la poitrine a diminué de 6 1/2 centimètres.

granuleuse, la respiration soufflante au niveau de la racine des bronches.

Dans ces fièvres éruptives, l'hyperémie pulmonaire se montre dès l'invasion de la maladie, comme dans toutes les autres affections fébriles. Mais ici l'hyperémie offre ceci de particulier que, sauf dans la rougeole, elle a une durée plus courte, sa diminution commençant aussitôt que l'éruption s'est développée [1]. Cela est d'accord avec l'existence éphémère de la matité qui a été signalée par Avenbrugger et Corvisart. Ce dernier observateur dit positivement que l'intégrité du son se rétablit à mesure que l'éruption se complète.

B. *Fièvres non exanthématiques.*

Une condition remarquable de l'hyperémie pulmonaire dans les exanthèmes fébriles, est donc de diminuer d'intensité dès que l'éruption cutanée s'effectue, puis de disparaître plus ou moins rapidement dans le cours de la maladie, excepté dans la rougeole.

Dans les fièvres non exanthématiques, l'hyperémie pulmonaire suit une autre marche. A partir du début de la maladie, elle se prolonge et l'accompagne dans son cours, ainsi que je l'ai dit déjà précédemment, de manière à en suivre les différentes phases.

Je ne m'arrêterai pas à la congestion pulmonaire considérée successivement dans toutes les espèces de fièvres de nos climats, dont j'ai donné précédemment l'énumération.

Je n'ai d'abord rien à dire de la fièvre éphémère, puisque je l'ai considérée comme la base fondamentale de la congestion pulmonaire idiopathique (Voy. p. 91). Dans les fièvres intermittentes, l'hyperémie du poumon peut jouer un rôle prédominant, comme on l'a signalé depuis longtemps : c'est la forme asphyxique de la fièvre pernicieuse. Parmi les fièvres dites catarrhales, je citerai la grippe comme une maladie dans laquelle dominent les hyperémies viscérales, et principalement l'hyperémie pulmonaire, qui y acquiert souvent des propor-

[1] Voy. mon *Mémoire sur la capacité thoracique dans les maladies aiguës.*

tions considérables. Graves a rappelé que cette congestion intense existait dans une foule de cas de grippe [1].

Mais je dois entrer dans plus de détails au sujet des deux fièvres les plus communes de notre pays : l'embarras gastrique fébrile, et la fièvre typhoïde.

Embarras gastrique fébrile. — Parmi les douze observations de fièvre gastrique que j'ai recueillies au hasard, voici d'abord un fait qui ne diffère des exemples de congestion pulmonaire simple que j'ai exposés que par la coïncidence des signes de l'embarras gastrique.

Obs. XVIII. — Un jeune chaudronnier, âgé de 20 ans, d'une bonne constitution, et bien portant jusqu'au début de la maladie qui l'amenait à l'hôpital, fut admis, le 20 avril 1863, à Cochin, et couché au nº 2 de la salle Saint-Jean.

Il avait été pris subitement, dans la nuit du 18 au 19 avril, de frissons suivis de chaleur, avec malaise, courbature et douleur sous-mammaire du côté droit de la poitrine. Il eut aussi au début un vomissement qui ne se renouvela pas jusqu'à l'admission, mais son état resta le même.

Le lendemain de son admission, 3e jour de sa maladie, je trouvai le malade en proie à une dyspnée considérable, dans un état d'anxiété et d'agitation extrêmes, mais sans délire, accusant une céphalalgie intense et une insomnie complète; il avait eu une épistaxis. Le pouls était à 112, la peau chaude, la langue blanche et pâteuse; il y avait une perte complète d'appétit et même du dégoût pour toute alimentation; il y avait eu depuis la veille plusieurs vomissements bilieux.

A la dyspnée se joignait une douleur thoracique, vive, au-dessous du mamelon droit, douleur exagérée surtout par les mouvements du tronc, par les grandes inspirations et par la toux. La toux était rare et avait fourni quelques crachats muqueux sans traces de sang.

Du côté droit de la poitrine où siégeait la douleur, il existait

[1] *Clinique médicale*, 21e leçon.

une sonorité tympanique en avant sous la clavicule, au niveau de la deuxième côte principalement; en arrière, la respiration était forte au sommet avec retentissement exagéré de la voix et de la toux. Au-dessous, à la partie moyenne, l'expiration était prolongée et légèrement soufflante. Les vibrations thoraciques étaient égales des deux côtés. Bruit respiratoire faible du côté gauche. *Gom. suc.*; *tartre stib.*, 0 gr. 10; *ventouses scarifiées* à droite; *diète*.

Le 22 avril, 4e jour, les ventouses de la veille ont fourni environ 125 gr. de sang, et le vomitif a produit plusieurs vomissements et plusieurs évacuations alvines.

Une véritable transformation se remarque dans l'état du malade. Le pouls n'est qu'à 88, la respiration est calme, l'anxiété et l'agitation n'existent plus. Il n'y a plus de douleurs que dans les grandes inspirations; la toux est presque nulle; seulement quelques crachats muqueux et transparents. La sonorité est partout naturelle et égale des deux côtés; et à droite le murmure respiratoire est faible en avant, et n'est pas plus fort en arrière que du côté opposé, sans que l'on retrouve l'expiration soufflante et le retentissement vocal exagéré qui ont été constatés la veille à l'auscultation.

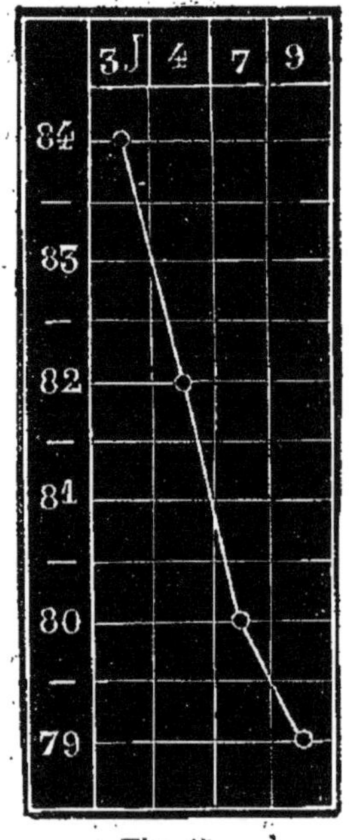

Fig. 15.

En même temps la mensuration démontre que, depuis la veille, le périmètre thoracique a diminué de 2 centimètres (fig. 15), et le diamètre antéro-postérieur de 20 millimètres (fig. 16, de *a* en *b*).

5e jour : sueurs très-abondantes la nuit précédente. La guérison est complète. Le cyrtomètre révèle une rétrocession nouvelle (fig. 16, de *b* en *c*), tandis que la percussion et l'ausculta-

Fig. 15. — Congestion pulmonaire dans un embarras gastrique fébrile. Résolution de l'hyperémie du 3e au 9e jour (ligne de descente indiquant une diminution de 5 centimètres dans le périmètre général de la poitrine).

tion fournissent des résultats normaux des deux côtés, ce qui persiste jusqu'au 27, jour de la sortie (9e jour).

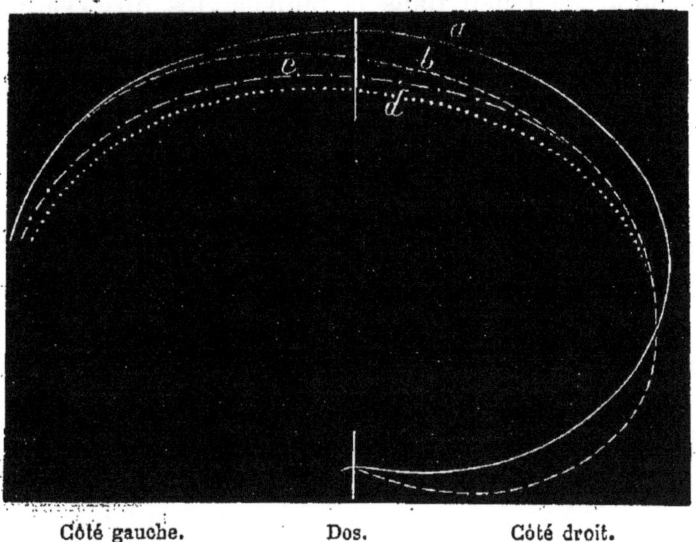

Côté gauche. Dos. Côté droit.

Fig. 16.

Le cyrtomètre démontre que la poitrine a subi une nouvelle rétrocession (fig. 16, de *c* en *d*), ce qui porte à 5 centimètres la diminution du périmètre thoracique pendant les six jours de séjour à l'hôpital (fig. 15) et à 3 centimètres la diminution dans le sens du diamètre vertébro-mammaire droit (fig. 16).

Voilà une congestion pulmonaire manifeste qui a cédé aussi rapidement qu'une hyperémie idiopathique, et qui était cependant liée à un embarras gastrique fébrile. Cette rapidité de la disparition des phénomènes s'explique par cette particularité que la congestion du poumon ou la fièvre gastrique, prises à part, cèdent souvent aussi facilement l'une que l'autre à l'emploi des vomitifs. La douleur thoracique s'est montrée dès le début, dans ce fait, du côté droit où prédominaient les autres signes de l'hyperémie.

Cependant cette douleur peut faire complètement défaut,

Fig. 17. — Tracés cyrtométriques du même malade. *a*, tracé du 3e jour; *b*, du 4e jour; *c*, du 5e jour; *d*, du 9e, jour de la sortie.

comme chez beaucoup des malades qui présentent une hyperémie pulmonaire non idiopathique. Cette absence de douleur thoracique a eu lieu dans la plupart des observations. Mais lorsqu'elle existe, elle est un caractère important d'hyperémie pulmonaire dont il faut tenir compte. On se rappelle que j'ai signalé deux formes différentes que cette douleur pouvait affecter dans la congestion pulmonaire simple; or, voici un fait remarquable, en ce que ces deux espèces de douleurs (musculaire et névralgique) ont caractérisé une congestion pulmonaire liée à la fièvre gastrique.

Obs. XIX. — Le 1er juin 1865, entrait dans mon service, à Cochin (salle Saint-Philippe, 22), une femme âgée de 51 ans, journalière, se disant malade depuis le 27 mai. Ce jour-là, elle avait ressenti brusquement, en travaillant, des frissons et une douleur aiguë à l'épigastre et vers le dos, douleur augmentant par les mouvements respiratoires. Cette douleur persistait depuis le début. Le même jour, il était survenu de la toux et de l'oppression.

Le lendemain de son entrée, le 2 juin, sixième jour de la maladie, le pouls est à 92; la peau est moite, il y a quelques nausées, la langue est blanche, les garde-robes sont naturelles; la dyspnée est prononcée (respiration à 36), mais la malade se plaint exclusivement de sa douleur. Il y a un peu de toux et une expectoration de mucosités transparentes occupant le tiers d'un crachoir.

La palpation fait découvrir des foyers limités de douleur névralgique en arrière, à droite, contre la colonne vertébrale, au niveau du sixième espace intercostal, et, en avant, à l'épigastre, à droite de la ligne blanche. Il n'existe pas de foyer moyen.

A la percussion, sonorité tympanique généralisée partout, en avant et en arrière, mais manifestement plus prononcée en arrière, à gauche, du haut en bas.

L'auscultation fait entendre une respiration sifflante ou ronflante, disséminée partout en avant et en arrière, des deux côtés, excepté dans le tiers inférieur du côté gauche, où le bruit respiratoire est simplement faible; mais, du côté droit, la respiration est plus embarrassée qu'à gauche, et, en outre des râles sonores généralisés de ce côté, il y a quelques bulles de râle sous-crépitant, en arrière, à la partie moyenne. La cyrtométrie fournit une courbe régulière de la poitrine, dont le périmètre est de 65 centimètres. — *Ipéca,* 1 gr. 50, *et tartre stib.*, 0,05; *six ventouses scarif.*; *potages et bouillons.*

Le 3 juin, je constate une véritable transformation depuis la veille. Le vomitif a provoqué trois vomissements; les ventouses ont été appliquées auparavant. Le pouls est calme et naturel; il en est de même de la respiration. Il y a de l'appétit et un sentiment de faiblesse. La nuit a été excellente.

Il n'y a plus de douleur, même à la pression, dans les points où on la provoquait. Il n'y a que trois crachats muqueux insignifiants dans le crachoir depuis la veille. L'auscultation révèle partout, dans la poitrine, une respiration vésiculaire et pure; il n'y a plus traces de râle ronflant ou sifflant, ni de râle sous-crépitant localisé du côté droit. Le cyrtomètre indique, par rapport au jour précédent, une diminution de 1 cent. et demi dans le périmètre de la poitrine, et de 1 cent. dans le diamètre antéro-postérieur. — *Vin de Bordeaux, une portion d'aliments.*

La guérison ne se dément pas jusqu'à la sortie, le 9 juin; seulement, deux jours avant de quitter l'hôpital, la malade se plaint d'une douleur du côté gauche de la poitrine, sans que la pression y puisse découvrir de point douloureux. Cependant la respiration devient en même temps plus faible de ce côté, comparativement au côté droit; mais tout a disparu sans traitement nouveau au bout de deux jours.

Nous retrouvons encore dans ce fait un ensemble de signes d'hyperémie pulmonaire qui nous sont connus. Une particularité mérite d'être relevée; c'est que, dans la rapide convalescence qui a suivi le traitement, une douleur est apparue du côté gauche de la poitrine sans foyer distinct comme ceux constatés d'abord à droite. A mon avis, il s'est alors opéré une recrudescence d'hyperémie légère au niveau du poumon gauche, hyperémie rendue manifeste par la coïncidence d'un affaiblissement du bruit respiratoire du même côté, ce signe étant apparu avec la douleur et ayant été passager comme elle.

Dans plusieurs de mes observations de congestion pulmonaire, j'ai constaté la forme névralgique, soit au début, soit dans le cours de maladies différentes. Le sujet de la dernière observation a même présenté les deux variétés de douleurs que j'ai signalées dans l'hyperémie pulmonaire idiopathique. Ces résultats me semblent lever tous les doutes, si l'on a pu en concevoir, sur la légitimité des deux formes de congestion que j'ai basées sur le caractère de la douleur dans la première partie de ces recherches.

Si maintenant je réunis les douze observations d'embarras gastrique fébrile, pour y relever les signes de congestion pulmonaire qu'elles présentaient, je trouve encore ici les signes d'auscultation, de percussion et de mensuration que j'ai attribués à l'hyperémie idiopathique [1].

Fièvre typhoïde. — Dans cette maladie fébrile, qui a une durée beaucoup plus longue que la précédente, la congestion pulmonaire se prolonge aussi plus longtemps. Cela tient à ce que l'hyperémie du poumon constitue un élément constant de l'affection typhoïde, dont elle accompagne les progrès croissants, la période d'état et la décroissance, en suivant une marche en quelque sorte parallèle.

Les signes de la congestion sont encore ici les mêmes que ceux que j'ai indiqués. On les a considérés trop longtemps comme des signes de bronchite, quoique très-souvent la toux

[1] La fréquence relative de ces différents signes a été la suivante dans ces douze faits :

Dans 8, respiration sibilante ou ronflante;
— 8, — affaiblie;
— 3, — forte ou puérile;
— 3, expiration prolongée;
— 2, respiration soufflante à la racine du poumon;
— 2, râles sous-crépitants passagers.

Enfin, il y a eu *cinq* fois de la submatité thoracique, et *quatre* fois une sonorité tympanique.

manque d'une manière absolue. On doit aussi expliquer par une simple hyperémie les prétendues pneumonies bâtardes, hypostatiques, catarrhales, qui s'observent chez certains malades atteints de fièvre typhoïde, comme le démontrent si bien les autopsies.

Je prends au hasard quinze de mes observations de fièvre typhoïde, dans le cours desquelles j'ai noté avec soin les signes fournis par la percussion et l'auscultation. Or dans toutes, je trouve les signes habituels de la congestion pulmonaire.

A la percussion, le tympanisme, et à l'auscultation, la faiblesse du bruit respiratoire et la respiration sifflante ou ronflante, ont été les phénomènes observés le plus fréquemment. Trois fois sur quatre, la respiration soufflante occupait encore la racine des bronches[1].

La congestion pulmonaire, constante dans les fièvres typhoïdes, y est quelquefois très-considérable. Elle constitue, chez certains sujets, un ensemble de phénomènes thoraciques tellement prédominants, qu'ils ont fait considérer la maladie comme affectant alors une forme spéciale, la forme dite thoracique ou pectorale.

En dehors des faits de ce genre, sans qu'il y ait par conséquent de prédominance extraordinaire des phénomènes thoraciques, l'hyperémie des poumons est parfois très-prononcée, comme le démontre la mensuration cyrtométrique. C'est ce qui a eu lieu chez une jeune fille dont j'ai rapporté l'histoire dans mon mémoire de 1866[2]. La congestion pulmonaire, liée chez elle à une fièvre typhoïde légère, était caractérisée par un affaiblissement du murmure respiratoire au niveau de la base des

[1] Parmi les signes d'hyperémie pulmonaire pris isolément, j'ai compté sur les 15 sujets atteints de fièvre typhoïde :

Chez 12, respiration affaiblie ;
— 8, — sifflante ou ronflante ;
— 6, expiration prolongée ;
— 4, respiration soufflante ;
— 4, râles sous-crépitants ;
— 1, respiration puérile ;
— 1, — granuleuse ou rude.

Quant aux signes de percussion, la sonorité était tympanique dans *dix cas*, et il existait une submatité dans *deux autres* seulement.

[2] *Arch. de médecine;* 1866, t. VIII, p. 682, obs. XXIV.

deux poumons, qui donnait un son mat à la percussion, et par une respiration sibilante généralisée dans le reste de ces organes. Six jours après, lorsque la convalescence commença, tous ces signes anomaux avaient disparu, en même temps que la poitrine avait subi une rétrocession remarquable.

L'absence de météorisme chez cette malade, pendant toute la durée de son séjour à Lariboisière, éloigne l'idée d'attribuer l'ampliation thoracique existant à l'admission à une distension de la base de la poitrine due à une accumulation de gaz dans les organes abdominaux, et la rétrocession constatée au moment de la convalescence à la disparition d'un météorisme. C'est bien à une congestion pulmonaire, existant lors de l'entrée de la malade et disparue avec les autres phénomènes de la fièvre typhoïde, qu'il faut attribuer l'ampliation et la rétrocession de la poitrine.

Dans aucun des cas de fièvre typhoïde que j'ai observés pendant les dernières années, je n'ai vu les signes de l'hyperémie pulmonaire faire défaut. On peut donc considérer cette concomitance comme habituelle.

3° Congestion pulmonaire dans d'autres maladies aiguës ou chroniques.

Indépendamment des affections intra-thoraciques aiguës et des fièvres proprement dites, il y a encore une foule de maladies dans lesquelles l'hyperémie des poumons est un élément habituel qui mérite de fixer l'attention.

Par cela même qu'une maladie s'accompagne de fièvre, il y a congestion pulmonaire dans les conditions que j'ai fait connaître : c'est une proposition générale qui me dispense de faire la fastidieuse énumération de toutes les maladies aiguës fébriles dont je n'ai pas encore parlé. Mais il en est aussi dans lesquelles la fièvre ne joue aucun rôle ou n'a qu'un rôle secondaire, et qui, cependant, s'accompagnent manifestement d'hyperémie pulmonaire. J'ai à rappeler à ce propos le choléra et les altérations aiguës du sang par des poisons, des virus ou des venins, dans lesquelles on a constaté anatomiquement la congestion pulmonaire. Quels sont les signes de cette congestion pendant la vie ? Ils ne diffèrent pas sans doute de ceux que j'ai signalés : c'est du moins ce que l'analogie doit faire admettre jusqu'à preuve contraire. Jules Besnier a confirmé cette manière de voir en constatant quelques-uns de ces signes dans la forme dite *asphyxique* du choléra. (*Arch. de méd.*, 1866, t. VIII.)

Les troubles mécaniques de l'hématose, soit aigus, soit chroniques, qui surviennent par le fait des maladies thoraciques ou abdominales, peuvent aussi s'accompagner d'hyperémie. Mais parmi ces causes, qui agissent par déplacement ou refoulement des organes, ou par obstacle plus ou moins durable apporté à la circulation pulmonaire, je dois rappeler en première ligne les affections organiques du cœur. Cette concomitance étant des plus communes dans la pratique, il est utile de m'y arrêter.

Dans les *maladies du cœur*, les troubles dynamiques qui résultent de ces maladies peuvent produire par eux-mêmes des congestions pulmonaires. Hope a mis ces congestions au nombre des phénomènes résultant du ralentissement de la circulation dans la dégénérescence graisseuse du cœur. Le même effet résulte de l'asystolie. Mais ce sont principalement les rétrécissements des orifices du cœur gauche, occupant une si large place dans les lésions cardiaques, qui sont une des causes les plus incontestables d'une hyperémie pulmonaire concomitante. Que le rétrécissement occupe l'orifice auriculo-ventriculaire gauche ou mitral, et le sang s'accumule mécaniquement en amont du passage rétréci, dans l'oreillette gauche, dans les veines pulmonaires et par suite dans les poumons ; sans compter l'engorgement sanguin en deçà du poumon, dans les cavités droites du cœur, dans les veines caves et leurs dépendances, d'où résulte la congestion passive ou l'infiltration séreuse des différentes parties du corps. Il en est de même des rétrécissements de l'orifice aortique ; seulement, l'engorgement sanguin dans le ventricule gauche s'ajoute à ceux que je viens d'énumérer.

L'hyperémie pulmonaire qui accompagne les rétrécissements des orifices est permanente comme la cause qui la détermine [1].

[1] On a donné à ce genre d'hyperémie pulmonaire la dénomination singulière de *congestion hydraulique*.

Il ne résulte pas, comme conséquence nécessaire de ce que je viens de dire, que l'hyperémie pulmonaire n'ait lieu, dans les maladies du cœur, que lorsqu'il existe des signes de gêne circulatoire très-étendus. On peut constater la congestion des poumons alors qu'il n'y a ni congestion apparente du foie, ni cyanose, ni œdème. Mais elle est constante quand ces derniers phénomènes existent.

On reconnaît ici encore la congestion pulmonaire aux signes que j'ai précédemment indiqués. En réunissant au hasard douze observations d'affections organiques du cœur avec hyperémie pulmonaire, j'ai trouvé que les signes les plus fréquents avaient été l'expiration prolongée et le souffle que j'ai signalé à la racine des bronches. Puis venaient, par ordre de fréquence : la respiration faible et la respiration sifflante, les râles humides sans l'expectoration de la bronchite, la respiration puérile et la respiration granuleuse.

A la percussion, la sonorité tympanique, pas plus que la submatité passagère, n'ont fait défaut.

Ainsi la similitude des signes physiques d'hyperémie pulmonaire est aussi nette dans les affections organiques du cœur que dans les autres groupes de maladies précédemment étudiées. Mais ce qu'il y a eu de remarquable dans les faits qui m'occupent actuellement, c'est la fréquence du souffle prévertébral au niveau de la racine des bronches. Il a existé, en effet, dans plus de la moitié des cas [1].

Chez un des malades qui ont présenté le souffle à la racine des bronches comme signe d'hyperémie pulmonaire, l'autopsie

[1] Les signes de congestion pulmonaire que j'ai constatés chez les 12 malades atteints d'une affection organique du cœur étaient les suivants :
Chez 7, l'expiration prolongée ;
— 7, la respiration soufflante, ayant occupé six fois la racine des bronches ;
— 5, — — faible ;
— 5, — — sibilante ;
— 4, des râles sous-crépitants ;
— 2, la respiration puérile ;
— 2, — — granuleuse ou rude.
Dans *quatre cas*, il y eut une sonorité tympanique localisée, et dans *un seul fait* une submatité passagère.

est venue démontrer qu'il n'y avait aucune autre lésion anatomique du poumon que l'hyperémie. Voici ce fait.

Obs. XX. — Un typographe, âgé de 32 ans, d'une constitution assez forte, au teint pâle, et qui, plus d'un mois avant son admission à Cochin (1864), avait eu une varioloïde, était affecté d'une dyspnée habituelle qui avait augmenté et s'était accompagnée de palpitations à la suite d'un effort violent pour porter un lourd fardeau. Cette aggravation de la dyspnée habituelle était antérieure à la varioloïde. L'auscultation du cœur faisait percevoir une irrégularité dans le rhythme des bruits, et un dédoublement du premier bruit; de plus, par moments on entendait distinctement un souffle au second bruit du cœur.

Le 24 mars, sans que le cœur ait présenté rien de particulier à l'exploration, le malade fut pris rapidement d'une dyspnée considérable. A l'auscultation, le lendemain, il existait au niveau du poumon droit : une respiration rude, granuleuse à la base en arrière, et au niveau de la racine des bronches du même côté (supérieurement contre la colonne vertébrale) un souffle pur, très-fort dans les deux temps de la respiration, avec voix soufflée dans le même point. Rien de semblable n'existait dans le point correspondant du côté gauche, où la respiration était très-faible partout, sans autre signe anomal. — 2 grammes de poudre d'ipéca et des ventouses sèches ne produisirent aucune amélioration, et le malade succomba le même jour.

A l'autopsie, il y avait une congestion prononcée des deux poumons, qui étaient volumineux et ne contenaient pas de tubercules. Aucune lésion particulière n'existait au voisinage de la racine des bronches du poumon droit. Le cœur présentait, comme lésion principale, un épaississement notable de la valvule mitrale, et une rigidité qui tenait principalement à ce qu'il existait dans son épaisseur plusieurs plaques fibro-cartilagineuses de 3 ou 4 millimètres de diamètre. Au niveau de l'orifice mitral rétréci, l'endocarde était manifestement épaissi par lui-même et par des exsudats pseudo-membraneux anciens.

Je m'abstiens de citer d'autres faits; car on peut voir journellement des malades atteints d'affection cardiaque présenter des signes de congestion pulmonaire. Il faut donner ici, comme dans les fièvres, un sens très-large à cette dénomination, car elle comprend non-seulement les hyperémies proprement dites, mais encore de prétendues bronchites, et surtout les pneumonies dites *catarrhales*, *bâtardes*, que l'on admet pendant la vie comme pneumonie, en raison de la constatation du souffle et des râles; puis que l'on qualifie de pneumonies bâtardes ou catarrhales après l'autopsie, parce que celle-ci démontre qu'il n'y a qu'une simple congestion. (*Voy.* chap. V.)

Quant aux maladies chroniques autres que les affections du cœur, dans lesquelles la congestion pulmonaire est un élément concomitant de la maladie, elles sont nombreuses. Toutes celles qui ont leur siége anatomique dans la cavité thoracique, ou plus particulièrement dans les poumons eux-mêmes, doivent êtres mises au premier rang. Une énumération détaillée offrirait, à mon avis, peu d'intérêt. Elle ne rendrait pas plus manifeste l'importance de l'hyperémie pulmonaire comme élément commun et très-fréquent d'un grand nombre de maladies, où elle s'annonce par les signes physiques que j'ai signalés, et cela avec une conformité de manifestation qui a dû frapper le lecteur.

On s'étonnera peut-être que je n'insiste pas davantage sur certaines de ces conditions pathologiques, et que j'en passe d'autres sous silence. Mais il ne faut pas oublier que je ne m'occupe dans cet article que de la concomitance *habituelle* de l'hyperémie pulmonaire dans le cours des maladies, et non de son apparition accidentelle, intercurrente et passagère, condition toute différente que je vais examiner à part.

§ 3. — CONGESTION PULMONAIRE SURVENANT COMME COMPLICATION ACCIDENTELLE DANS LES MALADIES.

L'hyperémie pulmonaire peut se montrer comme un accident fortuit et passager d'une maladie principale, au lieu d'en être un élément connexe ou concomitant. Mais il n'est pas toujours facile de distinguer ces deux hyperémies l'une de l'autre. La même maladie, en effet, peut simultanément être le point de départ de toutes les deux, la phthisie tuberculeuse, par exemple.

La congestion pulmonaire survenant comme complication accidentelle est des plus fréquentes. On peut dire qu'il est peu de maladies aiguës ou chroniques dans lesquelles elle ne puisse apparaître, soit comme une aggravation fortuite de la congestion concomitante de la maladie principale, qu'elle aggrave, soit comme une sorte d'épiphénomène imprévu. Dans cette dernière circonstance, l'hyperémie pulmonaire survient avec ou sans la douleur musculaire ou névralgique, avec une difficulté de respirer, mais toujours avec les signes physiques que j'ai précédemment décrits.

J'ai pu observer en province de ces hyperémies véritablement symptomatiques dues à la pléthore, et disparaissant rapidement sous l'influence d'une évacuation sanguine. On doit attribuer le même caractère symptomatique accidentel aux congestions pulmonaires que l'on a signalées d'une manière trop vague dans le purpura, le scorbut, la goutte, les dartres (?). J'ai maintes fois montré dans mes salles cette complication dans le cours des maladies chroniques, dans la chloro-anémie, dans la maladie de Bright, et dans l'hystérie, où l'hyperémie m'a paru, dans deux cas, avoir une tendance à persister longtemps, etc. Mais c'est dans le cours des affections cardiaques, lorsque surviennent les accidents d'enrayement de la circulation que Beau a décrits sous le nom d'*asystolie*, c'est dans le cours de la phthisie pulmonaire et dans l'emphysème du poumon, que cette complication est le plus souvent observée.

Je l'ai rencontrée également chez quatre malades guéris d'épanchements pleurétiques plus ou moins graves, et dont je m'occuperai à propos de la pleurésie.

Dans les maladies du cœur, la congestion des poumons se montre accidentellement en même temps que la congestion du foie et les épanchements séreux, comme on peut le voir dans le fait suivant.

Obs. XXI. — Un carrier, de forte constitution, âgé de 53 ans, fut admis, le 3 avril 1865, à l'hôpital Cochin (salle Saint-Jean, nº 9), pour des palpitations accompagnées d'oppression et de faiblesse générale.

En 1834, étant militaire, il avait eu une scarlatine dans la convalescence de laquelle il devint enflé à la face et aux mains principalement. Il en fut guéri assez vite, comme cela arrive dans la plupart des cas d'albuminurie scarlatineuse. Il prétendait n'avoir jamais été autrement malade jusqu'au début de la maladie actuelle, qui remontait à huit mois.

Ce début avait été marqué par une oppression habituelle, avec des accès de dyspnée survenant de temps en temps, et sans qu'il y ait jamais eu de toux, ni de bronchite intercurrente par conséquent. Depuis quatre mois, il s'était vu forcé d'interrompre son travail par suite des progrès de l'oppression et d'une grande faiblesse dans les membres. Il affirmait n'avoir éprouvé de palpitations que depuis quatre ou cinq jours, palpitations qui s'accompagnaient de douleurs épigastriques.

Le lendemain de son admission, je le trouve la tête élevée dans son lit, avec une dyspnée apparente, une respiration haute, un pouls à 96, très-irrégulier comme rhythme et comme force, un peu de toux avec expectoration insignifiante. Il n'y avait d'œdème aux membres inférieurs que lorsque le malade avait marché longtemps.

L'exploration de la région précordiale ne révélait pas une matité du cœur très-étendue; mais on trouvait la pointe du cœur battant à trois travers de doigt au-dessous et en dehors du mamelon, ce qui dénotait une augmentation notable du volume de l'organe. Son impulsion comme ses bruits étaient très-irréguliers, ainsi que le pouls l'avait fait prévoir; il n'y avait d'ailleurs aucun souffle anormal au niveau du cœur.

La sonorité de la poitrine au niveau des poumons était normale, et le bruit respiratoire naturel; seulement il avait plus de force à droite qu'à gauche en arrière.

Je diagnostiquai, comme affection cardiaque, une lésion de la valvule mitrale avec augmentation de volume du cœur.

Quelques ventouses scarifiées furent appliquées sur le côté gauche, et une potion avec la teinture de digitale fut prescrite.

Quelques jours après, la dyspnée, qui était restée stationnaire, fit de grands progrès, le foie déborda les côtes et devint très-douloureux à la pression, l'œdème des membres inférieurs revint spontanément. Rien en apparence n'était changé du côté du cœur. Mais il n'en était pas de même du côté des poumons, qui, eux aussi, avaient subi l'engorgement circulatoire qui s'était manifesté du côté du foie et des membres inférieurs. Du côté droit, non-seulement la respiration était plus forte que du côté gauche, mais encore elle y avait un caractère un peu soufflant dans l'inspiration, avec quelques bulles de râle crépitant. L'expiration était prolongée du côté gauche de haut en bas. Les crachats, muqueux et demi-transparents, recouvraient seulement le fond du crachoir.

On aurait pu penser à l'existence d'une pneumonie intercurrente, si les signes physiques n'avaient pas présenté les jours suivants une mobilité qui dût me faire diagnostiquer une congestion pulmonaire. L'amendement se rattacha à une amélioration sensible survenue dans la circulation générale.

Les faits de ce genre se présentent journellement à l'observation; et c'est souvent à l'exagération de l'hyperémie pulmonaire qui survient par suite de la gêne de la circulation cardiaque que peut survenir l'*apoplexie pulmonaire*. Plus rarement une bronchorrée accidentelle en est la conséquence. M. Andral a observé un fait de flux bronchique séreux, extrêmement abondant, chez un malade atteint d'une affection cardiaque, et qui présentait un son mat qui disparut avec le flux séreux. Ces phénomènes s'expliquent très-bien par la congestion pulmonaire due à l'affection du cœur.

Dans l'*emphysème pulmonaire*, la congestion passagère de l'organe constitue, selon moi, la cause principale des accès de dyspnée accidentels qui s'observent dans cette maladie. De plus, cette hyperémie peut constituer chez les emphysémateux une forme spéciale de la maladie qualifiée de bronchite suffocante. C'est donc une question plus complexe qu'on ne le croirait d'abord; aussi sera-t-elle traitée à part dans la seconde partie (*Complications aiguës de l'emphysème pulmonaire*).

Quant à la *phthisie pulmonaire*, l'hyperémie joue un rôle très-important dans l'évolution de cette maladie, soit comme état initial, soit comme élément concomitant, soit enfin comme complication accidentelle de cette maladie. A la première période de la tuberculisation pulmonaire, il est souvent très-difficile de préciser la véritable signification des respirations anormales et de certains râles, les unes et les autres pouvant être attribués aussi bien à la congestion qu'à l'infiltration tuberculeuse. La marche des accidents locaux, qui sont plus mobiles et moins durables dans le premier cas, plus prolongés et graduellement croissants dans le second, vient en aide au praticien.

Quoi qu'il en soit, c'est à une congestion nouvelle et accidentelle que sont dues ces dyspnées avec ou sans douleur de côté, et avec des signes caractéristiques temporaires, qui peuvent survenir chez les phthisiques à la suite d'un refroidissement. Il en est de même de certaines exacerbations passagères que peut présenter cette maladie. Il me paraît difficile d'expliquer ces accidents autrement que par la congestion pulmonaire, comme je l'ai montré bien des fois au lit des malades, dont un certain nombre venaient faire, comme phthisiques, un séjour momentané à l'hôpital pour cette cause.

L'hyperémie accidentelle est encore la cause de dyspnées survenant dans d'autres maladies chroniques, comme dans le fait de dyspnée mortelle survenue par suite de la suppression d'un ancien ulcère et rapporté encore par Andral. Il en fut de même de la suppression de dartre suivie d'une dyspnée intense pendant vingt-quatre heures que lui cita Bouillaud, et qui cédait en vingt-quatre heures à une application de sangsues sur la poitrine. Ces dyspnées, considérées comme nerveuses par l'éminent professeur qui a rapporté ces deux observations intéressantes, me paraissent trouver une explication plus satisfaisante dans l'existence d'une congestion pulmonaire, que démontre l'amélioration immédiate survenue dans le fait de Bouillaud, par une émission sanguine locale.

Nous terminons ici l'étude de la congestion pulmonaire; mais nous aurons à revenir souvent sur ce sujet dans le cours de cet ouvrage. Il s'y trouve traité bien des questions, en effet, que la connaissance de l'hyperémie permet seule de résoudre.

CONCLUSIONS.

1° Il existe une maladie aiguë toute spéciale que l'on peut dénommer *congestion pulmonaire simple* ou *idiopathique*, qui doit prendre place dans le cadre nosologique à côté de la bronchite, de la pneumonie et de la pleurésie, et qui a été fréquemment confondue jusqu'à présent avec elles.

2° Elle est parfaitement caractérisée comme entité morbide: par l'accroissement de volume du poumon révélé par la mensuration; par l'invasion fébrile brusque avec point de côté; par la durée éphémère de la fièvre et par la persistance de la douleur thoracique, avec des signes physiques caractéristiques, souvent mobiles, fournis par la percussion et par l'auscultation thoraciques; et enfin par la disparition rapide de tous ces phénomènes sous l'influence d'un traitement approprié.

3° Une congestion pulmonaire *reconnaissable aux mêmes signes physiques* se rencontre en outre très-fréquemment dans le cours des maladies aiguës ou chroniques, soit comme état pathologique initial de ces maladies, soit comme élément concomitant, soit enfin comme complication accidentelle.

4° La congestion pulmonaire ainsi envisagée est un état pathologique essentiel à bien connaître, parce que sa description simplifie d'une manière remarquable l'étude si incertaine et si compliquée jusqu'à présent des autres maladies des organes respiratoires, ainsi que nous allons le voir.

CHAPITRE II

BRONCHITE.

La bronchite simple se présente comme le deuxième type des maladies aiguës des organes respiratoires intra-thoraciques. Elle est, dans l'ensemble de ces maladies, et quelle que soit d'ailleurs sa forme, un degré plus avancé du processus pathologique que la congestion pulmonaire simple, dont elle diffère de la même façon que la pneumonie diffère de la bronchite. J'espère démontrer que, sous ce nom de bronchite, on a décrit une affection trop complexe, à laquelle on a reconnu à tort des nuances infinies.

Au point de vue pratique, l'expression séméiologique de la bronchite n'est pas en effet aussi variée qu'on l'a prétendu. C'est ce qui nous paraît ressortir des faits de bronchite simple dont je vais donner la description, en rapprochant de cette forme franche les autres variétés légitimes qu'elle comprend.

Historique. — Avant Laennec, la maladie qu'on a appelée après lui bronchite grave, était dénommée péripneumonie fausse, *peripneumonia notha*. Mais, violente ou chronique, elle était comprise dans les catarrhes. Une confusion profonde existait entre les maladies aiguës thoraciques, et il nous est impossible aujourd'hui, en consultant les écrits anciens, d'en isoler ce que nous appelons bronchite, parce qu'ils n'avaient pas comme nous la ressource inappréciable de l'auscultation, qui fournit les signes les plus précis que nous puissions avoir des maladies pulmonaires.

Cependant, lorsqu'on a décrit la bronchite en se basant sur ce puissant moyen d'exploration, on n'a pas échappé, comme on l'a cru, à toute ambiguïté. La congestion, l'inflammation, le catarrhe sont autant d'états pathologiques compris dans la bronchite, autant d'éléments dont on a diversement formulé l'importance, sans établir leur valeur relative. On engloba tout dans l'inflammation, comme c'était l'usage au commencement du siècle, et comme de nos jours le fait l'histologie.

Laennec, avec sa grande expérience clinique et sa sagacité remarquable, n'est pas tombé dans cette confusion exagérée. Il a compris la difficulté de la distinction de « l'inflammation « de la membrane interne ou muqueuse qui tapisse les bron- « ches », inflammation qu'il décrit sous le nom de catarrhe pulmonaire (aigu ou chronique).

En 1819, dans la première édition de son ouvrage sur l'auscultation, il fait la remarque que cette maladie, quelque commune qu'elle soit, « est peut-être moins bien connue que beaucoup d'autres maladies rares. » Il s'étend peu sur les variétés du catarrhe pulmonaire aigu, parce que, dit-il, il n'a pas eu assez d'occasions de les étudier par l'auscultation.

Il signale alors comme signes de l'affection : le son clair à la percussion; les râles ronflants et sibilants suivis de râles humides à l'auscultation, en faisant remarquer en outre que l'expectoration, muqueuse et transparente d'abord, devient ensuite jaunâtre et opaque.

Que disait Laennec dans la seconde édition de son livre, publiée en 1826? On y lit avec surprise que la question est restée pour lui la même, *après sept années d'études cliniques*. Il répète que le catarrhe pulmonaire aigu *est peut-être moins bien connu que beaucoup de maladies rares*. Il n'ajoute ni ne retranche rien aux signes physiques indiqués par lui plusieurs années auparavant. Malgré ses investigations cliniques si fécondes, Laennec n'a donc pu fixer ses doutes, tout en entrevoyant la confusion de l'inflammation et de la congestion au niveau des bronches.

« On peut, dit-il encore, mettre en doute la nature du catarrhe (pulmonaire) : s'il se rapproche dans certains cas du croup[1], affection éminemment inflammatoire (?), il ne présente

[1] Ce rapprochement est dû à Jurine.

dans la plupart des autres que les caractères d'une simple congestion, et, dans quelques-uns même, ceux d'une congestion passive ou atonique. Ses causes ne sont pas mieux connues. ».

Telle était donc restée l'opinion de Laennec : le catarrhe pulmonaire est une affection qui se rattache à l'inflammation ou à la congestion, et dont les variétés sont mal connues, ainsi que ses causes.

La division qu'il a faite des catarrhes montre bien la confusion qui s'était faite dans son esprit. Il admettait des catarrhes humides et le catarrhe sec. Les premiers étaient le catarrhe *muqueux* et le catarrhe *pituiteux*, ce dernier étant caractérisé par une expectoration transparente, inodore, filante, comme celle que j'ai signalée dans l'hyperémie pulmonaire.

Je n'ai pas à insister sur ces distinctions confuses, dans lesquelles le catarrhe sec n'a aucune raison d'être conservé. Il me suffit de rappeler aussi que le catarrhe pituiteux peut dépendre d'une hyperémie pulmonaire, ou d'un simple trouble de sécrétion non inflammatoire qu'on a dénommé bronchorrée, et enfin qu'on a, dans les dernières années, attribué la dénomination de maladies catarrhales à des affections sans flux muqueux, pour qu'on rejette le catarrhe comme maladie.

C'est ce que fit Mériadec Laennec, lorsqu'il publia, en 1831, une troisième édition du traité d'auscultation de Laennec avec des annotations. Cette édition était d'ailleurs conforme à la deuxième. Dans une note, à propos du catarrhe pulmonaire, Mériadec Laennec dit qu'il préfère le mot *bronchite* à celui de *catarrhe*, quoiqu'il convienne du grave inconvénient de supposer prouvé ce qui est mis en question (l'idée de l'inflammation). Le terme bronchite lui semble avoir l'avantage d'être court, d'emporter avec soi l'idée du siége précis de la maladie, et de permettre de grouper sans confusion toutes les variétés du catarrhe fondées sur les lésions anatomiques, sur l'expectoration, les symptômes, ou enfin sur la marche de la maladie [1].

[1] Laennec : *Traité de l'auscultation médiate*, 3e édition, augmentée de notes, par Mériadec Laennec ; 1831, t. I, p. 125.

Cette manière de trancher la question de la nature d'une maladie complexe n'est pas scientifique. Il ne suffit pas, en effet, pour croire qu'on a résolu le problème, d'adopter un mot commode, quand ce mot n'a pas l'avantage de généraliser exactement, et qu'il a le défaut de conclure avant la solution.

Cette prétendue solution fut cependant acceptée, et l'on oublia complétement les réflexions sensées et si justes de Laennec. On considéra même l'étude de la bronchite comme très-simple; et la congestion, entrevue vaguement par Laennec, se trouva rayée de cette étude comme élément de quelque importance.

Beau fit néanmoins remarquer de nouveau, en 1848, que l'étude de la bronchite se trouvait embarrassée de toutes sortes de difficultés; mais on peut dire qu'au lieu de les éclaircir, il en suscita lui-même de nouvelles. Depuis vingt ans, on ne tenait compte que de l'élément inflammatoire. Beau voulut démontrer l'importance de l'élément catarrhal, tout en admettant l'inflammation, en faisant jouer aux mucosités épaisses ou fluides des voies aériennes un rôle exagéré dans la production des signes stéthoscopiques. De plus, il plaça dans un emphysème accidentel la cause presque exclusive de la dyspnée dans la bronchite[1].

Le but principal de son travail était de distinguer séparément, comme deux espèces différentes de bronchites, celles *à râles vibrants ou sonores* et celles *à râles bullaires ou humides*, après avoir fait observer avec raison que l'affection appelée alors bronchite ne présentait pas toujours, comme l'avait écrit Laennec, des râles sonores d'abord, des râles humides ensuite. Mais il admettait bien à tort que la bronchite pouvait se caractériser souvent par des râles sonores seuls.

Malgré ce travail de Beau, dans lequel le mot hyperémie ne se trouve seulement pas, malgré les travaux importants de De La Berge, de Legendre et Bailly, de Barthez et Rilliet, de Béhier et Hardy, qui n'ont pas négligé l'hyperémie dans la bronchite, mais en l'envisageant à des points de vue particuliers, les dif-

[1] Beau : *Mémoire sur une distinction nouvelle de deux formes de bronchite* (Arch. de méd., 1848, t. XVIII).

ficultés qui entouraient l'étude clinique de la bronchite ont persisté. Dans un des travaux les plus récents qui ont été publiés sur les bronchites, l'auteur reconnaît qu'il faudrait, pour en embrasser l'histoire générale, « pouvoir méditer longuement les faits observés à la suite d'une carrière médicale bien remplie. » (G. Hayem : *Thèse d'agrég.*; 1869.) Ce jugement désespérant n'eût pas été formulé par l'auteur s'il n'avait pas négligé entièrement un des éléments les plus importants de la bronchite : l'hyperémie pulmonaire. Cet oubli a été fait aussi dans les autres travaux, très-estimables d'ailleurs, qui ont été publiés dans les derniers temps sur la bronchite, et qui ont laissé la question dans ses anciennes conditions.

On a vu précédemment comment j'ai été amené à étudier le côté clinique de la congestion pulmonaire en dehors de la bronchite. Si je ne me trompe, la connaissance de cette hyperémie doit faire modifier profondément l'étude scientifique et clinique de la bronchite, comme celle des autres maladies aiguës des organes respiratoires, tout en la simplifiant. C'est ce que j'espère démontrer.

Définition. — La bronchite aiguë franche est caractérisée par l'inflammation de la muqueuse bronchique liée à une congestion pulmonaire concomitante dont elle ne saurait être séparée, et par des signes et une sécrétion bronchique d'un caractère spécial. Elle offre donc réunis des éléments d'hyperémie, d'inflammation et de catarrhe qui en font un type pathologique bien distinct.

Ainsi envisagée, la bronchite aiguë simple est une maladie commune; moins fréquente néanmoins qu'on ne le pensait, par les raisons que j'en ai données.

Voici d'abord une observation des plus simples que l'on puisse rencontrer, et résumant les caractères de la maladie.

Obs. XXII. — Le 7 janvier 1868, fut admis à l'hôpital Necker (salle Saint-Luc, 20), un homme âgé de 37 ans, charbonnier, petit, maigre, d'une constitution médiocre. Il affirmait avoir toujours été d'une bonne santé depuis la guérison d'une fièvre typhoïde, survenue à l'âge de 18 ans. Il se nourrissait assez bien; et du côté de sa famille il n'existait aucun antécédent héréditaire digne d'être noté.

Quinze jours avant son admission, au début des froids rigoureux qui étaient survenus à la fin de décembre, il s'était subitement refroidi, son corps étant en sueur. Il s'en était suivi de la fièvre avec frissons, et de la toux, ce qui l'avait forcé d'interrompre son travail et de garder le lit la plupart du temps, jusqu'à son admission à l'hôpital Necker.

Le lendemain de son entrée, le 8 janvier, il se présente à nous dans l'état suivant : il est médiocrement abattu, ses pommettes sont colorées; son pouls est à 90, il est régulier, médiocrement développé, sa peau est un peu chaude, sa langue humide et blanchâtre, il y a de l'anorexie.

Du côté de la poitrine, il n'existe aucune douleur; l'oppression est légère depuis l'invasion, et la toux fréquente. Elle a été suivie depuis le début d'une expectoration médiocrement abondante, composée de crachats muqueux transparents en partie, et en plus grand nombre muco-purulents.

La percussion n'offre aucun signe anormal; mais en avant, comme en arrière, les deux côtés de la poitrine sont le siége de bruits respiratoires sifflants ou ronflants, avec expiration prolongée, en même temps qu'il existe des râles humides sous-crépitants à la base des deux poumons en arrière. *Solut. gom. suc.; poudre d'ipéca 1 gr. 50 et tarb. stib. 0 gr. 05* (en deux paquets), puis *jul. diac.; bouillon.*

Le jour suivant, 9 janvier, aucun changement notable dans l'état du malade, si ce n'est qu'il a un peu d'appétit; le pouls est à 84. Il y a eu plusieurs vomissements à la suite du vomitif. La toux, l'expectoration sont les mêmes que la veille, ainsi que les signes fournis par la percussion et l'auscultation. *Jul. kermès 0 gr. 25 et siv. diac.*

Pendant les huit jours qui suivent, la fièvre disparaît rapidement, l'appétit augmente. En même temps les phénomènes locaux s'amendent; la toux devient plus rare, l'expectoration diminue de quantité tout en conservant les mêmes caractères;

la respiration ronflante est de moins en moins prononcée, ainsi que l'expiration prolongée; les râles humides disparaissent graduellement.

Le 18 janvier je ne constate plus que quelques légers râles ronflants disséminés, sans aucun autre signe d'auscultation. La toux est à peu près nulle, et l'état général excellent.

Trois jours après le malade est complétement guéri.

Cette observation, comparée aux faits d'hyperémie pulmonaire simple que j'ai précédemment rapportés, présente avec eux des analogies et des différences importantes, qui concernent les signes et l'évolution des deux affections. Lorsque je traiterai des signes d'auscultation et du diagnostic de la bronchite, je discuterai cette intéressante question : il me sera facile alors de faire ressortir leurs caractères distinctifs. Maintenant nous avons à étudier de plus près l'invasion de la bronchite aiguë, les troubles fonctionnels, les signes physiques, la marche, les lésions et les formes de la maladie telle qu'on doit, suivant nous, la comprendre.

L'Invasion de la bronchite simple peut être subite, comme celle de l'hyperémie pulmonaire simple; mais plus souvent elle est précédée de prodromes, caractérisés par de la toux, de la fatigue, du malaise, un coryza, etc. L'invasion proprement dite est ordinairement marquée par des phénomènes fébriles plus ou moins intenses, et par une toux fréquente, souvent pénible et empêchant le sommeil, une dyspnée variable, sans douleur thoracique vive, à moins qu'il n'existe, ce qui est rare, un point de côté semblable à celui que provoque l'hyperémie idiopathique. Dans ce cas la douleur doit être rattachée à la congestion pulmonaire concomitante de la bronchite. Dans les autres faits, il n'existe que des douleurs vagues dans la poitrine, et encore pas chez tous les malades. Elles étaient nulles chez celui dont j'ai rappelé l'histoire tout à l'heure.

Symptomes fonctionnels. — Quand la maladie est déclarée, la *fièvre* peut persister jusqu'à la convalescence; rarement elle a une durée éphémère comme dans la congestion simple. La température fébrile a d'ailleurs des caractères qu'il est très-difficile de formuler, malgré les recherches de Wunderlich sur la température dans les maladies aiguës. Ici en effet, comme dans toutes les questions spéciales à la bronchite, il est certain qu'on a dû faire la confusion des faits de bronchite vraie et de ceux de simple hyperémie. Ce n'est donc qu'avec réserve qu'on peut admettre ce qu'a dit Wunderlich à propos de la bronchite. L'élévation de la température, selon cet auteur, manquerait quelquefois ; mais le plus souvent il y a quelques degrés de plus au thermomètre que dans l'état sain, pendant la période d'augment, puis chute de la température dès que s'est prononcée la période d'état.

Ces données sont bien loin d'être aussi précises que pour d'autres maladies aiguës. Aussi admet-on que la question n'a pas assez fixé l'attention des observateurs. En signalant les différences des faits d'hyperémie simple et de bronchite vraie, je crois avoir mis les observateurs à même de faire des recherches plus fructueuses sur la température dans la bronchite. Elles pourront avoir la netteté des résultats obtenus dans l'hyperémie simple des poumons telle que nous l'avons décrite, et permettre ainsi de faire une distinction utile.

La *dyspnée* que l'on rencontre dans la bronchite franche est extrêmement variable. Parfois nulle ou très-légère, elle est dans certains cas très-accentuée, sans parler de la dyspnée asphyxique avec cyanose qui se remarque dans la bronchite dite suffocante, et dont je m'occuperai dans un article du cinquième chapitre. Les mouvements respiratoires sont d'autant plus accélérés que cette dyspnée est plus prononcée ; mais ce qu'il importe de noter, c'est le rapport de durée des deux mouvements respiratoires. L'expiration en effet, lorsque la respiration est accélérée, peut être égale en durée à l'inspiration, ou bien elle est beaucoup plus prolongée. Elle est parfois, dans la bronchite grave, comme 5 est à 1 par rapport à l'inspiration. Elle s'effectue alors avec effort ; elle est forcée au point de vue des puissances musculaires expiratrices.

La *toux* est un symptôme constant de la bronchite vraie.

Elle a ordinairement une fréquence remarquable, conséquence naturelle de l'irritabilité de la muqueuse des bronches, que l'expérimentation a démontrée plus excitable que la muqueuse trachéale, et qui s'explique par l'irritation du nerf vague (Longet, Rosenthal). La toux est ou non quinteuse, pénible parfois par sa continuité ou sa répétition, et précédée de chatouillement à la gorge. Elle provoque fréquemment des douleurs vives dans les muscles des parois thoraciques, et au rebord des fausses côtes, à l'insertion des muscles abdominaux.

On a dit bien à tort que la toux pouvait manquer dans les bronchites liées à des affections adynamiques, lorsque le système nerveux central est profondément déprimé, dans la fièvre typhoïde, par exemple. Il est clair qu'on a pris alors la congestion pulmonaire qui s'observe habituellement (et bien plus fréquemment que la bronchite) dans cette maladie pour une bronchite vraie. La toux sèche, attribuée au début de la bronchite, dépend aussi de l'hyperémie pulmonaire qui précède souvent l'inflammation des bronches, et qui peut ou non se caractériser par de la toux.

Les *crachats* expectorés ont été dits pituiteux ou séro-muqueux, opaques, ou muco-purulents. Les premiers ne sont nullement caractéristiques de la bronchite, puisque nous les avons fréquemment rencontrés dans certaines hyperémies pulmonaires. Les seconds seuls (muqueux opalins ou muco-purulents) caractérisent la vraie bronchite, quand on le constate conjointement avec les autres signes de la maladie.

Ce muco-pus expectoré, qui a des caractères microscopiques sur lesquels je reviendrai, est considéré avec raison comme le produit ou l'exsudat inflammatoire de la membrane muqueuse des bronches. Pour être un bon signe de bronchite profonde, les crachats muco-purulents doivent être en assez grande abondance ; ou bien ils doivent être en grande partie de cette nature, s'ils sont en petit nombre, et si les autres signes de a bronchite existent.

Parmi eux, les *signes physiques* sont les plus importants.

Signes physiques. — Pour la plupart des médecins ces

signes physiques de la bronchite, fournis par la percussion et l'auscultation, ont été déterminés par Laennec d'une manière nette et irrévocable. C'est comme un axiome devenu classique, malgré la réserve de Laennec lui-même, qui avoue qu'il n'a pu fixer ses doutes, après plusieurs années d'investigations, sur les vrais caractères de l'inflammation des bronches, comme je l'ai rappelé plus haut.

Ce qui est certain, c'est que l'auscultation a une grande importance; tandis que la percussion (comme la mensuration) fournit des données principalement applicables à l'hyperémie pulmonaire inséparable de la bronchite. Nous allons voir cette distinction élucider la valeur de différents signes physiques fournis par ces deux moyens d'investigation, et qui ont été attribués à la bronchite. Je dirai ensuite quelques mots des données fournies par la mensuration.

1° *Auscultation.* — Je me suis longuement étendu sur les données fournies par l'auscultation dans la congestion pulmonaire. On va voir que ces signes d'auscultation devaient être nettement précisés; car si l'on est familiarisé avec eux, il devient facile de bien connaître ceux de la bronchite, et de les interpréter mieux qu'on ne l'a fait jusqu'à présent.

Dans l'observation de bronchite que j'ai rapportée (p. 133), quels ont été les signes constatés par l'auscultation? Les bruits respiratoires sifflants ou ronflants, l'expiration prolongée, et des râles sous-crépitants. Or, à ne considérer que les signes physiques, nous retrouvons donc, dans ce fait, des caractères stéthoscopiques que j'ai attribués déjà à la congestion pulmonaire. D'un autre côté, ces mêmes signes sont ceux que les auteurs modernes ont signalés comme propres à la bronchite : il y a donc ici une confusion apparente qu'il faut éclaircir.

En quoi diffèrent ces signes communs à la bronchite et à l'hyperémie? Cette distinction est d'autant plus nécessaire que l'hyperémie est la compagne indispensable de la bronchite, ainsi que je l'ai déjà signalé.

Il faut reconnaître que, de part et d'autre, il n'y a rien de particulier dans les caractères physiques du bruit respiratoire sifflant ou ronflant, de l'expiration prolongée ou des râles sous-crépitants considérés en eux-mêmes, et que ces caractères ne peuvent par conséquent servir à différencier ces signes stéthoscopiques dans l'une et l'autre affection.

Dans les deux cas, cette respiration sibilante ou ronflante, et l'expiration prolongée, résultent de la diminution du calibre des bronches, soit par l'infiltration sanguine du poumon dont la masse augmente aux dépens de l'air des bronches, soit par le gonflement de la muqueuse enflammée, ou même par la présence d'un crachat épais dans un conduit bronchique.

C'est une grave erreur que de croire et de répéter que ces crachats, auxquels Beau a fait jouer un rôle prépondérant, sont, avec le gonflement inflammatoire de la muqueuse bronchique, les seules causes des râles sonores (respiration sifflante ou ronflante). J'ai démontré que la simple hyperémie du poumon suffisait pour les produire très-fréquemment. Quant au râle sous-crépitant, on sait qu'il est dû à la présence des mucosités sur le passage de l'air qui circule dans les conduits aériens.

L'évolution de ces signes et des autres phénomènes les différencie, comme nous le verrons tout à l'heure, dans la bronchite et la congestion; mais la bronchite a, par elle-même, deux caractères importants qu'il ne faut pas oublier. Ce sont :

1° La persistance et le siége du râle sous-crépitant à la base des deux poumons en arrière, où il est limité, ou bien plus prononcé qu'ailleurs ;

2° La nature muco-purulente des crachats.

Ce siége des râles sous-crépitants des deux côtés de la poitrine et à la base des poumons a été observé et signalé dans la bronchite. Mais dans la confusion des faits de vraies et de fausses bronchites, on ne lui a pas attribué toute son importance. On verra, à propos du diagnostic, qu'ils ne peuvent se rencontrer que dans d'autres affections faciles à distinguer de la bronchite vraie.

Comment donner une explication satisfaisante du siége particulier des râles sous-crépitants à la base des deux poumons dans la bronchite ? On ne peut malheureusement procéder que par hypothèse pour résoudre cette question. La présence des mucosités, d'où dépendent les râles humides, dans les parties les plus déclives des organes respiratoires, viendrait-elle de ce que la congestion et par suite l'inflammation des bronches s'y produisent plus facilement? ou bien serait-elle due à la pesanteur du liquide sécrété par les bronches, qui le ferait s'accumuler dans les subdivisions aériennes les plus inférieures? Enfin les contractions inspiratrices du diaphragme ne favoriseraient-elles pas le cheminement en bas des mucosités intra-bronchiques, tandis que la pénétration de l'air agirait dans le même sens? Il est probable que toutes ces causes ont une certaine influence.

2° *Percussion.* — Comme dans la congestion simple, les signes anormaux fournis par la percussion ne sont pas constants dans la bronchite. Lorsqu'on les rencontre, c'est encore tantôt l'obscurité du son thoracique, et tantôt l'exagération de la sonorité que l'on constate. Sous ce double rapport, la similitude des deux catégories de faits est complète, ce qui me semble résulter de l'existence de l'hyperémie dans la bronchite, hyperémie qui doit dès lors être considérée comme la condition de l'obscurité et de l'exagération du son. De part et d'autre, la submatité occupait la partie inférieure et postérieure du thorax, rarement toute la hauteur, et le tympanisme se constatait, soit en avant sous les clavicules, soit en arrière au niveau des deux bases, là même où se percevait chez d'autres malades la submatité. Ces signes de percussion sont si bien sous la dépendance de la maladie qu'ils disparaissent avec elle.

3° *Mensuration.* — Elle fait reconnaître l'existence de la congestion pulmonaire dans la bronchite, de même que dans toutes les autres maladies aiguës des organes respiratoires intra-thoraciques. Elle démontre de plus que c'est dans la bronchite que cette hyperémie est le plus prononcée. On comprend dès lors qu'étant seulement applicable à l'hyperémie, la bronchite proprement dite ne puisse en retirer aucun profit pour son diagnostic direct.

Marche, Durée, Terminaisons. — L'évolution de la bronchite aiguë franche n'a pas l'irrégularité de celle de l'hyperémie. Sa marche ne peut être arrêtée brusquement, comme cette dernière, par un traitement même énergique. Elle a ses périodes constantes de progrès, d'état et de décroissance graduelle.

L'évolution des signes stéthoscopiques offre quelquefois au début une particularité sur laquelle j'ai appelé souvent l'attention au lit des malades. C'est qu'on peut ne percevoir d'abord, pendant un ou plusieurs jours après l'invasion, que les signes de l'hyperémie sans les caractères propres à la bronchite. Les râles sous-crépitants peuvent alors manquer, en effet, et les crachats être simplement muqueux et transparents; c'est qu'alors il y a hyperémie initiale.

Les faits de ce genre correspondent à ceux des auteurs qui ont signalé avec Laennec des râles secs et des crachats transparents au début, puis des râles humides et des crachats de plus en plus opaques. Mais ces faits ont été généralisés à tort.

Cette congestion initiale, outre les signes que nous avons précédemment décrits, a pour autres caractères de résister au traitement de l'hyperémie et de s'accompagner souvent d'une fièvre persistante. Ces différences avec l'hyperémie simple tiennent au développement simultané de l'inflammation des bronches. La thermométrie fournirait peut-être aussi des caractères distinctifs, que je n'ai pas eu l'occasion de rechercher.

Il peut arriver que les signes d'hyperémie ne soient pas les seuls perçus au début de la bronchite, et qu'il s'y joigne dès le commencement les signes caractéristiques de la bronchite vraie, les râles sous-crépitants à la base des deux poumons et les crachats muco-purulents.

On a prétendu qu'il existait des bronchites qui, au lieu de présenter une évolution régulière de progrès, d'état et de décroissance, avaient une marche franchement intermittente : telle a été l'opinion de Boisseau, Broussais, Montgellaz, Bougard (de Bruxelles). Nous verrons ce qu'il faut penser de ces prétendues bronchites à propos des formes de la maladie.

La durée de la bronchite est habituellement de trois semaines au moins; mais elle se prolonge fréquemment davantage, tout en se terminant par la guérison dans la plupart des cas : je parle ici de la bronchite aiguë franche. Le passage de l'affection à l'état chronique est une terminaison plus fréquente que dans toute autre maladie aiguë des organes respiratoires.

ANATOMIE PATHOLOGIQUE. — Les caractères anatomiques de la maladie demandent à être étudiés avec attention. Aux signes distinctifs de la bronchite aiguë correspondent, en effet, des lésions spéciales que révèle l'anatomie pathologique vulgaire, et qui établissent la légitimité bien distincte de cette affection.

En envisageant d'abord la question d'anatomie vulgaire, si l'on examine avec soin la muqueuse des bronches sur le cadavre des individus qui sont morts en présentant les signes de la bronchite aiguë telle que l'ont comprise les auteurs, on trouve cette muqueuse dans l'une de ces deux conditions :

1° Les poumons sont volumineux, congestionnés, d'un rouge violacé; leur tissu est infiltré de sang noir, en même temps que la muqueuse bronchique, mince, résistante, fournit à l'arrachement, à l'aide d'une pince, des lambeaux plus ou moins allongés. Cette muqueuse est injectée comme le reste du tissu pulmonaire; mais cette injection disparaît entièrement du jour au lendemain par la macération dans l'eau. En même temps aucune mucosité opaque (muco-pus) ne s'observe dans les divisions bronchiques, où l'on trouve seulement quelquefois du mucus transparent. Les auteurs admettent alors que les signes de l'inflammation ont en pareil cas disparu pour ne laisser subsister que l'hyperémie, parce que l'inflammation a trop peu duré pour altérer profondément la muqueuse.

2° Dans les autres faits, il en est autrement Outre les signes anatomiques de l'hyperémie du tissu pulmonaire et de la muqueuse des bronches, on trouve cette muqueuse inégale, comme tomenteuse, plus ou moins ramollie et manifestement tuméfiée, épaissie, parfois au point d'oblitérer les bronches de petit calibre, comme l'a démontré Reynaud[1]. Le ramollissement de la muqueuse peut être assez prononcé pour ne pas permettre à une pince d'en saisir et d'en enlever des lambeaux de

[1] *Sur l'oblitération des bronches.* Mém. de l'Acad. de méd., t. IV.

quelque longueur. On trouve en même temps cette muqueuse tapissée ou baignée de muco-pus semblable à celui des crachats expectorés pendant la vie. Ces lésions s'étendent quelquefois jusque dans les dernières divisions bronchiques.

Ainsi les lésions attribuées par les auteurs à la bronchite aiguë sont : la simple hyperémie considérée par eux comme le premier degré de l'inflammation de la muqueuse bronchique ; et les lésions de sécrétion et de nutrition de la muqueuse sont regardées par eux comme l'expression anatomique du deuxième degré de la bronchite confirmée.

Cette interprétation nous paraît forcée dans sa première partie. L'hyperémie en effet existe d'abord sans inflammation de la muqueuse bronchique, et cette inflammation n'existe réellement qu'avec les lésions de nutrition et de sécrétion. Dans le premier cas, la muqueuse est rouge, mais mince, sans altération de texture ou de consistance, et baignée par du mucus transparent : il n'y a pas là les caractères de l'inflammation, mais simplement ceux de l'hyperémie, non-seulement bronchique mais encore pulmonaire, qui s'étend nécessairement et toujours aux bronches, comme nous l'avons précédemment démontré (p. 78). Dans ces faits de congestion pulmonaire, et non de bronchite, on néglige de noter le volume augmenté des poumons, leur couleur rouge plus ou moins foncée, leur imbibition par un sang noirâtre plus ou moins abondant, qui s'écoule à la coupe du tissu pulmonaire. Rien dans ces manifestations anatomiques de la maladie ne révèle l'inflammation franche. Elles doivent donc être rattachées à l'hyperémie et non à la bronchite.

Pour les besoins de leur cause, les auteurs qui admettent que l'hyperémie est la bronchite au premier degré, expliquent la simple vascularisation sans lésions du nutrition, en disant que ces lésions de nutrition, gonflement et exsudation de la muqueuse, ont disparu par le fait de la mort. C'est là une simple hypothèse sans même une apparence de preuve. Puisque l'hyperémie existe comme affection particulière, il est clair que la simple congestion constatée sur le cadavre et qui s'étend toujours au parenchyme pulmonaire, doit être rapportée plutôt à l'hyperémie qu'à la bronchite. Cette conclusion est d'autant plus légitime et rigoureuse que les signes de l'hyperémie simple et de la bronchite, perçus pendant la vie, présentent des différences caractéristiques suffisantes, en dehors des signes communs aux deux maladies. C'est ce que nous démontrerons à propos du diagnostic. Il est d'ailleurs généralement admis que l'hyperémie seule ne suffit pas pour faire admettre l'inflammation, et qu'il faut qu'il s'y joigne les troubles de sécrétion et de nutrition.

Cette distinction de l'hyperémie précédant la bronchite, comme on la trouve précédant la pneumonie, permet seule de bien étudier ces deux maladies aiguës, et en particulier la bronchite vraie, qui a été depuis si longtemps confondue avec la congestion pulmonaire.

Il ne faut pas perdre de vue que la bronchite se compose toujours anatomiquement des trois éléments combinés et constants que j'ai rappelés : l'inflammation, l'hyperémie et les exsudats catarrhaux. Il en résulte que l'hyperémie peut exister seule, sans la bronchite ; tandis que la bronchite ne saurait se rencontrer à l'état aigu sans hyperémie concomitante.

D'autres lésions plus profondes peuvent être constatées dans les bronchites les plus graves, dites capillaires généralisées ; mais elles sont par cela même étrangères à la bronchite aiguë simple. Nous décrirons ces lésions au cinquième chapitre, où se trouvera l'histoire clinique de ces bronchites graves particulières. (Voy. *Hémo-bronchites.*)

On a dit que les bronchites présentaient, comme altération anatomique, toutes les manifestations inflammatoires possibles. Il serait plus juste de dire qu'on a considéré comme inflammations toutes les lésions aiguës ou chroniques des bronches.

L'histologie a fait porter ses investigations sur les lésions intimes des bronches ; et si les nombreuses recherches qui ont été effectuées n'ont pas élucidé toutes les questions d'anatomie microscopique de la bronchite, si même quelquefois elles les ont plutôt obscurcies, ces recherches n'en ont pas moins fourni d'intéressants résultats que le praticien doit connaître.

Ces recherches histologiques démontrent que l'hyperémie qui accompagne la bronchite occupe le réseau superficiel et le réseau profond de la muqueuse; que l'épaississement de cette membrane tient à la fois à cette hyperémie et à des troubles de nutrition superficiels ou profonds qui détruisent le poli de sa surface interne, par la multiplication des éléments cellulaires et des éléments des tuniques vasculaires. Les inégalités tomenteuses de la surface interne des bronches, d'autant plus prononcées que l'inflammation est plus ancienne, sont composées de saillies rapprochées signalées par Andral, et que Carswell a étudiées au microscope. L'observateur anglais a trouvé dans chaque saillie un lacis vasculaire, recouvert d'une membrane fondamentale fine et homogène et d'une couche épithéliale à cellules vibratiles et de transition. Il est important de ne pas confondre ces saillies papilliformes avec les plis longitudinaux qui existent normalement, d'après Henle et Luschka, sur les bronches d'un petit calibre. (G. Hayem, *loc. cit.*)

La surface de la muqueuse présente une desquamation épithéliale, dont les éléments se retrouvent dans l'exsudat liquide qui tapisse plus ou moins abondamment les bronches. Ce liquide est composé : tantôt d'un mucus opalin, et tantôt d'un muco-pus opaque, dans lesquels on trouve, outre le mucus produit par les glandes sous-muqueuses en grappe et l'épithélium pavimenteux, des globules de pus plus ou moins nombreux. Rindfleisch et Biermer, qui ont cherché à donner l'explication de ces exsudats liquides, ne sont pas d'accord sur leur mode de production.

Formes. — Jusqu'à présent il n'a été question que de la bronchite aiguë simple; mais la maladie peut varier sous plusieurs rapports qu'il faut connaître. Le siége de ses lésions, ou plutôt leur étendue; ses degrés d'intensité; la prédominance de l'un ou de plusieurs de ses trois éléments anatomiques déjà plusieurs fois rappelés, hyperémie, inflammation, sécrétion catarrhale; l'invasion primitive ou secondaire de la bronchite; la nature exceptionnelle de la sécrétion des bronches;

les causes, et enfin la durée de la maladie, sont autant de particularités qui modifient sa physionomie et sa marche.

Quant à son siége, la bronchite a pour caractère habituel d'occuper les deux côtés de la poitrine et de se manifester principalement, ainsi que je l'ai dit, par des râles sous-crépitants qui le plus souvent sont limités, ou plus prononcés qu'ailleurs, aux bases des deux poumons. Il ne faut pas en conclure que l'inflammation de la muqueuse soit bornée aux parties les plus déclives. Elle est alors plus étendue qu'elle ne paraît, sans pouvoir être considérée comme généralisée. Maintenant que nous savons que la bronchite à râles seulement vibrants n'est le plus souvent qu'une simple hyperémie pulmonaire, on ne peut plus avoir la prétention de suivre avec Beau l'extension d'une bronchite en considérant les râles vibrants d'abord limités, puis plus étendus, comme l'envahissement graduel de l'inflammation des bronches. L'auscultation ne saurait, en effet, nous donner la mesure exacte, absolue, du siége de l'inflammation de la muqueuse bronchique, même par l'étendue des râles humides. La généralisation de ces râles ou leur limitation aux deux bases des poumons peuvent seules donner l'idée d'une bronchite grave ou légère, ou plutôt des deux degrés extrêmes. Et encore faut-il admettre des exceptions; car j'ai vu un exemple de râles humides disséminés qui ne caractérisaient qu'une simple hyperémie, comme le démontra l'examen de la muqueuse bronchique après la mort.

La division scolastique de la bronchite des grosses bronches et de la bronchite des petites divisions bronchiques, ainsi que la description du progrès de la première en la seconde, ne me paraissent qu'une interprétation erronée des faits, ces deux formes ou conditions semblant plus légitimement rentrer dans l'hyperémie, puis dans la bronchite vraie, considérées à part.

Les lésions variées que l'histologie a considérées comme caractérisant autant de variétés particulières de la bronchite, ne sauraient être la base d'une nosologie nouvelle. Les altérations anatomiques d'une même maladie, quelles qu'elles soient, ne peuvent servir en effet à en établir des formes différentes dont on doive tenir compte dans la pratique, à moins que des symptômes ou des signes différents ne répondent à des lésions également différentes. Or, la bronchite aiguë a peu à profiter de la distinction anatomique qui a été faite de l'inflammation *exsudative* ou de l'inflammation *parenchymateuse* de la muqueuse bronchique. La première se caractérise par un exsudat muqueux ou muco-purulent (catarrhe ou bronchite simple), ou par un exsudat fibrino-épithélial beaucoup plus rare (bronchite pseudo-membraneuse). La seconde, dite inflammation parenchymateuse, est constituée anatomiquement par des lésions plus profondes : par des exsudats confinés dans l'épaisseur du chorion muqueux, sans faire issue au dehors. Ces dernières lésions se rencontrent principalement dans la bronchite chronique, où l'exsudat peut subir une métamorphose caséeuse et donner lieu à des ulcérations?

La variété de bronchite dite exsudative correspond, comme on le voit, à la bronchite aiguë ou chronique vulgaire, et à la bronchite pseudo-membraneuse, forme que le praticien peut reconnaître pendant la vie aux signes particuliers qu'elles présentent, et surtout à la nature des exsudats expectorés, comme nous le verrons en traitant du diagnostic. Quant aux variétés dites parenchymateuses, on n'en peut soupçonner l'existence qu'à la violence ou à la durée prolongée de l'inflammation, ce qui ne saurait suffire pour en faire une ou plusieurs formes de la bronchite, puisque les manifestations en sont nulles pendant la vie, la lésion restant simplement anatomique, et ne se révélant par aucun signe particulier.

Si nous cherchons quelles peuvent être les autres formes de la bronchite basées sur les lésions, en dehors des considérations d'anatomie intime ou microscopique, nous trouvons qu'en tenant compte des trois éléments caractéristiques et nécessaires de la bronchite, on arrive à élucider l'étude des principales formes de la maladie. La forme la plus grave qui doit spécialement attirer notre attention constitue l'affection hybride, asphyxique, désignée sous les noms de *catarrhe suffocant*, *fausse péripneumonie* des anciens, *bronchite capillaire suffocante* des modernes.

Laennec a attribué cette affection à l'accumulation des mucosités catarrhales dans les conduits aériens, d'où elles ne peuvent être expulsées. Après lui, on a fait jouer à l'inflammation des petites bronches le rôle étiologique fondamental, en considérant le troisième élément de la bronchite, l'hyperémie, comme trop secondaire dans la production des accidents asphyxiques. Or, sans nier l'influence de l'encombrement bronchique par le mucus, ni celle de l'inflammation des petites bronches, il me paraît démontré par les faits que c'est à l'hyperémie exagérée du poumon qu'il faut attribuer principalement le développement des accidents asphyxiques dont il est question; que la véritable bronchite capillaire suffocante, en un mot, n'est une bronchite suffocante que par la prédominance excessive de l'hyperémie pulmonaire. C'est ce qui m'a fait ranger cette bronchite parmi les affections mixtes.

On a divisé, suivant leurs causes, les bronchites en deux grandes classes : les unes dites primitives, comme les bronchites aiguës simples; et les autres secondaires [1]. Dans ces différentes conditions, on reconnaît la maladie aux mêmes signes physiques que la bronchite aiguë dont je m'occupe, et principalement aux râles sous-crépitants à la base des deux poumons en arrière et à la muco-purulence des crachats.

Je ne crois pas devoir insister sur les bronchites secondaires, légères ou graves. J'ai montré combien on avait abusé jusqu'ici du mot bronchite en l'appliquant à la congestion pulmonaire concomitante des maladies aiguës ou chroniques. Il est facile de voir par soi-même dans la pratique combien cette hyperémie est fréquente par rapport à la bronchite vraie.

[1] On a rangé parmi les bronchites une affection singulière appelée *catharre d'été, fièvre des foins, asthme des foins,* connue depuis longtemps en Angleterre, et due aux émanations du foin nouvellement fauché. C'est une affection caractérisée par une congestion violente vers les muqueuses nasale, laryngée, bronchique et conjonctivale, et qui atteint plus particulièrement certains sujets nerveux. On a fait observer avec raison que le même effet était produit par des émanations très-différentes de

Je n'ai qu'à renvoyer à ce que j'ai dit des conditions pathologiques dans lesquelles se rencontre cette congestion pulmonaire concomitante, pour qu'on les applique à la bronchite. Néanmoins, il est un certain nombre de bronchites secondaires que je dois rappeler. Malgré la large part qu'il faut faire à l'hyperémie des poumons dans les bronchites aiguës que les auteurs ont signalées dans les fièvres proprement dites, on ne saurait aller jusqu'à nier l'existence de la vraie bronchite secondaire ou symptomatique dans ces maladies. La bronchite, comme l'hyperémie seule, se remarque dans la rougeole, de même que dans la coqueluche et la grippe (qui n'est pas une simple bronchite, comme nous le verrons plus loin), et l'une ou l'autre y sont constantes. La bronchite est rare dans l'érysipèle de la face comme inflammation dépendante, car on n'en connaît encore que deux exemples authentiques. L'un a été recueilli par Labbé, en 1858 (*Société anatomique*), et l'autre par le Dr Jules Simon (*Société des hôpitaux de Paris*, 1864). La lésion des bronches ressemblait ici à celle de la peau, de même que, dans les bronchites dites varioleuses, elle affectait la forme pustuleuse (Rokitanski). Mais ces éruptions intra-bronchiques ne sont pas plus une bronchite que l'éruption cutanée n'est une dermite; la désignation de bronchite en pareils cas est donc impropre. Enfin on rencontre la bronchite vraie dans d'autres fièvres, parmi lesquelles il faut placer en première ligne la fièvre typhoïde, dans laquelle, nous l'avons déjà fait remarquer, il faut éviter de prendre la simple hyperémie pulmonaire pour la bronchite, ce que l'on a cependant fait bien souvent.

La bronchite aiguë secondaire est loin d'être rare dans les maladies chroniques. Elle mérite une attention particulière,

celles du foin (Béhier et Hardy), par certaines odeurs ou poussières ayant le même effet irritant sur la muqueuse nasale, laryngienne et bronchique. Des éternuments répétés, survenant par crises, ainsi que la toux, des accès de dyspnée ou d'asthme plus ou moins violents, le tout survenant dans les conditions que nous venons de rappeler, constituent les particularités principales de cette affection. Un de mes clients ne peut pénétrer dans un magasin de toiles écrues sans éprouver des accidents momentanés de ce genre.

non-seulement dans l'emphysème pulmonaire, mais encore dans le cours de la phthisie tuberculeuse, soit qu'elle accompagne la phthisie aiguë, à laquelle elle imprime une forme particulière, soit qu'elle survienne dans le cours de la phthisie chronique. Dans l'emphysème pulmonaire préexistant, la bronchite mérite une étude spéciale que nous avons exposée dans la seconde partie de cet ouvrage. La bronchite aiguë peut se montrer aussi avec la dilatation chronique des bronches; mais ici il y a toujours préalablement une bronchite chronique au niveau des dilatations des conduits bronchiques, et la bronchite aiguë intercurrente peut n'être que l'exacerbation plus généralisée de cette bronchite chronique.

Quant à la bronchite pseudo-membraneuse aiguë, c'est une forme exceptionnelle que je ne fais que rappeler, parce qu'elle se rattache tantôt à la diphthérie, tantôt à certaines pneumonies dites fibrineuses dont j'aurai à parler. Parfois cette bronchite pseudo-membraneuse est chronique, et donne lieu de temps à autre à l'expectoration de petits lambeaux de fausses membranes provenant de l'intérieur des bronches. Il me paraît probable qu'il s'agit en pareil cas de l'expulsion hors des conduits aériens de mucus concret membraniforme analogue à celui qui constitue les pseudo-membranes de l'entérite chronique pseudo-membraneuse. J'ai observé une bronchite de ce genre chez un officier de l'armée britannique qui était d'une forte constitution. Il était très-préoccupé de cette affection, qui ne paraissait offrir aucune gravité, et qui ne l'empêchait pas de vaquer à ses occupations habituelles.

En ayant égard à la marche de la bronchite, on a admis des bronchites *intermittentes* comme les accès fébriles, dans les pays où les fièvres intermittentes sont endémiques; mais il s'agit en pareille circonstance de simples hyperémies intermittentes, disparaissant avec chaque accès qu'elle accompagne. J'ai à peine besoin de rappeler que la distinction la plus motivée que l'on base sur la marche de la maladie, est celle des bronchites aiguës et chroniques.

Je n'ai pas à insister sur la bronchite chronique, qui diffère de la bronchite aiguë par l'absence de la fièvre et par la durée souvent indéfinie de l'affection. Elle se rencontre principalement chez les sujets affectés d'emphysème pulmonaire, de dilatation des bronches, et de phthisie avancée, maladie dans laquelle la bronchite se joint au travail de la fonte tuberculeuse et de la suppuration du tissu pulmonaire.

C'est chez les tuberculeux qu'on observerait principalement les transformations caséeuses des exsudats interstitiels que nous avons rappelées d'après les auteurs allemands, et qui produirait la désorganisation et l'ulcération de la muqueuse bronchique.

Diagnostic. — La bronchite aiguë simple se reconnaît à un ensemble de caractères que nous avons exposés suffisamment pour n'avoir pas à y revenir en détail.

Nous nous contenterons de rappeler d'abord que la fièvre du début, à peine marquée comme dans l'hyperémie simple dans un petit nombre de cas, se prolonge le plus souvent jusqu'au moment de la résolution, mais qu'elle n'offre pas de particularités qui puissent servir au diagnostic. La constatation thermométrique de la température ne saurait même servir, jusqu'à ce que de nouvelles recherches aient été faites, pour formuler ses résultats dans la véritable bronchite.

Ce sont les phénomènes fonctionnels thoraciques, tels que la dyspnée plus ou moins forte et la toux fatigante, parfois quinteuse, mais, avant tout, les signes fournis par l'exploration de la poitrine et la nature des crachats expectorés, qui fournissent les données sur lesquelles on doit surtout se baser pour arriver à ce diagnostic.

Si l'on compare les faits de bronchite aiguë à ceux d'hyperémie simple, on voit que la première de ces affections, toujours combinée à l'hyperémie pulmonaire, présente nécessairement les signes physiques de cette congestion, mais en outre deux caractères particuliers importants sur lesquels je dois insister de nouveau : 1° le râle sous-crépitant à la base des deux poumons en arrière ; et 2° les crachats opaques jaunes ou muco-purulents.

Les râles humides sous-crépitants de la bronchite n'ont par

eux-mêmes, en tant que râles, aucun caractère propre qui les distingue. Ils n'ont de remarquable que leur siége. Ils occupent, en arrière de la poitrine, la base de chaque poumon, soit dans un petit espace à l'extrême base de la poitrine, soit dans une hauteur plus ou moins grande à partir de cette base. Ils ne se constatent en même temps en avant sous le mamelon que lorsqu'ils s'élèvent très-haut en arrière. Lorsqu'ils occupent toute la hauteur de la poitrine, ils sont plus nombreux, plus gros, et mieux accusés inférieurement que dans les parties supérieures, vers lesquelles ils sont de moins en moins caractérisés. Cette dernière particularité est importante à noter; car le contraire a lieu dans certaines tuberculisations pulmonaires avec râles humides généralisés; on sait qu'ici les râles sont plus nombreux et mieux accentués au sommet des poumons, d'où ils vont diminuant vers leur base.

Cette localisation des râles humides à la base des poumons dans la bronchite est un excellent signe de cette affection, car il est à peu près constant. Il ne manque momentanément que dans des cas où l'encombrement des bronches et les autres causes d'obstruction des voies aériennes rendent le bruit respiratoire très-obscur, et lorsque l'on ne constate que des râles disséminés çà et là dans les différents points de la poitrine. Mais il arrive alors, ou bien que l'on constate l'existence des râles de la base en faisant tousser le malade, ou bien que le traitement, en rendant la circulation de l'air dans les bronches plus facile, fait apparaître ces râles caractéristiques. Voyons dans quelles conditions ce signe se rencontre dans d'autres affections.

Les *dilatations bronchiques* occupant les bases des deux poumons, peuvent ne se caractériser que par des râles sous-crépitants ou muqueux semblables à ceux de la bronchite. Or si, dans les cas de ce genre, il survient une congestion pulmonaire accidentelle, il en résulte un état aigu qui pourrait être pris pour une bronchite au premier abord. Il y a en effet, dans la dilatation des bronches, une expectoration muco-purulente qui achèverait d'induire en erreur en faisant croire à une bronchite aiguë; mais l'interrogatoire apprend bientôt qu'il existe depuis très-longtemps, plusieurs années, une expectoration muco-purulente dont l'abondance est caractéristique dans la dilatation des bronches. Hors le cas d'hyperémie intercurrente, la dilatation bronchique seule ne pourrait être prise, étant une affection chronique, pour une bronchite aiguë.

Ce que je viens de dire de la dilatation des bronches, localisée à la base des poumons, je pourrais le répéter de la *bronchite chronique*. Celle-ci a des exacerbations qui pourraient faire croire à une simple bronchite aiguë, si l'on n'interrogeait pas suffisamment le malade.

Ce n'est d'ailleurs que lorsque les râles humides s'observent à la fois à droite et à gauche de la base de la poitrine en arrière, qu'on peut songer à l'existence d'une bronchite, ou bien lorsque dans la convalescence ces râles restent momentanément perçus d'un seul côté, après avoir complétement disparu du côté opposé. Mais ces râles sous-crépitants ne peuvent être attribués à la bronchite lorsqu'ils *persistent* d'un seul côté; car alors on ne peut avoir affaire qu'à une dilatation bronchique localisée, à une pneumonie partielle en voie de résolution, à un abcès pleural limité et ouvert dans les bronches; ou enfin à une vomique pulmonaire, ce qui est bien plus rarement observé.

Quant à l'expectoration muco-purulente, pas plus que les râles humides, elle n'a par elle-même aucune particularité qui la distingue de celle qui se rencontre dans d'autres affections des organes respiratoires. L'épithélium de forme diverse qui tapisse la muqueuse du larynx, de la trachée, et celle des bronches ne pourrait même pas servir, à l'aide du microscope, à faire distinguer histologiquement le lieu de provenance des crachats. Quoique les cellules à cils vibratiles existent en plus grand nombre sur la muqueuse des conduits supérieurs, ils peuvent s'observer dans les crachats provenant des conduits les plus profonds aussi bien que dans ceux provenant du larynx lui-même; car ce conduit est traversé par tous les crachats expectorés.

Ces crachats de la bronchite, étudiés par Biermer, se composent de mucus dans lequel on trouve au microscope des cellules épithéliales provenant principalement des bronches ou des glandules muqueuses, ainsi que des globules de pus ou leucocytes. Traube y a trouvé des cristaux de margarine. Dans la bronchite pseudo-membraneuse, il se joint à ces éléments des fragments de fausses membranes ordinairement ramifiées et canaliculées, dont la constatation pendant la vie est le signe par excellence de cette bronchite pseudo-membraneuse. Des fibrilles fibrineuses grêles, des cellules épithéliales, des globules de pus, du sang, une matière amorphe, et souvent des cristaux de cholestérine : tels sont, d'après le Dr Laboulbène (*Rech. sur les affect. pseudo-membraneuses*, 1861), les caractères microscopiques de ces concrétions. Elles ne doivent pas être considérées toujours soit comme le résultat de l'inflammation, soit comme une manifestation de diphthérie proprement dite. Nous verrons qu'on les rencontre aussi dans la pneumonie.

Il résulte de là que c'est par le rapprochement des autres phénomènes de la maladie qu'on déterminera la vraie signification des crachats. Il faut se rappeler, comme donnée principale, que leur caractère muco-purulent se remarque toujours dans la bronchite aiguë vraie, et qu'on ne saurait qualifier de bronchites les congestions pulmonaires idiopathiques qui s'accompagnent de râles sonores sans toux ni expectoration, ou bien de râles sous-crépitants non persistants, alors que les crachats sont transparents, sans produit purulent. Cependant il arrive quelquefois, dans la congestion pulmonaire, qu'en dehors de la masse plus ou moins considérable de crachats transparents, on voit surnager deux ou trois crachats opaques et épais. Ce ne sont pas des crachats de bronchite; ils ne seraient pas isolés ainsi et en aussi petit nombre. Ce sont des produits exsudés par la muqueuse des voies respiratoires supérieures en dehors du poumon, étrangers par conséquent à l'inflammation de la muqueuse qui constitue la bronchite.

Le diagnostic différentiel de la bronchite aiguë est une des questions les plus importantes de son histoire clinique, car elle n'a pu être bien traitée avant que l'on pût tenir compte des caractères de l'hyperémie pulmonaire.

Les affections avec lesquelles on a confondu la bronchite vraie sont la *congestion* pulmonaire, la *trachéite* et la *grippe*.

Ce que j'ai dit jusqu'à présent de la bronchite me semble avoir déjà établi la distinction de la congestion pulmonaire et de la bronchite. Mais je dois résumer ici la question, en rappelant les différences et les analogies des deux affections.

Cette distinction, nécessaire chez l'adulte, paraît être difficile ou même impossible chez l'enfant, puisque Barthez et Rilliet, malgré leurs savantes études cliniques et leur profonde expérience, ont dû englober toutes les maladies aiguës intrapulmonaires autres que la pneumonie inflammatoire franche et la pleurésie, sous le titre de *maladies catarrhales des organes respiratoires*.

La bronchite aiguë franche de l'adulte a des caractères qu'il suffit de rapprocher de ceux de l'hyperémie simple, comme je l'ai fait précédemment, pour que l'on en saisisse bien les différences. La marche des deux affections, j'y insiste de nouveau, est tout à fait différente. En effet l'hyperémie idiopathique a dès le début tout son développement, la fièvre cesse rapidement, et l'affection s'immobilise en quelque sorte jusqu'à ce que le traitement la fasse brusquement disparaître.

La bronchite n'a pas cette évolution complète immédiatement dès l'invasion, comme l'hyperémie simple ; elle reste fébrile, se développe et décroît graduellement, sans que le traitement puisse la faire cesser d'une manière brusque.

Voici d'ailleurs un tableau comparatif des caractères des deux affections, dont on jugera mieux ainsi les différences :

Congestion pulm. idiopathique.	*Bronchite aiguë franche.*
—	—
Fièvre éphémère.	Fièvre plus persistante.
Douleur thoracique ordinairement vive, localisée, préoccupant surtout le malade.	Douleur nulle ou légère, habituellement vague.

Toux nulle ou insignifiante.	Toux fréquente, quinteuse le jour et la nuit.
Crachats nuls ou muqueux, transparents.	Crachats muco-purulents, opaques.
Le plus souvent aucuns râles humides; lorsqu'ils existent, ils sont passagers et mobiles comme les autres signes.	Râles humides persistants à la base des deux poumons en arrière; autres signes physiques également plus résistants.
Développement dès l'invasion, puis état stationnaire et cessation très-rapide par le traitement.	Développement graduel; résolution graduelle aussi, quel que soit le traitement.
Aucune suite appréciable.	La maladie peut passer à l'état chronique.

On voit que chacune des affections a des caractères parfaitement distincts. Mais on ne doit pas oublier qu'elles ont aussi des caractères communs qui résultent de la coïncidence de l'hyperémie qui accompagne constamment la bronchite. Cette hyperémie est même plus considérable dans cette condition, je l'ai dit déjà, que dans toute autre maladie aiguë des organes respiratoires, sans en excepter la pneumonie. C'est dans le cours de la bronchite aiguë, en effet, que j'ai constaté à la mensuration thoracique les ampliations les plus considérables[1]. Cette concomitance de l'hyperémie et de la bronchite franche constitue un fait diagnostique très-important à étudier.

D'abord au début de la bronchite, on a vu qu'il arrive assez souvent qu'on est en présence des seuls signes de la congestion du poumon, puisque les phénomènes caractéristiques de la bronchite vraie ne se montrent qu'après un certain temps. La persistance de la fièvre et des signes de la congestion, malgré le traitement, indiquent suffisamment qu'on a affaire à une autre affection que l'hyperémie simple, et les jours suivants on est éclairé par l'apparition des signes caractéristiques de la

[1] Cette ampliation thoracique, manifeste à la mensuration par la rétrocession de la poitrine dans la période de résolution de la bronchite aiguë, a été de 6 à 8 centimètres pour le périmètre général du thorax, tandis qu'elle n'a été que de 5 centimètres en moyenne dans les autres maladies aiguës. (*Recherches sur les variations de la capacité thoracique dans les maladies aiguës*. Mém. de la Soc. méd. d'observation, t. III. — *De la congestion pulmonaire dans les maladies*; Arch. de méd., 1854, t. III.)

bronchite : les râles sous-crépitants persistants aux bases des deux poumons, et les crachats jaunâtres, opaques et plus ou moins épais. On verra les choses se passer d'une manière analogue dans la pneumonie.

J'ai vu à l'hôpital Cochin un malade chez lequel la bronchite a débuté comme une congestion idiopathique, et qui, huit jours après, à son admission à l'hôpital, présentait combinés les signes de l'hyperémie et de la bronchite simultanément. Il est probable qu'au début il n'y eut que des signes de congestion, comme je l'ai remarqué dans d'autres faits dont j'ai pu suivre l'évolution à partir de l'invasion.

Obs. XXIII. — C'était un jeune maçon, âgé de 21 ans, d'une forte constitution, et qui fut admis à l'hôpital Cochin (salle Saint-Jean, n° 22) le 30 janvier 1866.

Son père était mort d'une *fluxion de poitrine;* son frère et sa mère vivaient très-bien portants. Lui-même avait joui d'une excellente santé jusqu'à l'âge de 15 ans. Il avait eu alors la rougeole et, un an après, il fut atteint d'une maladie aiguë qu'il qualifiait de *fluxion de poitrine* et qui dura trois semaines. Enfin trois ans environ avant son admission, il eut un rhume très-fort, dont il fut malade pendant trois mois, puis il reprit ses occupations, la toux ayant complétement disparu.

Le 22 janvier, il travaillait dans les catacombes, lorsqu'il fut pris de frissons, avec douleur vive au rebord des fausses côtes gauches, et de toux avec expectoration de mucosités transparentes, non teintées de sang. Il éprouva en même temps des nausées et des vomissements, ce qui le força à garder la chambre pendant trois jours. Il reprit néanmoins son travail le 26 et le 27 janvier; mais de nouveaux frissons et l'augmentation de la toux, qui persistait depuis le début, l'obligèrent à interrompre ses occupations de nouveau, puis à entrer à l'hôpital le 30 janvier.

Le lendemain de son admission, neuvième jour de la maladie, le pouls était très-calme, à 52 seulement. Il éprouvait une oppression médiocre, de la toux, et il avait expectoré depuis la veille un demi-crachoir de crachats formant une masse liquide à moitié transparente et à moitié formée de muco-pus.

A l'exploration de la poitrine, on constatait une sonorité normale en avant, et obscure partout en arrière, avec un bruit respiratoire d'intensité inégale, avec expiration prolongée, et mélangé de râles sous-crépitants obscurs et de quelques bruits sibilants disséminés partout en arrière : râles et bruits plus nombreux en arrière vers les bases des deux poumons, et en avant du côté gauche. La respiration sibilante n'était pas modifiée par la toux. Retentissement normal de la voix.

Malgré l'emploi de la poudre d'ipéca (1 gr. 50) additionnée de tartre stibié (0 gr. 05) qui fut donnée d'abord, et les opiacés, les signes locaux n'ont pas varié pendant dix jours du moins; puis la résolution s'est faite, et tous les signes ont disparu.

Dans cette observation très-intéressante au point de vue qui nous occupe, on voit l'hyperémie se manifester dès le début par une invasion subite, sans prodromes, par des frissons, une *douleur* du côté gauche de la poitrine, des vomissements, de la toux et des crachats transparents. C'est bien là le début franc d'une hyperémie pulmonaire. La bronchite d'emblée ne débute pas aussi brusquement, ni avec un point de côté, qui est au contraire le signe constant de l'hyperémie simple.

Quand nous avons vu le malade au 9e jour de son affection, il présentait à la fois les caractères propres soit à la congestion pulmonaire, soit à la bronchite, et ceux qui leur sont communs. Voici quels étaient ces signes.

A l'hyperémie se rapportent la douleur de côté au niveau de la poitrine, l'obscurité du son de percussion en arrière, les crachats transparents et muqueux.

A la bronchite, la toux plus répétée, la persistance des signes locaux d'auscultation pendant plus de dix jours après la prise d'un éméto-cathartique, la prédominance et la persistance des râles sous-crépitants aux deux bases des poumons en arrière, et les crachats muco-purulents.

Enfin comme signes communs aux deux affections, mais ne

suffisant pas seuls cependant pour les caractériser isolément, je note la fièvre du début, la respiration sibilante et ronflante, et l'expiration prolongée.

Telle me paraît être l'analyse des particularités que présente cette observation, analyse que l'étude déjà faite de la congestion pulmonaire pouvait seule nous permettre de formuler.

Cette hyperémie concomitante de la bronchite a des degrés variables d'intensité, qui donnent à cette dernière affection une allure parfois remarquable. Lorsque la bronchite est franchement déclarée, on peut dire qu'en général l'intensité des phénomènes est en rapport avec le degré d'hyperémie pulmonaire qui l'accompagne. Ce n'est en effet que dans des cas exceptionnels que l'engouement des cavités aériennes par les mucosités, et le gonflement inflammatoire de la muqueuse, peuvent suffire à expliquer les phénomènes plus ou moins graves qui accompagnent certaines bronchites, et notamment la dyspnée. Mais dans tous les faits de ce genre, on trouve toujours les deux caractères fondamentaux de la bronchite : les râles humides aux deux bases et les crachats opaques ou muco-purulents.

Beau a insisté avec raison (*mém. cité*) sur la confusion qui a été souvent faite de la *laryngo-trachéite* ou de la *trachéite* avec la bronchite.

La trachéite constitue le *rhume* du vulgaire et ne s'accompagne d'aucun signe intra-thoracique, comme il est facile de le constater, à moins qu'il n'y ait une congestion pulmonaire concomitante. Dans cette dernière circonstance, il peut se produire au niveau des poumons une respiration vibrante, due à l'hyperémie, mais non à de prétendus crachats visqueux tapissant la trachée, crachats qui ne peuvent produire que des sifflements momentanés, passagers, et non une respiration sonore persistante.

La *grippe* a été d'abord confondue à tort avec la bronchite. On s'accorde aujourd'hui à la considérer comme une maladie aiguë fébrile épidémique, avec fièvre, du moins au début, et se manifestant localement, du côté des muqueuses principalement, par des congestions, des inflammations et des flux, le tout considéré comme catarrhal. Cette dernière qualification est vicieuse.

Cette maladie ne me paraît être que la manifestation épidémique des principales maladies aiguës que nous étudions, et dont les manifestations sont diverses suivant les prédispositions individuelles. A la courbature fébrile du début avec les malaises, l'abattement et les troubles nerveux si caractéristiques, se joignent, isolés ou combinés, des congestions, des inflammations et des flux qui empruntent à l'influence épidémique une évolution, une allure et parfois une gravité toutes particulières.

Je n'entre pas dans des détails qui ne seraient pas ici à leur place. On est à même d'observer presque chaque année une série de faits de ce genre pendant les épidémies fréquentes de cette maladie. La bronchite y apparaît chez certains sujets, comme se rencontrent, chez d'autres, le coryza, la trachéite, la congestion pulmonaire, la pneumonie. J'ai vu en ville un malade atteint de phénomènes généraux de la grippe, céphalalgie considérable avec troubles de la vue, courbature générale, abattement, fièvre, être pris, quelques heures seulement après l'invasion, d'une toux incessante avec expectoration rapide et très-abondante de mucus transparent. En quelques heures le malade en remplit presque une grande cuvette. Lorsque je le vis, cette crise d'expectoration était terminée; le bruit respiratoire était naturel dans toute l'étendue de la poitrine. Ce n'était certes pas là une bronchite.

Complications. — Lorsque la congestion pulmonaire qui accompagne la bronchite acquiert une prédominance exagérée, elle doit être considérée comme une complication sérieuse de la bronchite, produisant une dyspnée plus ou moins considérable, et des troubles graves de l'hématose sur lesquels je reviendrai.

La pneumonie peut également venir compliquer une bronchite, simple d'abord. Tantôt la pneumonie se montre franchement comme un accident imprévu de la maladie première; et tantôt, suivant quelques auteurs, elle aurait une évolution plus trompeuse et des signes plus fugaces : ce sont alors des broncho-pneumonies dites aussi pneumonies catarrhales, dont l'exposé se trouvera compris dans le cinquième chapitre.

Lorsque la pneumonie franche apparaît dans le cours d'une bronchite, on ne saurait la qualifier de complication lorsque, après peu de jours de bronchite fébrile, elle se montre franchement comme maladie principale, les phénomènes de bronchite ayant alors constitué simplement des prodromes de l'inflammation pulmonaire, comme peut le faire la congestion. Dans cette condition, on ne doit voir dans ces phénomènes successifs que des manifestations variées du même processus, qui comprend l'ensemble des maladies aiguës que nous exposons.

La pleurésie a été signalée aussi comme complication de bronchite aiguë, mais il y a en pareil cas une simple concomitance intéressante à observer.

Enfin le coryza qui accompagne quelquefois l'invasion de la bronchite, survient aussi comme complication.

Mais les complications les plus ordinaires ne surviennent que lorsque la bronchite est grave et prolongée. Ce sont la dilatation des bronches et l'emphysème du poumon. Il en est d'autres observées dans les bronchites dites suffocantes, dont je m'occuperai à propos de ces affections.

Les *dilatations bronchiques* ont été attribuées à la pression excentrique des parois des bronches résultant de l'accumulation des matières exsudées qui sont maintenues refoulées par les inspirations. On peut croire aussi que la distension forcée des bronches est la conséquence de la pression de l'air pendant les expirations, un obstacle s'opposant à sa sortie. Mais pour que les parois bronchiques s'écartent en perdant leur élasticité, il faut qu'elles soient altérées plus ou moins profondément par l'inflammation, ainsi que l'ont fait remarquer Andral, Stokes et Williams. Stokes fait aussi intervenir la paralysie musculaire comme facilitant la production de ces dilatations, paralysie qui agirait en faisant stagner les mucosités dans le point où la distension se produit. Mais, nous pensons que les efforts de toux et d'expiration agissant sur l'air emprisonné ou confiné dans certaines bronches dont les parois sont enflammées, et par suite moins résistantes, sont la meilleure explication des dilatations bronchiques.

On les rencontre habituellement à la suite de la bronchite chronique. Barthez et Rilliet chez les enfants, et Fauvel chez l'adulte, ont signalé ces dilatations dans la bronchite capillaire aiguë grave. Je ne sache pas qu'on les ait observées dans la bronchite aiguë simple. J'en ai vu un exemple remarquable en 1868, à l'hôpital Necker. Malgré l'absence de la vérification anatomique, la complication ne me parut pas devoir être considérée comme douteuse. On va d'ailleurs en juger.

Obs. XXIV. — Le nommé Houpresse, Jean-Louis, âgé de 36 ans, garçon de magasin, d'une constitution et d'une santé habituelle excellentes, éprouva un refroidissement considérable vers le 15 novembre 1867. Le soir il survint une douleur de côté dans la poitrine, de la dyspnée, de la toux et de la fièvre. Il continua néanmoins son travail jusqu'au 24 décembre, époque à laquelle il dut prendre le lit. La fièvre en effet était revenue très-intense, la difficulté de respirer beaucoup plus grande; et cet état continuant, il s'était fait admettre à l'hôpital. Six semaines s'étaient écoulées depuis le début.

Le 1er janvier (1868), lendemain de son admission, le malade est sur son séant, le visage rouge surtout au niveau des pommettes, les yeux injectés et larmoyants, en proie à une dyspnée considérable. Le pouls ne bat que 88 fois par minute. Il n'y a pas de douleur thoracique, la toux est assez fréquente, les crachats sont muco-purulents, assez visqueux, avec quelques filets de sang.

La poitrine n'offre rien de particulier à noter à la percussion. A l'auscultation, respiration sibilante et ronflante partout en avant et en arrière, sans aucun autre signe que des râles sous-crépitants à la base des deux poumons en arrière. (*Gom. suc.; — Vomitif avec ipéca* 1 gr. 50 *et Tart. stib.* 0,05; — *Dix vent. scarif.; — Bouillons.*)

Le 2 et le 3 janvier, même état, mais dyspnée bien moindre. Le 2, un julep avec 2 gr. de poudre d'ipéca ayant produit des selles trop multipliées, on le remplace le lendemain par un julep avec 0 gr. 30 de kermès et 30 gr. de sirop diacode.

4 janvier. — La dyspnée a disparu ainsi que la fièvre. Demande d'aliments. Toux peu fréquente et crachats plus fluides et moins abondants; on constate des râles sibilants et ronflants disséminés partout.

Du 6 au 12 janvier, l'état général reste satisfaisant. A partir du 7, quatre pilules de tannin sont prescrites pour diminuer l'expectoration. Mais dans la seconde moitié de janvier, à partir du 14, nous constatons dans le poumon gauche, au niveau de son tiers inférieur en arrière, des râles humides sous-crépitants, qui augmentent graduellement, et qui coïncident pendant tout ce temps avec une respiration soufflante dans les deux temps de la respiration, sans bronchophonie, sans augmentation des vibrations thoraciques. La toux est peu fréquente, l'expectoration toujours muco-purulente, et l'état général excellent. Le malade se dit guéri, et demande sa sortie pour aller à l'asile de Vincennes.

Il quitte l'hôpital le 3 février. Il est alors dans l'état suivant : il se trouve parfaitement bien portant, à part la toux et l'expectoration qui ne sont pas fatigantes; mais à l'exploration de la poitrine, on constate les mêmes signes locaux que précédemment. A la base postérieure du poumon gauche, en effet, on trouve encore un gros râle sous-crépitant inégal, augmentant par la toux, et un souffle qui s'étend en remontant et en augmentant jusqu'à la racine des bronches du même côté; la voix y retentit moins que du côté droit, où le bruit respiratoire est naturel partout. En avant, même bruit respiratoire normal, plus fort seulement à gauche qu'à droite.

Ces gros râles sous-crépitants, persistant pendant toute la durée de la convalescence à l'hôpital et au moment de la sortie du malade, alors qu'il n'existait plus aucun autre signe de la bronchite qui avait nécessité son admission, la limitation de ces râles à la base d'un seul poumon en arrière, et la coïncidence d'un souffle dans le même point, sans bronchophonie et sans exagération des vibrations thoraciques, me paraissent mettre hors de doute l'existence d'une dilatation bronchique dans cette région. La persistance des crachats muco-purulents est venue confirmer ce diagnostic.

On peut ajouter que, dans ce cas, la bronchite aiguë est passée à l'état chronique; car il n'existe pas de dilatation bronchique sans bronchite chronique consécutive, l'une et l'autre également incurables.

L'*emphysème pulmonaire* est une complication de la bronchite analogue à la dilatation des bronches; seulement la dilatation, au lieu de se produire sur les tuyaux bronchiques, s'effectue à l'extrémité de leurs dernières divisions, dans les vacuoles pulmonaires. La toux fréquemment répétée et les efforts expirateurs produisent d'autant plus facilement ces dilatations emphysémateuses que la bronchite est plus grave, parce que cette gravité résulte précisément d'une plus grande gêne de la circulation de l'air dans les vides aériens par suite de l'hyperémie pulmonaire, du rétrécissement inflammatoire des bronches, et des exsudats qui s'y accumulent.

On peut admettre avec Beau qu'un emphysème passager se produit et cesse avec la bronchite aiguë, mais seulement dans les cas où les vacuoles distendues peuvent conserver leur élasticité, qui les fait revenir ensuite à leur état normal lorsque la cause de leur distension a cessé d'agir. Mais en pareille circonstance, la lésion emphysémateuse est insignifiante par elle-même, et sans manifestation symptomatique; car lui attribuer, avec Beau, la dyspnée de la bronchite, est une hypothèse sans valeur. Mais il n'en est pas de même de l'emphysème persistant à la suite de la bronchite. S'il a une certaine étendue, l'affection se développe comme affection chronique, avec ses phénomènes caractéristiques, pour suivre sa marche habituelle lentement croissante. Aussi n'est-il pas rare de constater que le début de l'emphysème remonte à une bronchite grave.

Il n'est pas démontré que la bronchite puisse être, comme inflammation, le point de départ de la *tuberculisation pulmonaire*. Virchow a décrit, il est vrai, sous la dénomination de péri-bronchite, une extension phlegmasique de la bronchite chronique au tissu pulmonaire, d'où résulterait une hyperplasie du tissu conjonctif interlobulaire, formant des nodosités qui ressemblent à des tubercules. Mais nous montrerons que ces pseudo-tubercules peuvent se développer sous l'influence et dans le voisinage de tout centre inflammatoire occupant l'intérieur du poumon.

La bronchite aiguë, par l'hyperémie qui l'accompagne et qui produit l'augmentation de volume du poumon, met obstacle à la libre circulation cardio-pulmonaire à travers cet organe. De là un engorgement sanguin dans le trajet circulatoire en amont de l'obstacle, c'est-à-dire dans l'artère pulmonaire et dans les cavités droites du cœur, qui se dilatent ainsi que l'orifice tricuspide, en même temps que se développe une hypertrophie graduelle du ventricule droit, qui a été signalée par Peacock. Cependant nous ne saurions admettre, avec X. Gouraud, comme une chose démontrée, qu'outre cette cause mécanique d'hypertrophie du cœur, il y ait une paralysie réflexe des capillaires du cœur, et par suite une hyperémie exagérant la nutrition moléculaire du muscle cardiaque [1].

Étiologie. — La confusion que nous avons signalée dans l'ensemble des faits compris sous le nom commun de bronchites, rend difficile l'étude des causes de la bronchite vraie énumérées par les auteurs. On a d'ailleurs reconnu généralement cette difficulté, dont nous signalons l'origine. Il faudrait évidemment reprendre la question, en faisant porter les recherches sur les véritables bronchites, débarrassées enfin des simples hyperémies, primitives ou secondaires, si fréquemment confondues avec elles.

Jusqu'au moment où ce travail aura été fait, il sera impossible d'assigner à la bronchite les causes qui lui sont particulières, en dehors des causes communes à l'ensemble des maladies aiguës que nous avons groupées dans la première partie de cet ouvrage.

Les refroidissements, le corps étant en sueur : telle est l'influence étiologique la plus générale et la plus commune, à ce point de vue, que nous ayons à rappeler comme influence exté-

[1] X. Gouraud : *Influence pathologique des maladies pulmonaires sur le cœur droit.* (Thèse de Paris, 1865.)

rieure. L'action de cette cause s'exerce, comme nous l'avons dit à propos de l'hyperémie simple, en vertu de phénomènes d'ordre réflexe. L'ingestion de boissons froides a été également signalée. Quand la bronchite est secondaire, la pathogénie en devient très-obscure, un petit nombre de faits pouvant s'expliquer par des phénomènes du même ordre que les précédents, et ayant pour origine des lésions d'organes intérieurs.

Quand on veut spécifier les causes externes ou internes, on se trouve en présence de nombreux et très-intéressants travaux publiés sur les influences atmosphériques des différentes latitudes, sur la température et l'humidité de l'atmosphère, sur l'organe dont l'influence est très-controversée, sur les mauvaises conditions hygiéniques, et sur une foule d'autres causes communes. Mais le mode d'action de ces différentes causes sur l'évolution de la bronchite est loin d'avoir la clarté indispensable aux résultats scientifiques.

Il y a cependant un petit nombre de causes déterminantes qui peuvent être considérées comme spéciales à la vraie bronchite : je veux parler de l'action irritante des poussières ou de certaines vapeurs qui pénètrent par les inspirations dans l'intérieur des conduits bronchiques. Telles sont les poussières du chanvre pendant son peignage, celles que produit le travail des pierres meulières, et, parmi les vapeurs irritantes, l'air chargé d'ammoniaque, d'acide sulfureux, d'acide nitreux, de gaz phosphoré, de gaz à éclairage.

Ces différentes causes peuvent produire des bronchites primitives. Quant à celles qui sont secondaires, l'origine en est très-diverse, comme nous l'avons déjà rappelé à propos des formes de la maladie.

La physiologie pathologique nous fournirait d'intéressantes données sur la pathogénie des bronchites, et sur le rôle qu'y jouent les troubles de la circulation et de l'innervation, ceux de la respiration et de la nutrition; mais leur exposé nous conduirait trop loin, et nous éloignerait trop du cadre clinique que nous avons adopté comme devant circonscrire notre travail.

Le PRONOSTIC de la bronchite aiguë est variable, quoique

habituellement peu grave lorsque la maladie est à l'état simple. Elle acquiert de la gravité d'abord par ses complications, lorsqu'elles tendent à produire une gêne de la respiration d'où résulte une dyspnée intense avec menace d'asphyxie; ensuite par les conditions défavorables dans lesquelles la bronchite se développe, comme l'âge avancé, de mauvaises conditions hygiéniques habituelles, et surtout lorsqu'il existe une maladie préexistante grave.

Dans ces bronchites graves, l'importance de la bronchite en elle-même, ou en tant que lésion inflammatoire, ne suffit nullement, en effet, pour expliquer la gravité extrême de lamaladie. La gravité de la bronchite, nous le répétons, nous paraît être en rapport direct avec l'intensité de l'hyperémie pulmonaire concomitante, qui donne une physionomie particulière à la maladie, que je décrirai sous le nom de *hémo-bronchite*. Cette hyperémie exagérée permet de rendre plus facilement compte des phénomènes dyspnéiques que l'accumulation des mucosités dans les conduits aériens, qui contribuent cependant aussi d'une manière incontestable à produire la dyspnée, mais surtout dans les derniers temps de la vie, lorsque la mort survient.

Traitement. — Comme toutes les questions thérapeutiques, celle du traitement de la bronchite présente de grandes difficultés pour la formule des indications principales, en dehors des indications secondaires qui concernent les symptômes.

La bronchite franche résultant de l'action du froid extérieur comme cause occasionnelle, une première indication serait de remédier au plus vite aux conséquences de son action réflexe vers le poumon et les bronches, si l'on observait la bronchite à son invasion. C'est dans ce but que l'on doit avoir recours aux boissons aromatiques chaudes, conseillées comme diaphorétiques par les anciens. Quoique ce moyen de traitement soit devenu banal par l'engouement avec lequel l'a adopté le vulgaire, dans le but d'obtenir un effet sudatoire, son emploi ne saurait être dédaigné. C'est ainsi que peut intervenir la médication alcoolique conseillée par Laennec au début des *rhumes*, et qu'il considère comme héroïque[1]. Cette médication doit cependant être employée avec réserve ; mais elle a été qualifiée à tort de hasardeuse par Mériadec Laennec, à l'époque où l'on avait une crainte exagérée d'irriter les organes. Aujourd'hui que l'on traite certaines pneumonies avec les alcooliques à hautes doses, et qu'on en obtient d'excellents effets, une pareille crainte est chimérique.

Les boissons chaudes émollientes, les infusions de mauve, de violettes, de bouillon-blanc, ou la décoction des quatre-fruits, édulcorées avec des sirops de gomme ou de capillaire, sont habituellement conseillées. On y joint souvent un julep gommeux ou un looch blanc, et l'on prescrit le repos dans une température douce, et des aliments légers. Mais cette médication adoucissante ne suffit pas si la bronchite a une certaine intensité. Il faut alors compléter le traitement par d'autres moyens.

Nous regardons d'abord l'indication de combattre l'hyperémie pulmonaire concomitante de toute bronchite aiguë, comme l'une des plus importantes à remplir dès le début, quoiqu'elle soit généralement négligée. La même indication existe pour la fièvre. Or les vomitifs sont le moyen par excellence, et pour faire dégorger le poumon hyperémié et pour abaisser la température fébrile. C'est l'oubli de l'hyperémie pulmonaire qui n'a fait conseiller la médication vomitive dans la bronchite que lorsque l'inflammation paraît s'être étendue aux plus petites bronches (bronchite dite capillaire).

Parmi les vomitifs, les plus usités sont le tartre stibié à dose vomitive et l'ipécacuanha. On a préconisé aussi le sulfate de cuivre à la dose de 0 gr. 20 à 0 gr. 40. L'émétique à hautes doses peut faire diminuer la fièvre et l'hyperémie pulmonaire ; mais il faut craindre son effet dépressif chez les sujets affaiblis, à moins qu'on ne l'emploie à la période de réaction comme le recommande Fonssagrives. Nous lui préférons de beaucoup

[1] « Je fais, dit-il, prendre communément au malade, au moment où il se couche, une once ou une once et demie de bonne eau-de-vie, étendue dans le double d'une infusion très-chaude de violettes, édulcorée avec suffisante quantité de guimauve. »

la poudre d'ipécacuanha à dose vomitive ou nauséeuse. Nous donnons habituellement comme vomitif 1 gr. 50 de poudre d'ipécacuanha à laquelle nous associons 5 centigrammes de tartre stibié, en deux ou trois doses; et si nous avons affaire à un malade redoutant l'action des vomitifs, ce qui est assez fréquent dans la pratique, nous préférons un julep gommeux avec 2 ou 3 grammes de poudre d'ipécacuanha, à donner par cuillerées à bouche chaque demi-heure, jusqu'à ce qu'il se produise un vomissement, qui nous fait suspendre la potion. L'ipécacuanha exerce souvent ensuite une action purgative.

L'état nauséeux ou vomitif produit par ces médicaments nous paraît plus avantageux, même à doses interrompues, que la tolérance qu'on cherche souvent à favoriser par des calmants narcotiques. Il faut donc se borner à mitiger au besoin les effets vomitifs, au lieu de chercher à obtenir une tolérance complète, dont l'effet avantageux nous paraît problématique.

Les vomitifs sont utiles surtout chez les enfants ; leur efficacité prime chez eux toutes les autres médications actives qui ont été conseillées contre la bronchite infantile. Chez l'adulte comme chez l'enfant, on se gardera d'insister sur l'emploi de l'ipéca, et surtout du tartre stibié, si les vomissements se répètent trop fréquemment, et s'il survient de trop nombreuses évacuations intestinales. Insister alors serait jeter le malade dans une prostration qui serait nuisible à la résolution de la maladie.

Après l'emploi des vomitifs, qui sont doublement utiles lorsqu'il existe un embarras gastrique en même temps que la bronchite aiguë, on peut placer celui des ventouses scarifiées ou des évacuations sanguines. Les déperditions sanguines doivent être très-modérées, si on les juge nécessaires, en raison de l'affaiblissement général et de la durée bien plus longue de la convalescence qui peuvent en résulter.

L'heureux effet du traitement dirigé contre l'hyperémie et la fièvre est complexe. L'amélioration qui s'ensuit est caractérisée par la diminution sensible de la dyspnée et des signes physiques; par la détente qu'on observe du jour au lendemain dans l'état général du malade, sans cependant que la bronchite suspende sa marche, comme toute inflammation qui doit suivre ses différentes périodes. Le pouls diminue de fréquence ainsi que la toux; la chaleur de la peau baisse, la dyspnée s'atténue sensiblement, et en même temps la mensuration, si elle a été déjà employée, révèle une rétrocession manifeste de la poitrine qui indique un dégorgement sanguin des poumons.

Les révulsifs cutanés, préconisés par tous les observateurs, sont d'un usage habituel contre la bronchite aiguë, dès que la fièvre a diminué dans les cas graves, et dans tous ceux où elle est de faible intensité. On a recours aux ventouses sèches, à des emplâtres divers de diachylon, de poix de Bourgogne, et de préférence à des emplâtres de thapsia et à des papiers dits chimiques, produisant une irritation cutanée révulsive. On use aussi de vésicatoires, d'emplâtres émétisés ou de frictions d'huile de croton. Mais ces deux derniers moyens, dont on peut se passer puisqu'on a à choisir dans la nombreuse liste de révulsifs qui les précèdent, doivent être rejetés de la pratique. D'un effet d'abord bénin ou même inoffensif en apparence, ils peuvent agir ensuite bien au delà de la limite qu'on aurait désirée. Des pustules avec suppuration profonde, et gangrène partielle du derme, se développent parfois en grand nombre, sans qu'on puisse en modérer l'évolution; il en résulte des cicatrices indélébiles, et lorsqu'elles sont confluentes, ces cicatrices sont aussi difformes que celles qui résultent de larges et profondes brûlures. Ces conséquences sont surtout regrettables chez les femmes; car l'altération de la peau est irrémédiable. J'ai vu une jeune fille de 20 ans qui, à la suite de frictions d'huile de croton faites sur toute la partie antérieure de sa poitrine quand elle n'avait encore que 12 ans, pour combattre une bronchite, offrait, dans toute l'étendue de cette région, les cicatrices les plus difformes, sans un îlot de peau restée saine.

La toux, souvent si fatigante dans le cours de la bronchite, réclame l'emploi des calmants, parmi lesquels on a préconisé surtout l'opium. Il faut se garder, dans la pratique civile, de donner des doses de ce narcotique aussi élevées que celles qu'on administre communément à l'hôpital (0 gr. 05 à 0 gr. 10).

On doit commencer par 1 ou 2 centigrammes donnés le soir; ils suffisent fréquemment; et la dose est graduellement augmentée dans le cas contraire. Outre son effet sédatif sur le système nerveux, et par suite sur l'irritabilité extrême des bronches enflammées qu'il atténue, l'opium détermine quelquefois une diaphorèse utile. Le datura stramonium en extrait, comme l'opium, ou en fumigation (4 grammes de feuilles de datura, avec autant de feuilles de mauve pour un litre d'eau bouillante), a été aussi conseillé; mais la température élevée de la vapeur d'eau des fumigations peut augmenter l'hyperémie pulmonaire, ce qui doit par conséquent faire recommander avec une certaine réserve l'emploi des fumigations en général.

D'autres calmants, comme l'eau de fleurs d'oranger, l'eau de laurier-cerise, les préparations de laitue, de digitale, de belladone, de jusquiame, le bromure de potassium, et l'alcoolature d'aconit, ont été aussi recommandés. Mais leur action sédative, qui peut être excessive en rendant l'expectoration plus difficile, est loin de valoir celle de l'opium ou du datura. La belladone a ici, comme dans bien d'autres conditions, l'inconvénient grave d'avoir des effets narcotiques inconstants, et extrêmement variables suivant les individus, ce qui rend le maniement de cette substance délicat et difficile.

L'effet sédatif des calmants sur la toux et l'expectoration mérite d'autant plus d'attirer l'attention du praticien, qu'il a le plus souvent le devoir de faciliter l'expulsion hors des voies respiratoires des produits de la sécrétion catarrhale dont la stagnation et l'accumulation dans les bronches peuvent avoir de pénibles ou fâcheux résultats, surtout chez les vieillards et les enfants. C'est pour remplir cette indication que l'on a recours aux médicaments dits expectorants; à l'ipécacuanha à doses fractionnées, aux antimoniaux, au soufre doré d'antimoine, mais surtout au kermès; à la scille, aux balsamiques, et surtout au tolu, qui est très-employé. Delioux de Savignac a conseillé l'emploi du sesqui-carbonate d'ammoniaque à la dose de 1 ou 2 grammes en potion avec 30 gr. d'eau-de-vie et du sirop de morphine, quand l'expectoration est difficile, et que la toux est bronchique, sèche et douloureuse (*Bull. de thérapeut.*; 1871).

Une autre indication ressort encore de cet encombrement des conduits aériens par des exsudats muco-purulents. C'est la nécessité de diminuer leur formation.

Pour arriver à ce but, il faut avoir recours aux astringents, et de préférence vers le déclin de la bronchite, alors que la période de réaction est dissipée, ou du moins diminuée. Le cachou en pilules, l'extrait de ratanhia dans un julep, à la dose de 2 à 4 grammes par jour, et le tannin, à celle de 0 gr. 60 à 1 gramme en pilules prises au moment des repas : tels sont les astringents auxquels on pourra avoir recours.

C'est principalement lorsque la dyspnée acquiert une intensité inquiétante par suite de l'accumulation des mucosités dans les bronches, comme on le voit assez fréquemment dans la bronchite dite capillaire suffocante, que les astringents peuvent avoir un résultat heureux. C'est après avoir eu connaissance du fait suivant, que me communiqua en 1855 mon vénéré maître et ami le Dr Louis, que j'entrepris, la même année, des recherches sur la médication astringente dans la bronchite, dans la phthisie pulmonaire, et dans la dilatation des bronches, recherches dont je publiai les résultats en 1862 [1]. Voici l'observation du Dr Louis, telle qu'il a bien voulu me la communiquer depuis la publication de mon mémoire.

Obs. XXV. — « Un négociant de Bercy, âgé de 25 à 30 ans, d'un tempérament lymphatique, ayant un embonpoint assez considérable, fut atteint, dans les derniers jours du mois de mai 1855, d'une bronchite aiguë, grave. Appelé en consultation près du malade, au sixième ou au septième jour de son affection, je le trouvai dans l'état suivant :

Pâleur un peu livide de la face, respiration fréquente, peu haute, toux médiocre, crachats diffluents, d'un blanc jaunâtre, abondants, couvrant le fond d'une cuvette ordinaire ; — bruit respiratoire masqué dans toute l'étendue du thorax, tant en

[1] Woillez : *De l'emploi du tannin dans les affections des organes respiratoires.* (Bulletin gén. de thérapeutique, 1862.)

avant qu'en arrière, par un râle sous-crépitant mou, abondant, de moyen volume, sans altération apparente de sonorité. — Le pouls était petit et faible, très-accéléré, la chaleur plutôt au-dessous qu'au-dessus de l'état normal. Le malade n'avait pas conscience de la gravité de sa position.

Cet état fut combattu, sans succès, par un traitement tonique; et, trois jours après ma première visite, la situation du malade était encore aggravée. Sa figure était plus livide, son pouls plus petit, la chaleur encore diminuée, ses crachats plus diffluents; et l'exploration de la poitrine donnait les mêmes résultats qu'à ma première visite : nulle part on n'entendait la respiration. Evidemment l'asphyxie devait être complète d'un moment à l'autre, si l'on ne parvenait à supprimer, ou tout au moins à dimimuer beaucoup et promptement la sécrétion des bronches, à faciliter l'entrée de l'air dans leurs dernières ramifications.

Les astringents se présentaient naturellement pour remplir cette indication, et 4 grammes d'extrait de ratanhia furent prescrits dans une potion gommeuse.

Dès le lendemain l'état du malade était beaucoup plus satisfaisant. La teinte livide de la face avait presque complétement disparu; le pouls était moins petit, moins fréquent, la chaleur plus naturelle, la respiration moins rapide, les crachats moins abondants, moins diffluents que la veille, le râle sous-crépitant beaucoup moins abondant, quoique toujours universel. — Le ratanhia, à la dose de 4 grammes, fut continué.

Le lendemain, à ma troisième visite, l'amélioration avait fait de nouveaux progrès, et il en fut de même, sans interruption aucune, les jours suivants. En sorte qu'après quinze jours de traitement par le ratanhia, sans autre médicament, tout symptôme local avait disparu et les forces du malade étaient rétablies, en grande partie du moins.

Ici évidemment aucun doute ne peut s'élever sur l'action thérapeutique du ratanhia. Sans lui, la bronchite, je n'hésite pas à le dire, fût devenue promptement mortelle, et j'insiste sur ce point parce que l'utilité des agents thérapeutiques est bien rarement aussi manifeste et aussi prompte. »

Mes recherches ont confirmé le résultat remarquable qui a été obtenu par le Dr Louis chez ce malade. J'ai rapporté dans mon Mémoire des observations de bronchite qui ont été rapidement améliorées par l'extrait de ratanhia. Parfois la disparition des râles a eu lieu du jour au lendemain, ce qui met hors de doute l'efficacité de cette médication, qui fait diminuer la sécrétion bronchique et par suite la toux, l'expectoration, et même la dyspnée, lorsqu'elle est due à l'encombrement des bronches par le muco-pus. Plus tard je substituai le tannin au ratanhia, dont il est l'élément actif, et qui est d'un emploi plus facile. Ses bons effets furent incontestables, et j'ai pu recueillir un fait (observation IV de mon Mémoire) dans lequel une dilatation généralisée des bronches, prise précédemment et depuis longtemps pour une tuberculisation pulmonaire, obligeant le malade à garder le lit depuis plusieurs mois, s'améliora si rapidement que le malade, délivré en très-grande partie de son énorme expectoration et de sa dyspnée, put reprendre ses occupations après quinze jours de traitement.

J'ai aussi noté l'efficacité du tannin dans les bronchites, comme dans les congestions pulmonaires de longue durée, qui se rencontrent dans la fièvre typhoïde, et je ne saurais trop en préconiser l'emploi dans ces circonstances.

Dans la convalescence de la bronchite, il s'agit de consolider la guérison. C'est ce que l'on fait par l'emploi des eaux sulfureuses naturelles, comme celles de Bonnes, de Labassère, d'Enghien, ou par l'usage plus ou moins prolongé des préparations sulfureuses destinées à remplacer les eaux naturelles. Les balsamiques, tels que l'infusion de bourgeons de sapin édulcorée avec du sirop de tolu, ou des préparations de goudron, trouvent également leur emploi au moment de la convalescence.

Il y a enfin un traitement, complémentaire de celui de la bronchite elle-même, qu'il ne faut pas négliger, lorsque l'organisme est affaibli par une mauvaise hygiène ou par d'autres causes. Les toniques sous toutes les formes et un régime fortifiant et analeptique sont indiqués comme moyens de relever les forces, et en même temps de favoriser la résolution de la bronchite.

CHAPITRE III

PNEUMONIE

Si l'on n'a pas été généralement d'accord pendant si longtemps sur les caractères de la bronchite, considérée comme un type distinct de maladie aiguë, il n'en a pas été de même de nos jours pour la pneumonie franche.

A partir d'Hippocrate, elle a été observée et décrite sous le nom de péripneumonie, mais confondue avec d'autres affections thoraciques, et notamment avec la pleurésie aiguë. Cette confusion ressort d'abord des descriptions de Galien, d'Arétée et de tous les écrits du même temps. Au XVIe siècle, Baillou confond aussi l'ensemble de ces maladies sous le nom de pleurésie. Ce n'est que dans le cours des deux siècles suivants, le XVIIe et le XVIIIe, que l'on essaye de distinguer la péripneumonie vraie de la fausse pneumonie et de la pleurésie, en prenant pour base l'observation. Sydenham sépara et décrivit à part la péripneumonie vraie et la pleurésie; et son ingénieux commentateur Van Swieten chercha à compléter son œuvre, en citant des faits de pleurésie dans lesquels le poumon n'était nullement enflammé. Valsalva, Huxham, Morgagni et Borsieri s'efforcèrent aussi de démontrer l'autonomie de la péripneumonie en dehors de la pleurésie; et plus près de nous, Bichat et Pinel contribuèrent à légitimer cette distinction dans une certaine mesure. Mais il a fallu arriver jusqu'à Laennec pour voir disparaître tous les doutes, et pour admettre la pneumonie comme parfaitement distincte par ses signes et ses lésions.

Grâce à Laennec, l'anatomie pathologique et les moyens physiques d'exploration ont permis de limiter définitivement la question d'une manière précise. Quoique l'on soit loin de s'entendre sur le mot inflammation, et que, même de nos jours, on ait compris sous la dénomination de pneumonie des lésions différentes, la pneumonie franche restera désormais comme une maladie bien distincte, ayant pour caractères distinctifs des lésions et des signes que l'on pourra diversement interpréter, mais qui seront toujours considérés comme les manifestations incontestables d'une maladie bien déterminée.

Dégagée de la confusion avec les autres maladies aiguës dans laquelle elle était maintenue aux siècles précédents, elle a été l'objet de recherches très-nombreuses qui ont, depuis Laennec, perfectionné son étude. Il me suffit de rappeler les travaux de Andral, Bouilland, Chomel, Louis, Stokes, Hourmann et Dechambre, Béhier, Charcot, etc., sur la pneumonie des adultes, et ceux de De La Berge, Gerhard, Rufz, Valleix, Barthez et Rilliet sur celle des enfants, pour donner une idée de l'importance de ces recherches. Mais l'ouvrage le plus complet qui ait été publié est sans contredit la monographie de Grisolle, où les questions relatives à la pneumonie sont traitées avec le plus grand soin. Nous aurons fréquemment à citer ces différents auteurs, ainsi que beaucoup d'autres, qui ont publié des mémoires ou des ouvrages qui se rapportent à la pneumonie.

On verra que, malgré la précision et la valeur de ces œuvres diverses, malgré des recherches anatomo-pathologiques nombreuses et qui ont été poursuivies avec succès, la pneumonie n'a pas échappé de nos jours à une confusion nouvelle. Nettement dégagée de la plupart des anciens catarrhes et de la pleurésie, elle constitue maintenant un groupe de formes encore mal définies, sous les noms de pneumonies franches, fausses, bâtardes, catarrhales, de broncho-pneumonies, etc., et qu'il est indispensable de bien préciser.

La connaissance de l'hyperémie pulmonaire telle que je l'ai exposée, me semble jeter un jour nouveau sur ce sujet complexe, et justifier une nouvelle étude clinique de la maladie. On verra que les inductions qui découlent de cette connaissance de l'hyperémie révèlent des particularités qui n'ont pas encore attiré l'attention des observateurs.

C'est d'après cent neuf observations, que j'ai recueillies depuis plusieurs années dans les hôpitaux de Paris, que j'expose le résultat de ces recherches [1]. Qu'on n'oublie pas que je ne m'occupe ici que des pneumonies franches dans leur expression, et non de celles que j'ai rappelées tout à l'heure. Il sera question de ces dernières dans la seconde partie [2].

DÉFINITION. — On peut donner le nom de pneumonie *franche* à la maladie fébrile aiguë et inflammatoire du poumon, caractérisée par deux degrés principaux de manifestations organiques ou lésions, qui constituent deux périodes dites d'engouement et d'hépatisation, et par un ensemble de troubles fonctionnels et de signes physiques : caractères qui suffisent pour en faire une maladie particulière, à marche plus ou moins rapide, marquée par ses périodes de progrès, d'état et de résolution, la guérison ayant lieu dans la plupart des cas.

Voici une première observation que nous pouvons donner comme un exemple de pneumonie franche.

OBS. XXVI. — Un maçon robuste, âgé de vingt ans, fut admis le 31 janvier 1868 à l'hôpital Necker. Il n'avait jamais eu de maladie, et se nourrissait habituellement assez bien.

Trois jours avant son entrée, il but de l'eau froide pendant qu'il était en grande transpiration. La nuit suivante, il éprouva un frisson violent et prolongé suivi de chaleur, et accompagné d'une vive douleur du côté droit de la poitrine. Il vint à l'hôpital après avoir gardé le lit chez lui pendant deux jours, sans faire aucun traitement.

Le 1er février, quatrième jour de la maladie, abattement, face injectée, pouls à 116, dyspnée apparente, respiration à 40, toux peu fréquente; quelques crachats rouillés, visqueux, très-adhérents au vase.

Matité du côté droit de la poitrine en arrière, plus prononcée en bas que supérieurement; en avant sous la clavicule droite, son plus intense et en même temps plus grave qu'à

[1] 62 de ces pneumonies occupaient le poumon droit, 41 le poumon gauche; et dans les 6 autres faits, la pneumonie était double.

[2] Voyez à la Table alphabétique, au mot *Pneumonie*.

gauche, respiration forte supérieurement du même côté, soufflante dans la moitié inférieure en arrière, avec quelques râles crépitants à la fin de l'inspiration et bronchophonie manifeste, avec voix soufflée. Respiration exagérée ou puérile du côté gauche (*Gom. suc. 2 pots; Jul. avec ipéca 3 grammes; 10 vent. scar. à droite; diète*).

Du 2 au 6 février, l'état du malade s'aggrave. Les pommettes restent colorées, le pouls est à 116-120 le matin, mais sa fréquence augmente le soir (136) ainsi que la dyspnée (48 respir.); la chaleur de la peau est considérable; il y a des moments d'agitation et de délire la nuit; la prostration persiste dans les intervalles. La langue est un peu sèche, la soif est prononcée ; il y a de la diarrhée survenue par suite de la substitution d'une potion stibiée au julep avec poudre d'ipéca.

La toux et l'expectoration ne varient pas. Le malade ne se plaint plus de sa douleur après une seconde application de ventouses scarifiées qui a été faite ; cependant la percussion en avant est pénible et accélère la respiration. La matité du côté droit en arrière est devenue plus complète, et avec plus de résistance sous le doigt; en avant, la sonorité est manifestement exagérée, et par moments elle s'accompagne de bruit de pot fêlé. La respiration est granuleuse de ce même côté droit en avant, avec expiration prolongée. En arrière, le souffle bronchique et la bronchophonie avec voix soufflée sont devenus de plus en plus intenses et étendus; le 6 février ils occupent en arrière toute la hauteur du poumon droit avec prédominance des râles crépitants vers la base. Les vibrations thoraciques ne sont que faiblement augmentées du côté de la pneumonie par rapport au côté sain, où l'on constate tantôt de l'expiration prolongée, tantôt en même temps un bruit respiratoire exagéré ou puéril.

La potion stibiée n'ayant pas été bien supportée, et la prostration étant prononcée, je prescris le 6 une potion au rhum.

Le 7 février, 9e jour de la pneumonie, un changement remarquable s'est produit dans l'état du malade. Dès la veille au soir le pouls était descendu à 100, la respiration à 40.

Le matin du 7 il n'est qu'à 80, un peu irrégulier ; la respiration est à 32. Le malade se dit beaucoup mieux, sa physionomie est calme, ses pommettes ne sont plus colorées, son œil est meilleur.

Du côté droit, la poitrine donne toujours à la percussion en avant une *sonorité tympanique*, et en arrière une matité du sommet à la base, mais cette matité est moins absolue en haut, où le souffle est cependant très-fort et mélangé de râles crépitants, surtout par la toux. Au-dessous jusqu'en bas, souffle à peine marqué et râles plus nombreux, plus humides et plus gros. La bronchophonie et l'augmentation des vibrations thoraciques sont surtout marquées au sommet droit, où existe en avant sous la clavicule un bruit respiratoire très-fort avec expiration prolongée. Du côté gauche, le bruit respiratoire est moins exagéré que précédemment (*Même traitement ; potages*).

A partir de ce jour, l'état général va s'améliorant rapidement. Dès le 10 physionomie naturelle, demande d'aliments, sueurs la nuit; le pouls est à 72. Il est à 60 le 13 février, en même temps que la respiration devient de plus en plus calme. Cependant, les phénomènes locaux ne diminuent pas dans une égale proportion. Quoique le souffle et les râles aillent en diminuant d'intensité et d'étendue, ils restent les mêmes à cela près jusqu'au 13 février. L'exagération du son, généralisée en avant à droite, s'est limitée de nouveau sous la clavicule ; en arrière du même côté, il persiste une submatité du haut en bas, le souffle au sommet persiste, mais les râles humides n'y apparaissent que par la toux ; dans le tiers inférieur, le bruit respiratoire est très-faible et mélangé de quelques bulles seulement de râles humides. Il n'y a plus de bronchophonie ni d'exagération des vibrations thoraciques. Du côté sain, on constate jusqu'au 17 février les mêmes signes mobiles qui ont existé déjà : l'expiration prolongée et la respiration puérile.

Enfin l'amélioration va croissant pour l'état local. Le bruit respiratoire devient de plus en plus faible du côté droit, et les râles disparaissent, mais les autres phénomènes persistent. Seulement le souffle au sommet en arrière ne se constate plus dès le 18 février. Le 17, la potion au rhum fut suspendue et remplacée par du vin de quinquina, et quatre degrés ou portions d'aliments, graduellement augmentés jusque-là, furent accordés au malade, qui partit par l'Asile de convalescence de Vincennes le 24 février.

A sa sortie, la submatité du côté droit persistait en arrière, ainsi que le tympanisme limité en avant. La respiration était très-faible partout de ce côté, sans autre signe qu'un bruit de frottement pleural bien distinct à la base en arrière.

Le tableau clinique de la maladie que présente cet homme donne une bonne idée de ce qu'est la pneumonie franche suivie de guérison. Les signes caractéristiques en sont très-nets. Ce sont, pour les rappeler simplement : la fièvre, la douleur de poitrine, l'expectoration de crachats caractéristiques, la matité thoracique, des râles humides, le souffle bronchique et la bronchophonie ; le tout formant un ensemble de signes qui persistent pendant un certain nombre de jours.

Mais on trouve en même temps dans ce fait, du côté du poumon gauche opposé à celui qui est atteint de pneumonie, des signes mobiles d'auscultation qui demanderaient une explication, si je ne devais la réserver pour l'exposer plus loin, lorsque je m'occuperai des signes physiques de la maladie.

Pour procéder avec ordre dans l'étude clinique de la pneumonie, j'ai auparavant à m'occuper de son invasion et de ses phénomènes généraux, ces particularités devant être d'abord constatées dès le premier interrogatoire.

Invasion. — Lorsqu'une pneumonie franche se déclare, l'invasion première a la plus grande ressemblance avec celle de l'hyperémie pulmonaire simple franchement fébrile. La fièvre, le point de côté, la dyspnée, peuvent être semblables de part et d'autre; seulement dans l'ensemble des cas de pneumonie, considérés en certain nombre par comparaison avec l'hyperémie simple, ces phénomènes ont plus fréquemment une intensité plus grande dans la pneumonie, et de plus des prodromes s'observent chez un plus grand nombre de sujets.

Cependant le début est le plus souvent rapide et subit, comme pour l'hyperémie simple. Ce n'est que dans le quart des faits de pneumonie (26 sur 97) que j'ai noté des prodromes, résultat qui concorde parfaitement avec celui qu'a formulé Grisolle. Nous avons vu que les prodromes sont exceptionnels dans l'hyperémie simple. Il n'y a rien de surprenant à ce que l'atteinte plus profonde de l'organisme par la pneumonie soit précédée plus fréquemment de prodromes. De la perte d'appétit, avec malaises, céphalalgie, parfois une simple courbature, de la toux, plus rarement des épistaxis, des vomissements, et une seule fois un point de côté comme seul prodrome pendant quelques jours : tels sont ceux que j'ai notés. Ces prodromes n'indiquaient pas dans tous les cas une gravité plus grande de la maladie.

SYMPTÔMES GÉNÉRAUX. — Dans la pneumonie franche, les symptômes généraux sont constants. Cela se comprend encore, puisque au début de l'hyperémie pulmonaire simple, affection moins grave que la pneumonie, la fièvre, bien moins accusée, existe dans tous les cas.

On a discuté sur l'importance des frissons, que Chomel considérait comme constants au début de la pneumonie, ce que l'on a nié. D'après mes observations, ils ne manquent que dans des faits très-exceptionnels ; mais dans ces faits même, la fièvre se manifestant par ses autres caractères, n'a jamais fait défaut. On a parlé de pneumonies sans fièvre, caractérisées par des signes d'auscultation ; mais il ne s'agissait pas, comme ici, de pneumonies franches. On a eu sans doute affaire, comme cause d'erreur, à certaines hypérémies mécaniques, comme on en peut observer avec les rétrécissements des orifices du cœur, et dans lesquelles il existe des signes trompeurs de pneumonie.

Les frissons, parfois violents et prolongés, sont suivis de chaleur fébrile. Mais tandis que la fièvre de l'hyperémie idiopathique est éphémère et de vingt-quatre ou quarante-huit heures de durée seulement, celle de la pneumonie franche persiste, et elle s'accompagne bientôt des signes locaux de la maladie, tantôt rapidement du jour au lendemain, tantôt plus tardivement. Au point de vue de la thermométrie, on a placé la pneumonie, considérée comme maladie inflammatoire aiguë, dans la classe des maladies dont la température est dite à type rapide. La période ascendante serait de douze à trente-six heures, la période d'état de trois à neuf jours, et la défervescence de vingt-quatre ou de quarante-huit heures. Nous reviendrons sur les signes fournis par la thermométrie à propos de la marche de la pneumonie.

Outre l'accélération du pouls et la chaleur de la peau, il y a, dans le cours de la maladie, perte de l'appétit, une soif plus ou moins vive, quelquefois des vomissements à l'invasion, de la céphalalgie, de l'insomnie, de l'agitation, dans certains cas du délire, et il peut survenir des éblouissements dès que le malade est assis dans son lit. Les forces sont plus ou moins déprimées, et les pommettes offrent assez fréquemment une coloration rouge, comme plaquée, tantôt d'un seul côté, tantôt des deux. Gubler, s'appuyant sur le travail de Claude Bernard sur le filet cervical supérieur du grand sympathique, considère cette rougeur comme un effet réflexe secondaire partant des plexus nerveux des poumons pour gagner l'encéphale et se réfléchir sur les nerfs respiratoires de la face. Il y aurait toujours, en même temps que la coloration rouge, une élévation sensible et quelquefois considérable de la température[1].

Symptômes locaux. — Les troubles généraux s'accompagnaient de phénomènes locaux qui caractérisent plus particulièrement la maladie. C'étaient : la douleur thoracique, la dyspnée, la toux, l'expectoration, et les signes physiques fournis par les moyens d'exploration.

La *douleur* ne différait pas de celle qui accompagne l'invasion de la congestion pulmonaire idiopathique. Cela s'explique, parce qu'elle semble dépendre de la congestion qui marque l'invasion de la pneumonie, autant que de la pneumonie elle-même. Dans nos observations, en effet, cette douleur a eu le même siége habituel sous le mamelon, et les mêmes carac-

[1] Gubler : *de la Rougeur des pommettes comme signe d'inflammation pulmonaire* (Union médicale, 1857, t. XI).

tères que la douleur de l'hyperémie simple : plus ou moins intense, s'exaspérant par la toux, quelquefois par les mouvements, par la percussion et pas toujours par la pression des espaces intercostaux. Elle est apparue avec la fièvre de l'invasion, rarement le lendemain ou les jours suivants.

La *dyspnée* et l'accélération de la respiration étaient variables d'intensité comme dans l'hyperémie, mais fréquemment plus prononcées dans la pneumonie. Le sentiment d'oppression n'était pas, dans tous les cas, en rapport avec la fréquence et l'étendue des mouvements respiratoires.

La *toux* était à peu près constante. Je dis *à peu près*, parce qu'il a été cité par les auteurs des exemples de pneumonie franche sans toux ni expectoration, et que j'ai vu pour mon compte deux exceptions de ce genre. Ce sont évidemment des faits extrêmement rares. La violence de la toux est en général moins grande que dans la bronchite. Elle est beaucoup plus discrète chez l'enfant et le vieillard que chez l'adulte. Elle est suivie d'une expectoration considérée avec raison comme caractéristique, et qui diffère totalement du liquide muqueux, transparent qui est expectoré dans la congestion idiopathique du poumon. Ce dernier liquide est quelquefois teinté de sang, mais sans offrir les caractères des crachats de la pneumonie.

Ces *crachats pneumoniques*, dont la quantité est très-variable, doivent en grande partie leurs caractères à la présence du sang, qui est mêlé intimement à leur masse. Il ne faut pas oublier qu'ils peuvent offrir les colorations les plus diverses : celles du sang presque pur, de la brique pilée, de la rouille, du jus de réglisse, de la marmelade d'abricots, de sucre d'orge, la couleur safranée, jaune citron, et même verte. Ils sont remarquables par leur demi-transparence par places, par leur viscosité, qui les fait adhérer au fond du crachoir; on peut souvent le retourner sans les répandre. Je n'insiste pas davantage sur ces caractères extérieurs des crachats pneumoniques, qui sont parfaitement connus et décrits.

Je dois faire remarquer qu'il y a des pneumonies dans lesquelles les crachats n'ont pas des caractères aussi tranchés ;

qu'il en est même où ces crachats manquent complétement, comme la toux, ainsi que je l'ai rappelé tout à l'heure. Cependant l'expectoration caractéristique de la pneumonie n'en est pas moins le meilleur signe de la maladie. Les crachats pneumoniques, en effet, représentent une partie de l'exsudat inflammatoire qui est déposé dans les vides aériens. Ils sont donc comme une partie de la lésion, devenue visible pour l'observateur pendant la vie du malade, comme peut l'être une lésion de l'arrière-bronche.

Ces crachats peuvent être le seul signe évident de la maladie, les signes d'auscultation de la pneumonie faisant entièrement défaut. Cette particularité, signalée par Andral dans six observations du vivant de Laennec [1], a été niée par l'illustre inventeur de l'auscultation, qui avouait cependant avoir observé un jeune homme qui se trouvait dans cette condition [2]. Chomel dit avoir rencontré plusieurs fois des malades avec des pneumonies de ce genre.

Quoique ces faits soient presque oubliés, l'opinion de Andral et de Chomel ne saurait être contredite de nos jours; car il y a beaucoup de praticiens qui ont rencontré des faits semblables à ceux dont il est ici question, sans qu'on puisse les accuser, avec Mériadec Laennec, « de ne savoir pas ausculter, ou d'avoir l'oreille un peu paresseuse. » Graves et Béhier ont aussi observé des cas de ce genre.

Je n'ai pas rencontré de faits de cette espèce, du moins comme pneumonies franches; car j'aurai à en citer à propos des pneumonies qui participent plus de l'hyperémie que de l'inflammation. Il faut noter que, s'il n'y a pas alors de signes de pneumonie joints à l'expectoration qui lui est particulière, il existe des signes de congestion pulmonaire.

Suivant Remak, il y aurait dans ces crachats, examinés du deuxième au septième jour, des petites concrétions bronchiques ramifiées, qui seraient bien mieux encore la démonstration de l'exsudation inflammatoire. Ces concrétions seraient

[1] Andral : *Clinique médicale*, t. I, p. 368.
[2] Laennec : *Auscult. médiate*; 3e édit., t. I, p. 426.

quelquefois visibles à première vue; mais on les distinguerait mieux en mettant les crachats dans l'eau, où on les laisse pendant quelque temps pour les étaler ensuite sur une plaque de verre teintée en noir. Remak a eu sans doute affaire à une série de faits favorables; car ces ramifications fibrineuses sont loin d'être constantes.

En dehors de ces ramifications, on trouve, en les examinant au microscope, que les crachats sont composé (outre le mucus, les globules de pus et les cellules épithéliales des crachats de la bronchite) de globules de sang en grande abondance, les uns intacts, beaucoup d'autres déformés, à contour crénelé, groupés ou isolés; enfin ils contiennent de l'hématoïdine et des globules granuleux. Mais ces caractères, importants à connaître, ne sauraient primer ceux que fournit l'inspection simple des crachats, dont les caractères sont des plus tranchés, comme je l'ai rappelé tout à l'heure.

Bamberger a signalé dans les crachats pneumoniques, en 1861, des caractères chimiques qui les différencient des crachats du catarrhe. Les premiers ne renferment que des traces de phosphates alcalins et plus de potasse que de soude; les seconds sont dans des conditions inverses. Ces données n'ont pas été utilisées jusqu'à présent dans la pratique.

SIGNES PHYSIQUES. — Il est facile de voir, d'après l'exposé que nous venons de faire des phénomènes généraux et des troubles fonctionnels locaux observés dans la pneumonie franche en dehors des signes physiques, qu'ils offrent une grande analogie avec ceux de l'hyperémie simple; et qu'ils ne diffèrent, dans la pneumonie, que par la persistance de la fièvre, par la toux plus constante, et surtout par une expectoration qui est un des meilleurs caractères de la maladie.

L'exploration de la poitrine nous donne, après l'expectoration caractéristique, les signes les plus importants de la pneumonie. Ils sont fournis surtout par la percussion et l'auscultation. Par l'application de la main, on obtient des données de diagnostic plus secondaires, et par la mensuration des résultats utiles à l'étude, mais non au diagnostic pratique de la pneumonie.

1° *Percussion.* — Nous n'avons pas affaire, comme dans la bronchite, à des signes de percussion que l'on doive rapporter simplement à la congestion pulmonaire concomitante. Ils sont à la fois ici sous la dépendance de la pneumonie et de la congestion dans la plupart des cas. Je ne m'occuperai que de la matité, du tympanisme, et du bruit de pot fêlé, me réservant de traiter ailleurs la délicate question de la tonalité des sons de percussion dans la pneumonie, comme dans les autres affections où cette tonalité est modifiée.

La matité ou la submatité qui sont constatées au niveau de l'hépatisation pulmonaire, se conçoivent facilement avec la condensation du tissu du poumon qui caractérise la lésion. La matité a offert tous les degrés possibles depuis la submatité légère jusqu'à la matité la plus absolue : siégeant au niveau même de cette hépatisation, principalement à la base en arrière, dans une hauteur plus ou moins grande ou dans toute la hauteur du côté affecté, plus rarement en avant vers la base en même temps qu'en arrière, rarement aussi à la partie moyenne en arrière seulement, enfin occupant le sommet dans les pneumonies de la partie supérieure du poumon. Il ne faut pas oublier qu'il peut y avoir une submatité des deux côtés en arrière sans qu'il y ait pour cela double pneumonie. Nous verrons que la congestion pulmonaire concomitante peut obscurcir le son au niveau du poumon non affecté, ou même à la base des deux poumons, lorsqu'il existe une pneumonie du sommet, comme j'en ai vu deux exemples.

Les limites libres de cette matité sont habituellement vagues, cependant quelquefois elles sont nettement marquées. On éprouve en percutant à son niveau une résistance difficile à définir, mais qui s'apprécie par comparaison avec la sensation de moindre résistance perçue au niveau de la submatité due à la congestion. Cette élasticité s'apprécie mieux par la mensuration (V. p. 18), mais elle n'est pas indispensable au diagnostic.

Dans un assez grand nombre de pneumonies, on rencontre une *exagération d'intensité de la sonorité* de percussion qui mérite une attention particulière. Je ferai d'abord observer que ce tympanisme, qui n'est pour moi qu'une qualité générale des sons de percussion et non une sonorité spéciale, comme le prétend Skoda pour la pleurésie, est analogue, dans la pneumonie, à celui que l'on rencontre dans la pleurésie.

Dans la pneumonie, le tympanisme sous-claviculaire a été observé d'abord en Angleterre par Hudson, Graves et Williams, et ce phénomène fut pris d'abord pour un signe de pneumothorax accidentel et passager, qui se produisait dans certaines pneumonies. Cette explication ne fut pas généralement acceptée; mais le fait de l'exagération tympanique du son au niveau de la portion de poumon non atteinte par l'hépatisation ne pouvait plus être contesté, lorsque Skoda eut signalé le même phnomène au sommet du poumon, dans les cas d'épanchement pleurétique.

Dans une conférence clinique faite à l'hôpital Cochin en 1864, sur le son tympanique et le bruit de pot fêlé dans la pneumonie (*Gaz. des Hôpit.*, août 1864), j'avais assimilé les conditions organiques qui existaient dans les deux maladies, en faisant remarquer que, de part et d'autre, il y avait refoulement du poumon vers le sommet de la poitrine, soit du poumon en entier (pleurésie) soit seulement refoulement de son lobe supérieur (pneumonie de la base), et que cette condition du tissu pulmonaire favorisait la production du tympanisme, fait que Skoda avait déduit de ses expériences. Mais dans la pneumonie, il y a une autre cause du tympanisme : l'hyperémie. C'est ce que me démontra une autopsie dont je parlerai tout à l'heure.

Cette exagération de sonorité, qui contraste avec la matité qui existe au niveau de la partie hépatisée dn poumon, est une qualité de son qui est facile à déterminer, comme je l'ai souvent montré au lit des malades. Sur quarante-neuf d'entre eux, chez lesquels j'ai recherché, en présence des élèves du service, cette particularité de percussion dans la pneumonie, j'en ai rencontré vingt-deux, près de la moitié par conséquent, qui la présentaient. Dans la plupart des cas, la pneumonie occupant la base du poumon, l'exagération d'intensité du son se constatait en avant sous la clavicule du même côté que la pneumonie. Une seule fois le tympanisme occupait la partie moyenne antérieure, une autre fois en arrière la fosse sus-épineuse du même côté, et enfin, chez un autre malade, les régions sous-claviculaire et sus-épineuse correspondantes. L'autopsie démontra qu'il y avait une congestion simple au sommet, et une hépatisation à la base du poumon correspondant.

Dans les pneumonies du sommet, le tympanisme a présenté ceci de remarquable que, la matité existant en avant, le tympanisme occupait en arrière la fosse sus-épineuse correspondante. Il en a été ainsi chez deux malades.

L'un d'eux était un maçon de 46 ans, d'une bonne constitution, et qui était atteint d'une pneumonie du sommet du poumon droit. L'hépatisation occupait la partie antérieure, où se constataient la matité, la respiration presque soufflante, la bronchophonie et des râles crépitants nombreux sous la clavicule. Le tympanisme, qui occupait en arrière la fosse sus-épineuse, se produisait au niveau d'un tissu pulmonaire à la fois refoulé par l'hépatisation et congestionné plutôt qu'hépatisé lui-même.

Le tympanisme, dans tous les cas de ce genre, occupe ainsi des parties du poumon non envahies par l'hépatisation, mais qui sont en même temps congestionnées plus ou moins fortement, comme le démontrent fréquemment les nécropsies. Il n'y a rien de surprenant à ce que le tympanisme, comme signe de percussion que j'ai signalé dans la congestion pulmonaire simple, se retrouve dans la pneumonie au niveau de la partie du poumon simplement congestionnée.

En 1856, j'ai communiqué un mémoire sur le tympanisme thoracique à la Société médicale des hôpitaux (*Arch. de méd.*, 1856, t. VIII). Je rappelle dans ce travail trois autres faits de pneumonie dans lesquels j'avais trouvé ce tympanisme sous la clavicule du côté affecté. Un autre malade présentait, à la percussion, un son évidemment exagéré à gauche en arrière, vers l'angle inférieur de l'omoplate, dans le point précisément où se montra localisé le râle crépitant dès le lendemain. Ainsi, dans ce cas, il existait une sonorité tympanique au niveau du siége même de la pneumonie, vers l'angle inférieur de l'omoplate gauche, *au lieu de l'obscurité du son ou de la matité constatée ordinairement en pareil cas.* Dans ce point spécial, le son tympanique a coïncidé avec un engorgement ou une induration du tissu pulmonaire, tissu encore en partie perméable à l'air, qui pénétrait au moins dans les vésicules superficielles.

Dans une observation que j'ai publiée en 1852 dans les *Archives générales de médecine*, ces mêmes conditions anatomiques, induration dans le poumon et perméabilité de la couche superficielle, existaient au niveau d'une tumeur fibro-plastique isolée dans l'organe, mais séparée de la plèvre par une petite épaisseur de tissu pulmonaire sain sans traces d'emphysème. Or, dans ce fait, complété par l'autopsie, il fut encore constaté pendant la vie un son tympanique limité au niveau de la tumeur. A cette occasion même, j'ai rappelé deux cas de tumeurs cancéreuses du poumon ayant aussi donné lieu, pour d'autres observateurs, à un son tympanique localisé à leur niveau.

Il résulte de ce qui précède qu'un son tympanique circonscrit sur un des côtés de la poitrine, en arrière, peut constituer un signe direct d'engorgement ou d'induration aiguë ou chronique du poumon, et que, dans la pneumonie en particulier, la percussion peut donner, au niveau de la partie infiltrée, un son très-sonore, ainsi que l'a avancé Skoda.

Ce tympanisme au niveau même de la lésion pneumonique est un phénomène clinique intéressant à examiner de plus près, son existence ne pouvant être contestée. Or, j'ai entre les mains des faits en nombre suffisant pour prouver que, non-seulement le son peut être exagéré au lieu d'être diminué d'intensité au niveau d'une pneumonie localisée, mais encore que la sonorité tympanique peut se rencontrer dans le même point, avant comme après la matité thoracique qui existe dans le cours de toutes les pneumonies. Dans ces conditions, le tympanisme se constate lorsque le tissu du poumon n'est qu'engoué ou hyperémié, tandis que la matité, qui peut se montrer avec une congestion pulmonaire plus forte, dépend principalement d'une hépatisation franche.

Obs. XXVII. — J'ai vu aux Ménages un homme âgé de 74 ans, qui toussait et avait perdu l'appétit depuis quelques jours lorsqu'il éprouva un refroidissement. Le surlendemain, 1er décembre, il fut pris de fièvre violente, avec agitation, courbature générale et selles involontaires. Il fut admis à l'infirmerie, et je le vis deux jours après l'invasion. Il éprouvait alors une fièvre intense, avec point de côté, et un peu de toux. La percussion, pratiquée en arrière à la partie moyenne du côté droit de la poitrine correspondant à la douleur thoracique, produisait dans ce point un son manifestement plus intense ou plus clair que du côté opposé. Il n'y avait, au niveau de ce tympanisme localisé, aucun signe de pneumonie; ce n'est que cinq jours après qu'il y survint du souffle bronchique et des râles humides, en même temps qu'une submatité évidente remplaça le tympanisme. Le malade étant vigoureux, une saignée de 150 grammes de sang lui fut pratiquée, une potion au kermès fut prescrite, et la résolution survint assez rapidement. Je constatai de nouveau, dans le décours de la maladie, un tympanisme localisé semblable à celui du début, et qui disparut ensuite complétement au moment de la guérison.

Obs. XXVIII. — A l'hôpital Lariboisière, j'ai vu en juin 1856, dans la salle Saint-Henri (n° 25), un fumiste, âgé de 35 ans, qui était malade depuis quinze jours d'une pneumonie. Il avait été pris au début de fièvre intense, avec douleur du côté droit de la poitrine, toux et expectoration caractéristique de la pneumonie; à ces phénomènes se joignait une prostration prononcée.

Lorsque je vis ce malade, il présentait encore de la submatité au niveau du sommet du poumon droit, en avant sous la clavicule, et en arrière dans la fosse sus-épineuse. De plus dans les mêmes points, il existait une respiration soufflante, des râles crépitants, et de la bronchophonie.

Deux jours après, les râles étaient à peine perçus, le souffle avait beaucoup diminué ainsi que la bronchophonie, et l'état général était bien meilleur. Or, en même temps, je trouvai que la submatité du sommet du poumon droit était remplacée, en avant comme en arrière, par une sonorité exagérée ou tympanique des plus manifestes, quand on percutait comparativement à droite et à gauche. Enfin quelques jours après, tout signe de pneumonie avait disparu, et la sonorité thoracique était redevenue partout naturelle des deux côtés.

Le tympanisme existait chez ce malade au niveau d'une pneumonie du sommet. Cette dernière condition de tympanisme direct est plus commune que la pneumonie de la base. Je pourrais en rapporter encore deux autres exemples, recueillis à l'hôpital Cochin, et dans lesquels le tympanisme a précédé la matité du sommet du poumon affecté.

Le *bruit de pot fêlé* est encore un signe de percussion qui est loin d'être rare dans la pneumonie franche, puisque sur vingt-quatre cas de cette maladie qui me sont passés pendant l'hiver de 1868 sous les yeux à l'hôpital Necker, six me l'ont présenté. J'en trouve encore d'autres exemples parmi les plus anciennes observations de pneumonie que j'ai recueillies.

C'est dans la région sous-claviculaire, au niveau des deuxième et troisième côtes et des espaces intercostaux voisins, qu'on rencontre habituellement le bruit de pot fêlé. Une fois il siégeait en dedans du mamelon. Ce bruit anormal a coïncidé en toute circonstance avec une exagération tympanique du son, et quatre fois sur six il a été perçu chez des malades atteints de pneumonie droite occupant habituellement la base du poumon, tandis que la partie supérieure n'était que congestionnée.

J'ai étudié ailleurs les conditions organiques et la production de ce bruit de pot fêlé dans la pneumonie [1]. Dans les faits que j'examine, il a offert cette particularité que, dans les quatre pneumonies du côté droit, il ne s'est montré qu'un seul jour, du cinquième au dixième de la maladie, précisément au moment où la maladie était au moment de sa plus grande acuité. Dans une pneumonie gauche, ce signe a persisté cependant jusqu'au dix-neuvième jour depuis l'admission, qui avait eu lieu le septième jour.

Il est aujourd'hui bien démontré que le bruit de pot fêlé

[1] *Phénomènes insolites de percussion dans la pneumonie* (Conférence clinique publiée dans la *Gaz. des hôpitaux*, août 1865).

n'est pas seulement, comme le pensait Laennec, un signe de caverne pulmonaire. Son opinion s'explique par le mode de percussion qu'il utilisait (percussion directe ou immédiate), et qui ne lui permettait de percevoir que le bruit de pot fêlé le plus facile à produire. Dans le cours de la pneumonie, il faut percuter avec soin pour le provoquer, car ce n'est souvent qu'au moment de l'expiration qu'il se manifeste.

2° *Auscultation.* — Le râle crépitant, le souffle tubaire ou respiration bronchique, la bronchophonie et la voix soufflée sont les signes que j'ai à passer en revue.

Le *râle crépitant* de la pneumonie est caractérisé le plus souvent par une succession rapide de bulles très-nombreuses et très-fines, perçues principalement pendant l'inspiration; plus rarement il consiste en bulles plus grosses, crépitantes avec un caractère de sécheresse. Ces deux variétés de râle crépitant se rencontrent aussi dans certaines hyperémies, comme on l'a vu précédemment; mais avec cette différence que ces râles sont fugaces avec la congestion, et que la variété fine y est plus rare que l'autre.

Le râle crépitant joue un grand rôle dans la description de la pneumonie que nous a laissée Laennec. Il ouvrirait la scène dès la première période, celle d'engouement, dont je discuterai la valeur à propos du diagnostic, et il serait le signe pathognomonique de cette première période. Qu'il en soit ainsi dans un certain nombre de faits, nul ne saurait le nier; mais ce n'est pas un motif suffisant pour généraliser la proposition.

Je dois faire observer d'abord que la crépitation des râles humides, gros ou très-fins suivant leur siége dans des cavités ou des conduits plus ou moins étroits, est due à la viscosité des liquides intra-bronchiques, et que, par conséquent, les râles crépitants se produiront dans toutes les circonstances où ces liquides auront une viscosité, une ténacité suffisantes. Le sang pur, dans les cas d'hémoptysie, et le muco-pus très-épais, donnent lieu également à la crépitation des râles humides. Mais il existe une variété de râles crépitants, à bulles extrêmement fines, faisant explosion, comme on l'a dit avec justesse, pour l'oreille de l'explorateur, qui ne saurait être attribuée à une autre affection aiguë que la pneumonie, lorsqu'il s'y joint des crachats caractéristiques et d'autres signes de la maladie. Ainsi, ce râle crépitant fin, qui se produit à la fin de l'inspiration parce qu'alors l'air pénètre dans les dernières divisions de l'arbre aérien où s'effectue ce râle, a des caractères, sinon pathognomoniques, car on le rencontre quelquefois avec l'hémoptysie, du moins d'une très-grande valeur.

Mais il ne s'ensuit pas que ce râle existe dès le début de toute pneumonie franche. Pour cela il faudrait qu'au début, ou dans la première période de cette affection, il y eût toujours, dans les vides aériens de la partie envahie, cet exsudat ou produit visqueux qui est indispensable pour que le râle soit produit, et, de plus, qu'il fût traversé par l'air inspiré. C'est ce qui n'a pas lieu, sans aucun doute, dans un assez grand nombre de faits, puisque sur soixante-treize pneumonies franches j'ai rencontré le râle crépitant survenant en retard comme signe stéthoscopique dans le quart des faits, c'est-à-dire chez dix-huit sujets, et que ce râle apparu vers le début était en retard dans tous ces cas. Encore faut-il remarquer que ces malades ont été observés plusieurs jours après le début. Ce résultat diminue singulièrement l'importance de ce signe en tant que premier indice de pneumonie à l'auscultation.

Sur les dix-huit observations dans lesquelles je trouve que le râle crépitant n'a pas été constaté d'abord, la pneumonie ou plutôt l'hépatisation étant franchement déclarée, j'en compte quatre dans lesquelles il n'y a pas eu trace de râle humide pendant toute la durée de la maladie, et trois autres dans lesquelles le râle crépitant, survenu après le souffle et la bronchophonie, n'apparaissait que par la toux. Tous les autres malades avaient présenté ce râle après les autres signes physiques de la pneumonie, et plusieurs bien tardivement, puisqu'il est apparu chez eux le 13e, le 16e et même le 19e jour seulement. Un de ces faits a présenté cette particularité qu'il n'y a eu aucun râle humide dans la poitrine avant le 10e jour, malgré une abondance de crachats assez considérable pour remplir la moitié du crachoir en vingt-quatre heures

C'est lorsque au déclin de la pneumonie le râle devient plus humide et à plus grosses bulles, qu'il est dénommé râle de retour. Il coïncide habituellement alors avec une expectoration plus abondante, dont le liquide est plus aéré et plus fluide.

Le *souffle bronchique* de la pneumonie mérite une étude spéciale, car longtemps il a été considéré comme signe essentiel d'hépatisation pulmonaire dans toute maladie aiguë. Il y a eu, depuis, une réaction contre cette interprétation trop exclusive, et l'on a signalé la pleurésie et la fièvre dite catarrhale chez les enfants comme pouvant produire la respiration bronchique. Je ne parle ici, je le répète, que des maladies aiguës; car il y a tout un ordre de conditions ou de lésions chroniques dans lesquelles le même phénomène d'auscultation se rencontre et que je n'ai pas à examiner.

La connaissance de la respiration ou du souffle brônchique dû à la simple hyperémie pulmonaire rend ici un incontestable service, en permettant de mieux étudier le souffle pneumonique.

On a vu que, dans la congestion pulmonaire simple, maladie essentiellemet aiguë, on rencontre assez fréquemment le souffle bronchique comme signe, rarement comme signe isolé avec la fièvre, le plus souvent avec d'autres phénomènes d'auscultation, mais *occupant toujours la partie postérieure du poumon*, et ayant souvent un siége spécial : *au niveau de la bronche principale du poumon*, contre l'épine vertébrale. Il peut de là se prolonger dans la partie supérieure du poumon, mais en s'affaiblissant rapidement. Ce souffle est plus ou moins marqué; mais il a un caractère moelleux remarquable.

Le souffle dû à l'hépatisation a son centre dans le tissu même du poumon, à une certaine distance de la colonne vertébrale, et c'est là qu'il a toujours son maximun d'expression. Il ne saurait être confondu avec le souffle de la racine des bronches de l'hyperémie, surtout dans les cas où, à son siége en dehors de ce point, se joint un caractère de force et de rudesse comme métallique que l'on ne rencontre jamais dans le souffle de l'hyperémie. Ce n'est pas que l'on ne puisse rencontrer dans la pneumonie le souffle prévertébral, car il peut se produire dans tous les cas où la perméabilité des voies aériennes est incomplète, dans la pleurésie et la pneumonie comme dans la congestion; mais dans la pneumonie, il n'est qu'un phénomène accessoire, qu'il suffit de connaître pour en apprécier la valeur secondaire.

Je compte treize malades, parmi ceux dont j'ai recueilli l'observation, qui offraient du souffle à l'origine des bronches. Chez tous, ce souffle était indépendant de l'hépatisation elle-même, puisque cette lésion en était éloignée, et que le souffle prévertébral occupait cinq fois le poumon opposé à celui qui était affecté. Il était évident qu'alors ce souffle était un signe de congestion, comme le démontra deux fois l'autopsie.

Quand le souffle prévertébral occupait la racine du poumon qui était hépatisé à une distance plus ou moins grande, ce souffle était dû à la perméabilité diminuée de cet organe, tant par le fait de la congestion que par la lésion pneumonique elle-même. Le sujet d'une de nos observations nous a offert, dans le cours de la pneumonie, le souffle prévertébral et un souffle d'hépatisation à la fois.

Lorsque le souffle vient à se montrer à la racine des bronches du poumon affecté de pneumonie, à eun époque avancée de la maladie, et en même temps que la résolution, il est un signe de cette résolution elle-même, car il indique alors que le poumon passe de l'hépatisation à un engouement ou empâtement congestif qui est la période de transition, à l'état normal, du tissu pulmonaire.

J'ai vu plusieurs exemples de cette apparition du souffle prévertébral du 4e au 8e jour, au 10e, au 15e jour de la maladie. La signification favorable de ce souffle n'a d'importance, on le conçoit, que lorsqu'il n'existait pas durant la période de progrès ou d'état de la pneumonie.

La *bronchophonie* est la conséquence de la lésion pneumonique, qui donne au tissu pulmonaire une compacité, et aux conduits bronchiques une rigidité qui y font résonner fortement les sons vocaux. Dans aucun cas, je n'ai trouvé la bronchophonie en défaut, si ce n'est momentanément au début de l'hépatisation.

Plusieurs sujets présentaient la variété de voix thoracique que j'ai dénommée *voix soufflée*, et qui se rencontre dans toutes les conditions organiques où existe le souffle bronchique, sans être cependant constante. Ce signe, que j'ai décrit ailleurs [1], ne consiste plus en un retentissement anomal de la voix comme la bronchophonie, puisqu'il se produit dans toute sa simplicité quand le malade parle bas. La voix soufflée a pour caractère particulier, imprimant un cachet spécial à ce phénomène acoustique, que chaque mot, chaque syllabe que prononce le malade sont articulés par un souffle distinct sous l'oreille de l'observateur, et que ces saccades soufflées ne se produisent toujours qu'après chaque articulation vocale perçue par l'oreille de l'observateur restée libre.

La *respiration ronflante* n'a pas été signalée à tort comme phénomène de pneumonie. Elle a cependant deux significations importantes dans le cours de cette maladie. Elle est fréquente comme signe de congestion concomitante quand elle est généralisée dans les deux poumons, chez certains sujets. De plus lorsque cette respiration ronflante succède, au niveau de la lésion pneumonique, au souffle tubaire caractéristique et plus ou moins longtemps prolongé dans le cours d'une pneumonie franche, il me paraît être l'indice du retour d'une certaine souplesse dans le tissu pulmonaire ainsi que dans les parois bronchiques, et par conséquent un bon signe de résolution.

Bruit de frottement. — Il n'est pas rare de constater un bruit de frottement localisé au niveau de la pneumonie-lésion, au moment de la résolution ou de la convalescence. Il démontre la participation de la plèvre à l'inflammation, sans que cette inflammation aille jusqu'à un épanchement appréciable. C'est plutôt une pleurésie sèche.

3° *Vibrations thoraciques.* — L'augmentation d'intensité des

[1] *Note sur la voix soufflée, variété non décrite de la voix thoracique.* (Union médicale, 1864, t. XXIII ; et Actes de la Soc. méd. des hôpit.)

vibrations thoraciques, perçue par la main appliquée sur la poitrine du côté où siége l'hépatisation, pendant que le malade parle, n'est pas aussi constante qu'on l'a dit dans la pneumonie. Cela tient à ce que les conditions de production de ce signe ne sont pas toujours les mêmes. Il ne suffit pas, en effet, pour que les vibrations vocales soient augmentées, que le tissu pulmonaire soit condensé et en contact avec les parois thoraciques. Il faut encore que la perméabilité des conduits aériens soit suffisante jusqu'à la lésion pulmonaire, pour que la voix y retentisse suffisamment pour produire la bronchophonie.

Sur trente-quatre malades atteints de pneumonie franche chez lesquels j'ai recherché l'état des vibrations thoraciques, dix-neuf seulement m'ont présenté une *exagération d'intensité* de ces vibrations au niveau de la lésion, et quatre autres au contraire *leur diminution* sensible relativement au côté non affecté. Enfin dans les onze faits restants, les vibrations sont restées *égales des deux côtés*, malgré l'existence d'un souffle bronchique très-fort chez un de ces malades, et d'une bronchophonie très-intense chez deux autres. Comment expliquer ces anomalies des vibrations dans des pneumonies franches, avec hépatisation pulmonaire plus ou moins étendue par conséquent? La meilleure raison à en donner me paraît être le degré de perméabilité variable des conduits bronchiques, comme je l'ai dit tout à l'heure. Il y a là des conditions qui peuvent différer du jour au lendemain; aussi ai-je rencontré, dans plusieurs observations, des modifications radicales d'un jour à l'autre : un jour des vibrations exagérées, le lendemain des vibrations moindres, et *vice versâ*. Une autre cause de l'obtusion des vibrations est dans la gracilité de la voix, qui fait que la voix normale de certains individus, principalement des femmes, ne fait pas vibrer les parois thoraciques, ou les fait vibrer très-incomplétement.

4° *Mensuration.* — On peut dire d'une manière générale que la mensuration, employée dans le cours de la pneumonie, révèle une ampliation et une rétrocession thoraciques en rapport avec les progrès croissants et décroissants de la maladie, comme pour la congestion idiopathique et la bronchite.

Les figures 17 et 18 sont deux tracés de mensuration qui donnent une idée exacte du progrès et de la décroissance de la maladie, séparés ou non par un état stationnaire. La ligne de descente correspondant à la résolution de la pneumonie n'y est pas aussi rapidement accusée que dans l'hyperémie simple, et elle se prolonge plus tardivement que dans cette dernière affection, comme nous le montrerons à propos de la marche de la pneumonie. Cela se comprend par l'existence de l'hépatisation, jointe à l'hyperémie, qui caractérise anatomiquement cette maladie. Ces données de la mensuration du périmètre général du thorax, sur lesquelles nous reviendrons, n'ont pas de signification diagnostique, et c'est ce qui fait que je n'y insiste pas ici; mais elles jettent un nouveau jour sur la marche et le traitement de la pneumo-

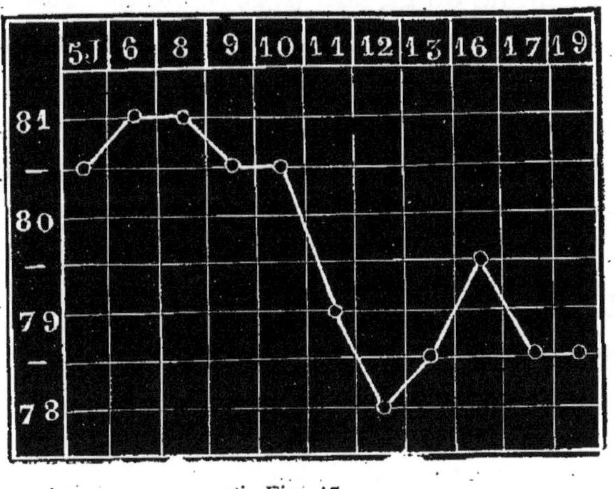

Fig. 17.

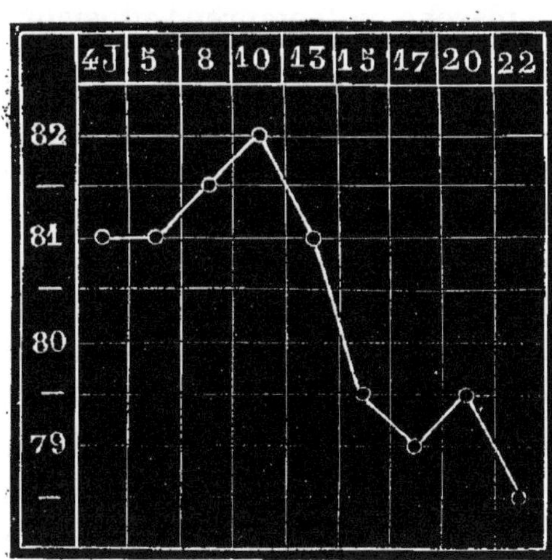

Fig. 18.

Fig. 17. — Pneumonie gauche chez un homme de 49 ans. — Tracé montrant : une ligne ascensionnelle ou de progrès jusqu'au 6e jour; une période d'état du 6e au 8e jour, puis une ligne de descente indiquant la résolution, à partir du 8e et surtout du 10e jour.

Fig. 18. — Homme de 50 ans; pneumonie gauche. — Progrès jusqu'au 10e jour, avec accroissement du périmètre thoracique. — Résolution et rétrocession de la poitrine à partir du 10e jour jusqu'au 21e.

nie, en y montrant la part respective de l'inflammation et de la congestion.

Marche. — La marche de la pneumonie franche ne doit pas être confondue, comme on l'a fait, avec celle de toutes les affections que l'on a comprises sous le titre de pneumonies : les unes n'étant rien autre chose que des congestions pulmonaires, les autres des affections complexes dans leur expression, participant plus de l'hyperémie que de la pneumonie, et que l'on a dénommées pneumonies catarrhales.

Cette confusion, que l'on trouve dans les travaux même les plus rapprochés de nous, a fait considérer la maladie comme ayant une marche tellement variable, qu'on ne pourrait trouver deux pneumonies qui se ressemblassent. Sans doute la remarque est vraie d'une manière absolue, mais à la même condition que la dissemblance des feuilles d'un même arbre, comme l'a fait remarquer le Dr Louis avec tant de justesse. Cela n'empêche pas l'analogie d'être parfaite entre toutes ces feuilles, comme entre toutes les pneumonies franches.

Ces pneumonies ont une marche qui comprend plusieurs périodes. Il y a d'abord, après l'invasion, une période de progrès au début de laquelle existe seulement une hyperémie pulmonaire de durée très-variable, jusqu'au moment où se montrent les signes de la pneumonie. Dans certains cas, cette hyperémie initiale est à peine appréciable, par sa durée d'environ 24 ou 48 heures ; ou bien elle est plus prolongée.

Lorsque la pneumonie est franchement déclarée, la période de progrès peut aller jusqu'à la mort; mais elle est plus souvent suivie d'une période de résolution, avec ou sans période intermédiaire d'état; car il y a beaucoup de faits dans lesquels le début de l'amélioration se fait brusquement, du jour au lendemain. Mais, quoi qu'on fasse, ce n'est guère avant le 6e, 7e ou 8e jour que la résolution s'effectue, ce qui semble annoncer que c'est la marche naturelle de la maladie de durer 6 à 8 jours au moins avant de se résoudre, dans les cas de guérison. Toute pneumonie qui guérit plus tôt *n'est pas une pneumonie franche* comme celles qui m'occupent. Je démontrerai, à propos du traitement, cette tendance naturelle de la maladie à décroître après le premier septenaire. Par la thermométrie, qui a été appliquée à la masse des faits comprenant toutes les espèces de pneumonies, on a établi que la fièvre continue à s'accroître le second et le troisième jour, où elle atteint son maximum, qui est compris entre 40°,8 et 41°,2. La période d'état est ensuite caractérisée par des oscillations légères, et la résolution (défervescence thermique) se fait rapidement en vingt-quatre ou quarante-huit heures par le retour de la température à l'état normal : à partir du 3e au 5e jour, selon les observateurs modernes. Dans les trois cinquièmes des cas, suivant eux, la défervescence aurait lieu entre le 5e et le 7e jour, et dans un cinquième seulement du 7e au 9e jour. C'est à cette dernière période que se rapporte la résolution la plus fréquente dans les faits de pneumonie *franche* que j'ai recueillis, et je dois faire observer que cette défervescence a été révélée aussi bien par la diminution rapide de la réquence du pouls, et par l'apaisement des autres phénomènes, que par l'abaissement de la chaleur.

L'apparition des signes propres à la pneumonie, crachats caractéristiques, souffle bronchique, râle crépitant, bronchophonie, se fait d'une manière très-variable. Tantôt ils se montrent du jour au lendemain après l'invasion, tantôt après plusieurs jours. De plus, dans certains cas, l'existence de la pneumonie n'est révélée que par les crachats caractéristiques joints aux signes de la congestion pulmonaire; d'autres fois par les crachats spéciaux et le souffle bronchique sans râles crépitants; mais ce sont là des faits relativement peu fréquents. Le plus souvent crachats, râles et respiration soufflante se rencontrent ensemble.

L'évolution de la pneumonie, dans mes observations, imprimait à ces signes des caractères particuliers dans les périodes d'augment et de résolution. Dans la période d'augment, l'expectoration devenait de plus en plus visqueuse et privée d'air; le souffle était de plus en plus dur, plus métallique, plus sonore, la bronchophonie plus accentuée; les râles, concentrés à la fin de l'inspiration, avaient un caractère de dureté marquée, même lorsque les bulles étaient volumineuses. Ces signes, le plus souvent localisés d'abord, augmentaient en hauteur ou en étendue pendant cette première période.

Des sueurs plus ou moins abondantes ont marqué, chez plusieurs malades, le début de la période de résolution. Dans cette période, les crachats devenaient moins épais, moins adhérents, ils contenaient des bulles d'air de plus en plus nombreuses, ce qui annonçait sa pénétration plus profonde dans le poumon, et ces crachats caractéristiques faisaient graduellement ou rapidement place à des crachats muqueux, coulants, de plus en plus aérés et parfois de plus en plus abondants. Cependant cette transition n'était pas constante, et il arrivait que l'expectoration caractéristique cessait entièrement en vingt-quatre heures, après avoir diminué de quantité. Le râle crépitant devenait de plus en plus prolongé, plus humide, à bulles de plus en plus volumineuses, et finissait parfois par se transformer en râle sous-crépitant humide. Enfin le souffle s'adoucissait de plus en plus comme timbre; il se mélangeait graduellement de respiration vésiculaire qui se percevait en même temps : fait important qui n'a pas été rappelé, que je sache, et qui a cependant une grande valeur pratique. Enfin le souffle adouci ne se montrait que dans l'expiration avant de disparaître. La bronchophonie diminuait en même temps d'intensité, et dans un certain nombre de cas, la respiration ronflante lui succédait, tandis que quelquefois aussi un bruit de frottement très-net se faisait entendre.

La congestion pulmonaire concomitante joue dans la marche de la pneumonie un rôle important, comme le démontrent les tracés de mensuration qui traduisent la capacité croissante et décroissante de la poitrine dans le cours de la pneumonie, en rapport avec le progrès et la résolution de l'hyperémie.

Examinés à ce point de vue, un certain nombre de faits de pneumonie montrent que l'hyperémie et l'hépatisation ont d'abord résisté à un traitement énergique pendant une période de progrès ou d'état que l'on a vu persister jusqu'au 7e jour au moins de la maladie, et jusqu'au 8e ou 10e jour. Puis, une ligne de descente correspondant à la rétrocession thoracique,

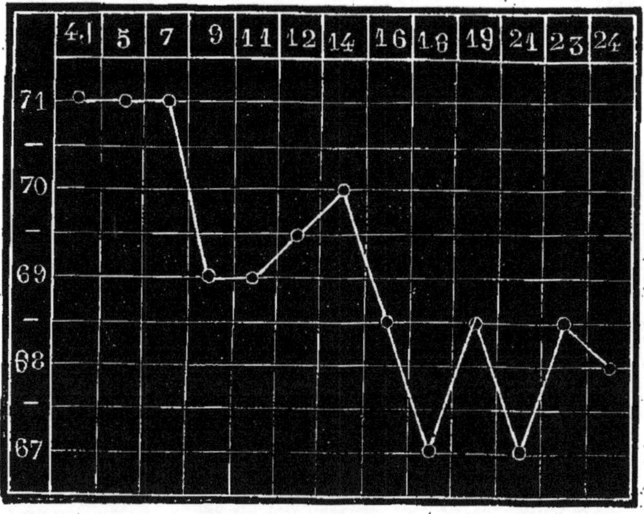

Fig. 19.

a indiqué la diminution de volume du poumon coïncidant avec la résolution. Les figures 17 et 18, comme les figures 19 et 20 ci-contre, montrent bien cette marche naturelle de l'hépatisation et de l'hyperémie. Ce qu'il y a de remarquable dans la rétrocession thoracique qui accompagne la résolution, c'est qu'elle est souvent plus prolongée que ne le ferait supposer la guérison apparente. Ainsi nous voyons dans beaucoup de faits la fréquence du pouls devenir normale ou au-dessous de cette fréquence, du 12e au 14e jour de la pneumonie, alors que la rétrocession s'est prolongée du 6e au 23e jour, comme le montre

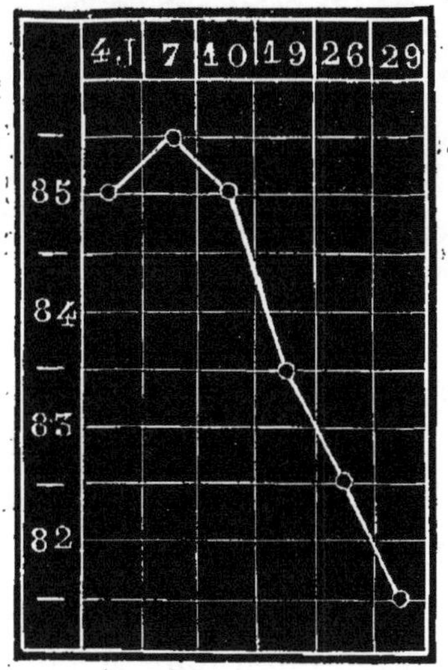

Fig. 20.

Fig. 19. — Pneumonie gauche; 19 ans. — Périmètre thoracique stationnaire du 4e au 7e jour. — Résolution s'effectuant ensuite, indiquée par une ligne de descente irrégulière (oscillations).

Fig. 20. — Pneumonie gauche. — Période d'état du 4e au 7e ou 10e jour, suivie de la résolution que démontre la ligne de descente du périmètre, du 10e au 29e jour.

la mensuration dans le tracé de la figure 21 ; et du 9e au 28e jour, comme dans la figure 22.

Il existe donc un retrait de la poitrine dans la convalescence de la pneumonie, retrait dû à la diminution de volume des poumons par le fait de la décroissance de la lésion pulmonaire. Cette rétrocession prolongée n'est cependant pas constante.

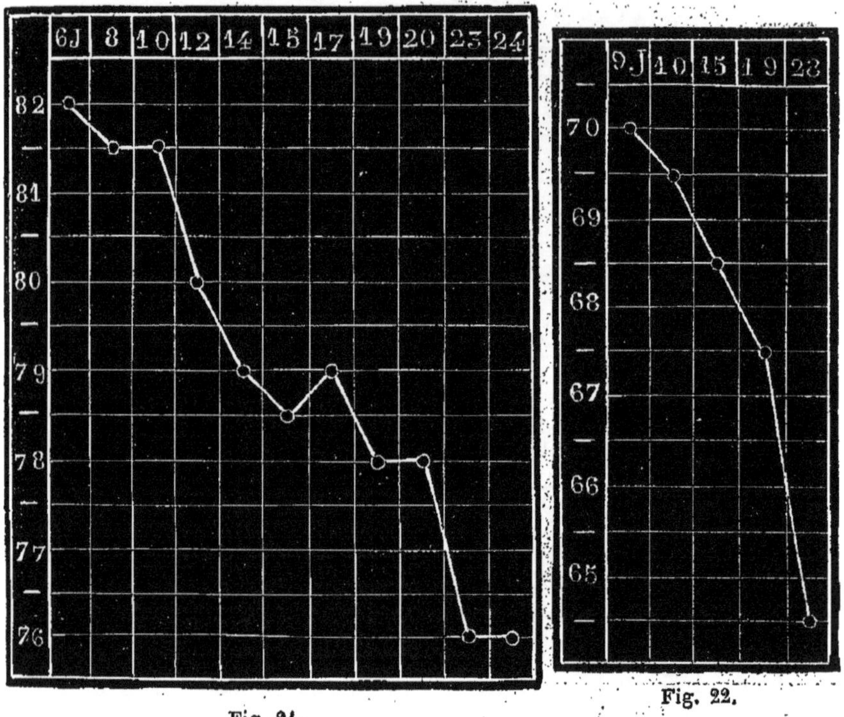

Fig. 21.

Fig. 22.

La figure 23 est l'exemple d'une rétrocession qui s'est opérée entre le 4e et le 8e jour de la pneumonie, et qui n'a plus fait de progrès dans le mois qui a suivi. En pareille circonstance, la résolution est rapide et la convalescence plus courte.

Nous avons indiqué la période du 7e au 9e jour comme l'époque la plus ordinaire de la résolution habituelle des pneumonies franches que nous avons observées ; mais on ne doit

Fig. 21. — Homme de 44 ans. Pneumonie gauche du sommet. — Ligne de descente indiquant la résolution (rétrocession thoracique de 6 centimètres) du 6e au 23e jour. Mensuration pratiquée vers la base du thorax, comme dans tous les autres faits.

Fig. 22. — Pneumonie double chez une jeune fille de 16 ans. — Résolution du 9e au 28e jour, indiquée par une rétrocession régulière, qui est figurée par la ligne de descente du tracé.

pas oublier que, dans la période de progrès de la pneumonie, il peut arriver qu'un moyen de médication produise une amélioration momentanée. En pareils cas, il existe dès les premiers jours une rétrocession thoracique notable, qui ne peut provenir que de la diminution de l'hyperémie pulmonaire, car la pneumonie ne suspend alors nullement sa marche. La résolution de la pneumonie semble alors être anticipée, quoiqu'il n'y ait que diminution de l'hyperémie concomitante. La figure 24 en est un exemple remarquable, en ce que la rétrocession de la poitrine a été persistante jusqu'à la guérison. Dans la plupart des faits, cette rétrocession des premiers jours n'est que momentanée ou accidentelle, et due à la médication, comme nous le verrons à propos du traitement.

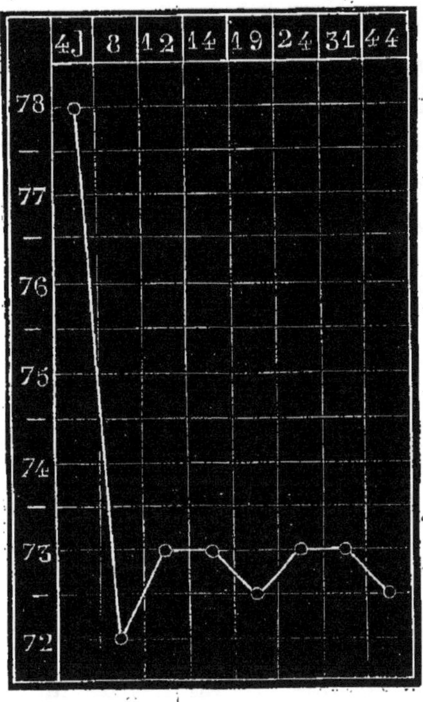

Fig. 23.

Les règles que je viens de formuler ne concernent que la pneumonie franche, régulière, et ne sont pas applicables aux pneumonies irrégulières ou secondaires. J'ai observé une pneumonie dans laquelle l'hyperémie initiale ayant précédé de quelques jours l'apparition de la pneumonie, la mensuration a fourni des résultats identiques du 3e au 7e jour (fig. 25), au lieu de l'ascension de la ligne primitive.

La résistance de l'hyperémie et de l'hépatisation à la résolution, observée dans la pneumonie qui survient chez les tuberculeux, semble être ordinaire, comme on le voit dans les deux

Fig. 23. — Pneumonie gauche; homme de 47 ans. — Résolution qui s'est opérée dans l'intervalle du 4e au 8e jour, indiquée par une ligne de descente faisant constater une diminution de 6 centimètres du périmètre général de la poitrine. Persistance de la rétrocession thoracique constatée ensuite pendant plus d'un mois.

tracés des figures 26 et 27 que je prends au hasard. Chez le malade de la figure 26, la rétrocession non-seulement n'a pas été franche, mais encore elle a été insuffisante et tardive. Dans la pneumonie tuberculeuse qui a fourni le tracé de la figure 27, elle n'a été que tardive; elle ne s'est effectuée qu'à partir du 17e jour pour se continuer jusqu'au 23e.

En dehors des pneumonies à marche plus ou moins régulière, mais continue, on a décrit des pneumonies à marche intermittente, cessant pour revenir avec les accès fébriles, dans les pays marécageux. Mais ce ne sont là, comme on l'a déjà fait remarquer d'ailleurs, que des hyperémies ayant la physionomie de la pneumonie sans en avoir les lésions. Il en est de même des prétendues pneumonies à marche irrégulière, passant du jour au lendemain d'un poumon à l'autre alternativement, et qui ne sont que des congestions du même genre.

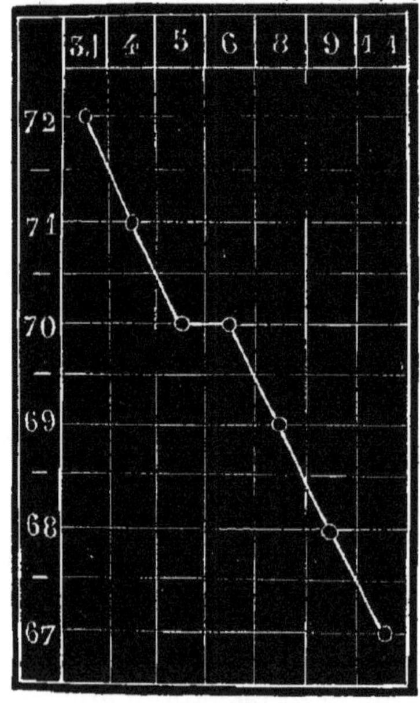

Fig. 24.

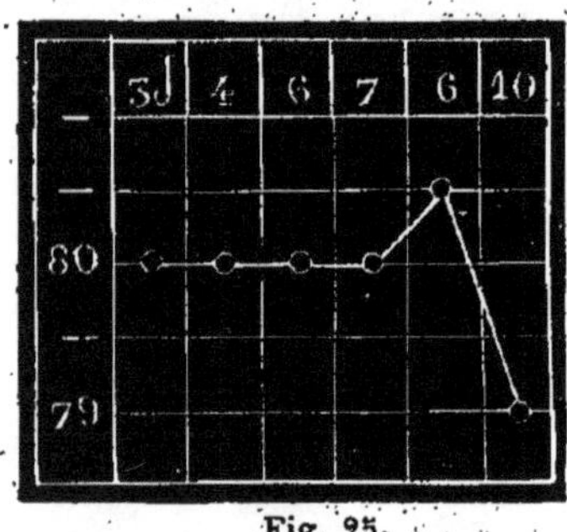

Fig. 25.

La *durée* de la maladie a varié dans mes observations. Sur trente-cinq pneumonies franches, la moitié était guérie du onzième au treizième jour, c'est-à-dire que la fièvre avait complètement disparu, que l'appétit était revenu, et enfin que les

Fig. 24. — 20 ans. Pneumonie droite. — Rétrocession du 3e au 11e jour, due d'abord à la diminution de l'hyperémie, l'hépatisation continuant sa marche, et sa résolution s'effectuant dès le 8e jour. Pouls descendu alors de 100-104 à 52 en quarante-huit heures.

Fig. 25. — Pneumonie gauche du 3e au 10e jour. — Les signes d'hyperémie ont persisté jusqu'au 5e jour, puis les signes d'hépatisation sont apparus, avec résolution rapide le 9e jour.

signes d'auscultation étaient nuls ou insignifiants. Chez dix malades, la guérison n'a eu lieu que du 14ᵉ au 20ᵉ jour; et chez quatre enfin, du 21ᵉ au 35ᵉ jour.

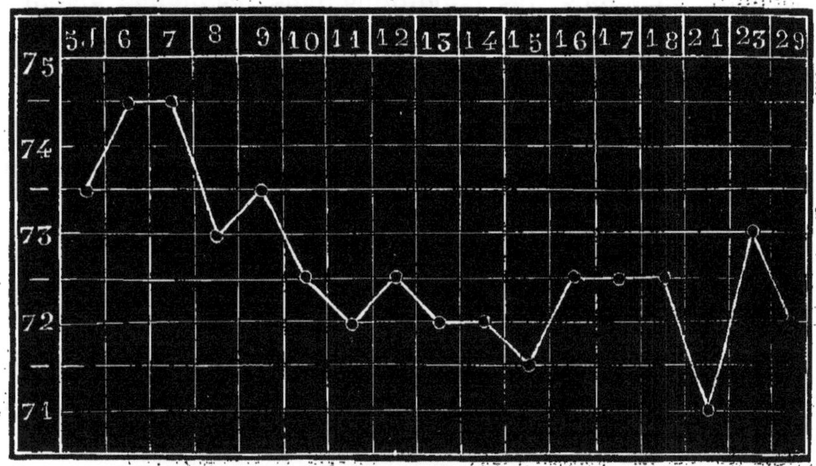

Fig. 26.

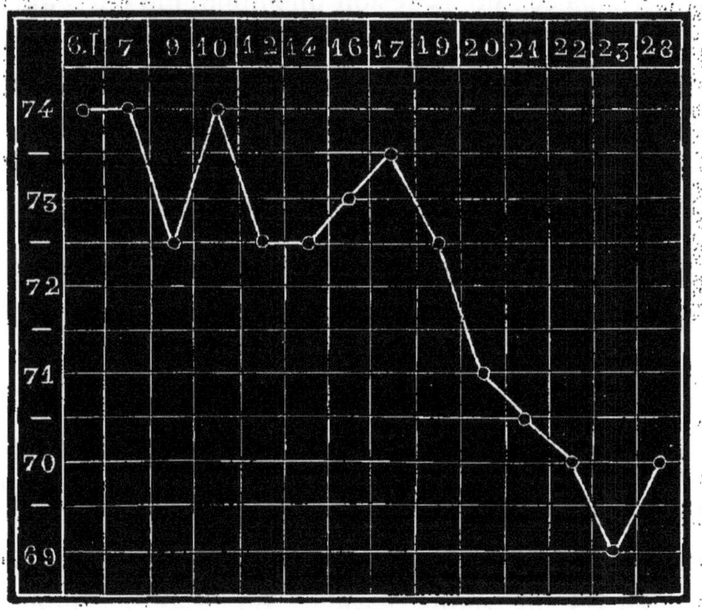

Fig. 27.

Fig. 26. — Pneumonie gauche chez un homme tuberculeux, âgé de 39 ans. — Résolution dès le 7ᵉ jour, mais s'effectuant lentement et irrégulièrement comme l'indique la ligne de descente de la rétrocession thoracique.

Fig. 27. — Pneumonie droite chez un tuberculeux âgé de 48 ans. — Résolution de la pneumonie et pouls normal à partir du 17ᵉ jour seulement.

La *terminaison*, dans l'immense majorité des cas, a été le retour à la santé, comme dans tous les groupes de pneumonies franches observées. Mais la mortalité varie beaucoup suivant les lieux, le temps, les conditions dans lesquelles vivent les sujets atteints, et suivant les influences épidémiques. Elle a été de 18 pour cent dans les observations que j'ai recueillies en plusieurs années, et à des intervalles irréguliers. Dans tous les cas où la mort est survenue, la lésion était arrivée ordinairement à la période d'hépatisation. Rarement il se forme un abcès du poumon, comme dans une observation que nous rapporterons à propos du diagnostic. L'hépatisation grise se développe parfois avec une singulière rapidité. Je l'ai vue entraîner une terminaison fatale au quatrième jour de la maladie. Sur treize pneumoniques dont le jour exact de la mort a pu être précisé, neuf fois elle est survenue du 4e au 9e jour, en dehors de toute complication particulière.

La terminaison de la lésion pneumonique par *gangrène* est extrêmement rare. Pour ma part, je ne l'ai jamais rencontrée. Il en est de même du passage de la pneumonie aiguë franche à l'état *chronique*, qui se montre dans d'autres conditions, et qui se caractérise par une prolifération interstitielle du tissu conjonctif d'où résulte la *sclérose*. Quant à la terminaison de la pneumonie aiguë par la *tuberculose* du poumon, elle pourrait avoir lieu, suivant certains observateurs, par la persistance chronique, dans les alvéoles pulmonaires, de l'exsudat inflammatoire subissant une sorte de dessiccation, puis une dégénérescence graisseuse, d'où résulteraient des masses caséeuses, qui ont fait donner le nom de *pneumonie caséeuse* à ce genre d'inflammation chronique. Mais au point de vue clinique, c'est une lésion que l'on a rattachée à l'inflammation, principalement à l'inflammation pulmonaire dite catarrhale, lésion qui constitue les tubercules caséeux ou crétacés, dont l'origine sera discutée à propos des infarctus pulmonaires (Seconde partie).

Anatomie pathologique. — La question de l'inflammation, et en particulier celle de l'inflammation du tissu pulmonaire, ont été l'objet de nombreux travaux, t ant au point de vue de l'anatomie vulgaire qu'à celui de l'histologie. Il est indispensable d'examiner la valeur des uns et des autres, dans l'étude clinique de la pneumonie franche.

Selon Laennec, les principales lésions anatomiques de la pneumonie présentent trois degrés successifs : 1° l'engouement du poumon; 2° son hépatisation rouge; 3° son hépatisation grise.

L'engouement n'est qu'une hyperémie pulmonaire, comme cela me semble ressortir de ce que j'ai dit précédemment, et comme le démontrent les descriptions données par les auteurs. Le poumon est alors violacé ou couleur lie de vin, volumineux, plus pesant, plus compacte, à peine crépitant sous la pression, donnant à la coupe un liquide spumeux sanguinolent, sans autre altération notable; de plus son tissu, disait-on, est friable, et plongé dans l'eau par fragments, il gagne le fond du vase (Bayle). Ce dernier caractère différencierait cet état, comme engouement inflammatoire, de l'engouement ou congestion simplement mécanique. Mais ces caractères de friabilité et de pesanteur se rencontrent dans la simple hyperémie non inflammatoire. Ils prouvent simplement, comme l'absence de crépitation à la pression, que la congestion est assez forte pour avoir chassé l'air du tissu pulmonaire. Les caractères anatomiques de l'engouement pneumonique sont donc les mêmes, au point de vue de l'anatomie vulgaire, que ceux d'une simple hyperémie. Aussi Grisolle pense-t-il avec Bouillaud qu'il est souvent difficile ou impossible de déterminer, d'après la simple inspection cadavérique, si l'engouement est inflammatoire ou simplement mécanique. Il recommande en pareil cas de comparer les lésions anatomiques aux symptômes observés pendant la vie. C'est justement ce qui nous a conduit à reconnaître qu'il n'existe à la période d'engouement que les caractères de l'hyperémie; et il en est résulté la preuve que les lésions comme les signes sont les mêmes de part et d'autre.

Sans doute l'hyperémie ne joue pas toujours le rôle important qu'on lui assignait autrefois au début de l'inflammation. Mais dans la pneumonie journellement observée, cette hyperémie a une importance considérable, qui n'a pas échappé aux nombreux observateurs modernes qui se sont occupés de cette maladie, puisqu'ils ont adopté avec Laennec un mot particulier, celui d'*engouement*, pour désigner anatomiquement cette hyperémie, considérée comme inflammatoire. Nous verrons tout à l'heure à quels caractères l'anatomie microscopique croit y reconnaître l'inflammation. Pour nous, qui tenons surtout compte des rapports de la lésion avec les signes perçus pendant la vie, nous ne pouvons voir dans l'engouement qu'une congestion pulmonaire, la véritable inflammation du poumon étant due à l'exsudat fibrineux qui caractérise l'hépatisation. C'est seulement dans cette dernière condition que le tissu de l'organe subit des troubles de nutrition suffisamment caractéristiques pour constituer son inflammation franche.

L'hépatisation rouge présente à première vue des caractères bien connus. Ce sont : la coloration rouge du tissu pulmonaire, qui est en même temps lourd, compacte, friable ; de sa coupe, qui est finement granulée, s'échappe peu de liquide rouge non aéré, et l'organe ne peut être insufflé au niveau des parties hépatisées (Barthez).

L'hépatisation grise, que je préfère dénommer hépatisation suppurée, diffère de la précédente, à laquelle elle se rattache d'ailleurs par des degrés qui les fusionnent entre elles, par la coloration grisâtre du poumon et par le suintement du pus à sa section.

Dans ces deux formes d'hépatisation, on a fait de la compacité du poumon, jointe à sa friabilité, des caractères importants. Ils sont constants dans l'hépatisation ; mais ils peuvent, comme je l'ai rappelé, se rencontrer dans certaines hyperémies.

En abordant la question histologique de l'inflammation pulmonaire, je dois insister sur ce fait fondamental, que les caractères anatomiques visibles à première vue, et que je viens de rappeler, doivent avant tout être pris en considération, si l'on veut bien comprendre la séméiologie si franche de cette maladie. Les données histologiques, qui sont indispensables à connaître pour fixer certains points de la physiologie pathologique de la pneumonie, ne peuvent faire arriver à une concordance de lésions et de signes, qui est pour le clinicien la base la plus solide et la plus nécessaire de la maladie. Les micrographes ne sont d'ailleurs pas d'accord sur ce que l'on doit entendre par le mot inflammation. Virchow, dans sa *Pathologie cellulaire*, critique avec raison l'opinion qui fait de l'hyperémie un des premiers actes de l'inflammation; mais il attribue aux modifications de la cellule un rôle solidiste par trop exclusif, et il se montre d'une sévérité étrange au sujet de la théorie si généralement acceptée des exsudats provenant du sang. Tout travail pathogénique n'est pour lui que l'hypergénèse ou la prolifération des éléments cellulaires normaux. Rien de plus simple que cette anatomie pathologique, et rien de plus séduisant que cette unité d'évolution anatomique. Quelle que soit l'importance de cette vue d'ensemble si exclusive, il en résulte que l'inflammation ne serait limitée nulle part; qu'elle existerait même dans la fluxion utérine menstruelle [1], et que, malgré tous ses efforts de raisonnement, le savant berlinois a été dans l'impuissance absolue de formuler nettement l'inflammation comme état morbide. Il a émis des affirmations contradictoires au sujet de l'exsudat inflammatoire (*ouv. cité*). Dans la même page, il le rejette, puis il l'admet pour les parties qui possèdent une grande quantité de vaisseaux. Après avoir signalé son inflammation dite parenchymateuse, à laquelle il se plaint par parenthèse que l'on ait accordé trop d'importance, il admet l'inflammation sécrétoire ou *exsudative*. Seulement il rapetisse la question d'inflammation exsudative, en limitant au travail cellulaire de la partie, toute l'activité du travail inflammatoire.

Si cette activité ou prolifération cellulaire existait seule, même en produisant la compacité du tissu du poumon, sans exsudat fibrineux, on n'aurait qu'une pseudo-pneumonie, comme dans les infarctus du poumon, dont nous rapporterons un

[1] Selon Virchow, il y aurait alors une véritable inflammation catarrhale qui enlèverait la mince couche épithéliale qui recouvre les capillaires, plus friables au niveau de la muqueuse utérine qu'ailleurs.

exemple remarquable dans la seconde partie de cet ouvrage.

D'autres auteurs, moins exclusifs que Virchow, se sont aussi demandé qu'elles sont les modifications intimes des tissus primitivement atteints par l'inflammation. L'hyperémie ou la fluxion du début, qu'il faut admettre forcément dans les organes vasculaires, a une cause obscure; et selon Bilroth, aucune des hypothèses émises par Virchow, Schiff et Lotze sur la contraction suivie de relâchement des muscles vasculaires, ou sur la dilatation active des vaisseaux, ne saurait prétendre à l'expliquer[1]. Il est en effet impossible de savoir qui des vaisseaux, des nerfs ou du tissu de l'organe, est primitivement atteint. Les faits d'observation les plus positifs dans une partie vasculaire enflammée sont, pour Bilroth, qu'il y aurait d'abord *dilatation des capillaires* et *imbibition du tissu par le sérum* sorti des vaisseaux, puis une *infiltration plastique*. Ce sont là en effet les caractères fondamentaux de l'inflammation, que peuvent revendiquer à la fois la *vieille* anatomie comme l'histologie. La vieille anatomie y voit un exsudat fibrineux coagulable fourni par le sérum du sang. L'histologie commente ainsi la lésion inflammatoire : il y a pénétration du tissu conjonctif par une masse énorme de jeunes cellules rondes qui provient de la scission des corpuscules du tissu conjonctif, puis formation excessive de cellules devenant le phénomène le plus important, avec tension du tissu et stase du sang dans les capillaires. Quand la suppuration survient, la substance intercellulaire à aspect fibrillaire tend à disparaître, se divise, devient en partie gélatiniforme, puis liquide et purulente. Le pus est alors constitué par des cellules et du liquide séreux, mélangés de petites particules de tissu conjonctif (Bilroth, *ouv. cité*).

Dans l'inflammation du poumon, la dilatation des capillaires, ou l'hyperémie initiale et concomitante, est un élément dont on n'a pas saisi toute l'importance, et que j'ai cherché à mettre en relief. Les exsudats, en raison de la nature poreuse de l'organe, y présentent aussi des particularités remarquables, que

[1] Bilroth : *Pathologie générale chirurgicale;* trad. par Culmann et Ch. Sengel. 1868.

les observateurs français ont étudié au double point de vue clinique et histologique. D'après Gubler, qui appelle la pneumonie franche *hémorrhagique*, le sang serait épanché en nature dans les vésicules, s'y coagulerait en partie de même que dans les bronches déliées qui y aboutissent, et même dans les tuyaux bronchiques plus considérables. Dans les vésicules ou culs-de-sac bronchiques, ces concrétions constitueraient d'abord les granulations de l'hépatisation rouge, puis par suite de leur décoloration, une forme particulière d'hépatisation grise [1].

L'hépatisation rouge, selon Cornil[2], est caractérisée aussi par une infiltration fibrineuse des alvéoles pulmonaires, où elle est exsudée des vaisseaux en se moulant dans ces petites cavités ; mais en même temps il s'y forme dès le début des globules de pus ou leucocytes, qui se trouvent emprisonnés dans le chevelu de la fibrine. C'est ce que démontrent l'aspect granuleux de la coupe de l'hépatisation rouge, et un examen plus complet de la partie hépatisée. Si, en effet, on lave le tissu sous un filet d'eau, de rouge sa surface devient d'un gris jaunâtre; les petits grumeaux grisâtres granuleux, obtenus par le raclage et examinés au microscope à un faible grossissement, représentent le moule interne des alvéoles et des groupes d'alvéoles en continuité avec une petite bronche. Dans la troisième période, celle d'hépatisation grise, dans laquelle la coupe du tissu pulmonaire, devenu très-friable, se recouvre d'une couche de pus, la fibrine serait dissociée, passant de l'état fibrillaire à l'état granuleux, ce qui rend libres les leucocytes, qui roulent les uns sur les autres de manière à former un liquide laiteux, puriforme, le pus en un mot.

Cette théorie est basée sur l'observation; mais elle n'est pas complète. Comment se forment les leucocytes dans les deux formes d'hépatisation, et d'où proviennent-ils? Comment se résorbe l'exsudat de l'hépatisation dite rouge? Ces questions res-

[1] Gubler : *Concrétions fibrineuses dans des crachats de pneumonie lobaire* (Soc. de Biologie, 2e série, t. II).

[2] V. Cornil : *Anatomie pathologique des diverses espèces de pneumonie* (Gaz. des hôp.; 1865, p. 426).

tent à résoudre. Suivant mon savant collègue Jaccoud, qui cherche à faire concorder la science histologique et l'observation clinique dans son *Traité de pathologie interne*, où il a publié récemment un chapitre sur la pneumonie (t. II, 1871), la résolution de l'hépatisation a lieu par liquéfaction et élimination de l'exsudat. « Un liquide séreux transsude des parois alvéolaires, il fragmente et dissocie l'exsudat, et tandis que celui-ci est ainsi liquéfié, la fibrine et les cellules qu'il contient subissent la transformation graisseuse. » Il en résulte une *émulsion* épaisse, muqueuse ou muco-purulente, qui est en partie résorbée sur place, et en partie expulsée par l'expectoration avec les mucosités bronchiques.

Ce qui ne nous paraît pas démontré dans ces différents travaux, c'est que la pneumonie franche ou fibrineuse ne soit qu'une lésion de la surface interne des vacuoles pulmonaires [1]. Comment ne pas admettre que l'inflammation est toujours interstitielle en même temps qu'intra-alvéolaire ? Cela me paraît impossible ; d'autant plus que l'histologie n'a nullement démontré la localisation absolue de l'inflammation à l'intérieur de l'alvéole.

Quoi qu'il en soit, l'inflammation est certainement parenchymateuse dans les cas où le liquide purulent de l'hépatisation grise, au lieu d'être infiltré dans le tissu pulmonaire enflammé, se collecte en foyer par la fonte d'une partie de ce tissu. Ce sont les *abcès du poumon* qui ont été signalés comme une des terminaisons de la pneumonie. La question anatomo-pathologique de ces abcès mérite un examen spécial, qui ne saurait être suffisant que par la comparaison de toutes les collections purulentes qui peuvent se former dans le poumon ; mais ce n'est qu'à propos du diagnostic que nous traiterons plus complétement cette question.

[1] Voici la division des différentes espèces de pneumonies d'après Cornil (*Loc. cit.*) :

Pneumonies intra-vésiculaires :	1° Aiguë franche, lobaire, ou fibrineuse. 2° Catarrhale, lobulaire aiguë ou chronique (caséeuse).
Pneumonies interstitielles :	3° Aiguë (très-rare). 4° Chronique.

Ceux de ces abcès pulmonaires qui sont véritablement dus à l'inflammation aiguë du poumon se rencontrent très-rarement. Ils coïncident avec la période d'hépatisation suppurée.

Ils peuvent, a-t-on dit, perforer le poumon et produire un pneumo-thorax avec pleurésie purulente. Mais ils ont aussi, comme tous les genres d'abcès du poumon, une tendance constante à se cicatriser. Pour peu qu'ils aient de durée, on trouve en effet leurs parois recouvertes d'une membrane qui tend à limiter la lésion, et à constituer une cicatrisation solide de la cavité accidentelle. C'est ce qui existait chez le sujet de mon observation XXXI, dont la maladie n'avait cependant eu que quelques jours de durée.

J'ai vu à Cochin une femme dont les poumons contenaient des abcès dits métastatiques qui étaient, après cinq semaines d'évolution, en voie complète de cicatrisation malgré leur forme irrégulière ; car ils étaient tapissés par une pseudo-membrane jaune autour de laquelle le poumon était parfaitement sain, comme le montre notre Planche I. Cette femme, opérée d'une tumeur du sein droit, succombait trois mois et demi après dans mon service, à la suite d'accidents urémiques dus à des lésions profondes et latentes des reins, dans lesquels je trouvai après la mort des kystes très-nombreux. Cinq semaines avant la terminaison fatale, elle avait présenté des signes de pyoémie avec des abcès sur le tronc, de la toux, de l'oppression, et des râles sonores et humides généralisés, qui n'avaient duré que quelques jours, sans matité, sans souffle bronchique. La gravité des accidents urémiques ultimes détourna, pendant les derniers jours, mon attention des organes respiratoires, ce que je regrettai à la vue des lésions pulmonaires remarquables que je constatai après la mort.

Andral a signalé comme simulant des abcès pulmonaires les dilatations des bronches en ampoule (*Clin. méd.*). La confusion est véritablement possible, et j'en ai vu aussi des exemples. Mais il ne faudrait pas trop généraliser ce fait, parce qu'on risquerait d'attribuer à la dilatation bronchique de véritables abcès dont l'évolution n'est pas toujours facile à saisir.

Je rapporterai à propos de l'apoplexie pulmonaire (Seconde partie) une observation dans laquelle il y avait dilatation des bronches, mais en même temps des abcès qui en étaient certainement indépendants comme lésion anatomique.

Formes. — La pneumonie franche, qui est à la rigueur la forme vulgaire de la maladie, présente à considérer plusieurs variétés, suivant son siége ou son étendue, son intensité, et son développement primitif ou secondaire.

On a distingué des pneumonies de la base, du sommet, de out un poumon, et des pneumonies doubles. Mais dans la pratique, cette distinction, à part celle des pneumonies doubles, nous semble avoir peu d'importance.

Les pneumonies qui occupent les deux poumons à la fois présentent pendant la vie, des deux côtés, dans une étendue variable, des signes caractéristiques, et après la mort les lésions doubles de la maladie, souvent à des degrés différents. Quoique présentant plus de gravité que les pneumonies simples, ces pneumonies doubles peuvent se terminer aussi rapidement par la guérison. Il en a été ainsi à l'hôpital Necker chez un malade, qui jouissait habituellement d'une bonne santé, et de bonnes conditions hygiéniques. La pneumonie double a été aussi bénigne qu'une pneumonie franche et simple, survenant dans des conditions analogues. Il n'y avait d'ailleurs aucun doute, dans ce fait, sur l'existence d'une hépatisation localisée dans les deux poumons, au sommet de l'un et à la base de l'autre. La persistance et la fixité des signes, jointes à l'état fébrile, s'opposaient à ce que l'on pût croire à l'existence d'une simple congestion. Nous verrons tout à l'heure, à propos du diagnostic, que les signes de l'hyperémie ont été attribués à tort à la pneumonie, au niveau de la lésion de l'un des poumons, dans beaucoup de faits qualifiés pneumonies doubles.

L'intensité de la maladie peut se caractériser par des phénomènes graves de fièvre intense, d'agitation, de délire ou d'hyposthénie considérable, de dyspnée ; par des signes d'hépatisation très-caractérisés, par une marche rapide et un progrès incessant jusqu'à la mort, ou jusqu'à une résolution inespérée.

C'est dans les faits de ce genre que se classent les pneumonies dites *typhoïdes*, et qualifiées d'*adynamiques* ou d'*ataxiques*, suivant la prédominance des phénomènes nerveux. Cette distinction est motivée, surtout en regard des pneumonies franches, bénignes, qui se terminent assez rapidement par la guérison et qui offrent une atténuation relative des phénomènes fonctionnels et physiques.

D'autres pneumonies se rattachent à des états généraux qui leur donnent une physionomie particulière, sans qu'elles cessent d'être des pneumonies franches. Telle est la *pneumonie bilieuse* de Stoll. La face est subictérique ou franchement ictérique, la tête lourde, la bouche amère, la langue recouverte d'un enduit jaunâtre, la soif peu vive ; il y a des nausées et parfois des vomissements bilieux, et des selles de même nature.

Je ne m'arrête pas à la forme qui a été décrite sous la dénomination de *fièvre péripneumonique*, car il n'y a pas ici de pneumonie franche, comme nous le verrons à propos des hémopneumonies.

L'abondance de l'exsudat fibrineux inflammatoire, qui lui fait envahir non-seulement les alvéoles pulmonaires, mais encore les tuyaux bronchiques de manière à y former des ramifications fibrineuses, a fait admettre à part une forme de peumonie dite fibrineuse, considérée comme spéciale par ses lésions et par ses signes. Lobstein, Nonat, surtout le professeur Schützenberger (de Strasbourg), et ses élèves, ont décrit cette forme de pneumonie. Elle n'est pas assimilable au croup, à la trachéite pseudo-membraneuse ou à la bronchite plastique, comme le dit Aloyse Wiedemann (*Thèse*, 1854), mais elle est simplement la pneumonie franche avec l'extension aux bronches de la lésion intra-alvéolaire. Cela est si vrai, qu'en dehors de la pneumonie fibrineuse, Schützenberger n'admet que des pneumonies dans lesquelles l'exsudation est séreuse, séro-sanguinolente ou mucoso-sanguinolente ; or ce sont là les lésions des fausses pneumonies, dites bâtardes, latentes, irrégulières, catarrhales, lobulaires, métastatiques, qui ne sont pas la pneumonie inflammatoire franche.

Quant aux symptômes de cette forme dite fibrineuse, voici ceux que Cadiot, élève de Schützenberger, lui attribue : matité considérable accompagnée de souffle tubaire et de bronchophonie intense, durée éphémère des râles humides, expectoration peu ou pas sanguinolente et quelquefois nulle, et enfin appareil grave de symptômes généraux (*Thèse*, 1855). Mais ces signes n'ont rien de spécial, et d'ailleurs ils peuvent faire défaut; car j'ai rapporté plus loin (obs. XXIX) un fait dans lequel les concrétions fibrineuses des petites bronches étaient très-nombreuses, sans que les symptômes aient offert les particularités exposées par le Dr Cadiot.

La question des *pneumonies secondaires* serait très-intéressante à étudier de nouveau, parce que l'on n'a fait jusqu'à présent ni la distinction nécessaire des pneumonies vraies et des affections similaires, qui ne sont le plus souvent que des hyperémies, ni la différence des pneumonies franches et de celles qui ne le sont pas. Quand la pneumonie secondaire est franche, elle ne diffère pas, par des signes particuliers, de celle qui est spontanée. Elle emprunte seulement à la maladie principale qu'elle complique une gravité spéciale. C'est une affaire de pronostic. Quant aux pneumonies secondaires qui n'ont pas les signes et les allures de la pneumonie franche, je n'ai pas encore à m'en occuper ici, puisque, de l'aveu des pathologistes, ce sont les pneumonies fausses ou irrégulières que j'ai rappelées plus haut.

Diagnostic. — Nous voici arrivé à la question pratique la plus importante de la pneumonie, question qui est en même temps une des plus délicates de l'histoire clinique de cette maladie, comme on a pu le pressentir en voyant les difficultés d'interprétation qui se rattachent aux diverses particularités de la maladie.

Le diagnostic de la pneumonie se fonde principalement : sur l'expectoration de crachats caractéristiques, seul signe probant de la pneumonie pour les anciens ; sur l'existence du râle crépitant, du souffle bronchique, et de la bronchophonie. Lorsque ces signes sont tous réunis, et qu'il s'y joint de la fièvre, il n'y a aucun doute sur l'existence de la pneumonie franche. Mais il arrive souvent que l'ensemble de ces signes n'est pas complet, et que l'on ne rencontre pas leur succession classique : râles crépitants et crachats pneumoniques d'abord ; souffle et bronchophonie ensuite.

Mais avant d'aller plus loin, il est indispensable de faire connaître le rôle important que joue l'hyperémie pulmonaire dans la pneumonie franche, soit au début même de la maladie, soit pendant son évolution. En dégageant ainsi des vrais signes de la pneumonie les signes comme parasitaires de la congestion pulmonaire, il deviendra plus facile de faire la part réelle des phénomènes que l'on doit rattacher à la pneumonie proprement dite. Il faut pour cela examiner l'hyperémie au début ou dans le cours de cette affection.

A. *Hyperémie pulmonaire initiale.* — La première période de la pneumonie est considérée comme constituée par la période dite d'engouement, qui est suivie plus ou moins rapidement de la période d'hépatisation.

Il est facile de démontrer que cet engouement est uniquement caractérisé par les signes de l'hyperémie pulmonaire. Cette hyperémie ne diffère de celle qui est simple que par la persistance de la fièvre du début, par sa résistance au traitement, et par la transformation graduelle, latente à nos moyens d'investigation, de l'hyperémie en hépatisation pulmonaire, due à la production de l'exsudat inflammatoire. Ce sont ces particularités seules qui en font une congestion dite inflammatoire, mais au même titre que l'hyperémie initiale de la bronchite, qui pourrait dès lors être qualifiée aussi d'engouement, avec autant de justesse qu'au début de la pneumonie.

L'hépatisation a des caractères spéciaux qui, seuls, rendent l'existence de la pneumonie franche irrécusable. Envisager autrement la pneumonie à son début, au point de vue clinique, attribuer surtout des signes pathognomoniques de pneumonie à la période dite d'engouement, ce n'est pas donner l'expression réelle des faits journellement observés.

Nous avons vu, à propos des phénomènes généraux et fonctionnels, que les signes d'invasion de l'hyperémie pulmonaire simple et de la pneumonie diffèrent très-peu les uns des autres. C'est déjà une présomption que la première période dite d'engouement inflammatoire, dans cette dernière maladie, est une congestion. De plus, nous trouvons une série de preuves directes de cette analogie dans les premiers signes physiques de la maladie.

Fournet est le seul auteur qui ait cherché à décrire cette congestion initiale en tant que congestion pulmonaire, et l'on comprend difficilement qu'il ait été blâmé d'avoir recherché les véritables signes de cette première période de la pneumonie, en la considérant comme une hyperémie pulmonaire. Pour lui, ces signes étaient les suivants : un peu d'obscurité du son à la percussion, la faiblesse du bruit respiratoire, une faible résonnance bronchophonique; des râles humides à bulles continues, l'absence de crachats rouillés, la douleur de côté et la fièvre. Les auteurs du *Compendium de médecine* (art. *Pneumonie*) prétendent n'avoir jamais pu constater ces signes d'une manière évidente, ou du moins n'avoir pu les distinguer de ceux de l'engouement inflammatoire (avec le râle crépitant de Laennec). Quant à moi, je trouve vrais plusieurs points de la description de Fournet; seulement cette description est insuffisante, en ce que la congestion pulmonaire initiale de la pneumonie a des signes plus nombreux que ceux qu'il a indiqués, et que les râles humides n'ont ni la fréquence ni la valeur qu'il leur a attribuées.

On retrouve, en effet, en pareille circonstance, groupés en plus ou moins grand nombre, tous les signes que j'ai constatés dans la congestion pulmonaire idiopathique. C'est ce qui explique comment Grisolle était dans le vrai en assignant une respiration faible à l'hyperémie initiale de la pneumonie, de même que Stokes en signalant la respiration puérile dans la même condition.

Je pourrais rapporter un grand nombre d'observations qui démontreraient qu'en pareil cas, la congestion ne diffère nullement, par ses signes, de la congestion idiopathique que j'ai décrite. Mais je me contente de renvoyer à celles que j'ai rapportées dans mon second Mémoire sur la congestion pulmonaire (*Arch. de médec.*, 1866). L'une, la XVIe, est relative à une femme chez laquelle une hyperémie du poumon, de huit jours de durée, a précédé l'apparition d'une pneumonie, en se caractérisant par ses phénomènes habituels, mais avec la persistance de la fièvre. Celle-ci faisait penser à l'imminence d'une maladie plus grave que l'hyperémie, ce qui a été justifié par l'apparition d'une pneumonie franche des mieux caractérisées. Chez un mécanicien âgé de 46 ans (obs. XVII du Mémoire), une pneumonie non moins bien accusée que la précédente, a été précédée d'une congestion pulmonaire pendant cinq jours, et cette hyperémie a eu ceci de remarquable et de caractéristique, que la douleur qui l'accompagnait était une névralgie dorso-intercostale aiguë. Dès 1861, j'avais vu à la Salpêtrière une vieille femme atteinte d'une névralgie semblable des plus douloureuses, et qui s'accompagna le 3e jour d'une pneumonie du même côté.

Les faits de ce genre, sans tenir compte de la forme particulière de la douleur, ne sont pas rares dans la pratique. Ils paraîtraient certainement habituels si, dans les hôpitaux, on observait les malades dès le début. Cette hyperémie initiale, je crois l'avoir démontré par ce qui précède, se rapporte bien à l'engouement des auteurs.

Lorsque la pneumonie est passée de la période d'hyperémie pulmonaire à l'hépatisation, elle se révèle alors par les signes caractéristiques que j'ai déjà rappelés, et sur lesquels je reviendrai plus loin. Mais en même temps, soit dans le poumon réputé sain, soit dans les parties non hépatisées du poumon affecté, on continue à constater les signes de la congestion pulmonaire.

B. *Hyperémie pulmonaire concomitante de la pneumonie.* — L'étude de cette hyperémie dans le tissu non hépatisé des poumons présente un grand intérêt, comme l'étude de la congestion initiale. Elle est la continuation de cette dernière, et elle accompagne la pneumonie en envahissant toute l'étendue des deux poumons, comme avec la bronchite. Etudions d'abord l'hyperémie dans le poumon opposé à celui qui est hépatisé.

1° *Congestion dans le poumon réputé sain.* — L'existence de l'hyperémie se révèle ici pendant la vie par ses signes habituels, et par la constatation anatomique dans le cas de mort. C'est ce que l'on va voir dans l'observation suivante.

OBS. XXIX [1]. Le nommé Pierre Paris, 42 ans, carrier, d'une forte constitution, habitué à des excès alcooliques, entra, le 4 avril 1864, à l'hôpital Cochin (salle Saint-Jean, n° 6). Il toussait depuis deux mois, sans éprouver d'autres phénomènes, lorsque le 29 mars, six jours avant son admission, il fut pris de frissons, avec vomissement, et d'une douleur du *côté gauche* de la poitrine. Il dut cesser ses occupations et venir à l'hôpital. La diminution de ses forces était telle, que trois de ses camarades furent obligés de le soutenir dans le court trajet qu'il avait à faire.

Le lendemain de son admission, je trouve le malade en proie à du délire avec animation, avec un pouls régulier, à 120, médiocrement développé ; la peau chaude, avec moiteur dans le dos. Le malade se relève assez facilement dans son lit ; la langue est sèche et un peu tremblante ; il y a de la soif, de l'anorexie.

L'oppression est vive, la respiration haute et fréquente (à 48), diaphragmatique et costale. La toux est peu fréquente, ainsi que l'expectoration ; les crachats forment au fond du crachoir une masse homogène et gluante, peu aérée, d'un jaune verdâtre sale, et demi-transparente.

La poitrine est bien conformée et sa sonorité est exagérée à la percussion au sommet du poumon gauche, en avant et en arrière, avec bruit de pot fêlé manifeste à la fin des inspirations sous la clavicule correspondante. Au même niveau, il y a une respiration faible avec ronflement et retentissement exagéré du bourdonnement de la voix, sans aucun souffle. Dans la fosse sous-épineuse du même côté, il existe aussi du ronflement sans souffle ni râle crépitant. Du côté droit, le bruit respiratoire est plus faible que du côté opposé, et de plus on constate au niveau

[1] Il est question de ce malade dans la conférence clinique *Sur les phénomènes insolites de percussion dans la pneumonie*, que j'ai rappelée plus haut.

de la racine des bronches droites une respiration légèrement soufflante dans les deux temps, sans retentissement augmenté de la voix.

Limon., 2 *pots ; saignée de* 200 *gr.*; *infus.*, 6 *gr. ipéca et eau*, 200 *gr.* (deux cuill. d'heure en heure); 1 *pil. op.*, 0,10 ; *vin de Bordeaux*, 150 *gr.*

Le 5 avril au soir : la saignée a été bien supportée et a fourni un caillot mou. Pas de vomissements par l'infusion d'ipéca, dont il a été pris seulement huit cuillerées environ. Il n'y a pas la moindre amélioration. Le délire a persisté toute la journée avec les mêmes caractères ; la fièvre est tout aussi forte, ainsi que l'oppression, et les traits de la face se sont profondément altérés. L'état local de la poitrine est le même. La nuit suivante, le délire continue, mais sans violence ; la respiration s'embarrasse de plus en plus, et la mort a lieu à 6 heures du matin.

Autopsie (vingt-huit heures après la mort). — Les deux poumons sont très-augmentés de volume, le gauche surtout. Un peu de liquide séreux dans la plèvre gauche, avec deux plaques pseudo-membraneuses récentes de 4 à 5 centimètres de diamètre, à la surface latérale moyenne du poumon. Hépatisation grise du lobe inférieur gauche, excepté à la base, où, dans une hauteur de 2 centimètres environ, il n'y a que de la congestion ; le tissu pulmonaire y est mou, d'un rouge brunâtre, et fortement imprégné de sang. Dans les petites bronches du lobe hépatisé, et à partir des troisièmes divisions bronchiques, il existe des caillots fibrineux ramifiés et non adhérents très-nombreux. A la coupe, ce lobe hépatisé laisse voir des points blanchâtres qu'on peut saisir avec des pinces, et on entraîne alors au dehors des ramifications fibrineuses, moulées jusque dans les dernières ramifications bronchiques. Nous les avons figurées dans la figure 28. Ces concrétions ne s'étendaient pas jusqu'aux bronches d'un plus fort calibre.

Le poumon droit n'était le siége d'aucune hépatisation, soit dans le voisinage de la racine des bronches, soit ailleurs. Il était seulement le siége d'une congestion générale qui produisait son augmentation de volume, et sa coloration d'un rouge foncé.

Le cœur avait son volume normal. Les cavités droites renfermaient un caillot d'un blanc jaunâtre, assez résistant, occupant l'oreillette et la moitié supérieure du ventricule, d'où il se prolongeait dans l'artère pulmonaire, sur une longueur de 2 centimètres seulement.

Le cerveau ne présentait de particulier qu'une infiltration séreuse considérable de la pie-mère, et un épanchement analogue des ventricules. Rien du côté des intestins, du foie, de la rate. Les reins étaient anémiés en partie au niveau de la substance corticale, surtout celui du côté gauche.

La faiblesse du bruit respiratoire constatée pendant la vie, du côté droit de la poitrine, opposé à celui qui était le siége de l'hépatisation pulmonaire, doit manifestement être attribuée à la congestion pulmonaire constatée après la mort dans le poumon du côté correspondant. Il en est de même du souffle existant aussi pendant la vie à la racine des bronches du même côté, puisque ce souffle ne pouvait être attribué à un retentissement, aucun souffle n'existant au sommet du côté opposé.

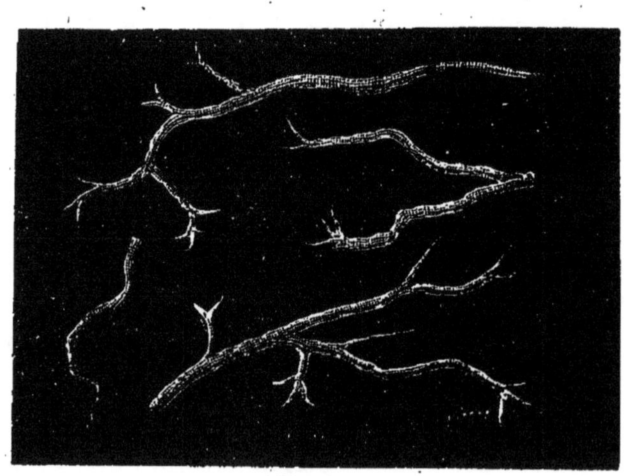

Fig. 28.

Ces signes, que l'on trouve tous dans la congestion pulmonaire simple, existent ici avec l'irrécusable légitimité que leur donne la vérification anatomique de l'hyperémie pulmonaire. Des signes plus nombreux d'hyperémie pulmonaire existaient chez d'autres malades dont il serait inutile de rapporter l'his-

Fig. 28. — Concrétions fibrineuses des dernières ramifications bronchiques dans le poumon gauche, au niveau d'une hépatisation grise.

toire ; il va me suffire en effet de grouper tous les faits, à ce point de vue de la concomitance de l'hépatisation dans l'un des poumons et de la congestion pulmonaire dans le poumon opposé, pour en faire ressortir toute l'importance. Si des résultats analogues à ceux que je vais signaler n'ont pas été formulés par les observateurs, c'est qu'ils se sont bornés à constater la plupart du temps les signes de la pneumonie, en considérant comme accessoires ou trop secondaires les résultats de l'exploration des autres régions de la poitrine, ou bien en attribuant ces résultats à une prétendue bronchite concomitante.

Quarante malades atteints de pneumonie aiguë simple ont été explorés par moi avec soin dans toute l'étendue de la poitrine. J'ai réuni sans aucun choix ces observations, qui m'ont fourni à l'analyse un premier résultat très-remarquable : à l'exception des deux sujets les plus âgés (64 et 66 ans), tous les autres ont offert des modifications très-sensibles du bruit respiratoire du côté exempt de pneumonie. On ne pouvait songer à expliquer ces signes anormaux par une complication de bronchite, au moins pour le plus grand nombre des faits, car je n'ai constaté que dans sept observations des râles sous-crépitants à la base du poumon, et encore ne furent-ils persistants que chez un très-petit nombre de sujets. Chez les 31 autres malades, on retrouvait, à la percussion et à l'auscultation, tous les signes que j'ai rencontrés dans la congestion pulmonaire simple.

C'était à la percussion : le tympanisme ou la submatité thoracique ; c'étaient à l'auscultation, par ordre de fréquence : l'expiration prolongée, la respiration plus ou moins affaiblie, la respiration puérile, sifflante ou ronflante, soufflante ; les râles sous-crépitants, ou enfin la respiration granuleuse ou rude.

Le tympanisme avait le même siége que dans la congestion simple, à la base en arrière ou sous la clavicule, en avant, et le souffle s'est montré quatre fois sur sept à la racine des bronches, où il était parfaitement distinct de celui de l'hépatisation du côté opposé, comme timbre et comme niveau. J'ai mis hors de cause les souffles qui n'étaient que la transmission du souffie pneumonique au poumon du côté opposé. Tous ces signes, le plus souvent multiples, se sont diversement combinés, comme on peut s'en assurer en consultant les observations de pneumonies que j'ai précédemment rapportées. Ces signes ont eu d'ailleurs, dans beaucoup de cas, dans l'observation XXXI par exemple, une succession irrégulière et une mobilité qui leur donne leur véritable signification comme expression de l'hyperémie pulmonaire.

Ces preuves de congestion pulmonaire du poumon non atteint d'inflammation, dans la pneumonie unilatérale, me semblent irrécusables. Si en effet je réunis les vingt-deux observations de pneumonie que j'ai recueillies depuis qu'a été publié mon Mémoire dans les *Archives*, où sont consignés les résultats que je viens d'exposer, j'obtiens des résultats identiques.

Tous les malades compris dans cette seconde série de pneumonies, et chez lesquels l'état du poumon réputé sain a été constaté, ont présenté, au niveau de ce poumon, des signes d'hyperémie pulmonaire analogues à ceux dont il vient d'être question, comme on peut le voir dans le tableau suivant, où les deux séries de faits ont été mises en présence. Ces signes ont été diversement combinés chez les différents malades. En considérant chacun de ces signes isolément, j'ai compté :

		1re série. 38 pneumonies.		2e série. 22 pneumonies.
Expiration prolongée	chez	25	chez	17
Respiration faible	—	19	—	7
Respiration puérile	—	15	—	12
Resp. sibilante ou ronflante .	—	14	—	4
Resp. soufflante.	—	7	—	6
Râles humides	—	7	—	7
Respiration granuleuse. . . .	—	4	—	1
Submatité ou matité.	—	7	—	»
Tympanisme	—	8	—	2

Si nous poursuivons l'étude de l'hyperémie concomitante de la pneumonie dans le poumon affecté, mais en dehors des parties de l'organe qui sont hépatisées, nous trouvons que cette hyperémie est tout aussi réelle que dans le poumon réputé sain, comme le démontrent d'ailleurs les autopsies.

2° *Congestion pulmonaire dans les parties non hépatisées du poumon affecté.* — La simple énumération des signes d'auscultation observés pendant la vie, au niveau du poumon affecté, *en dehors des portions hépatisées*, y démontre l'engorgement pulmonaire sanguin. Sur vingt-quatre sujets que j'ai examinés à ce point de vue, j'ai trouvé, combinés diversement :

L'expiration prolongée . . .	chez	8
La respiration ronflante . . .	—	6
— — soufflante	—	6
— — faible	—	3
— — puérile	—	2
— — granuleuse ou rude	—	2
Des râles humides.	—	1
Enfin le son a été tympanique	chez	13.

A la proportion près, ce sont bien les mêmes signes que le poumon non affecté de pneumonie nous a offerts plus haut. Mais je dois faire remarquer que l'origine de ces signes est complexe. En effet, outre la congestion pulmonaire, il faut tenir compte d'une autre cause : le refoulement de la portion non hépatisée du poumon par la lésion, portion non hépatisée où se perçoivent précisément ces bruits. Ce refoulement nous explique comment les signes constatés le plus fréquemment sont : la sonorité exagérée ou tympanique, constatée treize fois sur vingt-quatre, et l'expiration prolongée notée chez le tiers des sujets. Ce sont en effet ces deux signes, son tympanique et expiration prolongée, que l'on constate le plus souvent aussi au niveau des poumons sains, quand ils sont refoulés notablement vers le haut du thorax, par une tumeur ou une tuméfaction volumineuse de l'abdomen soulevant le diaphragme. C'est du moins ce que j'ai signalé et vérifié bien souvent au lit des malades, et ce que démontreront encore les faits d'épanchement pleurétique.

C'est donc par ce refoulement des parties non hépatisées du poumon, tant par l'hépatisation que par l'hyperémie en même temps, que s'expliquent les anomalies de percussion et d'auscultation qui se rencontrent dans le poumon affecté, au niveau du sommet quand cette hépatisation envahit la base.

La question du rôle de l'hyperémie pulmonaire au point de vue de la séméiologie et du diagnostic de la pneumonie étant ainsi résolue, ce que j'ai dû faire un peu longuement vu la nouveauté du sujet, il va nous être plus facile de nous rendre bien compte de la valeur des signes physiques propres à la pneumonie franche. On n'oubliera pas cependant que l'hyperémie au milieu de laquelle se développe l'hépatisation nous ramènera souvent à rappeler cette concomitance.

Lorsque le râle crépitant existe seul au début comme signe de pneumonie, avec la fièvre et des simples signes de congestion, il faut, pour que le râle crépitant constitue un signe de pneumonie, qu'il soit *persistant* au moins pendant plusieurs jours.

Cette persistance, avec la fièvre, du râle et des autres signes caractéristiques que j'ai rappelés d'abord, est une des meilleures données du diagnostic, pour éloigner l'existence d'une simple hyperémie, dans laquelle la fièvre est éphémère, en même temps que les râles humides sont fugaces, et les autres signes souvent mobiles du jour au lendemain. Ce que j'ai dit au sujet du râle crépitant isolé démontre bien que l'on ne saurait continuer à en faire le signe propre de la période dite d'engouement. Il est clair qu'il est à la fois un signe qui se rencontre indifféremment dans l'hyperémie simple, dans l'hyperémie qui constitue l'engouement, et dans l'hépatisation, tout en empruntant aux autres phénomènes coïncidants une valeur différente.

Quand ce râle est joint au souffle bronchique, sa valeur en devient plus grande comme signe de pneumonie; cependant les deux signes réunis ne sont pas non plus la preuve univoque de l'existence de la pneumonie. Lorsque le souffle bronchique n'a pas la rudesse, la dureté, du souffle de la pneumonie, il faut qu'il y ait persistance de la fièvre et de ces signes, qui dès lors deviennent caractéristiques, surtout si la bronchophonie s'y joint. Le doute sur l'existence de la pneumonie ne saurait exister lorsque l'expectoration pneumonique se joint aux signes précédents. J'ai déjà fait remarquer que, même en l'absence de ces signes, et avec ceux de la congestion pulmonaire seulement, cette expectoration tranche la question du diagnostic.

Il peut arriver en effet que la pneumonie ne soit manifeste que par l'expulsion de crachats caractéristiques, et par d'autres signes très-légers de pneumonie, tandis que tous les autres signes physiques de percussion et d'auscultation sont simplement ceux de l'hyperémie. J'en ai vu plusieurs exemples, et entre autres, un fait très-remarquable à Necker, en février 1868.

Les râles ronflants, ai-je dit, se produisant au niveau de la partie hépatisée, quelques jours après le début, sont un signe de résolution de la pneumonie (V. p. 196). Mais il ne faut pas oublier qu'en dehors des parties envahies par l'hépatisation, la respiration ronflante est le résultat de l'hyperémie, surtout lorsqu'elle existe partout des deux côtés de la poitrine.

J'ai insisté plusieurs fois sur la persistance de la fièvre et des signes locaux, comme devant faire attribuer ces signes à la pneumonie. Cette remarque a surtout de l'importance quand il s'agit de juger la valeur du souffle et du râle crépitant. Mais il peut arriver que l'on observe le malade trop peu de temps pour juger de la persistance de ces signes, quand la mort par exemple survient très-rapidement. Il n'y a alors aucun moyen de se faire une idée juste de la lésion. C'est ce qui est arrivé pour un malade que j'ai dû croire atteint d'une double pneumonie, tandis qu'il n'y avait d'hépatisation que dans un poumon, et hyperémie dans l'autre. Ce malade n'ayant été que deux jours à l'hôpital, et l'exploration complète de la poitrine n'ayant pu avoir lieu qu'une seule fois le lendemain de son admission, j'ai cru devoir attribuer à une double pneumonie, générale à droite en arrière et partielle à gauche, les signes perçus des deux côtés : râles crépitants et voix soufflée. L'autopsie démontra mon erreur de diagnostic; il n'y avait de pneumonie qu'au niveau du poumon droit, et une simple congestion pulmonaire du côté gauche. Il est probable que le souffle et le râle à gauche eussent été trouvés passagers, si le malade avait vécu plus longtemps, à moins que l'hépatisation n'eût fini par envahir ce côté comme le droit; cependant rien n'indiquait, dans ce poumon gauche, qu'il y eût une hépatisation commençante.

Ce fait démontre que le diagnostic de la pneumonie double ne doit pas être immédiatement formulé lorsque du souffle ou du râle crépitant existe des deux côtés de la poitrine. C'est surtout dans les faits de cette espèce qu'il faut un ensemble suffisant de signes caractéristiques, et leur persistance des deux côtés, pour admettre une double pneumonie. C'est sans doute pour avoir négligé de constater ces particularités que l'on a cru les pneumonies doubles plus fréquentes qu'elles ne le sont en réalité. Sur 324 pneumonies réunies par plusieurs observateurs, je compte 32 pneumonies doubles ou 10 0/0. Sur 113 pneumonies dont j'ai recueilli l'observation, en évitant autant que possible l'erreur, je n'en trouve que 6, ou 5 0/0. Ces résultats différents me semblent provenir de la confusion que je signalais tout à l'heure, et qui pouvait exister dans le premier groupe de faits.

Il peut arriver qu'une pneumonie ne s'annonce par aucun signe d'auscultation caractéristique. Les exemples de cette anomalie ne sont pas extrêmement rares. J'ai publié en 1865 un travail dans lequel j'ai appelé l'attention sur ce sujet intéressant [1]. J'ai démontré, je crois, qu'il fallait attribuer l'absence qui existe dans certains cas, des signes stéthoscopiques de la pneumonie, au volume considérable que prend alors le poumon par le fait de l'hépatisation et de la congestion. Cette augmentation de volume empêche, en effet, qu'il y ait une dilatation suffisante du poumon pendant l'inspiration pour que le souffle et le râle crépitant se produisent.

Dans les faits de pneumonie que j'ai rapportés, cette augmentation de volume du poumon était considérable, comme l'ont démontré les nécropsies. Dans un de ces faits (obs. VI du mémoire), je dus croire à l'existence d'une bronchite grave, vu

[1] Woillez : *Études sur l'auscultation des organes respiratoires* (Arch. gén. de méd.; juillet 1865).

l'absence de crachats pneumoniques, et l'existence de râles sous-crépitants à la base des deux poumons. L'autopsie montra qu'il existait une hépatisation suppurée du lobe supérieur du poumon gauche, bien que, pendant la vie, il n'eût été constaté à son niveau qu'une respiration sifflante ou ronflante, de même que dans le reste de la poitrine. Un autre malade, atteint également de pneumonie du sommet du poumon gauche, ne présenta non plus aucun signe de percussion ou d'auscultation pouvant révéler cette affection pendant les cinq jours qui s'écoulèrent jusqu'à la mort. La pneumonie ne put être diagnostiquée que par des crachats caractéristiques visqueux et couleur sucre d'orge (obs. VII, *mém. cité*). Enfin un troisième malade observé à l'hôpital Cochin en 1865, dès le second jour de sa pneumonie, présenta d'abord les signes les plus probants d'une pneumonie du côté droit : fièvre intense, dyspnée, toux avec crachats caractéristiques, souffle, râles crépitants et bronchophonie. Mais dès le 4e jour, ces signes d'auscultation se sont atténués, et, à partir du lendemain, jusqu'à la mort (qui eut lieu le 7e jour), ils ne furent plus perçus : ils étaient remplacés par une respiration ronflante, en même temps que la matité du côté gauche était devenue générale. Je crois être en droit de conclure que le poumon se trouvait d'abord dans une condition de béance des vides aériens convenable à une pénétration suffisante de l'air pour la production des signes de la pneumonie, et que, plus tard, le volume des poumons augmentant, la béance est devenue insuffisante, ce qui a empêché les bruits pneumoniques de se produire.

Cet accroissement de volume n'a rien de précis en lui-même. Le volume du poumon sain étant très-variable suivant les individus, selon leur taille et le développement plus ou moins considérable du thorax, il est impossible d'indiquer une mesure précise de l'augmentation de volume du poumon qui donne lieu à la disparition des signes caractéristiques des lésions pulmonaires. Léon Le Fort, dans ses *Recherches sur l'anatomie du poumon* (*Thèse*, 1858), n'a jamais trouvé au delà de 24 centimètres de hauteur, à leur face externe, pour les poumons sains;

or tout récemment, en faisant l'autopsie d'un homme mort rapidement dans le cours d'un délire alcoolique fébrile, sans signes de pneumonie pendant la vie, j'ai eu à constater à l'autopsie l'hépatisation grise d'un poumon, avec augmentation notable du volume de l'organe, qui avait 40 centimètres de hauteur. Il est facile du reste de constater, après la mort, cet accroissement de volume, lorsque le poumon, à l'ouverture du thorax, ne se rétracte pas ou se rétracte peu sur lui-même, et que, retiré du thorax, il présente en même temps un volume manifestement exagéré.

Les signes perçus par l'auscultation concordent bien avec cette augmentation de volume des poumons. C'étaient : la respiration faible, plus rarement la respiration exagérée, la respiration rude, l'expiration prolongée, et les respirations sifflante et ronflante, qui ont remplacé à l'auscultation les signes caractéristiques des lésions pulmonaires. Tout me semble concourir à démontrer que, dans les faits que j'ai rapportés, on doit expliquer le défaut des signes caractéristiques de l'hépatisation pulmonaire par la diminution ou l'abolition de la béance des vides aériens due à l'augmentation du volume des poumons.

Quelle autre cause pourrait-on d'ailleurs invoquer? Notons qu'il ne s'agit pas ici de faits semblables à ceux qui ont été signalés par Laennec, puis observés par Barth, Grisolle et Requin, et dans lesquels il y avait, avec la matité, absence complète du murmure respiratoire par suite de l'obstruction accidentelle d'une bronche principale. Dans les faits que j'ai cités, il n'y avait pas, comme dans ces derniers, absence de tout bruit à l'auscultation, mais de simples modifications trompeuses des bruits respiratoires pneumoniques.

Ce n'est pas non plus la rigidité du tissu pulmonaire qui, en détruisant l'expansibilité de l'organe, pourrait être accusée de la disparition des signes caractéristiques habituellement fournis par l'auscultation. Stokes, en dehors des faits signalés par Laennec et par Barth, a bien expliqué l'absence du souffle tubaire dans certaines pneumonies, par l'immobilité du poumon hépatisé, et par sa résistance à l'expansion inspiratoire.

Mais cela ne peut arriver, pour lui, que dans les cas d'hépatisation du poumon tout entier; car pour peu qu'il y ait, avec l'hépatisation, de tissu perméable non hépatisé, il admet que le souffle bronchique doit se produire. Grisolle, qui rapporte cette opinion de Stokes, reconnaît l'existence des faits, mais il n'en admet pas l'application. On voit, en effet, assez fréquemment des pneumonies qui sont généralisées dans un poumon, et qui donnent lieu à la production des signes les plus caractéristiques de l'hépatisation la plus franche; tandis que l'on voit ces signes manquer dans certains cas, lorsque, à côté de l'hépatisation, le poumon est perméable et non hépatisé dans une étendue plus ou moins grande. L'explication de Stokes n'est donc pas suffisante.

Quoi qu'il en soit, on lui doit d'avoir attiré l'attention sur la rigidité du tissu pulmonaire, comme cause de la difficulté de l'expansion du poumon pendant l'inspiration; car il ne me paraît pas douteux que cette rigidité ne doive gêner, jusqu'à un certain point, la pénétration de l'air dans les vides aériens. Mais l'expérience clinique démontre que l'inspiration la plus faible suffit pour faire pénétrer l'air dans un poumon condensé par une hépatisation pulmonaire, si les vides aériens y ont conservé encore une béance suffisante. C'est ce que me paraissent démontrer les faits que j'ai rapportés.

Détermination de la lésion. — Il n'est pas toujours sans difficultés, il s'en faut, de déterminer la période anatomique à laquelle est arrivée la pneumonie franche : celle d'hyperémie ou d'engouement, celle d'hépatisation rouge, celle d'hépatisation grise ou suppurée.

La première période ou période hyperémique est la plus facile à reconnaître, lorsqu'il n'existe que certains phénomènes de congestion. Mais il n'en est plus de même si le souffle ou le râle crépitant accompagnent l'hyperémie. Le doute toutefois n'existe alors que le premier jour de l'exploration; car habituellement, du jour au lendemain, l'un ou l'autre signe a disparu ou bien s'est beaucoup modifié s'il y a encore simple congestion, à moins que le souffle, quand il n'y a que lui, n'occupe la racine des bronches du côté affecté.

L'hépatisation, expression anatomique réelle de la pneumonie, est plus facile à reconnaître aux signes persistants de la compacité pulmonaire (matité, souffle, bronchophonie), auxquels se joignent le râle crépitant et l'expectoration pneumonique. Cette réunion de signes, avec la fièvre, a une expression de toute évidence.

Mais si l'hépatisation en général est aisée à reconnaître, sauf dans les cas exceptionnels dont il a été question, il ne l'est pas, tant s'en faut, de pouvoir distinguer l'existence de l'hépatisation rouge de celle de l'hépatisation grise ou suppurée. On a cherché vainement, pour l'immense majorité des cas, à trouver des particularités qui pourraient caractériser l'hépatisation grise. Cela se comprend, cette troisième période anatomique ayant les mêmes signes de compacité pulmonaire que l'hépatisation dite rouge, et ne se manifestant pas au dehors par des crachats particuliers. Du moins c'est par exception que les crachats expectorés sont modifiés dans leurs caractères, par le fait de l'existence de l'hépatisation grise ; et encore ces modifications ne correspondent-elles pas uniquement à cette forme d'hépatisation. Je n'ai vu qu'un seul de mes malades, à Cochin, et encore était-ce un vieillard de 71 ans, qui m'ait offert des crachats liquides, non aérés, brunâtres et fétides, et qui mourut rapidement avec une hépatisation grise de toute la partie postérieure du poumon droit constatée à l'autopsie. Grisolle, en notant que, chez quatre de ses malades morts d'une pneumonie arrivée rapidement à l'hépatisation grise qu'il vérifia aussi à l'autopsie, il existait pendant la vie des crachats séreux noirs, jus de réglisse ou de pruneaux, ne croyait pas que l'on dût conclure dans tous les faits où ces crachats se présentent, que l'hépatisation est grise. Il n'a pas rencontré non plus la fétidité de l'haleine indiquée, comme signe d'hépatisation grise par Dance, Reynaud, puis Hourmann et Dechambre. Les crachats ne peuvent donc révéler d'une manière sûre l'existence de l'hépatisation suppurée diffuse, mais seulement la faire soupçonner.

On ne peut pas conclure non plus de la prolongation de la maladie que l'hépatisation rouge soit devenue grise; car d'une part les signes de compacité pulmonaire peuvent persister longtemps pendant la résolution de l'hépatisation rouge; et d'un autre côté, on voit des malades mourir après quatre jours de maladie et présenter après la mort une hépatisation grise déjà étendue, ainsi que j'en ai recueilli plusieurs exemples.

J'ai rappelé, à propos de l'anatomie pathologique (p. 213), que, dans la période d'hépatisation grise, le pus pouvait se collecter en foyer par suite de la destruction localisée du tissu pulmonaire, ce qui m'a fait préférer la dénomination d'hépatisation *suppurée* pour désigner cette période anatomique des lésions pulmonaires. Au point de vue clinique, cette suppuration en foyer, d'où résultent les *vomiques* pulmonaires, est souvent latente, mais non toujours, car il y a des faits dans lesquels le diagnostic est possible, et que je vais examiner.

Abcès pneumoniques[1]. — Dans leur pratique, les observateurs ont rarement rencontré des abcès vrais du poumon. Cependant, ils ne sont pas aussi rares qu'on l'a pensé, et si l'on a souvent méconnu leur existence, c'est qu'on les a confondus, soit avec des cavernes tuberculeuses, soit avec des pleurésies enkystées partielles, limitées par des adhérences. Par contre il y a des auteurs qui ont décrit, comme abcès du poumon, des abcès pleurétiques de cette dernière espèce, comme nous le verrons tout à l'heure.

Comment reconnaître, au lit du malade, la présence d'abcès du poumon dus à certaines pneumonies? Cette question, intéressante à traiter, est souvent difficile à résoudre, parce que l'on peut avoir affaire à trois ordres de faits bien différents au point de vue du diagnostic : 1° *à des abcès latents; 2° à des abcès douteux; 3° à des abcès plus ou moins certains.*

Voici d'abord un exemple d'*abcès latent.*

[1] Ce que nous allons dire de ces abcès dans la pneumonie est extrait d'une conférence faite par moi à l'hôpital Necker le 11 mai 1868, et publiée dans la *Gazette des Hôpitaux* (1868, 4 et 11 août) par le Dr Georges Bouchard, alors interne du service, et aujourd'hui médecin à Saumur.

Obs. XXX. — C'était un boulanger de bonne constitution, âgé de 48 ans, qui fut admis à Necker le 5 mai, et qui était mort le 7 au matin, deux jours après.

Cet homme avait eu trois pneumonies, en 1846, 1863 et 1867. Il avait eu de plus une bronchite à l'âge de 18 ans. Il était malade depuis trois jours à son entrée; mais pendant les trois jours qui avaient précédé le début de la maladie, il se trouvait déjà un peu souffrant, il avait un malaise général, des étourdissements, de l'anorexie.

Au début, étant en sueur, il a éprouvé un refroidissement qui a été suivi aussitôt d'une fièvre avec frissons et douleur au côté gauche de la poitrine, oppression, toux. Il se mit au lit, qu'il garda jusqu'à son entrée à l'hôpital.

Le 5 mai, jour de l'admission, il tousse et est très-oppressé; de plus il a de la fièvre; le pouls est petit et précipité. Le point de côté persiste, il expectore une assez grande quantité de crachats visqueux, demi-transparents, jaunâtres et aérés.

A la percussion en avant, son normal des deux côtés, respiration ronflante partout, mais plus marquée à gauche. En arrière, matité dans les deux tiers inférieurs du poumon gauche; souffle dans la même étendue, du même côté, avec respiration ronflante au sommet. Bronchophonie.

Le lendemain, 6 mai, même état que le jour précédent. (*Sol. gom. suc. — Julep avec poudre d'ipéca* 2 *gr.*, *et sir. diac.* 15 *gr.*, par cuillerées d'heure en heure. — *Bouillons.*)

Il ne semblait pas y avoir chez le malade de danger imminent, quoique la pneumonie fût très-étendue, et l'on pouvait penser que la maladie se terminerait aussi favorablement que les pneumonies qu'il avait eues les années précédentes.

Le soir du même jour, le malade était aussi calme que le matin et demandait des aliments. Mais vers neuf heures, la respiration s'embarrassa, il y eut de l'agitation et du délire jusqu'au matin sept heures, époque à laquelle il mourut après 48 heures à peine de séjour à l'hôpital, et au cinquième jour de la maladie.

A l'autopsie, nous avons trouvé les poumons très-volumineux; retirés hors de la cavité thoracique, le gauche mesurait en hauteur 30 centimètres environ, et le droit, 26 centimètres. Ils étaient adhérents dans presque toute leur étendue, ce qui était dû sans doute aux pneumonies anciennes.

Le poumon droit était simplement congestionné. Le poumon gauche était dur, résistant, hépatisé. Incisé du haut en bas, il laissait échapper un flot de pus provenant à la fois du tissu pulmonaire et d'un foyer purulent. Le tissu pulmonaire présentait une hépatisation grise dans toute son étendue, excepté au sommet dans un petit espace. Un fragment de ce poumon, projeté dans l'eau, gagna le fond du vase. La coupe était d'un gris jaunâtre sale, pointillé de matière noire. Cette coupe était baignée de pus, sans air, et, outre cette infiltration générale, on observait à la partie moyenne deux abcès à parois irrégulières déchiquetées, sans fausse membrane; l'un de ces deux abcès, en forme de V renversé, mesurait environ 4 cent. d'étendue.

La cavité de ces abcès, examinée avec soin, avait des parois déchiquetées, et n'offrait aucun orifice bronchique dans leur intérieur, ce qui expliquait l'absence complète de crachats purulents pendant la vie.

Il est évident que nous avions affaire, dans ce cas, à une pneumonie terminée rapidement par suppuration, rapidité qui explique l'absence de fausse membrane sur les parois des abcès. Il est étonnant que ces abcès se soient formés avec une rapidité aussi grande, chez un homme aussi bien portant antérieurement que l'était notre malade. Son affection n'avait duré en tout que cinq jours. En regard de ce fait d'abcès latent, voici une observation remarquable d'abcès pulmonaire qui avait des signes suffisants pour être diagnostiqué pendant la vie.

Obs. XXXI. — Il s'agit d'un employé comptable, âgé de 25 ans, d'une constitution robuste, mais altérée par les maladies depuis l'âge de 22 ans. Jusque-là, il avait toujours été très-bien portant. Il était parti pour Vera-Cruz à l'âge de 21 ans, et, un an après, il avait eu une dyssenterie grave qui avait duré pendant trois mois. Pendant les deux mois qui suivirent, il se trouva bien, mais ensuite il eut une rechute qui dura six mois. Il se produisit au sacrum une escharre, à laquelle succéda une plaie fistuleuse qui persistait depuis deux ans, lors de son entrée à Cochin. Il toussait depuis deux mois sans autre phénomène, lorsque le 15 février débuta sa dernière maladie. Ce début fut caractérisé par de la céphalalgie et des frissons.

Le lendemain 16, la fièvre était intense, et il s'y joignait une douleur sous-mammaire droite, de l'oppression, de la toux, et le soir il survint une forte diarrhée (vingt selles environ pendant la nuit). La diarrhée persista jusqu'à son entrée.

Vu le lendemain, 21 février, il présentait encore de la fièvre; le pouls était à 92, développé, la peau sèche et chaude, la soif vive. Il y avait en même temps perte absolue d'appétit avec une forte diarrhée. La douleur sous-mammaire droite, persistante, se propageait jusqu'à l'épaule correspondante, la dyspnée était très-prononcée, la respiration à 60 par minute; la toux assez fréquente et l'expectoration composée de crachats visqueux, safranés, mais aérés.

A l'exploration de la poitrine, il existait en avant, à droite, un peu d'obscurité du son de percussion, et une submatité plus prononcée à la partie moyenne en arrière, avec râles humides, souffle tubaire et bronchophonie dans ces mêmes points.

Il y avait évidemment là une pneumonie du poumon droit. Du côté gauche, la respiration était partout puérile ou exagérée, l'expiration était prolongée, et une sonorité tympanique se constatait vers la base. C'étaient là des signes de congestion concomitante évidents, comme le démontra la mobilité des signes les jours suivants. (*Limonade* et *gomme sucrée; — vomitif* (poudre d'ipéca, 1 gr. 50, et émétique, 0 gr. 05); *— julep diacodé; — 8 ventouses scar.; — diète.*)

Le lendemain 22, abattement. Pouls descendu à 84, moins de chaleur; respiration à 48; douleur moindre après l'application des ventouses. Mêmes signes locaux. Il existe quelques râles sibilants du côté gauche. (*Julep avec kermès,* 25 centigr., et *sirop diacode.*)

Le 23, 9e jour, des vomissements très-fréquents ont forcé de suspendre l'usage du kermès. Agitation; même état du pouls et de la respiration; crachats très-aérés, quelques-uns seulement couleur sucre d'orge.

A droite, sous la clavicule, percussion douloureuse donnant un bruit de pot fêlé, et gros râles humides, sensibles à l'auscultation et à l'application de la main. Au-dessous, respiration embarrassée, râles sonores et expiration prolongée sans souffle. En arrière, du même côté, son tympanique dans la fosse sus-épineuse et souffle intense à la partie moyenne du poumon.

Du côté gauche, mêmes signes de congestion pulmonaire.

Les jours suivants, il y eut toujours de la fièvre, du délire; une dyspnée prononcée; de temps à autre de la diarrhée, des vomissements. La langue devient sèche, fendillée. Bientôt les râles sous-claviculaires se transforment en gargouillement et il s'y joint un souffle intense, que l'on constate également en arrière. Le tympanisme de la fosse sus-épineuse droite, qui existait précédemment, fait place à une matité du sommet, tandis qu'en avant, il n'y a pas de matité absolue. Enfin, il survient des gros râles des deux côtés. Les crachats deviennent franchement purulents, le 27 (treizième jour), et sont en même temps striés de sang. Cet état s'aggrave encore d'un gonflement très-douloureux de la parotide droite, puis de la parotide gauche, sans fluctuation appréciable.

Malgré l'application de ventouses sèches ou scarifiées, l'application de vésicatoires, etc., le malade succombe le 5 mars.

A l'autopsie, nous n'avons pas trouvé de lésions intra-crâniennes. Les deux parotides présentaient un état inflammatoire manifeste avec suppuration interstitielle.

Dans le thorax, il n'y avait de tubercules nulle part. Il existait un abcès du médiastin en avant du péricarde, et une pleurésie purulente partielle, circonscrite par des adhérences en avant et en haut, à droite, et sans aucune communication avec les bronches. Le lobe supérieur du poumon droit était hépatisé, et sa coupe avait l'aspect d'une hépatisation qui participait à la fois de la forme rouge et de la grise, et qui semblait indiquer le passage de l'une à l'autre ; par la pression, on n'en faisait pas sourdre de liquide purulent. Ce sommet offrait, en outre, une lésion rare et remarquable (Planche II) : c'était un abcès pouvant contenir un œuf de poule et avoisinant la plèvre en arrière ; une fausse membrane molle en tapissait l'intérieur, et des détritus suppurés en occupaient le centre ; enfin plusieurs bronches y débouchaient. Deux autres petits abcès se remarquaient encore sous la plèvre. Les deux autres lobes étaient crépitants à la pression. Les bronches de ce poumon étaient très-injectées au niveau de leur muqueuse, qui n'était pas ramollie. Le poumon gauche était volumineux et congestionné.

Le cœur et le péricarde étaient sains, sans caillots notables dans les ventricules ou les gros vaisseaux qui en partent.

Dans l'abdomen, signes d'entéro-colite dans l'iléon et le cæcum. Foie et reins simplement congestionnés ; vésicule biliaire distendue par la bile.

Il y avait, chez ce malade, deux signes qui devaient faire soupçonner l'existence de l'abcès pulmonaire : le gargouillement à l'auscultation, apparu dans le cours de la pneumonie, puis le changement survenu dans les crachats expectorés, qui, de jaunes, demi-transparents et aérés, sont devenus en même temps purulents et non aérés. Ces signes révélaient nécessairement ou une *vomique tuberculeuse*, ou une *vomique pleurale*, ou un *véritable* abcès dans le tissu pulmonaire. Or, il s'agissait ici d'une maladie aiguë qui éloignait l'idée d'une tuberculisation avec caverne. Il n'y avait pas non plus de vomique pleurale; car, dans ce cas, il y a une expectoration de pus abondante et subite au moment où se fait la communication pleuro-bronchique, ce qui n'a pas eu lieu ici. Il restait donc, par voie d'exclusion, à admettre l'existence d'un abcès. Mais en présence du fait qui est aujourd'hui bien établi, que l'auscultation peut faire percevoir les signes d'une excavation pulmonaire là où elle manque complétement, j'ai douté, et je n'ai pas diagnostiqué l'abcès pendant la vie.

Les abcès par suite de pneumonie ont été niés à tort, comme

le prouve cette observation, par certains auteurs, qui n'ont cru qu'à l'existence de vomiques tuberculeuses ou d'abcès pleurétiques ouverts dans les bronches. Chomel et Sestier, Graves, Stokes, Grisolle, Trousseau, Béhier et d'autres auteurs ont discuté cette question intéressante.

Mériadec Laennec a signalé le premier la coïncidence, nécessaire au diagnostic, de l'expectoration purulente et des phénomènes caverneux [1]. Mais il est à remarquer que ni Chomel, ni Graves, ni Grisolle n'ont cru à la possibilité de reconnaître cette lésion pendant la vie.

Dans Graves, les faits sont d'une insuffisance étonnante. Il a pris pour des abcès pulmonaires des abcès pleuraux guéris, dans les faits qu'il considère comme des exemples de guérison d'abcès du poumon.

Trousseau, qui croyait à la possibilité du diagnostic de ces abcès, établit avec raison la distinction de l'abcès pleural et de l'abcès pulmonaire. Il a cherché, en dehors des signes de percussion et d'auscultation, les données du diagnostic. Il signale d'abord l'existence d'une pneumonie aiguë, dans le cours de laquelle on constate comme signes d'abcès du poumon : le *changement des crachats*, qui se composent dès lors de pus mélangé de sang ; leur abondance en même temps plus grande, et leur apparition ne se fait pas plus tard que le 20e ou le 25e jour, tandis que les abcès pleuraux surviennent après le 40e jour.

Ces données sont très-importantes, et applicables à notre malade de Cochin. Il était, en effet, atteint d'une pneumonie manifeste, et les crachats ont changé de nature en devenant purulents le 12e jour. Ce fait vient donc confirmer l'opinion de Trousseau ; seulement il n'y a pas eu dans ce cas l'abondance des crachats, qui me paraît devoir s'appliquer de préférence aux vomiques pleurales. De plus, de ce changement des crachats dans la pneumonie, on ne saurait s'empêcher de rapprocher l'existence du gargouillement et de la respiration caverneuse qui peuvent se manifester en même temps. Le souffle et

[1] Tome I du *Traité d'auscultation* de Laennec, 3e édit, annotée par Mériadec Laennec ; p. 424, *note*.

un gros râle caverneux au niveau du mamelon droit ont été les signes principaux qui ont fait reconnaître l'existence d'un abcès pneumonique à Hirtz, chez une jeune fille qui mourut au 26e jour de sa pneumonie, et dont l'observation est muette au sujet de l'expectoration (L. Carlus, *Thèses de Strasbourg*, 1868).

Les règles que je viens de rappeler sont très-utiles, et doivent être connues du praticien. Mais n'oublions pas que, lorsqu'il s'agit d'une maladie grave et obscure, dont plusieurs observateurs de grand mérite ont considéré le diagnostic comme impossible, il est toujours difficile de la reconnaître. Quant à moi, je devais plutôt incliner, chez le malade de Cochin, vers l'idée d'une caverne tuberculeuse que vers la supposition d'un abcès ; car au début de la maladie aiguë, de la toux existait déjà depuis deux mois ; et vers la fin, il est survenu chez le malade des râles, non-seulement sous la clavicule du côté où l'abcès s'était formé, mais dans les deux régions sous claviculaires.

Quant au bruit de pot fêlé, il n'est pas un signe pathognomonique d'excavation pulmonaire, comme le croyait Laennec, et par conséquent il ne doit pas être considéré comme concluant pour l'existence d'un abcès dans le cours d'une pneumonie. Cependant Bouillaud, dans sa *Clinique médicale* (t. II), rapporte un fait d'abcès pulmonaire, suite de pneumonie, avec tintement de pot fêlé. Mais en réalité c'est un signe de valeur secondaire.

Grisolle et Trousseau me paraissent avoir bien indiqué les conditions prédisposant au développement des abcès pneumoniques. Pour Grisolle, la prédisposition de l'organisme consiste pour la majorité des faits dans une débilitation profonde antérieure à la pneumonie. Pour Trousseau, les abcès se produisent quand il y a une diathèse purulente. Il y a des exceptions à cette double règle ; car le malade de l'observation XXX ne présentait ni l'une ni l'autre de ces deux conditions. Il en était tout autrement de celui de l'observation XXXI, lequel réunissait les deux conditions en même temps.

D'abord, il était profondément débilité lorsque débuta sa pneumonie. A son entrée à l'hôpital, il nous dit que sa santé avait toujours été mauvaise depuis quatre années ; il avait en effet été atteint, au début de ces quatre ans, d'une dysenterie grave des pays chauds qui avait duré près d'une année. Les signes d'entéro-colite trouvés à l'autopsie expliquent l'état habituel peu satisfaisant de sa santé lorsque la pneumonie se déclara. Outre cette débilitation générale, il présentait la condition prédisposante indiquée par Trousseau : la diathèse purulente. Cette diathèse fut démontrée à l'autopsie par l'abcès du médiastin, par la pleurésie purulente, par les parotides suppurées, et par l'abcès pulmonaire. Mais, pendant la vie, l'existence de cette diathèse n'a pu être établie, puisque les glandes parotides, seuls organes suppurés qu'on pût explorer au lit du malade, ne présentaient pas de fluctuation sensible. Cette vérification *post mortem* n'a donc pu servir ici qu'à confirmer l'opinion de Trousseau, sans avoir eu d'autre valeur pratique chez notre malade. Dans l'état puerpéral, où toute inflammation tend à suppurer, on a un antécédent, l'accouchement récent, qui vient éclairer le praticien.

Quand on ne tient pas compte de l'ensemble des données diagnostiques, il est clair que le diagnostic de la lésion locale ne peut aller au delà de l'existence de l'excavation; et encore j'ai rappelé la difficulté qu'il y avait à se prononcer sur les signes de l'excavation. D'un autre côté, ces signes n'existent pas toujours, car il y a quelquefois des abcès clos, sans communication avec les bronches et qui ne fournissent aucun signe stéthoscopique. Grisolle a cité des faits de ce genre, et mon observation XXX en est un remarquable exemple. On voit quelles difficultés d'induction soulèvent les observations qui ont été recueillies.

Il y a une donnée diagnostique qui semble au premier abord devoir éclairer cette intéressante question pratique, c'est l'examen microscopique des crachats. Graves (*Clinique médicale*) espère que cet examen pourra suffire au diagnostic, en démontrant dans le pus des éléments anatomiques du poumon. Jaccoud, dans ses commentaires, tranche négativement la question. Il cite Guterbock, qui a fait des recherches considérables sur les caractères microscopiques des produits de l'expectoration;

et qui n'est pas parvenu à distinguer le pus des tubercules suppurés du pus des abcès. D'après Andrew Clark et Brown, il existe quelquefois dans les crachats des phthisiques des trabécules élastiques qui constituent la trame des cellules aériennes. Mais ces trabécules se rencontrassent-ils dans tous les cas d'abcès pneumoniques, leur importance serait bien amoindrie par leur présence dans les crachats de la phthisie. Jaccoud fait remarquer avec raison que ce signe microscopique ne pourrait être utilisé que dans le cas de phthisie rapide incertaine.

Si l'abcès du poumon dans la pneumonie vient à être diagnostiqué, malgré les difficultés que j'ai exposées, on peut redouter des complications graves : la rupture de l'abcès dans le péricarde ou dans la plèvre. Un de mes malades avait comme complication une pleurésie purulente. Il y en a encore d'autres qui ont été signalées par les auteurs; mais il s'agissait, dans les faits qu'ils ont cités, de complications de pleurésies purulentes enkystées, prises pour des abcès pulmonaires.

Avant de parler du diagnostic différentiel de la pneumonie, j'ai à traiter une question importante de diagnostic : la détermination clinique des périodes de progrès, d'état, et de résolution de la pneumonie. Ces périodes peuvent avoir une évolution complète dans les faits si fréquents où la pneumonie ne va que jusqu'à l'hépatisation rouge; ces périodes sont donc distinctes des périodes anatomiques dont j'ai parlé.

Nous avons vu à propos de la marche de la pneumonie que les signes locaux d'auscultation de la pneumonie franche se prolongeaient quelquefois longtemps, même pendant la période de résolution de la maladie; c'est donc plutôt en tenant compte des phénomènes généraux et fonctionnels qu'on arrivera à déterminer les différentes périodes de la marche de la pneumonie. La période de progrès, qui comprend celle de l'hyperémie initiale et celle du développement de l'hépatisation, sera toujours marquée d'abord par les signes locaux, puis par l'augmentation graduelle ou la persistance des phénomènes généraux, par les exacerbations fébriles du soir, par la prolongation de l'intensité de la dyspnée, par la fréquence de la toux, par la persistance de l'expectoration caractéristique. La période d'état se confond dans son expression symptomatique avec la précédente. Mais la période de résolution a des signes très-importants. Elle est graduelle ou rapide. Dans les deux conditions, il y a une atténuation plus ou moins brusque, mais remarquable, des phénomènes que je viens de rappeler tout à l'heure. Les phénomènes généraux s'amendent ; la fréquente du pouls et la température diminuent (défervescence), de même que la prostration ou l'agitation ; les exacerbations fébriles du soir cessent ou diminuent, ainsi que la dyspnée; l'expectoration caractéristique diminue d'abondance, devient de plus en plus muqueuse, et la toux moins fréquente.

Cependant il arrive assez souvent que les malades, pendant cette période de résolution, se plaignent de tousser davantage. Cela tient alors à l'abondance des mucosités, qui sont comme une espèce de crise favorable, et dont l'expectoration provoque plus fréquemment la toux que précédemment. J'ai vu cette fréquence être telle qu'elle interrompait presque complétement le sommeil des malades. L'inspection du crachoir contenant une grande quantité de mucosités aérées le matin, expliquait cette insomnie.

Enfin je ne dois pas oublier de rappeler que localement la résolution peut se caractériser, au niveau de l'hépatisation, par un râle sous-crépitant à bulles plus humides et plus volumineuses (râle de retour) succédant au râle crépitant, par un souffle bronchique plus doux et en même temps, ainsi que je l'ai signalé déjà, par une respiration ronflante, dont l'apparition, à cette période de la maladie, est un excellent signe de la diminution de la compacité pulmonaire. Les tuyaux bronchiques, moins rigides, vibrent alors au passage de l'air, parce qu'ils reprennent une certaine mollesse par suite de l'engorgement moindre du tissu pulmonaire.

Le *diagnostic différentiel* de la pneumonie franche, malgré les nombreuses difficultés que nous avons passées en revue, est facile à formuler d'une manière générale. Cependant la maladie peut être confondue avec la congestion idiopathique, avec la bronchite, la pleurésie, et plus rarement avec certaines dilatations des bronches, la phthisie pulmonaire, et même, à la première période de la pneumonie, avec une fièvre éruptive ou typhoïde. Je réserve la question concernant la pleurésie pour le chapitre suivant, consacré à cette maladie.

Quant au diagnostic différentiel de la pneumonie franche et de l'hyperémie simple, j'ai déjà bien fréquemment mis en présence ces deux maladies, et montré les différences qu'elles offrent dans une suite de leurs particularités; mais il est indispensable de rappeler que les phénomènes morbides de l'hyperémie peuvent disparaître rapidement, tandis qu'il ne peut en être de même pour l'inflammation. Aussi dans les cas où les signes particuliers peuvent en imposer, comme étant communs aux deux maladies, la mobilité et la disparition rapide des phénomènes congestifs feront un contraste frappant avec la résistance des phénomènes véritablement inflammatoires. Le tableau suivant résume l'ensemble des caractères distinctifs des deux affections. Il n'y est pas question de la douleur, parce qu'elle est constante dans l'hyperémie simple et dans la pneumonie franche, et parce qu'elle offre les mêmes caractères de part et d'autre, comme on l'a vu.

Congestion pulmonaire simple.	*Pneumonie franche.*
Fièvre éphémère, avec déferves-cence au 3e ou 4e jour au plus tard, mais pouvant être obtenue plus tôt, même dès le premier jour, par le traitement.	Fièvre persistante avec déferves-cence du 6e au 9e jour, sans pouvoir être obtenue dans les premiers jours par un traitement même énergique.
Toux nulle ou rare.	Toux fréquente.
Crachats nuls ou transparents, non adhérents, maculés quelquefois de sang rouge non mélangé intimement avec eux.	Crachats visqueux adhérents, diversement colorés par le sang qui y est intimement combiné.
Matité, souffle et râles crépitants (lorsque ces râles existent) disparaissant souvent du jour au lendemain; pas de bronchophonie, pas de vibrations thoraciques très-exagérées.	Matité, souffle et râles crépitants persistants, quelquefois même pendant la convalescence: bronchophonie manifeste avec exagération des vibrations thoraciques.
Guérison très-rapide.	Guérison graduelle.

La distinction de la *bronchite aiguë* et de la pneumonie franche est facile, parce que je mets de côté leurs formes insolites et irrégulières, que j'examinerai ailleurs. Aussi me suffira-t-il d'exposer leurs différences dans le tableau suivant. J'y mets hors de cause les bronchites dans lesquelles la congestion pulmonaire donne lieu à une douleur de côté semblable à celle de la pneumonie, et à une matité du côté de la douleur. Il est clair que dans les faits de ce genre, l'hyperémie qui produit ces phénomènes au début de certaines bronchites, comme dans la pneumonie, pourrait faire confondre les deux affections : confusion d'autant plus facile que la persistance de la fièvre dans les deux cas complète la ressemblance. Mais il n'en est plus de même des deux affections une fois confirmées. Elles présentent alors des particularités qui les distinguent, comme le montre le tableau suivant :

Bronchite aiguë franche.	*Pneumonie aiguë franche.*
Fièvre moins forte.	Fièvre ordinairement intense.
Pas de douleur thoracique habituelle.	Douleur constante du côté affecté les premiers jours.
Râle sous-crépitant aux deux bases des poumons, sans souffle ni bronchophonie.	Râle crépitant habituellement d'un seul côté, dans un point quelconque, avec souffle et bronchophonie.
Crachats muco-purulents fluides, non sanguinolents.	Crachats visqueux, intimement mélangés de sang, demi-transparents.

La *dilatation des bronches* ne saurait être confondue avec la pneumonie aiguë que dans le cas où cette dilatation bronchique localisée se compliquerait d'une congestion pulmonaire fébrile intercurrente, et qu'on verrait le malade au début de cette complication. L'invasion fébrile récente, une douleur de côté due à l'hyperémie, une obscurité du son localisée avec râle humide plus ou moins crépitant, pourraient en imposer, surtout si les crachats contenaient un peu de sang comme dans certains cas d'hyperémie ou de dilatation bronchique. Mais les antécédents viendraient, en pareil cas, éclairer le diagnostic, ainsi que la marche ultérieure de la maladie. Voici résumées les particularités distinctives des deux affections :

Pneumonie aiguë.	*Dilatation bronchique avec hyperémie accidentelle.*
Fièvre persistante.	Fièvre éphémère.
Antérieurement pas de toux ni d'expectoration abondante habituelle.	Toux habituelle antérieure avec expectoration muco-purulente abondante.
Crachats pneumoniques caractéristiques.	Crachats non pneumoniques et pouvant seulement être teints d'un peu de sang.

Des bruits de frottement limités, et joints à du souffle bronchique et à des râles humides, se perçoivent quelquefois au niveau du sommet hépatisé d'un poumon, comme je l'ai constaté chez un malade de l'hôpital Cochin, en 1867. Les mêmes signes pouvant être dus, dans la même région, à une *tuberculisation pulmonaire*, il pourrait y avoir doute sur la question de savoir si l'on est véritablement en présence d'une pneumonie ou d'une phthisie pulmonaire.

En l'absence du bruit de frottement, on peut croire encore à une *phthisie pulmonaire*, lorsque la pneumonie du sommet est en résolution. On trouve alors une absence complète de fièvre, avec de la matité sous une clavicule, du souffle, de la crépitation humide, et de la bronchophonie. Si l'on a affaire à un sujet faible, l'erreur est inévitable lorsqu'on n'est sur ses gardes.

En pareil cas, si l'on ne s'en tient pas à la simple constatation des phénomènes locaux, en se contentant de dire : *phthisie*; si l'on interroge le malade, et que l'on apprenne de lui que sa maladie a débuté récemment d'une manière aiguë, qu'il y a eu de la fièvre à l'invasion, que le malade ne toussait pas habituellement auparavant : on devra penser qu'il s'agit d'une pneumonie en résolution. J'ai vu plusieurs cas de ce genre pris à première vue pour des phthisies pulmonaires par des élèves qui n'avaient pu voir que rapidement les malades à leur entrée à l'hôpital, et chez lesquels l'interrogatoire m'a fait mettre un point de doute. La disparition graduelle de la matité et des autres signes locaux venait trancher la difficulté les jours suivants, et démontrer que nous avions eu affaire à une pneumonie passagère. Cette marche mettra encore sur la voie du diagnostic, si le malade avait précédemment une toux habituelle ne dépendant pas d'une phthisie.

Pneumonie du sommet en résolution.	*Phthisie pulmonaire au 3e degré.*
Absence de fièvre, même le soir.	Fièvre lente avec exacerbations le soir.
Début récent, sans toux habituelle antérieure.	Début plus ou moins ancien, et toux depuis longtemps.
Matité sous-claviculaire, râles humides et souffle diminuant les jours suivants.	Persistance ou augmentation des mêmes signes sous-claviculaires pendant longtemps.

J'ajoute que le diagnostic différentiel ne serait pas aussi net si l'on avait affaire à une pneumonie du sommet, survenue comme complication de tubercules pulmonaires. Il est évident que, les phénomènes les plus aigus étant disparus sous la clavicule, la résolution n'en serait pas aussi complète que dans les faits que je viens de rappeler.

J'ai enfin à traiter une question de diagnostic différentiel qui a été négligée, et qui ne laisse pas d'avoir une certaine importance. Je veux parler de la ressemblance de certaines pneumonies à leur début avec une *fièvre éruptive* ou une *fièvre typhoïde*. J'ai rencontré deux cas de ce genre. En voici un recueilli par le Dr Rigal, alors interne à Cochin.

Obs. XXXII. — Une jeune femme, âgée de 25 ans, fut admise le 29 avril 1863, à l'hôpital Cochin (salle Saint-Philippe, 7).

D'une bonne constitution et se portant habituellement très-bien, elle éprouvait depuis cinq jours de la fatigue, du malaise, de l'inappétence et un peu de céphalalgie, lorsque débuta, le 27 avril, la maladie qui l'amenait à l'hôpital. L'invasion fut caractérisée par un frisson assez vif, de la fièvre, de la céphalalgie, des nausées et des douleurs de reins très-fortes.

Le deuxième jour, douleur modérée du côté droit de la poitrine, toux; une épistaxis.

Le 30 avril, quatrième jour de la maladie (lendemain de l'admission), abattement prononcé; aspect d'un malade affecté d'une fièvre typhoïde; pommettes rouges, face pâle d'ailleurs. Fièvre, 100 à 110 pulsations; céphalalgie et bourdonnement d'oreilles; douleurs de reins très-vives.

Douleur assez forte dans le côté droit du thorax; un peu de gêne de la respiration; à l'auscultation quelques râles sonores seulement; percussion normale. Il n'y a pas à la poitrine autre chose qu'un peu de congestion pulmonaire.

Ventre souple, douloureux à la pression de la fosse iliaque droite, sans gargouillements. Selles à peu près régulières, plutôt un peu de constipation.

Le diagnostic est incertain entre une fièvre éruptive et une fièvre typhoïde. (*Dix vent. sèches* sur le côté droit; — *Jul. Kermès*, 0gr,30; — *sinapismes; — diète.*)

A la visite du soir, même état général. Les ventouses ont un peu diminué la douleur de côté, et le crachoir contient pour la première fois *deux crachats pneumoniques bien caractérisés.*

De plus, il existe une submatité à la partie moyenne du côté droit en arrière, et dans le même point un peu de souffle profond dans les grandes inspirations, avec quelques râles crépitants peu abondants, et léger retentissement de la voix.

Le jour suivant (cinquième de la maladie), l'oppression est devenue plus considérable, ainsi que l'abattement, et les signes locaux de la partie moyenne du côté droit en arrière sont beaucoup plus prononcés; diminution de sonorité plus marquée, râles crépitants très-nombreux pendant la toux, souffle bronchique et bronchophonie. (*Jul. tart. stib.* 0gr,30 et *sir. diac.* 15 *gr.*)

Les 6e, 7e et 8e jours, la pneumonie fait des progrès en intensité et en étendue, puisqu'elle envahit le côté droit jusqu'en bas. Le pouls monte à 128, l'oppression devient très-prononcée, les pommettes sont d'un rouge violacé. La potion stibiée a fait vomir et a purgé modérément. Un *large vésicatoire* a été appliqué le septième jour.

Le 9e jour, il y a un peu de mieux, moins d'oppression et de fièvre ; le souffle bronchique est plus doux et mêlé de beaucoup de râles humides.

Le lendemain, 10e jour, l'amélioration est considérable. Il n'y a plus qu'un peu de souffle à l'expiration, mêlé de gros râles sous-crépitants.

La résolution fait des progrès rapides les jours suivants, la fièvre tombe, l'appétit se prononce, des râles sonores remplacent les râles humides ; la malade est guérie vers le 17e jour.

Nous étions ici en présence d'une pneumonie qui, avant l'apparition des signes locaux caractéristiques, le 4e jour au soir, a laissé le diagnostic incertain. Jusque-là, il était impossible de croire à une pneumonie. La douleur du côté droit était médiocre et elle seule aurait pu faire soupçonner la maladie s'il n'y avait pas eu des signes de congestion pulmonaire (râles sonores) qui l'expliquaient bien mieux. Il existait d'ailleurs au niveau des reins une douleur bien plus vive, et qui, avec l'intensité des phénomènes généraux, rendait bien plus probable une fièvre variolique. D'un autre côté, la céphalalgie des prodromes et du début, les bourdonnements d'oreilles, la douleur à la pression de la fosse iliaque droite, l'abattement et la fièvre, donnaient autant de probabilité à l'existence d'une fièvre typhoïde. Le doute cessa dès la simple apparition de deux crachats pneumoniques. Ils rendirent évidente, avec les signes locaux de plus en plus accentués, l'existence d'une pneumonie qui, si elle ne fut pas franche à son début, le fut complétement ensuite.

Le second exemple d'une confusion semblable observé par moi, au début d'une pneumonie, avait eu lieu l'année précédente à l'hôpital Saint-Antoine. C'était également au début, et pendant la période de congestion pulmonaire initiale de la pneumonie, que le diagnostic a été incertain. Ce ne fût que le cinquième jour que des râles crépitants fins, se montrant à gauche contre la colonne vertébrale, vinrent trancher la question et faire cesser l'incertitude. Jusque-là il n'y eut du côté de la poitrine, surtout à gauche, que des signes d'hyperémie : respiration forte, expiration prolongée, râles sonores passagers, souffle expiratoire doux à la racine des bronches des deux côtés.

Ces faits démontrent, avec beaucoup d'autres, de quelle importance est la connaissance de la congestion pulmonaire pour l'étude du diagnostic de la pneumonie.

Complications. — Je ferai d'abord remarquer, de même que pour la bronchite, que la congestion pulmonaire concomitante de la pneumonie ne constitue pas une complication de cette dernière maladie, mais qu'elle en est un des éléments habituels. J'ai assez insisté sur l'importance de cette coïncidence et sur la nécessité de modifier, d'après elle, les inductions que fournissent les faits de pneumonie, pour y revenir longuement ici. Je me contente de faire cette remarque, déjà énoncée à propos de la bronchite, c'est que l'hyperémie, par son intensité exagérée, peut, dans certaines pneumonies graves, être considérée comme une véritable complication. Il survient aussi quelquefois, dans le cours de la maladie, une exacerbation subite qui tient à une recrudescence accidentelle de la congestion pulmonaire, comme le démontre l'amélioration rapide que produit un traitement approprié.

L'inflammation qui caractérise la pneumonie n'a pas de tendance à se propager aux organes avoisinant le poumon. On sait qu'il y a des pneumonies mortelles qui restent limitées exactement, même à un seul lobe du poumon affecté. Cependant la plèvre, comme l'a fait remarquer Cornil, est toujours enflammée au niveau de l'hépatisation pulmonaire (*Gaz. des hôpit.*, 1865) ; mais souvent cette pleurésie est partielle et peu marquée ; quelquefois assez cependant, comme nous l'avons vu, pour donner lieu à la production d'un bruit de frottement. Plus fréquemment il y a des signes d'un épanchement pleurétique, qui constitue plutôt un état concomitant qu'une complication de la pneumonie. La pleurésie qui est une complication véritable est celle qui se montre et se développe dans la convalescence de la pneumonie, et qui imprime à l'ensemble des phénomènes observés une physionomie particulière, qui a dû me la faire décrire à part. (Voy. chap. V, *Pneumo-pleurésie*).

Dans les cas si fréquents de pneumonie avec ictère, on a attribué cet ictère, en dehors des cas de pneumonie bilieuse, à une hépatite par propagation de l'inflammation du poumon au foie. Cette explication ne saurait être acceptée, beaucoup de pneumonies du poumon gauche et du sommet du poumon droit pouvant s'accompagner d'ictère intense malgré le défaut de proximité de l'hépatisation. Dans les faits de ce genre, il est plus logique d'expliquer l'ictère par une congestion hépatique s'effectuant sous l'influence de la fièvre, comme les autres hyperémies viscérales dues à la même cause générale.

On a signalé encore, comme complications de la pneumonie, la péricardite, la méningite, l'érysipèle de la face, les parotides. Mais il faut distinguer celles qui sont sous la dépendance directe de la même cause que la pneumonie, comme la péricardite, des complications dont le lien avec la pneumonie est beaucoup plus difficile à saisir, comme la méningite par exemple, ainsi que l'érysipèle de la face. J'ai vu cet érysipèle récidiver deux fois et occasionner finalement la mort, dans la convalescence d'une pneumonie. Les parotides proviennent, au moins quelquefois, d'une diathèse purulente, comme chez le sujet de notre observation XXXI.

Une autre complication toujours mortelle, et qui se rencontre de temps en temps, c'est la coagulation du sang dans l'artère pulmonaire, ou la trombose de cette artère, que j'ai vue survenir chez plusieurs malades.

J'ai vu également une varioloïde débuter le même jour qu'une pneumonie, et les deux maladies suivre côte à côte, pour ainsi dire, leur développement, sans paraître influencées l'une par l'autre. La varioloïde n'était pas à vrai dire une complication dans ce fait, comme celle qui est survenue le vingtième jour d'une pneumonie en résolution, ainsi que le montre la figure 29, donnant le tracé de la mensuration. L'invasion de la variole, suivie de mort après huit jours, y est marquée par la ligne ascensionnelle due, à partir du vingtième jour, à la congestion pulmonaire qui accompagne les maladies varioleuses à leur début. Cette ligne s'est élevée jusqu'à la terminaison fatale, après avoir diminué momentanément après l'apparition de l'éruption [1].

ÉTIOLOGIE. — Je ne m'arrête pas aux causes de la pneumonie. Il me paraît bien établi, d'après les faits observés et ceux que j'ai recueillis, qu'un refroidissement rapide ou prolongé est la cause la plus habituelle de la maladie franche. Les malades qui n'ont pu m'éclairer sur ce point, étaient pour la plupart exposés à l'action du froid pendant l'excitation de leur travail habituel.

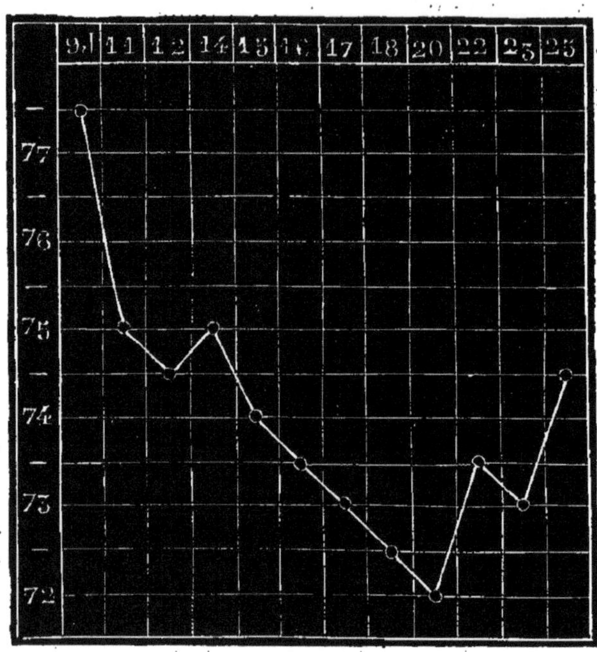

Fig. 29.

Les causes prédisposantes sont loin d'être bien connues. La maladie s'observe à tous les âges. Suivant Grisolle, extrêmement fréquente aux âges extrêmes, dans la première enfance, comme après soixante ans, elle diminue dans les âges intermédiaires en augmentant de vingt à quarante ans, pour diminuer ensuite à partir de cet âge. Dans la classe ouvrière, les hommes sont plus souvent affectés que les femmes. C'est surtout au printemps, en mars et avril, que

[1] L'observation de ce malade a été rapportée dans ma conférence *sur le pronostic et le traitement de la pneumonie*, publiée en 1864 dans la Gazette des hôpitaux, n° 119.

Fig. 29. — Homme âgé de 26 ans. Pneumonie du côté droit. — Résolution régulière annoncée par la rétrocession (ligne de descente du périmètre thoracique) du 9e au 20e jour. — Varioloïde avec ampliation thoracique secondaire du 20e au 25e jour, et mort quarante-huit heures après.

la pneumonie se montre fréquemment. On la rencontre sous toutes les latitudes en deçà du 60e degré, et surtout en Europe; elle semble inconnue au delà de 60° de latitude, principalement dans les climats extrêmes où le thermomètre peut descendre à — 50 degrés. Dans notre climat, il faut beaucoup tenir compte de la mauvaise hygiène antérieure et des excès alcooliques, comme prédisposition. On a signalé aussi les grands efforts musculaires comme prédisposant à cette maladie. Je ne saurais cependant rattacher à cette prédisposition une pneumonie survenue dans le décours d'un accès violent d'épilepsie, chez un de mes malades. L'action réflexe du froid pendant l'accès paraissait être dans ce fait la cause principale de la pneumonie. Quoi qu'il en soit, ces actions réflexes permettent d'expliquer la rapidité de l'invasion de la pneumonie peu après l'action du froid, dans une foule de cas de pneumonie franche.

Les influences *épidémiques*, quelle que soit la manière dont on les interprète, ne sauraient être niées. Il y a des épidémies de pneumonies favorisées sans doute par certaines conditions météorologiques, mais dont les caractères généraux de gravité ou de bénignité ne trouvent pas toujours leur explication dans ces conditions atmosphériques. Certaines formes de pneumonie s'observent plus fréquemment dans le cours de certaines épidémies que dans d'autres.

PRONOSTIC. — La gravité de la pneumonie franche est très-variable suivant une foule de circonstances; et il n'est pas toujours facile d'expliquer pourquoi la maladie marche vers la guérison ou vers une terminaison fatale.

C'est surtout jusqu'au 9e jour, la résolution régulière s'effectuant au plus tard à cette époque de la pneumonie, que l'on peut douter de l'issue favorable ou défavorable, mais surtout lorsqu'on approche de cette limite critique. C'est alors que les inductions fournies par l'état général et local ont de l'importance. Une diminution sensible des phénomènes thermiques, la diminution de fréquence du pouls, et l'atténuation des phénomènes fonctionnels et des signes locaux, prennent en effet une grande importance comme indices favorables, lorsqu'on les constate du 6ᵉ au 9ᵉ jour. Parmi les signes physiques, il y a d'abord les râles humides de retour indiqués par Laennec, et qui sont un excellent signe de résolution quand ils existent; mais ils ne sont pas constants. Il en est de même de la respiration ronflante que j'ai signalée précédemment comme annonçant une diminution de la compacité du tissu pulmonaire. Un autre signe favorable d'une égale valeur, c'est l'atténuation de la dureté du souffle bronchique, auquel se joint un bruit respiratoire vésiculaire qui se perçoit en même temps.

L'intensité de la dyspnée qui, dans certaines pneumonies, peut être assez considérable pour faire craindre l'asphyxie, aggrave singulièrement le pronostic, parce qu'elle semble indiquer une étendue très considérable de la lésion pneumonique. Mais tout en admettant que, dans la pneumonie, la dyspnée peut être en rapport avec l'étendue de la lésion inflammatoire, on a dû reconnaître que des pneumonies très-étendues s'accompagnent d'une fréquence modérée des mouvements respiratoires, tandis que des pneumonies très-limitées anatomiquement peuvent coïncider avec une dyspnée considérable, pouvant se manifester par 40 à 60 inspirations par minute. Pour expliquer cette dernière condition, on a eu recours inutilement à l'existence d'une complication exceptionnelle, comme une bronchite capillaire intercurrente, où à des hypothèses de peu de valeur, comme une excitation inflammatoire (Stokes), une disposition individuelle, ou des idiosyncrasies de cause inexplicable (Grisolle, *ouv. cité*). Mais la cause de ces dyspnées considérables qui accompagnent des lésions pneumoniques relativement peu étendues n'est plus incompréhensible dès qu'on tient compte de la coïncidence de la congestion pulmonaire et de la pneumonie. J'ai fait plusieurs fois remarquer à l'hôpital, au lit des malades, qu'une dyspnée excessive, malgré le peu d'étendue de l'hépatisation du poumon, s'atténuait considérablement du jour au lendemain par l'emploi des moyens destinés à combattre la congestion, tandis que l'on constatait l'état stationnaire ou même l'augmentation sensible de l'hépatisation pulmonaire.

En pareils cas, l'amélioration coïncidait avec une diminution des signes de l'hyperémie, et avec une rétrocession plus ou moins marquée de la poitrine à la mensuration.

La pneumonie est plus grave chez les enfants très-jeunes et chez les vieillards. Elle l'est moins, généralement, chez les enfant qui ont plus de 6 ans et chez les adultes. Parmi les conditions qui aggravent encore le pronostic de la pneumonie aiguë franche, on a signalé celle qui occupe le sommet du poumon comme se manifestant par des phénomènes généraux d'une bien plus grande intensité que ceux qui accompagnent la pneumonie de la base de l'organe. Mais on a fait observer avec raison que cette manière de voir était exagérée. Sur les quinze pneumonies du sommet qui sont comprises dans celles dont j'ai recueilli l'observation, il y en a eu treize qui ont été remarquables par leur bénignité. Ces malades ont en effet quitté l'hôpital à la date du 13ᵉ au 17ᵉ jour de leur pneumonie, quoique plusieurs d'entre eux fussent tuberculeux. Deux fois seulement, en dehors de ces faits, la pneumonie se termina par la mort.

Tous les pathologistes sont d'accord sur ce point que l'abus habituel des boissons alcooliques et surtout de mauvaises conditions hygiéniques antérieures, la misère et les fatigues excessives, sont des conditions des plus défavorables que puisse présenter un malade atteint de pneumonie. C'est principalement dans les hôpitaux des grandes villes que l'on rencontre des exemples probants de la pernicieuse influence des alcooliques et d'une mauvaise hygiène, surtout en ce qui concerne l'alimentation. Il en est de même de l'affaiblissement de la constitution ou de l'organisme par une maladie antérieure, et surtout par une maladie actuelle dont la pneumonie n'est qu'une complication.

Nous avons vu, à propos du diagnostic, que cet affaiblissement de l'organisme favorisait un mode de terminaison grave de la pneumonie : la terminaison par abcès pulmonaire. Ces abcès peuvent-ils guérir? On l'a nié en disant qu'il s'agissait de cavernes tuberculeuses guéries, lorsque l'on constatait des cavités cicatrisées dans leur intérieur. Pour ma part, j'ai rencontré deux cas de guérison d'abcès pulmonaire, qui n'étaient certainement pas dus à une fonte tuberculeuse. Pourquoi, d'ailleurs, ne croirait-on pas à la guérison de l'abcès par la formation d'une fausse membrane intérieure? Cette fausse membrane se rencontre en formation dans toutes les cavités accidentelles du poumon : dans les cavernes tuberculeuses; dans les abcès gangréneux et même quelquefois dans les abcès dits métastatiques, comme j'en ai rappelé un exemple (Voy. p. 214). Stokes a rapporté un fait de guérison d'abcès pulmonaire qui me paraît incontestable. Un de ceux que j'ai rencontrés est très-probant : une cavité cicatrisée du sommet d'un poumon était en effet remplie de tissu conjonctif lâche, et traversé par des bronches intactes qui avaient résisté à la suppuration, ainsi que le montre la Planche III. La guérison est donc possible.

Il résulte de cet examen des conditions du pronostic, qu'il faut toujours être très-réservé sur l'issue de la pneumonie. La bénignité apparente des phénomènes n'empêche pas une aggravation rapide de survenir et d'être suivie de mort dans un certain nombre de cas; tandis au contraire que des pneumonies, offrant l'ensemble le plus grave en apparence, se terminent rapidement par résolution. Il ne faut donc jamais être absolu lorsqu'on a à se prononcer sur la terminaison probable de la maladie, quoiqu'elle soit suivie de guérison dans l'immense majorité des cas, du moins lorsqu'elle est franche.

Traitement. — On a institué différentes méthodes de traitement contre les pneumonies, sans avoir eu suffisamment égard à la marche naturelle de la maladie. Il est cependant nécessaire de tenir compte de cette évolution, comme nous le démontrerons plus loin, si l'on veut apprécier la véritable valeur des diverses médications qui ont été mises en usage.

Enrayer les progrès inflammatoires ou les atténuer, combâttre les accidents principaux de la pneumonie : telles ont été les indications vagues en vertu desquelles on a institué et préconisé les diverses formules de traitement qui ont été successivement proposées, et que je vais d'abord rappeler.

La saignée était employée depuis des siècles comme moyen

principal du traitement de la pneumonie, lorsque Sydenham, au temps duquel existait encore la plus regrettable confusion entre les maladies aiguës respiratoires, préconisa les saignées répétées en les multipliant chaque jour, jusqu'à ce qu'il eut triomphé des principaux symptômes (1666). Pendant un siècle environ, cette méthode fut acceptée généralement ; et lorsqu'on en préconisa de nouvelles, la saignée n'en fut pas moins conservée. Les saignées abondantes et répétées furent surtout en honneur en Italie, et la formule des *saignées coup sur coup*, préconisée en France par Bouillaud en 1837 (*Clinique médicale*), montre qu'elle a eu jusqu'à nous des partisans convaincus. Nous verrons tout à l'heure que c'est bien à tort que G. Sims, vers la fin du dernier siècle, en Angleterre, a cru *juguler* la pneumonie par l'emploi répété des saignées. Il fut établi d'ailleurs qu'il y avait des contre-indications plus ou moins absolues à l'emploi de ce moyen, dans l'âge avancé des malades, dans leur affaiblissement général, et, chez les enfants, dans les pneumonies dites catarrhales. Pringle, en 1745, établit que la saignée était d'autant plus efficace qu'elle était pratiquée plus près du début de la pneumonie. Louis [1] et Grisolle confirmèrent cette proposition.

Rasori, au commencement de notre siècle, mit en honneur le traitement par le tartre stibié à hautes doses, en cherchant à combattre avec ce médicament le stimulus que présentent les malades. Cette méthode, dite du contre-stimulisme, fut considérée par lui comme la plus efficace. Laennec, sous la dénomination de méthode mixte, recommanda l'association de la saignée à l'emploi du tartre stibié à hautes doses. De nombreux observateurs ont marché sur ses traces, et pendant un assez grand nombre d'années ce traitement fut généralement suivi.

Le kermès minéral, à la dose de 1 gr. et plus, a été recommandé comme préférable à l'émétique par quelques praticiens. Récamier employait l'oxyde blanc d'antimoine.

En dehors des antimoniaux, je dois rappeler l'emploi de l'i-

[1] Louis : *Recherches sur les effets de la saignée dans quelques maladies inflammatoires*. 1835.

pécacuanha, que Broussonnet donnait à la dose de 1 gr. 50 à 3 grammes, en infusion additionnée de sirop diacode, et prise par cuillerées. Delioux (de Savignac) a communiqué à l'Académie de médecine, en 1831, un travail sur cette médication.

Le calomel associé à l'opium, en grand usage en Angleterre; les purgatifs; l'iodure de potassium; les narcotiques tels que l'opium et en particulier la jusquiame noire, l'hydrochlorate d'ammoniaque, et enfin le nitrate de potasse à hautes doses (Martin-Solon) soit seul, soit associé à la digitale en infusion (J. Frank), et l'acide hydrocyanique (Manzoni) ont été employés avec plus ou moins de succès apparent. Je dois rappeler aussi l'acétate de plomb uni à l'opium, et vanté par Richter contre la pneumonie. Mais les effets intoxicants des préparations plombiques étant aujourd'hui si bien connues, on ne saurait de nos jours recommander leur usage contre aucune maladie.

On a diversement jugé l'action de ces moyens variés contre la pneumonie. Pour en démontrer les heureux effets, on a tour à tour fait valoir des relevés statistiques, dans lesquels une mortalité moindre semblait donner la prééminence au moyen préconisé. Mais cette preuve, dans les conditions où elle a été formulée, n'était pas suffisante.

Souvent, on l'a vu en effet dans ce qui précède, on a confondu l'inflammation et l'hyperémie du poumon. Cette considération montre que ces calculs statistiques ont pu se rapporter à la fois à de simples hyperémies facilement guéries, et à de véritables pneumonies. De plus il faut remarquer que l'évolution de la pneumonie est variable suivant les séries de faits observés et recueillis; qu'il y a, dans chacune de ces séries, plus ou moins de pneumonies très-graves dès leur début, et qui résistent, quoi qu'on fasse, à tout traitement; que la pneumonie varie aussi suivant l'âge, surtout suivant le caractère de certaines épidémies, suivant l'état de santé antérieur des malades, et plusieurs autres conditions particulières. En un mot les séries de faits des différents observateurs ne sont pas toujours exactement comparables entre elles.

Qu'un groupe de faits recueillis pendant une certaine période comprenne des pneumonies peu graves, des hyperémies pulmonaires simulant l'inflammation du poumon, ou des faits intermédiaires ressortissant plutôt à la congestion qu'à l'inflammation, et que je décrirai sous la dénomination d'*hémopneumonies*, et l'on concevra que le relevé de ces faits pourra fournir les conclusions les plus favorables à l'emploi de la médication quelconque à laquelle on aura recours. On sera porté à attribuer à cette médication une influence décisive sur l'issue de la maladie vers la guérison, tandis que la maladie avait une tendance naturelle à se résoudre d'une manière rapide.

Ce que nous disons de l'appréciation, difficile à affirmer, de l'action réelle des médications particulières, sur lesquelles nous reviendrons plus loin, n'empêche nullement de trouver dans les faits des enseignements, et de formuler des préceptes de la plus grande utilité pour le traitement.

En traitant à part, pour le moment, de la pneumonie franche, je limite d'abord le problème, pour arriver à des conclusions plus claires qu'en fusionnant, ainsi qu'on l'a fait, les variétés les plus diverses de la maladie. En second lieu, en tenant compte du rôle de l'hyperémie comme élément initial et concomitant de l'inflammation du tissu pulmonaire, j'appelle l'attention sur des indications à tort négligées.

Quand on rapproche les observations de pneumonie franche, on est frappé de ce fait, qu'il y a des malades qui sont gravement frappés dès le début, et qui, quoi qu'on fasse, succombent en quatre, cinq ou six jours à une hépatisation pulmonaire suppurante. Il y a d'autres malades par contre, et ce sont les plus nombreux, qui ont une pneumonie à marche moins rapide et qui offre des indications thérapeutiques plus ou moins bien déterminées. Mais avant de parler de ces indications, je dois faire remarquer que je ne puis admettre, pour la pneumonie franche que je décris, qu'elle puisse être abandonnée à elle-même et traitée par l'expectation, ou plutôt n'être pas traitée du tout. Il y a, il est vrai, certaines pneunomies qui s'accompagnent d'une fièvre éphémère à leur début, et qui guérissent d'elles-mêmes; mais ce ne sont pas des pneumonies que l'on puisse ranger parmi celles qui m'occupent.

C'est surtout en présence des faits de pneumonie de ce genre, qui se sont terminés par résolution sans traitement, et de certaines pneumonies réellement très-graves qui ont spontanément guéri, que l'expectation a été recommandée d'une manière générale. Biett et Magendie s'étaient déclarés partisans de l'expectation, sans avoir fait de prosélytes en France, lorsque Dielt, en Allemagne (1849), reprit cette idée, et crut fournir une preuve incontestable de la supériorité de cette conduite en donnant une statistique de mortalité de 7,4 pour cent dans les pneumonies abandonnées à elles-mêmes, tandis que cette mortalité aurait été de 20,4 pour cent dans les pneumonies activement traitées. A cette statistique favorable, Mittchell, Wunderlich et d'autres opposèrent des relevés statistiques tout à fait contraires, et Magnus Huss obtint des résultats à peu près semblables dans les deux conditions. Grisolle, avec la plupart des médecins français, prit la défense de l'utilité d'un traitement actif dans la pneumonie. L'expectation n'est admissible que chez l'enfant atteint de pneumonie franche, comme l'a si bien démontré Barthez. Sur 212 cas de pneumonie des enfants, en effet, cet excellent observateur n'en a vu mourir que deux; leur pneumonie était double. Dans près de la moitié des autres cas suivis de guérison, il n'y eut aucune espèce de traitement; pour bon nombre d'autres, la médication avait été insignifiante; et enfin pour un sixième à peine, le traitement avait été plus ou moins actif [1].

En se basant uniquement sur les chiffres de la mortalité pour préconiser ou combattre l'expectation chez l'adulte, on a négligé une donnée importante : l'étude des faits de pneumonie suivie de guérison. Or ces derniers faits, du moins ceux que j'ai recueillis, sont la condamnation de l'inaction thérapeutique en présence de la pneumonie franche. Il suffit, pour démontrer que ce conseil d'inaction est une rêverie dangereuse, de séparer en deux groupes les malades qui ont été laissés *sans traitement* pendant un temps plus ou moins long, de ceux qui

[1] Voyez l'intéressant *Rapport de M. Blache* à l'Académie de médecine, en octobre 1864. (*Bulletin*, t. XXX.)

ont été *traités dès les premiers jours;* puis de comparer l'époque plus ou moins hâtive de la résolution qui s'est faite de part et d'autre.

Quand on parcourt un certain nombre d'observations de pneumonie sur lesquelles on a remplacé les dates du mois par les numéros d'ordre des journées, à partir du début de la maladie, on est frappé de la fréquence d'une particularité digne d'être relevée, et qui est celle-ci : chez les sujets atteints de pneumonies franches qui guérissent, une amélioration notable se prononce fréquemment du jour au lendemain. Cette amélioration a lieu du 7e au 9e jour, comme je l'ai rappelé précédemment. Sur soixante-trois observations qui m'ont fourni les détails nécessaires, j'en ai compté *quarante* dans lesquelles les choses se sont passées ainsi.

Cette amélioration était, dans tous les cas, plus ou moins prononcée. La fièvre était notablement diminuée depuis la veille, la physionomie était meilleure, la dyspnée atténuée, l'expectoration souvent moins visqueuse, plus aérée, et parfois il y avait une atténuation évidente aussi dans les signes d'auscultation. La convalescence suivait graduellement, ou se prononçait deux ou plusieurs jours après cette amélioration rapide et persistante. En général les signes de percussion et d'auscultation diminuaient plus lentement et persistaient pendant un temps plus ou moins long, comme cela a été déjà remarqué.

Cette amélioration si fréquente du 7e au 9e jour, dans les faits de pneumonie franche suivie de guérison, est nécessairement une particularité de l'évolution naturelle de la maladie; car la nature du traitement, comme on le verra plus loin, n'a influé que dans une certaine mesure sur l'apparition de cette amélioration. Toutefois le retard qui a été apporté au traitement chez un assez grand nombre de malades, n'en démontre pas moins le danger de l'expectation donnée comme règle de conduite dans le traitement de la pneumonie.

Si en effet je divise les soixante-trois observations de pneumonie qui sont ici en cause, suivant l'époque du début du traitement, qui a pu être fixé d'après la date de l'invasion de la pneumonie, j'arrive à en former deux groupes à peu près égaux. J'en trouve trente-deux dans lesquelles un traitement actif (je n'examine pas encore sa nature) a été commencé *du premier au cinquième jour* de la pneumonie. Trente-un autres se rapportent au contraire à des pneumoniques qui n'ont subi de traitement qu'à *partir du sixième jour au plus tôt*, ou *quinze jours* au plus, après l'invasion.

Si je mets en présence ces deux catégories de faits, j'arrive à composer le tableau suivant :

Améliorations franches survenues dans le cours de la pneumonie suivie de guérison.

DATE DES AMÉLIORATIONS.	63 PNEUMONIES traitées à partir du 1er au 5e jour.	du 6e au 15e jour	TOTAUX.
Le 5e ou 6e jour	3	»	3
Du 7e au 9e jour	24	16	40
Du 10e au 14e jour	3	11	14
Du 17e au 23e jour	1	2	3
Améliorations graduelles lentes	1	2	3
	32	31	63

Une première conclusion à tirer de la totalité des faits compris dans ce tableau, c'est la règle que j'ai déjà formulée, à savoir : que la pneumonie a une tendance naturelle vers la résolution *du septième au neuvième jour*. Chez quarante malades sur soixante-trois, en effet, il en a été ainsi, ou dans les *deux tiers* environ des faits. Et ce qu'il y a de remarquable, c'est que la règle générale est vraie pour les pneumonies traitées ou non dans les premiers jours.

Il semblerait donc à première vue que le traitement est indifférent, et que mon tableau plaide en faveur de l'expectation; mais il n'en est rien. Si en effet nous comparons les chiffres des deux premières colonnes, nous voyons que la résolution de la pneumonie a été plus précoce chez les sujets traités de bonne heure (*première colonne*) que chez les sujets traités en retard (*deuxième colonne*). Si nous tenons compte, en effet, des résolutions tardives, après le 10ᵉ jour par exemple, nous n'en trouvons que *cinq* dans le premier groupe de sujets (traités à partir du 1ᵉʳ au 5ᵉ jour), tandis qu'il y en a *quinze* parmi ceux qui n'ont pas été traités dans les premiers jours. De plus, en recherchant, chez tous les sujets traités en retard, quel a été le temps écoulé entre le commencement du traitement et l'amélioration survenue, j'ai trouvé que cette amélioration était survenue :

Chez	1,	. . . . . .	le jour même;
—	10,	. . . . . .	après 1 jour;
—	9,	. . . . . .	— 2 jours ;
—	7,	. . . . . .	— 3 —
—	4,	. . . . . .	— 4 à 6 —
	31		

Ainsi dans la plupart des cas (27 sur 31), le traitement, quoique tardivement entrepris, a été suivi d'une amélioration *dans les trois premiers jours* qui ont suivi. Rien ne saurait mieux, il nous semble, compléter les preuves déjà données de la nécessité d'agir plus ou moins activement dans la pneumonie.

Nous n'avons pas tenu compte, dans les considérations qui précèdent, du mode de traitement employé, dont nous devons discuter la valeur. Nous verrons tout à l'heure cet examen n'infirmer en rien la valeur de nos conclusions contraires à l'expectation. Mais avant de quitter cette importante question de l'opportunité du traitement, en général, je dois attirer l'attention sur l'action médicatrice qui s'exerce et agit sur l'un des éléments importants de la pneumonie : sur l'hyperémie pulmonaire. Les tracés de mensuration, qui représentent la marche croissante et décroissante de l'hyperémie pulmonaire, nous montrent sous ce rapport des particularités curieuses.

L'hyperémie pulmonaire se produit dès l'invasion de la fièvre au début de la pneumonie[1]. Or si un traitement actif a lieu, tel que l'emploi des vomitifs, des émissions sanguines, des ventouses, etc., il amène une diminution graduelle de l'hyperémie, même dès le premier jour, quoique la pneumonie, comme inflammation, continue sa marche. Ce résultat, intéressant à noter, est rendu manifeste par les tracés périmétriques suivants, qui concernent des pneumonies dans lesquelles la descente de la ligne du périmètre s'est effectuée dès que le traitement a été commencé : le 1er jour (fig. 30); le 3e jour (fig. 31); le 4e (fig. 32); le 5e jour (fig. 33).

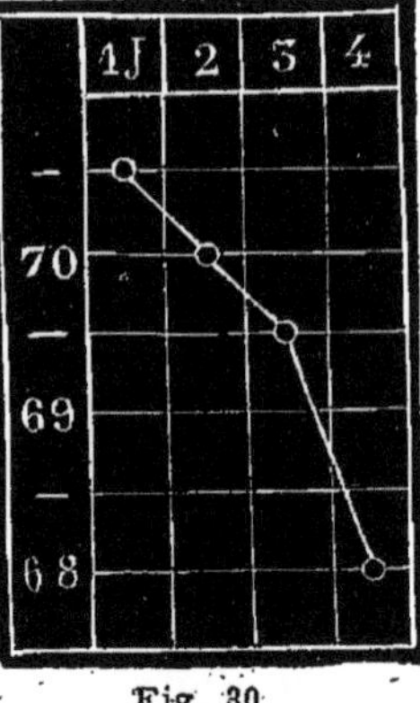

Fig. 30.

Nous avons vu, à propos de la marche de la pneumonie, que les jours suivants, du 6e au 9e jour, survenait la rétrocession naturelle, qui ne doit pas, par conséquent, être imputée exclusivement à l'influence médicatrice.

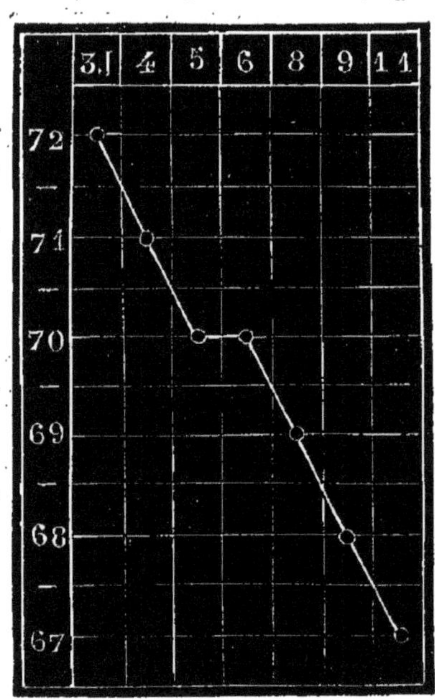

Fig. 31.

Le traitement, agissant d'abord sur l'hyperémie, comme je viens de le montrer, produit tantôt une rétrocession non interrompue jusqu'à la guérison de la pneumonie (fig. 31, 32, 33) et tantôt une rétrocession momentanée, comme dans la figure 34 (3e jour). Enfin d'autres fois il est sans action sur la marche progressive de l'hyperémie et

[1] Cela n'a rien de surprenant, puisque, dans les accès de fièvre intermittente, j'ai montré que cette congestion du poumon a lieu pendant le frisson même de l'accès.

Fig. 30. — Pneumonie gauche (jeune fille de 21 ans). — Signes de congestion le 1er jour; diminution de cette congestion jusqu'au 4e jour, malgré l'apparition de l'hépatisation dès le 3e. — Résolution rapide de la pneumonie dès le 9e jour.

Fig. 31. — Voyez fig. 24, p. 205.

de la pneumonie. C'est ce que démontrent les tracés où l'on voit la résolution ne pas s'effectuer dans les premiers jours du traitement, du 4e au 10e jour de la pneumonie par exemple (fig. 35). Il est évident que, dans ces derniers cas, le traitement n'a pas eu l'influence favorable immédiate qu'il a eue dans les premiers.

En présence de cette bonne influence incontestable d'un traitement actif employé dès le début, on peut se demander si ce

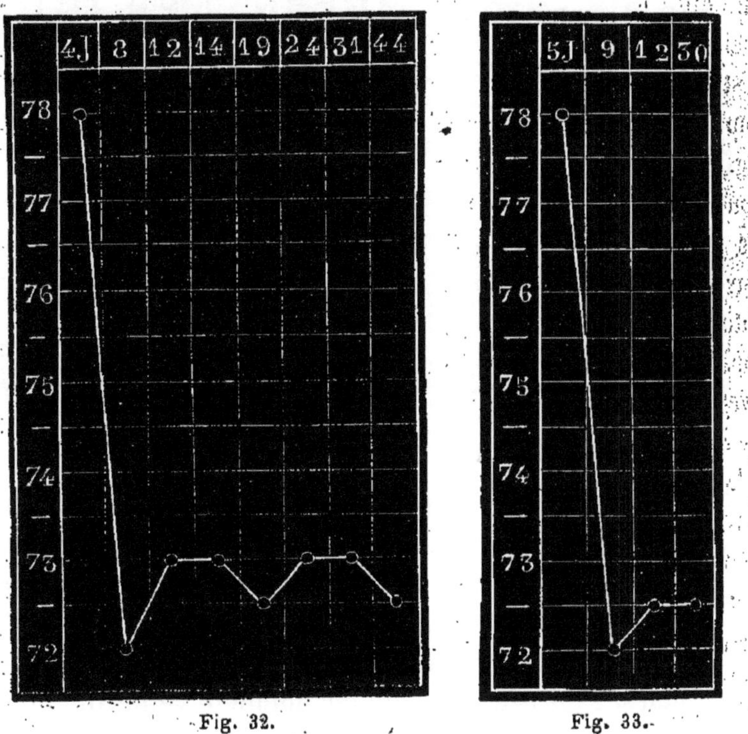

Fig. 32. Fig. 33.

n'est pas en diminuant l'hyperémie concomitante de la pneumonie que l'effet favorable se fait d'abord sentir. Quoi qu'il en soit de ce résultat général de l'emploi des moyens thérapeutiques, on se préoccupe naturellement de celui auquel on doit donner la préférence. Voici ce qui résulte à cet égard de l'étude des observations que nous avons recueillies.

Pour bien juger de la valeur relative de chaque médication,

Fig. 32. — (Voyez fig. 23.) Pneumonie gauche. — Traitement commencé le 4e jour de la maladie et produisant une rétrocession de la poitrine de 6 centimètres en quatre jours.

Fig. 33. — Fait de pneumonie analogue à celui de la figure 32.

il faudrait tenir compte seulement des observations dans lesquelles un seul mode de traitement a été employé ; or, le nombre de ces faits est trop limité pour suffire à résoudre la question ; car dans la plupart des cas on multiplie les moyens d'action. Les évacuations sanguines, l'émétique ou l'ipécacuanha à hautes doses, le kermès, les simples vomitifs, les alcooliques, les ventouses sèches et surtout scarifiées, les vésicatoires enfin, ont été

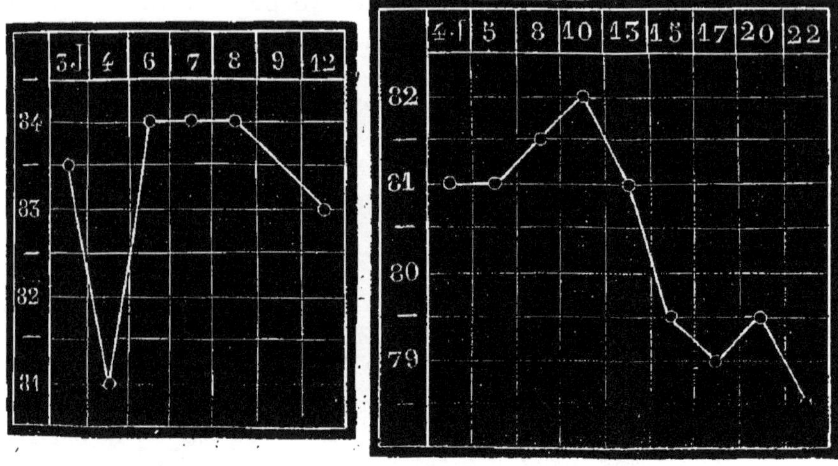

Fig. 34. Fig. 35.

mis en usage chez mes malades, comme moyens de traitement pouvant influer favorablement sur la résolution de la pneumonie.

1° *Émissions sanguines.* — Treize malades ont été saignés, et deux ont eu des applications de sangsues ; mais trois d'entre eux seulement n'ont été traités que par les émissions sanguines, sans présenter de changement remarquable dans la marche ultérieure de la pneumonie.

Un jeune homme de 20 ans, robuste palefrenier, fut saigné le 3e jour, puis le 4e, d'une pneumonie survenue subitement, et caractérisée par de la fièvre, un point de côté, de la toux, une expectoration caractéristique, avec souffle et bronchophonie au sommet du poumon droit. Il y eut bien dès le lendemain de la seconde saignée une petite diminution de la fièvre ;

Fig. 34. — Homme de 30 ans. Pneumonie gauche. — Rétrocession momentanée le 3e jour, après une application de ventouses scarifiées ; retour de l'ampliation, et période d'état du 6e au 8e jour. Résolution les jours suivants.

Fig. 35. — Voy. fig. 18, p. 198.

mais ce ne fut que le 8e jour que la fièvre disparut, ainsi que le souffle, la respiration devenant alors seulement très-rude.

Ici comme dans la plupart des observations dans lesquelles je trouve notées les émissions sanguines combinées à d'autres moyens de traitement, je trouve la preuve de la marche naturelle de la maladie, qui s'améliora du 7e au 9e jour, *vingt fois sur vingt-cinq*.

Cependant je ne crois pas qu'il faille conclure de ce résultat à l'inefficacité des émissions sanguines dans la pneumonie; car on voit assez souvent une amélioration trop remarquable survenir dans les vingt-quatre heures qui suivent l'évacuation sanguine, pour ne pas l'attribuer à l'emploi de ce moyen. Le doute sur son efficacité ne peut exister que si cette amélioration se montre en dehors de celle qui survient du 7e au 9e jour, par suite de la marche naturelle de la maladie, comme on le voit dans l'observation suivante. C'était une pneumonie double qui s'était aggravée jusqu'au 12e jour, et dans laquelle, à la suite d'une déperdition considérable de sang due à une application de sangsues, l'entrée en convalescence eut lieu dans les vingt-quatre heures qui suivirent cette application.

Obs. XXXIII. — Une jeune fille âgée de 16 ans, réglée à treize ans, médiocrement forte, mais habituellement bien portante, fut admise à l'hôpital Cochin le 20 février 1866.

Elle était atteinte depuis cinq jours d'une pneumonie qui occupait alors seulement le côté gauche. Le lendemain de son admission, l'état général paraissait grave : le pouls était à 100; la peau chaude; il y avait une grande prostration, une dyspnée prononcée, une respiration haute et laborieuse, une toux suivie d'expectoration de crachats très-adhérents au fond du crachoir, et de couleur ambrée. Il existait en même temps un souffle tubaire avec râles crépitants nombreux à la base du côté gauche en arrière, ce qui ne laissait aucun doute sur l'existence d'une pneumonie.

Cette affection s'aggrava de jour en jour, malgré un traitement par des ventouses scarifiées, l'émétique à hautes doses, des vésicatoires, etc. La fièvre augmenta, le pouls monta successivement à 120, 140 pulsations par minute, la dyspnée devint une véritable orthopnée, et il apparut de la cyanose; l'anxiété devint considérable. En même temps, une douleur s'était déclarée du côté droit de la poitrine, et la pneumonie envahissait les deux poumons. Il y avait du râle crépitant aux deux bases, et au-dessus un souffle bronchique intense des deux côtés, en arrière, avec bronchophonie.

Au moment de la plus grande aggravation, lorsqu'on était au 12e jour de la pneumonie, la gêne considérable de la circulation et de la respiration me firent prescrire une application de sangsues, en avant de la base du thorax du côté droit, qui paraissait plus gravement atteint. Les piqûres fournirent une quantité considérable de sang; on dut avoir recours à l'interne de garde, qui ne put en maîtriser l'écoulement que par la cautérisation des ouvertures saignantes.

Malgré l'énorme perte de sang, aucune syncope ne se manifesta. Dès le soir, au contraire, la malade dit ressentir une amélioration sensible, et le lendemain matin nous la trouvons comme transformée. La physionomie est calme, les joues sont rosées, et toute trace de cyanose a disparu; la malade reste assise dans son lit sans s'appuyer, et, sauf un reste d'oppression, elle se dit très-bien et tousse très-peu. Le pouls est descendu à 96, sans chaleur à la peau, et la langue est humide et rosée. En même temps les signes locaux se sont beaucoup atténués; ils restent plus prononcés du côté droit.

Dès lors le rétablissement a marché rapidement, malgré l'invasion d'un érysipèle de la face, qui eut d'ailleurs une marche régulière, et la jeune fille est sortie de l'hôpital parfaitement guérie dans le courant du mois de mars.

Il est bien évident que, chez cette malade, il y avait un état très-grave qui dépendait de la double pneumonie; état grave qui persistait malgré un traitement énergique, lorsque le 12e jour une application de sangsues, suivie d'une hémorrhagie abondante qui nécessita la cautérisation des piqûres, a opéré une véritable résurrection. Dès le lendemain, en effet, la jeune malade était comme entrée en convalescence, tant l'amélioration fut rapide.

Ce qu'il y a eu surtout de remarquable dans ce fait, c'est que cette abondante déperdition sanguine a été parfaitement supportée par une jeune fille de constitution peu forte, et en proie depuis douze jours à une maladie très-grave. C'est un fait qu'on peut dire saisissant comme démonstration du succès rapide d'une émission sanguine.

Mais dans quelles limites l'utilité des émissions sanguines doit-elle être étendue ou restreinte? C'est une question complexe, pour l'étude de laquelle je ne saurais mieux faire que de renvoyer à l'excellent Traité de Grisolle, où elle se trouve traitée sous toutes ses faces.

Je veux seulement insister sur la nécessité de tenir grandement compte des antécédents hygiéniques des malades atteints de pneumonie, lorsqu'il s'agit de juger de l'opportunité des évacuations sanguines. C'est un point sur lequel j'appelle assez souvent l'attention, à propos des malades admis dans mes salles d'hôpital. C'est une manière de voir qui n'est pas nouvelle, mais qu'on néglige assez souvent pour que je croie devoir la rappeler.

L'indication de la saignée, qu'il est trop de mode d'abandonner à peu près complétement aujourd'hui, par suite de considérations théoriques, existe dans la pneumonie franche, toutes les fois que l'on est en présence d'un malade dans la force de l'âge, et qui s'est trouvé, antérieurement à l'invasion de sa pneumonie, dans de bonnes conditions hygiéniques.

L'hygiène est loin d'être la même pour les habitants des grandes villes, notamment de Paris, et pour les habitants des campagnes. Dans nos hôpitaux, la grande majorité des malades a été soumise à des causes de débilitation très-diverses. Aussi la pléthore y est-elle inconnue, comme je l'ai fait remarquer déjà ailleurs (*Dict. de diagn. méd.*, art. *Pléthore*), tandis que l'anémie avec toutes ses conséquences y domine, principalement chez les femmes. Les conditions contraires ont lieu dans les campagnes éloignées de Paris. Cela se conçoit : les habitants y vivent au grand air, s'alimentent avec une nourriture peu recherchée mais abondante, et ils échappent par un travail assidu à la plupart des excès si nuisibles que commettent les ouvriers des grandes villes. En un mot, le campagnard offre au traitement par les émissions sanguines une force de résistance très-favorable, que l'on rencontre bien plus rarement chez le citadin. C'est d'après ma propre expérience que je parle, en m'adressant principalement à ceux qui sont appelés à faire de la médecine en province.

Cette débilité reconnue de la constitution des malades de nos hôpitaux de Paris, et l'expectation trop vantée dans ces dernières années comme traitement négatif de la pneumonie, ont contribué beaucoup à l'abandon des émissions sanguines contre cette maladie, dans ces hôpitaux, par un très-grand nombre de médecins distingués. Il faut cependant reconnaître que si l'importance des saignées en pareil cas a été grandement surfaite, il y a une quarantaine d'années, sous l'empire de la médecine dite physiologique, elles ne doivent pas être aussi complétement abandonnées qu'on le fait communément.

A ce propos, il est curieux de remarquer que, lorsque le Dr Louis établit, en 1835, contre l'opinion alors si généralement admise, que tout dans l'observation des faits *déposait des bornes étroites de l'utilité des émissions sanguines dans la pneumonie*, comme dans l'érysipèle de la face, il souleva les protestations les plus violentes. Son jugement paraissait tellement en désaccord avec la manière de juger de ses contemporains prévenus, que ce fut là, il faut bien l'avouer, le principal motif qui fit attaquer sa méthode numérique pour la détermination des faits thérapeutiques. Quoi qu'il en soit, l'assertion du célèbre clinicien, vraie parce qu'elle a été basée sur des faits bien observés et analysés avec soin, ne serait plus contestée aujourd'hui si elle se produisait pour la première fois. De nos jours, en effet, ceux qui proscrivent absolument les émissions sanguines vont encore plus loin que Louis, qui a établi que la saignée, dont l'influence était beaucoup moindre qu'on ne se l'imaginait communément, avait une heureuse influence sur la marche de la pneumonie, dont elle abrégeait la durée de quelques jours, lorsqu'elle était faite vers le début de la maladie.

2° *Tartre stibié.* — En administrant le tartre stibié à hautes doses, je n'ai jamais dépassé celle de 0gr,30 par vingt-quatre heures. Laennec donnait de 0gr,30 à 0gr,60 de cette substance. Rasori a été jusqu'à en administrer 4 grammes matin et soir. Malgré l'absence de vomissement, ou la tolérance qui s'établit habituellement, il y a toujours à se défier de la prostration plus ou moins profonde qui résulte de l'emploi de ce médicament, et qui peut être la conséquence de la diarrhée abondante qu'il provoque fréquemment. Cette prostration peut devenir un véritable empoisonnement, caractérisé non-seulement par la pâleur, l'accablement, mais encore par la décomposition des traits, le refroidissement des extrémités, une petitesse extrême du pouls, une sueur visqueuse. Outre ces accidents généraux, on voit le tartre stibié produire une inflammation pustuleuse du pharynx et de l'œsophage ; mais ces effets locaux sont rares. Les plus fréquents sont les phénomènes de prostration, qui peuvent nuire à la résolution de la pneumonie au lieu de la favoriser. Quand ils surviennent, ils s'opposent à ce que l'on puisse continuer l'usage du tartre stibié.

J'ai vu ce médicament, comme la saignée et les autres moyens de traitement, produire une amélioration rapide du jour au lendemain chez certains sujets. Mais l'ensemble des *vingt-deux* observations dans lesquelles je l'ai employé semble démontrer que, dans la majorité des cas, il est moins souvent favorable que les autres médications.

Tandis en effet que, par les autres traitements, la résolution s'effectue beaucoup plus fréquemment du sixième au neuvième jour, qu'au delà du dixième, avec le tartre stibié je constate *huit* pneumonies seulement dont la résolution a commencé du sixième au neuvième jour, tandis que j'en compte *treize* dont la résolution ne s'est effectuée qu'entre le dixième et le vingt-troisième jour. Ce résultat général défavorable ne se retrouve, je le répète, avec aucune autre des médications que j'ai employées. Peut-être s'explique-t-il en partie par la dépression des forces vitales due aux antimoniaux chez les sujets débilités de nos hôpitaux. Quoi qu'il en soit, depuis un certain temps, je n'emploie plus le tartre stibié à hautes doses qu'avec répugnance, et je lui préfère de beaucoup l'ipécacuanha.

3° *Ipécacuanha.* — Chez neuf pneumoniques dont j'ai recueilli les observations, j'ai eu recours à un julep contenant deux ou trois grammes de poudre d'ipéca et 15 grammes de sirop diacode par vingt-quatre heures. Ce médicament a l'avantage de ne jamais être suivi de prostration, d'être facilement toléré, ou de ne produire que des vomissements ou des garde-robes modérées, et, tout en atténuant les accidents respiratoires, ainsi que la fièvre, de provoquer la moiteur de la peau. Malgré le nombre limité des faits recueillis que j'ai à invoquer ici, ils me paraissent démontrer l'heureuse influence de cette méthode de traitement de Broussonnet, puisque *huit fois* une amélioration franche est survenue du 7e au 9e jour, et le 10e jour *chez le neuvième* malade. C'est à cette médication que je donne habituellement la préférence. Je la fais ordinairement précéder, suivant les cas, d'une application de ventouses scarifiées ou d'une autre évacuation sanguine.

4° *Alcooliques.* — Les alcooliques constituent un moyen de médication devenu en vogue en France depuis que Béhier, en 1862, a fait connaître et expérimenté ce traitement, préconisé par Todd en Angleterre [1]. Sans avoir jamais produit l'ivresse, il a administré, par jour, 80 à 120 grammes, et même jusqu'à 200 et 300 grammes d'eau-de-vie ordinaire, à trente six malades atteints de pneumonie. Ce n'est pas par la proportion des guérisons comparée à celle des décès que l'on peut bien juger des résultats favorables de cette médication, car la mortalité a été de 20 pour cent dans les cas observés par Béhier, mais plutôt par les effets constatés plus ou moins rapidement après l'administration du remède. Comme Todd, le professeur Béhier a vu l'acool « faire cesser le délire, faire tomber le pouls, abaisser la respiration, et déterminer souvent une transpiration

[1] Todd : *Clinical Lectures and certain Acute Disease.* London, 1860.

abondante, malgré laquelle les forces se relevaient [1]. » Il n'est pas douteux pour lui que l'eau-de-vie n'ait puissamment contribué à sauver plusieurs malades gravement atteints, et dont plusieurs, d'un âge avancé, étaient évidemment dans une situation désespérée.

Il n'est pas de médecin ayant eu recours à cette médication, qui n'ait été frappé des heureux effets de l'alcool dans certaines pneumonies. Nous-même nous en avons observé un assez grand nombre de cas, parmi lesquels une pneumonie double que nous avons suivie dans toutes ses phases avec notre excellent confrère, le docteur Mac Carthy. Le malade était déjà avancé en âge, et atteint depuis longtemps d'une sérieuse affection organique du cœur. La double pneumonie fut des plus graves, et la mort imminente pendant plus de vingt-quatre heures. Malgré cet état désespéré, le malade se rétablit rapidement, grâce au traitement par les alcooliques, qui furent administrés à très-hautes doses.

Nous ne saurions cependant admettre, avec plusieurs de nos collègues, que les préparations alcooliques doivent être employées dans tous les cas de pneumonie, et à toutes les périodes de la maladie. Quelle que soit l'explication que l'on donne de l'action efficace de l'alcool, que l'on admette avec Todd qu'il soutient le pouvoir vital qui favorise l'évolution naturelle de la maladie, ou avec les physiologistes que l'alcool agit en diminuant la calorification par son action principale sur l'appareil nerveux, les alcooliques nous paraissent contre-indiqués dans les premiers jours de la pneumonie : pendant le stimulus du premier progrès de la maladie, surtout chez les sujets robustes. J'ai vu plusieurs fois l'alcool, employé dans ces conditions, aggraver sensiblement les phénomènes généraux, au lieu de les atténuer. Aussi réservons-nous les émissions sanguines et l'ipécacuanha pour le traitement du début de la pneumonie, à moins toutefois que la constitution du malade ne soit profondément altérée, et qu'il n'existe une dépression notable des forces qui peut s'améliorer dès le début par l'emploi interne

[1] *Dictionnaire encyclop. des Sc. médic.*; article ALCOOL (Thérapeutique).

de l'alcool. En dehors de ces faits exceptionnels, c'est quand la pneumonie est arrivée au 6e ou 7e jour, alors que la résolution est naturellement imminente, et principalement quand le pouls est mou et petit, que l'indication me paraît formelle : l'alcool hâte la défervescence, et amène souvent une guérison rapide. Voici l'abrégé d'une observation dans laquelle j'ai suivi avec succès cette règle de conduite.

Obs. XXXIV. — Un jeune homme âgé de 19 ans, et arrivé à l'hôpital au 4e jour d'une pneumonie droite franche, fut traité d'abord par une saignée et un julep avec 2 grammes de poudre d'ipéca; mais on dut suspendre cette potion en raison des vomissements très-fréquents qu'elle occasionna, et elle fut remplacée par une potion avec 0gr,25 de kermès. Mais au 7e jour, l'état ne s'était que très-légèrement amélioré; la fièvre restait vive (pouls entre 96 et 100, 120 pulsations), la respiration fréquente, et les signes locaux étaient les mêmes, ainsi que les crachats. Le kermès fut remplacé par une potion avec 60 grammes seulement de rhum, qui fut donnée par cuillerées à bouche d'heure en heure. Dès le lendemain (8e jour) et surtout le 9e jour, un changement considérable se produisit dans l'état général et local. Le pouls était tombé à 56; le malade se disait très-bien; il était évidemment convalescent. Bientôt, en effet, il sortit parfaitement guéri de l'hôpital.

L'heureuse influence de la potion alcoolique est bien manifeste dans ce fait, et la rapidité de l'amélioration lui doit être attribuée. L'influence de l'alcool sur la résolution y a été manifeste, et favorisée par l'administration de ce médicament au 7e jour de la pneumonie. L'alcool a ressemblé sous ce rapport aux autres médications, tout en ayant une influence plus décisive que les autres, décisive surtout dans les cas graves avec prostration, affaiblissement général, et intensité de la dyspnée.

5° *Autres médications.* — Il me paraît inutile d'insister en détail sur les autres moyens de traitement de la pneumonie.

Le kermès, les vomitifs simples, les ventouses, les vésicatoires quand la résolution a été tardive, ont été souvent utilisés concurremment avec les moyens précédents. Dans les cas où ces moyens, le kermès, les ventouses scarifiées, ou le vomitif avec poudre d'ipécacuanha et tartre stibié, ont été employés comme seule médication active, c'est *dans tous au neuvième jour* de la pneumonie que la résolution a commencé franchement à s'effectuer.

En résumé, voici les conclusions générales que je crois devoir formuler sur l'emploi des diverses médications utilisées contre la pneumonie franche :

1° Toutes les médications que l'on a employées sont utiles dans une certaine mesure;

2° Il n'en est aucune qui puisse enrayer absolument la marche naturelle de la pneumonie;

3° Enfin la résolution de la maladie tendant à se faire naturellement du 7e au 9e jour dans la grande majorité des cas, il faut redoubler de vigilance pour le traitement lorsqu'on approche de cette époque de la pneumonie, parce que c'est alors qu'il a le plus de chances de succès.

Pour terminer ce que nous avons à dire du traitement de la pneumonie, il nous reste à rappeler certaines indications qui méritent une mention spéciale.

D'abord les formes particulières de la maladie peuvent réclamer un traitement particulier. Dans la pneumonie bilieuse, les vomitifs, le tartre stibié, l'ipécacuanha et les purgatifs, doivent être la base du traitement. Dans la forme typhoïde, dite ataxique ou adynamique suivant la prédominance des accidents nerveux, on a conseillé les préparations de valériane, le camphre, le musc, que Récamier donnait à hautes doses (jusqu'à 1gr,20 par jour), les toniques et l'acétate d'ammoniaque, préconisé par le Dr Delioux de Savignac à la dose de 20 et jusqu'à 60 grammes dans une potion. Enfin c'est dans les cas de ce genre que les alcooliques, seuls ou associés à l'acétate d'ammoniaque, ont de ces succès rapides et incontestés qui leur ont fait occuper de nos jours une large place dans le traitement de la pneumonie.

Quelques symptômes constituent des accidents prédominants qui réclament une médication spéciale. La dyspnée, lorsqu'elle est due à l'hyperémie pulmonaire concomitante, est améliorée par des ventouses scarifiées ou sèches, ou par des applications de sangsues, qui sont, je le répète à dessein, par trop abandonnées aujourd'hui. La plasticité des crachats, qui rend quelquefois l'expectoration pénible et difficile, peut nécessiter l'usage du polygala, de la gomme ammoniaque, de la scille, de l'eau de Vichy. Au moment de la résolution enfin, lorsque l'expectoration devient plus fluide et en même temps très-abondante au point de fatiguer les malades, les astringents, et principalement le tannin, doivent être utilisés comme dans les bronchites qui s'accompagnent d'un accident analogue. Le même moyen doit être utilisé si l'on a reconnu l'existence d'un abcès pulmonaire dû à la pneumonie, ces abcès ayant une tendance manifeste à guérir, comme je l'ai démontré.

CHAPITRE IV

PLEURÉSIE.

Cette maladie, comme la pneumonie, n'est bien connue que depuis les travaux de Laennec. Jusqu'à lui le diagnostic en était très-difficile, sinon impossible, sauf dans l'empyème excessif; et encore, dans ce dernier cas, n'y avait-il que des probabilités relatives de diagnostic. Il a fallu les notions fournies par l'emploi méthodique de la percussion et par l'auscultation pour que la pleurésie ait pris sa place au nombre des types nettement définis des maladies aiguës des organes respiratoires.

Il y a eu de très-nombreux travaux publiés sur la pleurésie, sans qu'aucune monographie clinique analogue à celle-ci ait été faite. A ces travaux se rattachent les noms de Andral, Louis, Heyfelder, Stokes, Damoiseau, Hirtz, Trousseau, Barth, Guéneau de Mussy, Beau, Béhier, Pidoux, Marrotte, Netter, Landouzy, etc., sans compter de nombreuses thèses, faites principalement au point de vue de la thoracentèse. Je me réserve, chemin faisant, de revenir sur ces œuvres diverses, et sur un Mémoire que j'ai publié en 1857.

La pleurésie se développe sous des influences analogues à celles qui produisent la congestion simple, la bronchite et la pneumonie. Une première différence fondamentale qu'elle présente par comparaison avec ces dernières maladies, c'est que la congestion n'a pas, dans la pleurésie, le rôle important qu'on lui a vu prendre dans les affections que je viens de rappeler. Cela tient à ce que, dans la grande majorité des faits de pleurésie franche, l'épanchement liquide qui s'effectue dans la plèvre, en permettant au poumon de se contracter et surtout en le comprimant, s'oppose à l'expansion du poumon par l'hyperémie. Il en résulte que l'épanchement intra-pleural joue un rôle prépondérant.

L'étude de la pleurésie est extrêmement complexe, quoiqu'elle paraisse simple au premier abord. Il y a, dans les conditions diverses de l'épanchement, dans les rapports nouveaux du poumon avec les parois thoraciques, dans les déplacements des organes voisins, dans la marche de la maladie, dans ses lésions, ses complications, et enfin dans son pronostic et son traitement, une foule de particularités très-variées qui en rendent l'étude parfois difficile. Aussi rencontre-t-on peu de maladies qui aient donné lieu à autant de travaux et de discussions contradictoires que la pleurésie. Le meilleur moyen d'élucider les questions controversées, me paraît être de traiter principalement de la pleurésie franche, et d'en rapprocher à l'occasion les formes variées que présente assez souvent la maladie. C'est d'ailleurs la marche que j'ai suivie pour les autres types de maladies aiguës.

J'ai réuni un nombre assez considérable d'observations de pleurésies, parmi lesquelles *quatre-vingt-deux* pleurésies franches formeront la base principale de cette étude clinique. Mon travail s'éloignera sur plusieurs points des descriptions données par les auteurs, et fera ressortir l'importance ou plutôt la nécessité de l'emploi de la mensuration de la poitrine, comme moyen de suivre les différentes phases de l'épanchement. Les tableaux ou tracés de mensuration, reproduisant les modifications successives du périmètre général, rendront saisissants les avantages pratiques de ce moyen d'exploration. Je démontrerai ces avantages, notamment à propos de la marche de la maladie.

J'ai auparavant à définir la pleurésie, et à exposer ce qui regarde l'*invasion*, les symptômes généraux et locaux, et les signes physiques, examinés à part.

DÉFINITION. — La pleurésie franche est l'inflammation primitive de la plèvre, se développant sous l'influence de certaines impressions atmosphériques chez les individus prédisposés, et caractérisée : anatomiquement, par des exsudats solides et surtout liquides dans la plèvre; symptomatiquement, par une évolution de phénomènes fonctionnels et de signes physiques caractéristiques : maladie dont le développement et les signes sont en grande partie subordonnés à l'épanchement liquide intra-pleural séreux ou purulent, avec lequel la pleurésie progresse, reste stationnaire ou se résout.

INVASION. — La pleurésie franche a une invasion subite dans la plupart des faits, comme l'hyperémie simple et comme la pneumonie aiguë. Elle présente à cet égard une particularité commune avec la pneumonie, c'est que, dans les deux maladies, les trois quarts des sujets qui ont pu fournir des détails sur l'invasion ont été pris inopinément, tandis qu'un quart seulement a présenté des prodromes.

Ces prodromes ont été variables et souvent différents de ceux qu'ont éprouvés les sujets atteints de pneumonie. Une douleur légère du côté qui devait être atteint bientôt de pleurésie, une toux persistant depuis quelques jours ou depuis plusieurs semaines, et enfin, dans quatre faits exceptionnels, une fois une angine de vingt-quatre heures, une autre fois du malaise avec affaiblissement général pendant peu de jours, ou des signes d'embarras gastrique, ou enfin une véritable fièvre pendant trois jours, avec malaise, courbature, céphalalgie et perte de l'appétit : tels ont été ces phénomènes prodromiques.

L'invasion proprement dite, qu'il y ait eu ou non des prodromes, a été presque constamment brusque ou rapide. Les faits les plus ordinaires sont ceux dans lesquels, à une douleur ou point de côté, habituellement sous-mammaire, se joint un état fébrile d'intensité très-variable, de l'oppression et peu de toux. Les malades sont comme surpris par la maladie, soit dans la journée, soit pendant la nuit; dans ce dernier cas, le sommeil était subitement interrompu par la douleur.

Il y a, dans cette invasion, une grande variété de formes, due à l'importance relative des phénomènes qui la caractérisent, ainsi qu'à leur nombre; car ils peuvent tous être réunis, ou manquer isolément, à l'exception de la douleur, qui n'a jamais fait défaut dans mes observations de pleurésie franche. Cette douleur, existant isolément, a marqué huit fois le début de la pleurésie : tantôt violente, exaspérée par la toux, par les mouvements inspirateurs, même par les mouvements du tronc, et empêchant immédiatement tout travail ; tantôt moins vive et ne permettant qu'un travail imparfait pendant quelques jours, jusqu'à l'admission à l'hôpital, où l'on constatait l'épanchement pleurétique. La fièvre, l'oppression, la toux ont aussi présenté des degrés très-variables d'intensité ; ou bien elles ont manqué isolément. J'ai vu la douleur du début s'accompagner seulement de fièvre légère, ou simplement soit de toux sèche, soit de dyspnée. Un malade a éprouvé des frissons qui étaient accompagnés de douleur, de toux et d'oppression, et ces frissons semblaient avoir pour point de départ la base du côté gauche de la poitrine en arrière, où était fixée la douleur. Je reviendrai tout à l'heure sur ces signes fonctionnels de la pleurésie ; mais ce que je dois faire remarquer ici, c'est que les frissons franchement accusés sont aussi rares au début de la pleurésie qu'ils sont communs au début de la pneumonie.

Symptômes fonctionnels. — On a signalé comme *figure à épanchement* un aspect de la face caractérisé par une certaine pâleur, jointe à une anxiété respiratoire. C'est un signe qui est loin d'être constant, comme la plupart des autres se rattachant à l'état général. Cet état général est en effet très-variable dans la pleurésie. Beaucoup de malades n'ont pas de diminution des forces. Il en est qui continuent leurs occupations pendant huit, quinze jours et plus, et qui se présentent ensuite au médecin avec un épanchement considérable. D'autres disent ne pas se sentir malades, et éprouver seulement un peu d'oppression par l'exercice de la marche. La plupart ne se plaignent que de la douleur de côté ou de la dyspnée, lorsque ces phénomènes sont prédominants. Rarement l'appétit est aboli, si ce n'est pendant les premiers jours, et lorsque la fièvre est intense. Cependant certains malades sont forcés de prendre le lit dès l'invasion, par suite de l'intensité soit des phénomènes fébriles, soit des symptômes locaux.

La fièvre, question fondamentale de l'état général, semble quelquefois manquer au début de la pleurésie. Du moins on rencontre des malades qui affirment n'avoir éprouvé aucun des phénomènes fébriles qu'on leur rappelle : ni frissons, ni chaleur exagérée, ni courbature, ni malaise général, etc. D'autres disent n'en avoir eu qu'au début, quoique l'on trouve encore chez eux une certaine fréquence du pouls plusieurs jours après l'invasion. Enfin le plus petit nombre a eu dès l'invasion une fièvre plus ou moins prononcée, qui a persisté dans le cours de la maladie. La thermométrie démontre que la chaleur n'est pas à beaucoup près augmentée dans la pleurésie comme dans la pneumonie. Nous dirons, à propos de la marche de la pleurésie, quels sont les signes fournis par ce moyen d'exploration.

Jamais, dans le cours de la pleurésie, je n'ai trouvé le pouls au-dessous de 70 pulsations par minute. Je n'en ai compté que 70 à 80 chez un quart des malades, tandis que chez la moitié j'ai constaté 80 à 100 pulsations. On voit que, dans la majorité des faits, l'accélération du pouls, qui est d'ailleurs constante, est assez modérée tant que dure la pleurésie. Ce n'est que dans la proportion de 1 sur 4 que le pouls a dépassé 100, en s'élevant, dans quatre cas, jusqu'à 120 ou 130. Le pouls est rarement fort. Dans presque tous les cas, je l'ai trouvé au contraire affaibli, et, chez certains pleurétiques, il était très-petit ou même presque insensible; il peut être vif ou mou en même temps qu'affaibli. Son rhythme, le plus souvent régulier, est parfois inégal et irrégulier. Je ne l'ai trouvé intermittent que chez un seul sujet. Chez un autre, il était régulier dans le décubitus, et irrégulier dans la position assise. Le sphygmographe fournit des tracés qui sont l'indice d'une gêne plus ou moins prononcée de la circulation. Aussi a-t-on cherché, comme nous le verrons, l'indication de la thoracentèse dans certains tracés sphygmographiques.

Certaines excrétions sont modifiées dans le cours des pleurésies. Les sueurs notamment, et plus rarement l'urine, sont hypersécrétées, surtout au moment de la résolution de l'épanchement, ce qui les a fait considérer alors comme critiques. C'est un point sur lequel je reviendrai à propos de la résolution de la pleurésie (Voy. MARCHE).

On sait que, si l'on excepte la douleur thoracique, rien n'est variable comme les symptômes fonctionnels dont la poitrine est le siége dans la pleurésie. C'est ce qui a été constaté par maint observateur. La dyspnée ou l'oppression, la toux, l'expectoration, méritent sous ce rapport d'attirer l'attention du praticien.

La *douleur*, dont j'ai rappelé l'apparition dès le début de la pleurésie franche, a des caractères qui la rapprochent de celle due à l'hyperémie pulmonaire. Tantôt vive ou très-vive, augmentant, comme je l'ai dit plus haut, par la toux, les grandes inspirations et même par les mouvements du tronc, tantôt modérée ou peu accusée, elle occupe presque toujours la région sous-mammaire du côté affecté, où elle se limite. Ce n'est que dans des faits exceptionnels qu'on la trouve au rebord des fausses côtes, ou s'irradiant dans tout le côté affecté, ou vers l'épaule, vers le dos, ou vers le flanc correspondant. Après s'être montrée dès l'invasion, elle dure plus ou moins longtemps, mais rarement pendant toute la durée de la pleurésie; quelquefois elle persiste même après, comme nous le verrons. Elle peut diminuer dès le deuxième ou le troisième jour, et elle disparaît chez la plupart des malades dès le 4e, 5e jour, ou du 7e au 13e jour, en comptant du début; ou bien elle se prolonge jusqu'au 18e ou 19e jour de la pleurésie. Au lieu d'avoir son acuité la plus grande dès l'invasion, elle augmente parfois d'intensité pendant les premiers jours, ou bien au moment des recrudescences de la maladie.

La *dyspnée* et l'*oppression* ont été des plus variables chez les malades que j'ai observés. La plupart, couchés sur le dos, ne pouvaient se tourner, sans augmenter la dyspnée, sur le côté sain, ni sur le côté malade, quoique l'on ait considéré cette dernière position comme un signe pathognomonique de la pleurésie; mais Andral (*Clin. méd.*) a fait justice de cette erreur. La gêne de la respiration peut être indépendante de celle occasionnée par la douleur dans les mouvements respiratoires, gêne observée très-fréquemment. Chez certains malades, le sentiment d'oppression est nul, quoique, à la seule inspection, la respiration, haute et fréquente, dénote une dyspnée manifeste.

L'oppression et la dyspnée sont surtout prononcées lorsque la respiration est costale supérieure, et peu ou pas diaphragmatique en même temps. Il y a des malades qui éprouvent des étouffements passagers; d'autres des arrêts momentanés de la respiration; d'autres des accès de suffocation momentanés et de courte durée, qui sont considérés avec raison comme un indice de gravité. En même temps la phonation est difficile, comme par manque d'air. Ces accès de suffocation sont très-pénibles. J'ai observé un malade qui cherchait à les atténuer en portant ses doigts dans son pharynx. La dyspnée peut aussi se manifester par une respiration suspirieuse de temps en temps, et par la fréquence des mouvements respiratoires, qui peuvent être de 40 à 50 et 60 par minute. Mais il ne faut pas oublier que beaucoup de sujets n'ont que 20 inspirations, et que beaucoup d'entre eux ne ressentent d'oppression que par les mouvements rapides, la marche, et surtout par l'ascension des escaliers. J'en ai rencontré un qui n'avait de dyspnée qu'au moment de la défécation, un autre au moment de la toux. Tous les malades à peu près éprouvent cette gêne de l'ascension en marchant, et il est important de les questionner sur ce point, à propos des phénomènes fonctionnels. Cette gêne persiste quelquefois pendant longtemps dans la convalescence. Je n'ai rencontré qu'un seul malade qui affirmait n'avoir ressenti aucune oppression. Il avait sa pleurésie depuis plusieurs jours, et il avait pu constamment monter chaque jour jusqu'à son cinquième étage sans la moindre gêne respiratoire. C'était une exception rare.

La *toux* était ordinairement très-modérée, se produisant à de longs intervalles, très-rarement quinteuse et pénible. Il ne faut pas oublier qu'elle peut être complétement nulle, comme l'ont fait remarquer beaucoup d'observateurs. Quand elle existe, elle est habituellement sèche, et, lorsqu'il y a par hasard expectoration, la matière expectorée est peu abondante, très-fluide, comme salivaire, à moins qu'il n'y ait une bronchite concomitante.

SIGNES PHYSIQUES. — Pour bien connaître les signes physiques de la pleurésie aiguë, nous n'avons pas, comme pour la bronchite et la pneumonie, à tenir compte de la congestion pulmonaire concomitante. L'hyperémie du poumon dans la pleurésie survient comme un accident temporaire, ainsi que j'en montrerai des exemples, mais non comme un élément important de la maladie. La plupart des signes physiques de l'inflammation de la plèvre, à part ceux que fournit le thermomètre, sont sous la dépendance d'une condition particulière d'une extrême importance : je veux parler de l'épanchement liquide plus ou moins abondant qui se fait dans la séreuse dans la pleurésie franche. Cet épanchement permet d'abord au poumon de se rétracter, puis le comprime de plus en plus, de manière à le rendre de moins en moins perméable à l'air extérieur qui le pénètre. Le liquide accumulé, tout en exerçant cette compression sur le poumon, agit excentriquement sur toutes les parties qui sont en rapport avec la plèvre pariétale, les refoule et les déplace. Le médiastin, et par suite l'organe mobile qui s'y trouve, le cœur, sont repoussés du côté opposé, où le poumon sain subit aussi la compression dans une certaine mesure; le diaphragme est abaissé vers l'abdomen, et avec lui le foie, ou la rate; enfin les parois thoraciques, si mobiles et si expansibles, subissent incontestablement aussi un écartement plus ou moins considérable dû à la même cause. D'ovale dans le sens transversal, la poitrine tend alors à devenir circulaire en même temps que son périmètre augmente d'étendue; et cette ampliation thoracique, d'abord générale, porte ensuite davantage sur le côté affecté dans le sens du diamètre vertébro-mammaire correspondant.

C'est en ne perdant pas du vue ces conditions pathogéniques de la plupart des signes physiques de la pleurésie, qu'il est seulement permis d'en bien apprécier la valeur. Ces signes physiques sont nombreux. En première ligne se présentent ceux qui sont fournis par la percussion et par l'auscultation de la poitrine; puis viennent les signes que l'on obtient par l'inspection du thorax, par la mensuration, la palpation, le déplacement des organes, et dans des cas tout à fait rares, par la fluctuation au niveau des espaces intercostaux.

1° *Percussion.* — Les signes fournis par la percussion sont considérés à bon droit comme des plus importants dans la pleurésie. Il n'y a d'exception que pour la douleur que réveille la percussion; ce signe pouvant se rencontrer dans toutes les affections douloureuses de la poitrine.

La *matité*, ce signe précieux de l'épanchement pleurétique, a pour caractère principal d'occuper la partie inférieure de la poitrine, surtout en arrière, lorsque le liquide est en médiocre abondance; elle est plus ou moins étendue en hauteur, suivant le degré d'épanchement, et souvent elle est générale du côté affecté, envahissant ou non le niveau du sternum tout entier, s'étendant plus ou moins vers les hypochondres par suite du refoulement de la rate ou du foie, et à droite du sternum quand le cœur y est refoulé par un épanchement du côté gauche. Il ne faut pas oublier que la matité, dans des cas à la vérité exceptionnels, peut être générale à droite ou à gauche dès le début de la maladie, comme Laennec, Hirtz et moi-même l'avons constaté. Mon observation XXXVII en est un exemple bien probant. Il peut arriver, dans ces cas exceptionnels, que le niveau supérieur de la matité s'abaisse par les progrès mêmes de l'épanchement, ce que j'ai cru devoir expliquer, il y a longtemps, dans ma thèse inaugurale, par l'aspiration qui existe naturellement dans la plèvre au début de certaines pleurésies, aspiration cessant par les progrès de l'épanchement, qui obéirait ensuite exclusivemeut à la pesanteur. Cette matité pleurétique a une intensité variable : elle est complète, absolue, ou bien incomplète (submatité). Ses limites sont nettes ou vagues, et le niveau supérieur du liquide, sensible à la percussion, est plus élevé en arrière qu'en avant. En arrière et en dehors, il a fréquemment, surtout lorsqu'il est peu considérable, une forme semi-elliptique à convexité supérieure, signalée par Damoiseau, qui a fait d'importantes recherches sur la pleurésie[1]. J'ai bien des fois constaté cette disposition de la partie supérieure du liquide. On a considéré avec raison le déplacement du ni-

[1] Damoiseau : *Recherches cliniques sur plusieurs points du diagnostic des épanchements pleurétiques.* (Arch. gén. de médecine; 1843, t. III.)

veau supérieur du liquide, par les positions assise ou couchée du patient, comme un signe pathognomonique de la présence d'un liquide dans la plèvre. Malheureusement ce déplacement se fait dans un nombre de cas restreint, quoi qu'on en ait dit, car le liquide épanché n'est pas mobile dans la plèvre comme il l'est dans un vase vide. Dans les cinq pleurésies qui présentaient cette mobilité du niveau de l'épanchement à la percussion, parmi celles dont j'ai recueilli l'observation, voici comment les choses se passaient : la différence du niveau antérieur de l'épanchement, le malade étant d'abord percuté couché, puis assis, n'a jamais dépassé la hauteur d'un espace intercostal. Cela tient à ce que le liquide n'est pas, dans la plèvre, dans des conditions exactement semblables à celles qui existent pour un liquide contenu dans un vase ordinaire. Cette mobilité, signalée par Avenbrugger [1], est considérée à tort comme constante par Piorry, tandis que Damoiseau, son élève, affirme l'avoir cherchée presque toujours inutilement.

On sait que Skoda a signalé dans la pleurésie un autre signe de percussion remarquable, dont on a beaucoup parlé dans les dernières années, et qui est perçu sous la clavicule du côté affecté, au niveau du sommet du poumon. C'est une sonorité anormale dont on lui attribue la découverte, en donnant à cette modification du son de percussion la dénomination de *bruit skodique*. Mais on a oublié qu'un de ses célèbres compatriotes, Avenbrugger [2], a parfaitement signalé le son tympanique sous-claviculaire dans les épanchements moyens. Les termes de bruit skodique impliquent l'idée d'une sonorité particulière unique ; tandis qu'il s'agit de sonorités variées que l'on peut percevoir dans la région sous-claviculaire du côté affecté de pleurésie, ainsi que je l'ai fait remarquer en 1856 à la Société

[1] Parlant des épanchements occupant la moitié du côté affecté, Avenbrugger ajoute : « *Variatur tunc sonitus evocatus, pro vario situ ægri quem assumère capax fuerit, ita ut observet rationem liquidi sese ad libellam componentis.* » (Edition de Corvisart, 1808, p. 376.)

[2] Après avoir parlé de la matité générale quand le liquide envahit le côté tout entier, Avenbrugger ajoute : « *Verùm si media pars aquà repleta fuerit, evocabitur resonantia major in illâ parte, quam aquosus humor non occupaverit.* » (*Ouv. cité*, p. 376.)

des hôpitaux. On ne saurait donc leur conserver la qualification admise, qui n'est pas juste, et qui est d'ailleurs trop vague.

Skoda en effet définit ce signe de percussion : un *son tympanique sourd*, ce qu'on ne saurait accepter en France, où le mot tympanique a une acception qui implique une certaine exagération d'intensité du son. On a donc préféré la qualification de skodique donnée au son de percussion, justement parce qu'on se trouvait dans l'impossibilité de le comprendre et de le définir convenablement. On doit à Henri Roger d'avoir, le premier parmi nous, vulgarisé les idées du professeur de Vienne sur ce point [1]. Deux ans auparavant, Notta, qui ignorait les travaux de Skoda, avait signalé une sonorité hydro-aérique circonscrite, perçue dans la pleurésie, dans le point où le poumon est en contact immédiat avec la paroi thoracique, la couche de liquide enveloppant le reste de sa surface [2].

En réalité, il y a, du côté affecté de pleurésie, plusieurs sonorités anomales au niveau du sommet du poumon, lorsque la matité ne l'envahit pas. Quoique certaines de ces sonorités se perçoivent quelquefois en arrière comme en avant, c'est surtout sous la clavicule qu'on les rencontre. Aussi pourrait-on leur appliquer la dénomination de *sonorités sous-claviculaires* de la pleurésie, ce qui ne préjuge pas la question. H. Roger admettait aussi des variétés dans le son tympanique perçu au-dessus du niveau de l'épanchement. Il les retrouvait dans les sonorités données par la percussion de l'estomac dans des expériences sur le cadavre. Ainsi le son sous-claviculaire était en général plus clair, plus haut, tympanique (ou exagéré) par rapport au son du poumon sain ; d'autres fois l'intensité n'était plus en cause, et le son avait quelque chose de creux, tantôt assez clair et comme métallique, et tantôt il était en même temps plus bas (timbre appelé *humorique*, *hydroaérique*, de *pot fêlé*).

[1] H. Roger : *Recherches cliniques sur quelques nouveaux signes fournis par la percussion, et sur le son tympanique dans les épanchements liquides de la plèvre.* (Arch. de méd., 1852, t. XXIX.)

[2] Notta : *Note sur le développement d'un son clair, comme métallique (hydro-aérique), dans le cours des épanchements pleurétiques.* (Arch. de méd., 1850, t. XXII.)

Mes recherches cliniques faites dans le but d'élucider la question m'ont conduit à admettre ici cinq variétés ou types de sonorités, que l'on distingue facilement, à mon avis, d'après leur intensité, leur tonalité, et leur qualité ou timbre. On perçoit ces sonorités sous la clavicule dans une hauteur variable, sans qu'elles dépassent inférieurement le niveau de la quatrième côte. C'est le plus ordinairement au niveau des deuxième et troisième côtes qu'on le produit.

a. — Le type le plus commun et le mieux accusé est un son bref, sec et comme superficiel, c'est-à-dire *à tonalité aiguë*, avec une *exagération d'intensité* manifeste, par rapport au son moelleux et plus sourd du côté sain. Ces deux caractères d'intensité exagérée et d'acuité ont été constatés dans le bruit dit skodique par Ch. Williams[1]. C'est à ce son aigu exagéré d'intensité que se joint parfois un *bruit de pot fêlé* plus ou moins marqué, et que Stokes avait signalé dès 1837. J'ai observé onze fois cette première variété, avec ou sans bruit de pot fêlé, et le plus souvent dans la pleurésie gauche (9 fois sur 11), ce qui, je crois, n'a pas été encore remarqué.

b. — Un deuxième type est encore l'exagération d'intensité du son, ou *tympanisme*, avec une *tonalité grave*, c'est-à-dire avec de l'ampleur et un caractère moelleux qui l'a fait considérer comme sourd. Sept malades atteints de pleurésie m'ont offert ce type, qui a été, comme le précédent, plus particulièrement observé dans les pleurésies gauches que dans les pleurésies droites (6 fois sur 7).

c. — J'ai rencontré trois fois, chez des malades encore atteints de pleurésie gauche, une sonorité sous-claviculaire *plus aiguë* que du côté sain, mais sans *exagération d'intensité*.

d. — Un quatrième type aussi rare que le précédent, puisque je ne l'ai constaté que sur deux malades atteints de pleurésie droite, est la simple *exagération d'intensité* du son de percussion sous-claviculaire, avec une *tonalité égale* des deux côtés; en sorte qu'en percutant moins fort du côté affecté et plus for-

[1] Ch. Williams : *The pathology and diagnosis of diseases of the chest*, 4e édit., 1841, p. 107.

tement du côté sain, on ramenait le son à une égalité parfaite des deux côtés.

e. — Enfin deux fois, j'ai trouvé le son anomal exagéré; *plus aigu* que du côté opposé, et ample en même temps.

C'est bien à tort que l'on a considéré le bruit dit skodique, ou plutôt les variétés de sonorités anomales que je viens de signaler, comme propres à la pleurésie. On les rencontre en effet dans plusieurs autres conditions pathologiques, et en particulier dans la pneumonie, commé on l'a vu précédemment (p. 186). Ces sonorités anomales peuvent se montrer lorsque le sommet du poumon qui en est le siége est légèrement condensé par son retour sur lui-même, ou par son refoulement. C'est là en effet la condition organique la plus générale du son tympanique [1], et c'est ce qui explique comment cette sonorité peut persister après la résorption du liquide, comme je l'ai signalé, et comme l'a confirmé Landouzy [2]. Quant à la théorie physique de sa production, je ne m'y arrêterai pas; car il me paraît impossible, dans l'état actuel de la science, de la formuler d'une manière satisfaisante : ceci dit sans tenir compte des attaques ridicules d'outre-Rhin, qui m'ont été adressées ainsi qu'à d'autres médecins français, sur l'insuffisance de nos connaissances physiques, en France. Ces grossièretés germaniques ne peuvent atteindre que ceux qui les ont publiées.

2° *Auscultation.* — L'auscultation fournit des données diagnostiques non moins importantes que celles de la percussion. Nous allons les passer en revue du côté affecté, puis au niveau du poumon du côté sain, et enfin au niveau du cœur.

A. — *Du côté de l'épanchement*, le bruit respiratoire est le plus souvent affaibli ; il peut aussi être soufflant, plus rarement sibilant ou ronflant; s'accompagner d'expiration prolongée; ou bien encore être exagéré, granuleux, dans certaines parties. La voix thoracique subit aussi des modifications multiples que l'on a voulu à tort limiter sous la double dénomination d'égophonie ou de

[1] Voyez mon *Mémoire sur le tympanisme thoracique.* (Arch. gén. de méd., 1856, t. VIII, et l'*Union médicale* de juillet, même année.)

[2] Landouzy : *Nouvelles données sur le diagnostic de la pleurésie et les indications de la thoracentèse.* (Arch. de méd., 1856, t. VIII.)

broncho-égophonie. Enfin le bruit de frottement pleural vient s'ajouter à ces différents signes, dans des conditions que j'examinerai.

La *faiblesse du bruit respiratoire* est le signe d'auscultation le plus général de la pleurésie. On peut dire qu'on le rencontre, plus ou moins étendu, dans tous les cas de pleurésie avec épanchement. Tantôt le bruit respiratoire va en s'affaiblissant du sommet à la base du côté affecté, ce qui est le plus ordinaire. Tantôt il est généralisé également, tantôt limité à une partie, et remplacé ailleurs par une respiration exagérée ou par un souffle bronchique. Quand l'affaiblissement respiratoire va en s'atténuant du haut en bas, il aboutit quelquefois, à la base, à une absence complète de tout bruit de la respiration. On peut aussi trouver momentanément cette abolition du bruit respiratoire plus haut, soit à la partie antérieure, soit à la partie postérieure du côté affecté, comme je l'ai observé. Quand la respiration affaiblie est limitée, elle peut occuper le sommet, un souffle bronchique plus ou moins fort étant perçu au niveau des parties du poumon situées au-dessous. Enfin la faiblesse respiratoire est un signe ordinairement généralisé lorsque la résorption du liquide pleurétique est effectuée; et pendant des années, le côté qui a été le siége de la pleurésie peut conserver un affaiblissement relatif du bruit respiratoire, qui fait reconnaître ce siége par l'auscultation.

Un bruit respiratoire au contraire *fort, exagéré* parfois jusqu'à être presque soufflant, peut occuper le sommet du poumon, lorsque l'épanchement n'envahit pas toute la hauteur de la poitrine. Il n'est pas question ici, qu'on le remarque bien, du siége du souffle proprement dit. Cette respiration exagérée, semblable à la respiration dite puérile qu'on observe dans le poumon du côté opposé à l'épanchement, a été notée par moi dans treize observations de pleurésies droites ou gauches. *Elle était constatée en avant sous la clavicule*, comme en arrière dans le quart supérieur du poumon, et accompagnée d'expiration prolongée, parfois plus forte que l'inspiration. Quand cette respiration puérile, avec expiration prolongée, était presque soufflante, elle s'accompagnait d'un retentissement exagéré de la voix et de la toux, sans qu'il y eût ni pneunomie du sommet, ni tubercules, et sans que ces phénomènes existassent au-dessous. Une fois enfin il existait une respiration exagérée ronflante au sommet, tandis qu'il y avait un souffle très-net dans les deux tiers inférieurs. Cette exagération du bruit respiratoire du sommet du poumon, avec les autres signes d'auscultation que je viens de rappeler, me paraît due à un léger refoulement de l'organe de bas en haut par l'épanchement, de même que le son tympanique concomitant qui existait dans la plupart des cas au même niveau. Nous reviendrons sur cette explication à propos des signes d'auscultation que l'on trouve dans le poumon du côté sain. Enfin lorsque cette respiration puérile du sommet du poumon existait du côté affecté, elle s'atténuait rapidement en descendant pour se transformer en un bruit respiratoire de plus en plus affaibli, ou en un souffle bronchique plus ou moins intense.

La *respiration granuleuse*, dont il a été plusieurs fois question dans les précédents chapitres, peut se rencontrer ici également au sommet du poumon, soit en avant sous la clavicule, soit en arrière. Je l'ai notée chez huit malades. Mais où se produit ici cette respiration en apparence granuleuse? dans le poumon, ou entre les feuillets contigus des plèvres? S'il est clair que cette respiration granuleuse ne doit pas toujours être considérée comme se produisant dans la plèvre, ainsi que le démontrent les faits de congestion pulmonaire, d'un autre côté il est permis de penser que, dans la pleurésie, un bruit de frôlement peut être confondu avec la respiration que j'ai appelée granuleuse.

L'*expiration prolongée* du côté de la pleurésie est une particularité presque constante des bruits respiratoires pleurétiques constatés au niveau du poumon correspondant. On rencontre cette expiration prolongée avec l'affaiblissement comme avec l'exagération du bruit respiratoire, de même qu'avec le souffle bronchique dont il va être question.

La *respiration soufflante*, ou souffle bronchique, est observée fréquemment dans le cours de la pleurésie aiguë. Je l'ai rencontrée sur cinquante-un malades (les 5/8 des faits). Cette proportion est supérieure à celle qui a été indiquée par Damoiseau et par Monneret, qui la signalent chez un tiers des pleurétiques seulement. Il en est de même de Barth et Roger. Mais pour Netter, cette respiration serait constante dans la pleurésie, soit localement, soit dans toute l'étendue de l'épanchement (*Gaz. méd.*, janvier 1843). Valleix professait la même opinion dans ses leçons cliniques. Malgré mes explorations attentives, je n'ai pu arriver à une conclusion aussi générale, même en faisant convenablement respirer les malades, comme le recommandait Valleix.

Laennec n'a fait que signaler ce souffle dans la pleurésie, dans les points où se perçoit l'égophonie. « Dans les points où elle a lieu, dit-il, on obtient souvent le phénomène de la respiration trachéale ou bronchique et celui de la bronchophonie. » Il est parfaitement établi, depuis un assez grand nombre d'années déjà, que ce souffle est un des meilleurs signes de la pleurésie avec épanchement. Il a un caractère de douceur et d'acuité qui diffère de la rudesse à timbre comme métallique du souffle pneumonique. Il se montre le plus souvent aux deux temps de la respiration, et par les mouvements respiratoires les plus modérés. Cependant il peut ne se manifester que dans l'expiration, et, chez certains malades, être perçu seulement pendant les grandes inspirations ou par la toux. Dans ce dernier cas, il peut échapper à l'observateur s'il ne pense pas à faire tousser son malade. J'ai fréquemment vérifié ce qu'a dit Chomel au sujet du souffle bronchique, qu'il a signalé comme survenant d'abord dans l'expiration seulement, avant de se montrer aux deux temps respiratoires par suite des progrès de l'épanchement. De mon côté, j'ai constaté que la décroissance du souffle a lieu en sens inverse : il disparaît après s'être manifesté uniquement pendant l'expiration, comme le montrent plusieurs observations.

Quelle est la signification de ce souffle au point de vue de la quantité du liquide épanché ? Hirtz et Monneret ont pensé qu'il ne se rencontrait que dans les épanchements faibles. Pour Fournet, Netter et Landouzy au contraire, le souffle pleurétique était le signe d'un épanchement considérable. Il est donc important d'être fixé sur la valeur de ces opinions si différentes. Or, l'une comme l'autre peuvent s'appuyer sur des faits qui les justifieraient isolément. Parmi les observations que j'ai recueillies, il en est plusieurs en effet qui semblent venir à l'appui de l'assertion de Hirtz sur la concordance du souffle avec un léger épanchement, tandis que d'autres appuiraient l'opinion contraire : celle du souffle lié à un épanchement considérable. Le souffle expiratoire seul, se montrant au début et à la fin de la pleurésie, est alors la preuve d'un épanchement plus faible que lorsque le souffle se manifeste dans les deux temps de la respiration, chez le même malade. C'est à cette conclusion qu'il faut s'arrêter. J'en ai vu la preuve dans une pleurésie pour laquelle existaient à la fois un souffle expiratoire au sommet du poumon, et un souffle aux deux temps de la respiration à la partie moyenne, là précisément où l'épanchement était plus abondant. Non-seulement on ne saurait voir dans le souffle bronchique de la pleurésie un signe du degré de l'épanchement, mais encore on ne saurait trouver dans cet épanchement la cause nécessaire du souffle dans la pleurésie. En effet j'ai signalé, comme Landouzy, la persistance du souffle pleurétique après la résorption complète du liquide, notamment dans deux cas, le 44e et le 79e jour après l'invasion de la pleurésie, alors que la résorption de l'épanchement était des plus manifestes. La cause immédiate du souffle bronchique dans la pleurésie doit être cherchée dans des conditions physiques du poumon encore difficiles à déterminer. Une seule nous paraît évidente, c'est l'imperméabilité complète ou incomplète des vacuoles pulmonaires par le fait du retour du poumon sur lui-même ou de sa compression, imperméabilité d'où résulte la résonnance bronchique de l'air en mouvement dans les conduits respiratoires. On peut trouver le maximum du souffle à la racine de la bronche principale, d'où il va se perdre dans le tiers supérieur du poumon.

Il est difficile d'expliquer pourquoi le souffle, dans certains cas, se limite à la partie moyenne du côté affecté en arrière, dans le voisinage de l'angle inférieur de l'omoplate, comme je l'ai constaté dans huit pleurésies, toutes *du côté gauche*. Ou bien ce souffle était isolé dans cette région limitée, ou bien il était plus intense dans ce point qu'ailleurs. Dans un de ces faits très-remarquable, le souffle était limité, et avait le caractère amphorique.

L'existence d'un souffle *caverneux* ou *amphorique* avec lequel coïncide quelquefois un gargouillement manifeste, a été constatée par divers observateurs, chez certains malades atteints de pleurésie, notamment par E. Barthez et Rilliet (*Soc. des hôpit.*, déc. 1852, et *Arch. de méd.*, 1853), et par le professeur Béhier (*Ibid.*, et *Arch. de méd.*, 1854). Les faits publiés s'expliquent par le refoulement et l'aplatissement du poumon contre les parois thoraciques, et par son adhérence à ces parois. La respiration amphorique s'y produit par suite de la perméabilité des principales bronches seules, et la résonnance du bruit respiratoire y est augmentée par suite de la condensation du poumon. Nous verrons, à propos de certaines difficultés du diagnostic de la pleurésie, quelles anomalies dans les signes de percussion et d'auscultation peuvent produire les conditions anatomiques de ce genre.

Dans les deux faits rapportés par Béhier, l'épanchement était très-abondant, comme cela se remarque dans la plupart des observations de cette espèce. Le souffle amphorique, constaté dans la fosse sus-épineuse avec la matité, disparut dès que l'épanchement diminua subitement par le fait d'une perforation pleuro-pulmonaire dans un cas, et par la thoracentèse dans l'autre. Béhier explique ces phénomènes par le refoulement du poumon induré sur les gros tuyaux aériens, et par la transmission du bruit respiratoire trachéal comme Barthez et Rilliet. Cependant Landouzy, qui pensait que la respiration caverneuse ou amphorique est plus fréquente qu'on ne le croit généralement, n'admettait pas que l'épanchement, abondant ou non, fût la condition nécessaire de ce phénomène.

Il a démontré en effet que la respiration amphorique se constatait quelquefois chez les pleurétiques *après la résorption de l'épanchement*, ce qui s'expliquait par la condensation persistante du tissu pulmonaire comprimé par des fausses membranes.

Ce souffle amphorique s'observe principalement dans les cas d'épanchements déjà anciens. Landouzy l'a rencontré dans des pleurésies datant d'un mois au moins, et une fois seulement de quinze jours. C'est donc un signe qu'on peut rattacher aussi à certaines pleurésies aiguës. J'en ai noté l'existence chez quelques-uns de mes malades, d'une manière soit passagère, soit persistante après la résorption du liquide. Quand le souffle amphorique s'est manifesté à la suite de la thoracentèse, ou dans le cours de l'opération, c'est que les grosses bronches, d'abord comprimées, devenaient perméables, comme l'a fait remarquer Landouzy.

Voix thoracique. — Indépendamment du retentissement de la voix dans l'intérieur de la poitrine, la voix extérieure présente parfois des modifications remarquables. Chez plusieurs malades, j'ai trouvé que cette dernière avait un timbre aigu pour tous les assistants, qu'elle était comme tremblotante, et quelquefois épuisée, comme si l'air manquait. Ces caractères extérieurs coïncidaient ordinairement avec l'égophonie perçue par l'auscultation.

Depuis que Laennec a signalé l'égophonie comme phénomène propre à la pleurésie avec épanchement, on a contesté la valeur de ce signe, en disant qu'on le rencontrait dans d'autres conditions pathologiques que la pleurésie, et qu'il était très-rare de le constater dans cette maladie. On a évidemment été trop loin. Si l'on a quelquefois rencontré l'égophonie dans d'autres maladies que la pleurésie, elle n'en est pas moins un très-bon signe de l'épanchement pleurétique, lorsqu'elle est caractérisée par un retentissement de la voix aigu, aigre, comme concentré et chevrotant. J'ai trouvé l'égophonie bien manifeste chez *quarante* malades, par conséquent dans la moitié de mes observations.

Netter a pensé que l'égophonie était intimement liée à la respiration soufflante dans la pleurésie, et que sa coïncidence avec le souffle à l'expiration était constante (*Mém. cité*). Les faits que j'ai recueillis ne confirment pas ces conclusions absolues.

De ce que l'on a rencontré l'égophonie sans qu'il y ait de liquide dans la poitrine, comme je l'ai observé dans deux cas de simple congestion pulmonaire vérifiée à l'autopsie, il n'en faut pas conclure que l'épanchement n'est pour rien dans la production de ce signe. Sa constatation seule dans la moitié de mes observations de pleurésie démontre suffisamment l'influence directe ou indirecte que doit avoir le liquide sur la production de ce signe. Il a bien été dit que l'égophonie pouvait persister après la résorption complète de l'épanchement, mais sans aucune preuve. Le fait de Landouzy qui a été le point de départ de cette assertion n'est nullement probant, puisqu'il s'agit simplement de la constatation de l'égophonie immédiatement après une opération de thoracentèse, et que l'on peut être certain de ne jamais évacuer *complétement* par la ponction la cavité pleurale du liquide qu'elle contient.

Avec ses caractères bien connus, l'égophonie, dont la production a été très-discutée théoriquement, n'est pas la seule modification que subit le retentissement thoracique de la voix dans la pleurésie. On lui a trouvé des caractères pouvant se rattacher à la fois à la bronchophonie et à l'égophonie ; de là une variété de la voix thoracique qu'on a dénommée *broncho-égophonie*. J'ai dit plus haut qu'en admettant ces deux variétés, égophonie et broncho-égophonie, on avait encore trop limité la question. Il existe en effet d'autres modifications importantes de la voix thoracique qui ont été à tort négligées par les auteurs. Elle peut d'abord être naturelle, mais simplement affaiblie relativement à celle du côté opposé ; le plus souvent cet affaiblissement est de plus en plus marqué du haut en bas. La voix peut paraitre simplement éloignée et affaiblie. D'autres fois elle est exagérée, et constitue un simple bourdonnement, soit seulement au sommet, soit dans une plus grande étendue. Parfois ce bourdonnement exagéré existait des deux côtés avec la même intensité, bien que la matité fût générale du côté affecté. Chez deux malades, le retentissement vocal était naturel des deux côtés. Enfin j'ai rencontré en outre une véritable bronchophonie, et la variété de voix thoracique que j'ai appelée soufflée.

La *bronchophonie* (chez quatre malades) a eu ceci de particulier qu'elle n'occupait que le sommet du poumon du côté affecté, précisément dans des cas où le bruit respiratoire y était exagéré et parfois soufflant comme je l'ai rappelé (p. 292). La *voix soufflée* s'est manifestée dans 11 cas de pleurésie, dont 9 du côté gauche, ce qui est assez remarquable. Elle était perçue en avant ou en arrière, en même temps que la respiration soufflante, comme pour la pneumonie. La voix soufflée se joignait tantôt à l'égophonie, tantôt à la bronchophonie, ou à la broncho-égophonie, ce qui se conçoit quand on sait que la voix thoracique soufflée est indépendante de la résonnance directe de la voix elle-même. Il n'est pas très-rare de trouver chez le même malade plusieurs modifications simultanées de la voix, au niveau du poumon correspondant à l'épanchement.

Le *bruit de frottement* est un signe que l'on rencontre fréquemment dans la pleurésie, puisque j'ai pu compter cinquante et un de mes malades qui le présentaient. Il y avait un nombre à peu près égal de pleurésies droites ou gauches. Si l'on veut bien connaître les caractères de ce signe, il faut songer qu'il présente quatre degrés.

a. — C'est d'abord le simple frôlement, qui ressemble à la respiration granuleuse, et dont il est souvent difficile de le distinguer.

b. — Dans une deuxième variété, le frottement est mieux accusé, mais il ressemble à un râle sous-crépitant obscur; c'est le frottement-râle de Damoiseau, qui a le premier attiré l'attention sur cette variété. Nous verrons tout à l'heure ce qui peut empêcher de confondre ce frottement avec des râles.

c. — Le bruit est sec, râpeux, composé de saccades inégales, saccades perçues dans les deux temps de la respiration, plus nombreuses dans l'inspiration, et plus rares, plus isolées dans l'expiration ; ces saccades sont quelquefois sensibles à la main appliquée sur la région où le frottement se produit.

d. — Dans la variété extrême du bruit de frottement, le bruit est très-intense à l'auscultation, et ressemble à une crépitation osseuse. Il est très-appréciable par la palpation, et peut même être perçu par l'oreille maintenue à une petite distance de la poitrine. Il y a plus : il y a des malades qui le présentent à ce degré et qui en sont très-incommodés. J'ai vu à Necker, en 1856, un convalescent de pleurésie, qui y était entré par suite de cette incommodité ; l'ébranlement continuel et le bruit intérieur occasionnés par le frottement pleural empêchaient son sommeil.

Les saccades sèches et inégales qui caractérisent les deux dernières variétés de bruit de frottement, en font un signe des plus nets que puisse fournir l'auscultation. Mais les deux premières variétés font concevoir que l'on ait souvent confondu le frottement pleural avec des râles sous-crépitants. Cependant on comprend difficilement qu'on ait pu mettre en doute l'existence du bruit de frottement (*Soc. des hôpit.*, mai 1859). Pour éviter de confondre ce bruit de frottement avec des râles, il faut avoir égard à certaines conditions pathologiques particulières : d'abord à la persistance du bruit anomal sans modification après la toux ; à la production de saccades pendant le repos qui suit l'expiration ; et enfin à l'époque de son apparition, et à son siége.

C'est principalement au début, puis pendant la résolution de l'épanchement qu'on observe ce signe. Rarement on voit le malade assez à temps pour constater l'existence du bruit de frottement, au début de la pleurésie, à la base de la poitrine en arrière. Mais dans les premiers jours, je l'ai constaté en avant du côté affecté chez quelques malades, surtout dans la région sous-claviculaire, quand l'épanchement n'occupait pas toute la hauteur de la poitrine. Survenant ainsi dans les premiers temps de la pleurésie, ce signe a bien moins d'importance que lorsqu'il accompagne la résolution de l'épanchement. Il se montre alors en avant ou en arrière, au sommet ou à la base du côté affecté. Lorsqu'il est constaté au sommet, il annonce la disparition du liquide aux parties supérieures de la cavité pleurale, puisque le contact des deux feuillets séreux qui succède à la résorption est indispensable pour la production du bruit de frottement. Mais c'est surtout lorsqu'on le rencontre à la base ou à l'extrême base, en arrière du côté affecté, que c'est un signe de grande valeur comme preuve de la résorption complète du liquide épanché. Il est donc nécessaire de le rechercher. Or, sur vingt-trois sujets chez lesquels j'ai trouvé le bruit de frottement à la base en arrière, il est apparu :

Du 17e au 20e jour	. . . . .	chez	6
— 21e au 25e —	. . . . .	—	7
— 27e au 37e —	. . . . .	—	7
— 45e au 55e —	. . . . .	—	3
			23

Ces chiffres prouvent que la résolution *complète* de la pleurésie franche s'est faite dès le 17e jour, puis à des époques variables de la maladie, mais parfois très-tardivement, puisque le frottement a pu se montrer seulement près de deux mois après le début. Dans les cas les plus nombreux, comme on le voit, la résorption a été annoncée par le bruit de frottement de la base, du 17e au 25e jour, et jusqu'au 37e jour. Le plus souvent ce frottement constaté à la base de la poitrine coïncide avec une matité absolue, ou une sonorité obscure. Damoiseau prétendait n'avoir jamais trouvé la matité absolue en pareille circonstance. Elle s'est rencontrée cependant chez plusieurs de mes malades.

Lorsque le bruit de frottement pleurétique bien manifeste existe *à la partie antérieure de la poitrine du côté gauche*, dans la région du mamelon, il peut arriver que l'impulsion cardiaque produise un bruit de frottement isochrone au mouvement du cœur, qui fait frôler momentanément les deux feuillets rugueux de la plèvre situés au-devant de cet organe. Le Dr Stillé, de Philadelphie, avait constaté un fait de ce genre en 1848 [1], lorsque Barth constata le même signe dans un cas remarquable de pleurésie [2]. Son malade, atteint de pleurésie, présenta d'a-

[1] Stillé : *Elemens of general pathology*. Philadelphia ; 1848, p. 338.

[2] Barth : *De quelques phénomènes rares d'auscultation*. (Union médicale, 1850 ; t. IV, p. 1.)

bord un bruit de frottement pleural coïncidant avec chaque systole cardiaque, bruit qui disparut lorsque l'épanchement pleurétique eut envahi le côté gauche en avant. Une perforation pulmonaire étant ensuite survenue et ayant déterminé un pneumo-thorax, chaque impulsion cardiaque, au lieu d'un bruit de frottement, provoquait un bruit de tintement métallique manifeste. Ce fait intéressant avait attiré mon attention lorsque, en 1866, je recueillis, à l'hôpital Cochin, trois observations analogues, au point de vue du bruit de frottement. Deux d'entre eux méritent d'être succinctement rappelés.

Obs. XXXV. — Un jeune homme de 17 ans, journalier, robuste et d'une bonne santé habituelle, fut réveillé subitement, dans la nuit du 2 au 3 mars 1866, par une douleur du côté gauche de la poitrine rendant la respiration très-pénible, et accompagnée de toux, mais sans frissons. Il avait été mouillé la veille, le corps étant en sueur. Il fut admis à l'hôpital Cochin le 7 mars.

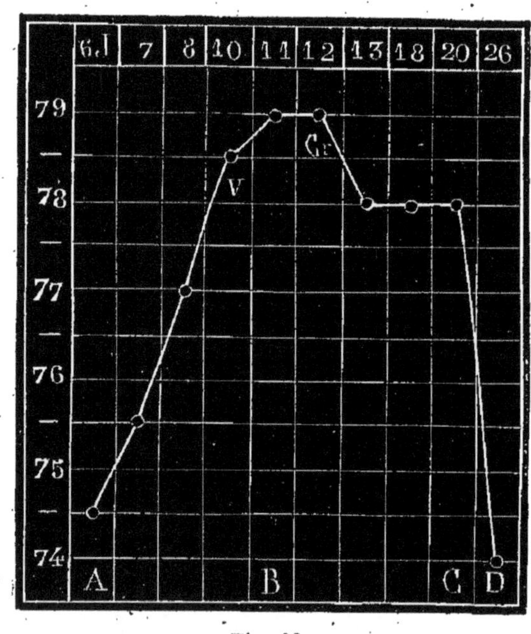

Fig. 36.

Le lendemain, 8 mars, 6e jour de la maladie, il a le pouls à 80, sans chaleur anomale, une physionomie naturelle, sans gêne apparente de la respiration. Le côté gauche est le siége d'une matité remontant en avant jusqu'à la 4e côte, et occupant en arrière les deux tiers inférieurs, avec souffle léger

Fig. 36. — Pleurésie gauche. Tracés de mensuration du périmètre. — AB, ligne ascendante de progrès (du 6e au 11e jour); — BC, état à peu près stationnaire (du 11e au 20e jour); — CD, résolution du 20e au 26e jour; — V, *Ventouses*; — Cr, *Huile de croton à l'intérieur* (une goutte).

dans les deux temps de la respiration, égophonie et absence de vibrations thoraciques à son niveau. Au-dessus de cette matité, la respiration est exagérée, en arrière comme en avant. Le cœur bat à sa place ordinaire; à son niveau, il existe un bruit de frottement respiratoire bien évident. Je fais remarquer aux élèves présents que, lorsqu'on fait suspendre les mouvements respiratoires pour ausculter le cœur, il se manifeste des saccades de frottement isochrones à l'impulsion de cet organe, saccades de même nature que celles provoquées par les mouvements respiratoires. Le bruit de frottement par impulsion du cœur existe exclusivement au niveau de la pointe de l'organe.

Dès le lendemain, ces bruits de frottement pleuraux par les mouvements respiratoires et par l'impulsion du cœur cessent de se faire entendre, la matité ayant remonté par suite de l'accroissement du liquide, qui progresse jusqu'au 11e jour. La matité est alors générale, et le cœur est refoulé à droite du sternum, sans bruit anomal à son niveau.

Après une période à peu près stationnaire du 11e au 20e jour, la résorption du liquide s'opère et le malade guérit.

Je reviendrai, à propos de la marche de la pleurésie, sur les résultats de la mensuration, dont le tracé donne si bien ici l'idée de l'évolution de la pleurésie. J'appelle l'attention sur les particularités qui démontrent la production d'un bruit de frottement pleurétique dû à l'impulsion de la pointe du cœur. Mais ce bruit ne s'entendait pas directement par l'auscultation, comme dans l'observation rapportée par Barth, parce que les bruits du cœur étaient masqués par la continuité du bruit de frottement pleural dû à la respiration. Mais aussitôt que le malade retenait ses mouvements respiratoires sur ma demande, le bruit de frottement pleural se suspendait, tandis que celui qui était produit par l'impulsion cardiaque s'accusait très-nettement, avec le même caractère que le frottement pleural respiratoire. Ce frottement par impulsion du cœur a cessé d'être perçu dès que le liquide s'est accumulé dans la plèvre, en même temps qu'a disparu le frottement pleural respiratoire, et aucun bruit anomal n'a été constaté ensuite au niveau du cœur, lorsqu'il a été refoulé à droite par l'épanchement : preuve bien évidente que le frottement n'avait pas lieu dans le péricarde [1].

L'impulsion directe de la pointe du cœur n'est pas le seul mouvement de cet organe qui puisse provoquer le bruit de frottement pleural. Le déplacement du cœur qui accompagne le *second temps de l'évolution cardiaque* peut avoir seul le même effet dans certaines pleurésies gauches, comme le démontre le fait suivant, recueilli la même année que celui qui précède.

Obs. XXXVI. — Un journalier robuste, âgé de 33 ans, d'une bonne santé habituelle, avait été pris le 15 novembre 1866 d'un frisson avec point de côté sous-mammaire gauche. Pendant quinze jours, il suspendit tout travail, tout en sortant de temps en temps de chez lui ; il éprouvait une oppression graduellement croissante accompagnée de toux sèche. Il ne se décida à entrer à l'hôpital Cochin que le 19e jour.

A son admission, la douleur persiste encore du côté gauche. L'épanchement y est manifestement en voie de résolution. La matité n'occupe en arrière que la moitié inférieure, où la respiration est très-affaiblie, et légèrement soufflante dans un petit espace contre la colonne vertébrale, sans aucun bruit de frottement. En avant du même côté, légère submatité au niveau du mamelon, où l'on perçoit un bruit de frottement très-net, saccadé, pendant l'inspiration et l'expiration. Les bruits du cœur sont nets et distincts; mais *le second bruit* est immédiatement suivi d'une petite saccade de frottement, qui existe seule, dès que l'on fait suspendre les mouvements de la respiration. On constate ce phénomène cinq jours de suite, puis il disparaît avec le frottement respiratoire, et le malade sort guéri quelques jours après de l'hôpital.

Cet exemple de frottement pleurétique provoqué par les

[1] J'ai constaté à l'hôpital Necker, deux ans plus tard (en 1868), le même bruit de frottement sollicité par l'impulsion cardiaque chez un autre jeune homme de 25 ans, qui était convalescent d'une pleurésie gauche, et chez lequel le bruit anomal disparut dix jours après.

mouvements du cœur, *seulement pendant la diastole*, est le premier qui ait été publié. Choyau, qui a fait un travail très-intéressant sur les *bruits pleuraux et pulmonaires dus aux mouvements du cœur* (*Thèse*, 1860), et qui a réuni les rares travaux publiés sur cette question, ne connaissait pas d'observation semblable à celle que je viens de rappeler. Il rapporte seulement un fait curieux de Potain, dans lequel un *souffle pulmonaire* était provoqué par le cœur au moment de la diastole, et pouvait faire croire à une insuffisance aortique; mais ici le bruit anomal se passait dans le poumon et non dans la plèvre[1].

Suivant Robert Spittal (*Arch. de méd.*, 1845), le bruit de frottement intra-abdominal qui peut exister au niveau des fausses côtes de l'hypochondre droit, et que cet auteur attribue aux

[1] Ces bruits pulmonaires, dont s'est occupé Choyau, sont très-intéressants à connaître. Il rappelle dans sa Thèse le fait de souffle pulmonaire dû à la diastole aortique que j'ai rencontré en 1860 (*Société des Hôpitaux* et *Union médicale*). C'était un bruit granuleux, synchrone avec chaque diastole de l'aorte descendante, déviée vers le poumon, bruit granuleux se transformant en souffle au moment de l'inspiration. En janvier 1868, j'ai rencontré, chez un phthisique, un nouveau fait de souffle pulmonaire dû à l'impulsion vasculaire qui accompagne la diastole artérielle; mais ici c'était l'artère sous-clavière gauche dont la pulsation provoquait le bruit anomal.

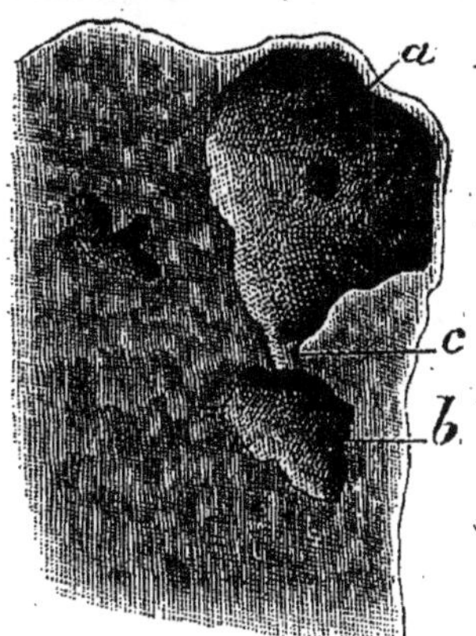

Fig. 37.

Ce phthisique, âgé de 28 ans, était arrivé à la dernière période de sa maladie. Il présentait un souffle mélangé de râles humides sous les deux clavicules. Sous la gauche, le bruit respiratoire était comme saccadé régulièrement *par le renforcement du souffle*. En tâtant le pouls pendant l'auscultation, je constatai que les saccades étaient isochrones aux pulsations artérielles. J'expliquai dès lors ce bruit anomal intermittent par la compression d'une caverne par l'artère sous-clavière. Je pus en effet constater, la mort étant survenue quelque temps après, qu'il existait une caverne superficielle en rapport avec cette artère au sommet antérieur du poumon (fig. 37, *a*); mais cette caverne avait la forme d'une gourde, comme le montre cette figure, et l'air comprimé pendant la pulsation artérielle produisait un souffle par son passage dans l'arrière cavité *b*, à travers la partie rétrécie intermédiaire *c*.

Fig. 37. — Caverne tuberculeuse du sommet du poumon, dans laquelle se produisait, au niveau du point rétréci *c*, un souffle dû au passage de l'air chassé de *a* en *b* par chaque pulsation de l'artère sous-clavière en *a*.

mouvements péristaltiques des intestins, pourrait être confondu avec un bruit de frottement pleural. Cependant ce n'est pas sans inattention que l'on prendrait l'un pour l'autre ces deux espèces de frottement : l'un continu et irrégulier, comme les mouvements de l'intestin, l'autre isochrone aux mouvements respiratoires. L'erreur serait plutôt concevable entre un frottement péritonéal sus-hépatique et le frottement pleural se produisant à la base antérieure du côté droit du thorax.

B. *Signes d'auscultation du côté opposé à la pleurésie.* — L'auscultation fournit des signes particuliers au niveau du poumon du côté sain. Telle est la respiration puérile ou exagérée d'intensité, attribuée par Laennec à une plus grande énergie fonctionnelle, qui résulterait de la condition contraire du poumon plongé dans le liquide pleurétique. De là l'expression de respiration *supplémentaire* appliquée à cette respiration puérile. Je crois avoir démontré ailleurs [1] que la respiration dite puérile dépend d'une simple modification physique du poumon, qui consiste, soit en une augmentation du volume réel de cet organe, soit en une diminution de la cavité thoracique qui lui est destinée. Or, dans la pleurésie d'un côté, il y a refoulement du médiastin vers le côté sain, et par suite diminution de la capacité de ce côté, ce qui explique bien mieux la modification du bruit respiratoire qu'une prétendue respiration supplémentaire. La preuve en est dans l'existence assez fréquente, au niveau du poumon sain, d'autres signes que la respiration dite puérile, qui sont dus à la même cause, et que je vais succinctement rappeler.

Sur trente-trois pleurésies, droites ou gauches, dans lesquelles j'ai étudié le bruit respiratoire dans le poumon du côté sain, je n'y ai trouvé qu'une seule fois la respiration normale. Dans les autres faits, le bruit respiratoire était exagéré, sauf pour une pleurésie, où il était au contraire très-affaibli. En même temps l'*expiration* était *prolongée.* Parfois le bruit respiratoire exagéré était *soufflant*, sans qu'il pût être la propa-

[1] *Etude sur l'auscultation des organes respiratoires* (Arch. de méd.; juillet et août 1865).

gation d'un souffle du côté opposé ; je l'ai vu occuper la racine de la bronche principale, et chez un malade, avoir un caractère caverneux dans toute la hauteur, ce qu'on ne pouvait attribuer à aucune lésion propre au tissu pulmonaire. Enfin six fois il y a eu des *râles sonores* sifflants ou ronflants plus ou moins étendus, et cinq fois à la base des râles sous-crépitants[1].

En élaguant de cet ensemble de signes perçus du côté opposé à l'épanchement, d'abord les râles sous-crépitants dépendant d'une bronchite concomitante, qui se manifestait de même aussi du côté de l'épanchement, puis des râles sonores qui pouvaient dépendre d'une hyperémie accompagnant cette bronchite, il reste, comme signes de compression du poumon du côté sain, la respiration forte ou puérile, la respiration faible, l'expiration prolongée pouvant aller jusqu'au souffle, et enfin la respiration sifflante ou ronflante dans certains cas. Cette explication me paraît d'autant plus justifiée qu'on retrouve *les mêmes signes* au niveau du sommet du poumon du côté de l'épanchement, lorsque cet organe est refoulé de bas en haut par le liquide pleurétique, comme on l'a vu précédemment (p. 292).

C. *Auscultation du cœur.* — Lorsque le cœur est refoulé à droite dans les pleurésies gauches, et à gauche dans les pleurésies droites, l'auscultation à l'aide du stéthoscope, quand ces battements ne sont pas visibles, fait préciser le degré de refoulement de l'organe mieux que ne peuvent le faire l'application de la main et même la percussion. La plus grande intensité des bruits et les battements visibles du cœur se perçoivent au niveau de la partie envahie par cet organe : au niveau du sternum ou à droite de cet os, parfois jusqu'au voisinage du mamelon droit, quand l'épanchemant occupe la cavité pleu-

[1] Ce sont sans doute des signes analogues qui auront fait croire au Dr Bourgeois qu'il y avait une congestion du poumon du côté opposé à l'épanchement pleurétique. Depuis longtemps j'ai signalé à l'occasion, au lit des malades, l'hyperémie du poumon dit sain dans la pneumonie ; c'est ce qui aura causé la confusion faite par lui sous ce rapport entre les deux maladies. Il y a simplement compression médiate du poumon du côté opposé à la pleurésie, mais non hyperémie.

rale gauche; en dehors et en bas du mamelon gauche dans les épanchements abondants de la plèvre droite. Dans ce dernier cas, on perçoit plutôt l'impulsion de la pointe du cœur, que j'ai cependant vu battre jusqu'à quatre travers de doigt en dehors du mamelon. Dans ces déplacements, on ne perçoit pas de bruits anomaux au niveau de l'organe central de la circulation; seulement chez deux de mes malades affectés de pleurésie gauche, le premier bruit du cœur fut dédoublé, pendant le déplacement de l'organe entre le mamelon et le sternum.

3° *Inspection.* — L'inspection de la poitrine dans le cours de la pleurésie fournit plusieurs signes d'une importance variable. Ce sont : la dilatation relative du côté affecté, sa dépression ou son rétrécissement visible, son immobilité dans les mouvements respiratoires, et enfin les battements visibles que produit le cœur déplacé, au niveau des espaces intercostaux.

Les anciens considéraient l'ampliation visible d'un des côtés de la poitrine comme un très-bon signe de l'empyème. Laennec, qui a isolé nettement la pleurésie des autres affections intra-thoraciques, a signalé cette même ampliation comme un signe de pleurésie aiguë. Mais cette ampliation visible du thorax, caractérisée, du côté affecté, par une saillie relative et générale de ce côté par rapport à l'opposé, en avant, en arrière et en dehors à la fois, se montre assez rarement dans la pratique. Je n'en compte que huit exemples dans les faits que j'ai recueillis. Elle avait eu lieu dès le 9e et le 10e jour chez deux malades; elle s'était ensuite de plus en plus prononcée jusqu'au moment de la résolution de l'épanchement, qui fait disparaître cette ampliation relative du côté affecté. Elle n'apparut qu'à partir du 15e et du 16e jour de la pleurésie chez deux malades.

J'ai démontré il y a longtemps déjà, dans mes *Recherches sur l'inspection et la mensuration de la poitrine*, que cette ampliation générale du côté atteint de pleurésie ne pouvait être visible dans les premiers jours de la maladie, malgré l'assertion contraire des auteurs qui ont cru, avec Laennec, que cette dilatation se montrait quelquefois dès le début. Ils ont certainement été trompés par les saillies physiologiques du thorax que j'ai fait connaître.

La véritable dilatation se prononce à la fois *en avant*, *en dehors*, et parfois *en arrière*. Elle est caractérisée de plus par l'effacement des creux intercostaux chez les sujets maigres, et exceptionnellement par la saillie de ces espaces. C'est surtout par la comparaison du côté affecté avec le côté sain que ces caractères sont tranchés. Cet accroissement de volume du thorax est graduel, et lorsque la guérison a lieu, l'ampliation diminue par le retour des côtes vers leur position primitive, puis par l'affaissement des espaces intercostaux.

Ces caractères empêcheront de confondre ce signe avec les saillies physiologiques, qui ont pour caractères : de se limiter à la région antérieure gauche ou à la région postérieure droite du thorax, sans s'étendre à la région externe ; d'être constatées à la première inspection, même au début de la pleurésie, et d'avoir une fixité qui les fait persister jusqu'à la fin avec les mêmes caractères. J'ai rencontré ces saillies indépendantes de l'épanchement dans neuf cas de pleurésie gauche, à la partie antérieure de la poitrine, où je les ai recherchées.

On verra plus loin quelle supériorité la mensuration présente sur l'inspection de la poitrine pour révéler l'ampliation du thorax, même latente, due à la pleurésie.

Outre l'ampliation de la poitrine, on peut percevoir par l'inspection, dans la convalescence de la maladie, un *rétrécissement* du côté affecté sur lequel Laennec, comme on le sait, a appelé le premier l'attention. Il en a parfaitement décrit le mode de production et les caractères, lorsqu'il occupe le côté tout entier. J'ai prouvé qu'il s'opérait aussi des rétrécissements partiels du côté affecté, à la suite de la pleurésie (*Ouv. cité*), et que ces rétrécissements limités se développaient de préférence au niveau des régions où s'observent habituellement les dépressions relatives des saillies physiologiques, c'est-à-dire de préférence en arrière du côté gauche, et en avant du côté droit. Il y a cependant des exceptions à cette règle. J'ai constaté un rétrécissement sous-claviculaire au 35e jour d'une pleurésie gauche, tandis qu'il existait une saillie relative de la base du même côté; la même déformation existait encore un mois après.

Quel que soit le mode de rétrécissement, il ne se fait qu'à une époque avancée de la pleurésie, en pleine convalescence. Deux de mes malades n'ont présenté ce rétrécissement que vers le 50e et le 60e jour.

Outre la dilatation et le rétrécissement de la poitrine par le fait de la pleurésie avec épanchement, la vue peut constater l'immobilité du côté affecté, dans certains épanchements abondants, pendant les mouvements respiratoires, comme l'a parfaitement indiqué Avenbrugger; et d'autres fois une dilatation moindre pendant les inspirations, du côté affecté. Beaucoup d'autres malades ont une respiration simplement costale, avec immobilité du diaphragme par suite de la douleur pleurétique. Dans ces derniers cas, la respiration est toujours laborieuse, par suite des efforts exagérés des muscles élévateurs des côtes.

L'inspection fournit enfin un des meilleurs signes du déplacement du cœur; je veux parler des battements visibles que l'on peut constater au niveau des espaces intercostaux du côté droit, dans le voisinage du sternum, lorsque le cœur est dévié à droite. J'ai rencontré chez trois sujets atteints de pleurésie gauche ces soulèvements dus à l'impulsion cardiaque, et chez l'un d'eux (obs. LV) je les ai vus persister *pendant trois mois* durant l'évolution de la pleurésie, et longtemps après la résorption complète de l'épanchement (du 12e au 106e jour [1]). Chez un de ces malades, les battements du cœur étaient visibles au-dessous du rebord des fausses côtes. Les battements du cœur peuvent aussi être visibles du côté gauche dans les pleurésies droites. On voit alors le cinquième ou le sixième espace intercostal être soulevé à chaque systole cardiaque au-dessous et en dehors du mamelon gauche.

4o *Mensuration.* — Jusqu'ici nous avons vu la mensuration nous servir comme moyen scientifique ou de démonstration, à

[1] Cette observation a été recueillie avec détails ; aussi la continuité des battements à la droite du sternum pendant trois mois au moins, puisque le malade les présentait à sa sortie, ne peut laisser aucun doute.

propos de l'hyperémie pulmonaire, de la bronchite et de la pneumonie. Nous ne l'avons pas vue fournir des données pratiques pouvant être utilisées au lit du malade. Dans la pleurésie au contraire la mensuration devient un moyen d'exploration non-seulement utile, mais indispensable pour résoudre certaines difficultés de la pratique. Cette affirmation sera, nous l'espérons, amplement justifiée dans la suite de ce chapitre.

Ce n'est pas toutefois comme moyen de diagnostic de la pleurésie que la mensuration thoracique offre le plus d'avantages. Préconisée d'abord pour apprécier l'ampliation relative du côté affecté, en mesurant l'étendue de son pourtour à l'aide d'un ruban gradué, et en comparant ce périmètre à celui du côté sain, elle a été abandonnée comme fournissant de cette façon des renseignements très-insuffisants. Ce n'est en effet que dans certaines pleurésies gauches, à un moment donné, que l'ampliation relative de 2 ou 3 centimètres de ce côté par rapport au côté droit peut fournir une indication diagnostique utile; et encore en pareils cas l'épanchement, très-abondant, est-il appréciable par une foule d'autres signes. Quand l'épanchement siége à droite, l'ampliation relative de ce côté est toujours incertaine, parce que ce côté a naturellement, chez la plupart des sujets sains, 1 à 3 centimètres de plus (1 1/2 en moyenne) que le côté gauche, et que l'on ne peut jamais savoir quelles étaient au juste les dimensions respectives des deux côtés avant l'invasion de la pleurésie. D'ailleurs il résulte des nombreux relevés que j'ai recueillis que, dans le cours d'une même pleurésie, le périmètre relatif des deux côtés présente des variations extrêmement irrégulières, et dès lors sans valeur. Ce procédé de mensuration est donc à juste titre abandonné.

Le cyrtomètre, si l'on a recours à son emploi, peut seul avoir quelque utilité diagnostique fondée sur la comparaison des deux côtés, en fournissant pour le côté affecté, comparativement au côté sain, un tracé ou une courbe visiblement amplifiée dans le sens du diamètre vertébro-mammaire du côté affecté, comme on le voit dans une foule de nos observations, et dans la figure ci-après (fig. 38). Cette ampliation, révélée par le tracé cyrtométrique, même sans être visible à l'inspection de la poitrine, est, à la fois un signe de l'épanchement du côté de cette ampliation, et un indice d'épanchement abondant. Nous reviendrons, à propos du diagnostic, sur la valeur de ce signe.

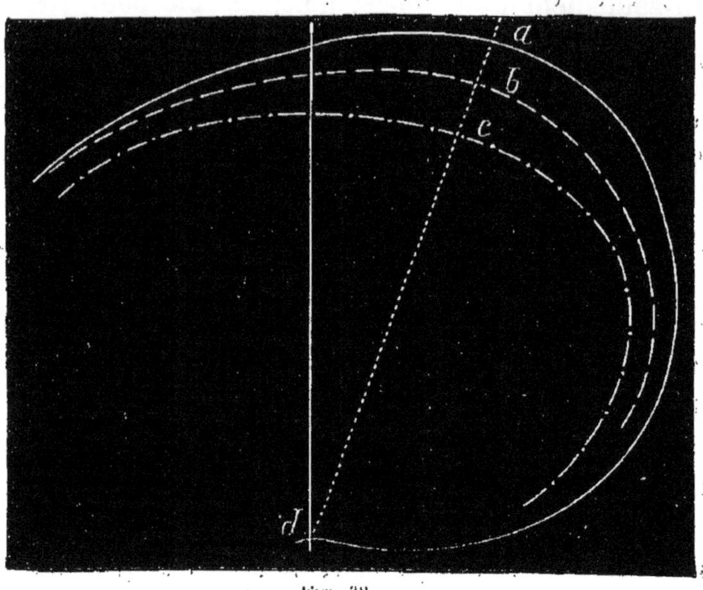

Fig. 38.

Telle est la valeur limitée de la mensuration comme moyen de diagnostic de la pleurésie. Mais son utilité est autrement grande lorsqu'on se sert de ce mode d'exploration en tenant compte du périmètre général de la poitrine comparé à différents jours de la pleurésie, pour suivre la marche ou l'évolution de l'épanchement. Elle sert en même temps à formuler le pronostic, et même certaines indications du traitement de la pleurésie. C'est ce que nous démontrerons quand nous traiterons de la pleurésie à ces différents points de vue.

5° *Frémissement thoracique.* — L'interposition du liquide épanché entre le poumon et les parois thoraciques empêche, c'est un fait bien connu, le frémissement vocal transmis par le poumon à ces parois de se produire comme dans l'état normal. Reynaud (*Thèse*, 1829) a le premier signalé cette particularité

Fig. 38. — Pleurésie droite (homme de 58 ans). — Ampliation de la poitrine suivant le diamètre vertébro-mammaire droit *da*. Tracé *a* le 21e jour; *b*, le 25 jour; *c*, le 30e jour.

des épanchements pleurétiques, qui a été vérifiée par Andral (*Clin. méd.*, t. II). Mais c'est surtout Monneret qui a insisté sur la valeur des modifications de l'*ondulation pectorale* dans plusieurs maladies, et surtout de son abolition dans le cours de la pleurésie avec épanchement (*Revue méd.-chirurg.*, 1848). Cependant cette abolition des vibrations thoraciques au niveau de l'épanchement pleurétique n'a pas la valeur absolue qu'on lui a donnée. Je ne l'ai trouvée complète que chez quatorze sujets, les autres ne présentant qu'une simple diminution des vibrations thoraciques, à l'exception de deux, chez lesquels ces vibrations se faisaient comme dans l'état normal *des deux côtés*. Pour expliquer ces différences il suffit, il me semble, de tenir compte de ce fait, que plus la voix est naturellement grave, plus elle résonne fortement dans la poitrine, et plus elle fait vibrer les parois thoraciques sous la main qui s'applique sur ces parois; tandis que si la voix est aiguë et grêle, elle ne produit dans ces parois qu'un frémissement vibratoire imperceptible des deux côtés. Ce frémissement peut même être nul, ce qui induit en erreur si l'on ne recherche ce signe que du côté de la pleurésie; car dans les cas de ce genre, les vibrations sont nulles des deux côtés. Une particularité qui ne saurait être considérée comme accidentelle, c'est que l'abolition absolue des vibrations s'est rencontrée dix fois sur quatorze dans des cas de pleurésies gauches, et quatre fois seulement avec la pleurésie droite.

6° *Déplacement des organes.* — Sans parler du retrait du poumon sur lui-même et de son refoulement par le fait de l'accumulation du liquide dans la plèvre, ni du refoulement extérieur ou du retrait des parois thoraciques par le fait du progrès et de la résorption de l'épanchement, dont je m'occuperai tout à l'heure à propos de la marche de la pleurésie, j'ai à rappeler ici comme des signes très-utiles à bien connaître, les déplacements des parties ou des organes contigus à la plèvre où siége l'épanchement. Ce sont : 1° le refoulement du médiastin et principalement du cœur; 2° en bas celui du diaphragme, et par suite le refoulement du foie ou de la rate, qui sont comme chassés des hypochondres vers l'abdomen. Ce refoulement du diaphragme peut être considérable ; car Barth l'a vu former à l'épigastre une saillie fluctuante, due à l'extension de l'épanchement (*Bulletin de l'Acad. de méd.*, 1865). Avenbrugger avait déjà indiqué ce signe.

Le médiastin est loin, comme je l'ai fait observer, d'offrir la résistance qui semble résulter de sa description anatomique. Il est très-facilement refoulé vers la cavité droite du thorax, qui est plus ample que la cavité gauche, et où aucun organe compacte n'offre de résistance; moins facilement refoulé de droite à gauche, où la cavité est déjà en partie envahie par le cœur.

Quoi qu'il en soit, ce refoulement peut facilement être noté par la percussion : la matité envahit alors le sternum plus ou moins complétement. On peut suivre quelquefois le progrès et la décroissance de cette limite verticale de la matité. Le refoulement du médiastin dû à l'épanchement est aussi révélé par le refoulement du cœur.

Refoulement du cœur. — Le refoulement de cet organe de droite à gauche dans les pleurésies droites, et de gauche à droite dans les pleurésies gauches, est un signe important, et qui est d'autant plus accentué que l'épanchement a une abondance plus grande. Je n'ai jamais rencontré de pleurésies dans lesquelles le cœur fût refoulé directement en avant, ou directement en arrière par le liquide, ainsi que Heyfelder l'a annoncé (*Arch. de méd.*, 1839).

Dans les pleurésies droites, le refoulement du cœur à gauche n'est pas toujours suffisamment prononcé pour être facilement appréciable. On le reconnaît par la palpation ou l'auscultation. Dans les huit cas de pleurésie droite où j'ai pu trouver un véritable refoulement du cœur, sa pointe battait en dehors et en bas du mamelon gauche, à deux, trois et même quatre travers de doigt du mamelon, *au niveau du 7e espace intercostal*, sans qu'il y eût une augmentation de volume de l'organe.

Dans les pleurésies gauches, le cœur éprouve un déplacement plus fréquent et bien plus considérable, ce qui tient sans doute en partie à la facilité plus grande qu'éprouve le médiastin à se porter vers la droite. Dans vingt-une pleurésies gauches, ce refoulement avait lieu de manière à pouvoir être apprécié par l'auscultation, qui montrait que le maximum des battements avait lieu sous le sternum, ou en dehors à droite du sternum, ou enfin jusqu'au voisinage du mamelon droit dans un petit nombre de faits. Je discuterai les effets de ces déplacements de l'organe central de la circulation, qui persistent quelquefois après la résorption du liquide épanché, à propos du pronostic.

Le *refoulement du foie* vers l'abdomen dans les pleurésies droites n'est pas moins remarquable que le refoulement du cœur dans les pleurésies gauches. Cependant il n'est pas la conséquence obligée de l'épanchement. J'ai trouvé cet abaissement du foie dans le quart environ des pleurésies droites ; une seule fois il était dû à un épanchement du côté gauche [1]. Lorsque ce déplacement est peu prononcé, on peut ne le reconnaître qu'à une simple matité de deux ou trois centimètres au-dessous du rebord des fausses côtes droites ; d'autres fois la palpation constate ce refoulement en même temps que la percussion, surtout lorsque le foie, avec des épanchements plus ou moins considérables, dépasse les fausses côtes de deux, trois travers de doigt. Dans certaines pleurésies droites, il n'est pas très-rare de voir le bord de l'organe hépatique atteindre jusqu'au niveau de l'ombilic. Ces refoulements augmentent et diminuent avec l'épanchement, sans pouvoir cependant servir d'échelle mobile pour suivre l'évolution de l'épanchement, comme le pensait Damoiseau, car le déplacement peut persister, à un certain degré, aux 32e, 37e et même au 54e jour (ainsi que je l'ai observé), malgré la résolution du liquide complétement effectuée depuis longtemps.

Enfin la *rate* est refoulée par certains épanchements pleurétiques gauches, comme le foie par ceux du côté droit. Mais la rate, beaucoup plus petite et plus mobile que le foie, plus profondément située dans l'hypochondre, et par suite plus difficile à délimiter, échappe sans doute souvent à la percussion et à

[1] On se demande si, en pareil cas, le foie serait congestionné, comme l'a observé Robert L. Mac Donnel dans la pleurésie (*Dublin Journal*, 1844).

l'auscultation. Je n'ai pu reconnaître le déplacement de la rate au-dessous des fausses côtes gauches que chez sept malades. Une fois la percussion était douloureuse à son niveau. Le refoulement du cœur, dans les pleurésies gauches, a une tout autre valeur séméiologique que le déplacement de la rate.

7° *Fluctuation intercostale.* — Cette fluctuation des espaces intercostaux a été indiquée par Corvisart comme signe de l'hydro-péricarde, et par Tarral comme signe d'épanchement pleurétique. Cette fluctuation est très-difficile à produire; et on ne peut l'obtenir que très-rarement dans des épanchements même très-abondants, et chez des sujets qui ont les espaces intercostaux élargis. Aussi ne peut-on considérer cette fluctuation comme un signe usuel de la pleurésie.

Groupement des signes physiques. — L'importance des signes physiques de la pleurésie que je viens d'étudier d'une façon analytique, rendue nécessaire par cette importance même, obligerait à les étudier groupés dans les différentes phases de l'évolution de la maladie. Mais outre qu'on pourra facilement se rendre compte du groupement de ces signes en consultant les observations rapportées dans ce chapitre, l'exposé de la marche et du diagnostic de la pleurésie, qui va suivre, complétera les notions nécessaires à connaître sur ce sujet. Mais une remarque importante qui n'a pas été faite jusqu'à présent, c'est la différence que présentent les pleurésies droites et les pleurésies gauches, relativement au nombre et à l'espèce de signes physiques qu'on y rencontre.

Les signes physiques de l'épanchement pleurétique sont bien plus fréquemment observés et plus nombreux dans les pleurésies gauches que dans les pleurésies droites : telle est la première conclusion que nous fournit l'ensemble des faits les plus détaillés. Il n'y a que la matité thoracique et l'affaiblissement du bruit respiratoire qui soient constants des deux côtés. Dans les régions sous-claviculaires, la différence du siége des signes physiques est très-accentuée. Ainsi les diverses variétés de sons clairs constatées sous les clavicules ont été observées 18 fois à gauche, et 3 fois seulement à droite. C'est également sous la clavicule gauche, ou au niveau du sommet du poumon gauche, que l'on rencontre presque constamment *la respiration soufflante et la bronchophonie* que nous avons précédemment signalées. Le *souffle bronchique,* quand il a été limité à la partie moyenne du poumon, dans 8 pleurésies avec épanchement, n'a jamais été observé par nous que du côté gauche, et jamais à droite. La *voix soufflée,* notée dans 11 cas, a occupé 9 fois le côté gauche, et 2 fois seulement le droit. Enfin l'abolition complète du frémissement thoracique a été constatée dans 14 pleurésies, dont 10 siégeaient à gauche et 4 seulement du côté droit.

Certains signes n'ont été rencontrés que dans des pleurésies droites ou dans des pleurésies gauches : c'est la seconde conclusion qui découle des faits que nous avons observés. Je n'ai constaté que du côté gauche (dans 3 pleurésies gauches) une sonorité de percussion sous-claviculaire *plus aiguë* que du côté opposé, sans modification de l'intensité relative du son. Ce n'est que dans des pleurésies du côté droit au contraire que j'ai rencontré un *son simplement tympanique* sous la clavicule, sans altération de la tonalité (dans 2 cas) ; et enfin c'est dans deux pleurésies droites seulement que les vibrations thoraciques ont été normales et égales des deux côtés.

Voici un tableau qui résume ces différentes données :

SIGNES DE PLEURÉSIE.	Pleurésies gauches.	Pleurésies droites.
Matité et bruit respiratoire affaibli..................	Toutes.	Toutes.
Sur 23 cas de variétés du son clair sous la clavicule	18	5
— 8 — de souffle localisé à la partie moyenne en arrière.........	8	»
— 11 — de voix soufflée........................	9	2
— 14 — d'abolition absolue des vibrations thoraciques............................	10	4
— 2 — de vibrations normales des deux côtés..	»	2
58 cas.	45	13

Comment expliquer cette plus grande facilité de production des signes de la pleurésie du côté gauche plutôt que du côté droit, à part la matité ou la submatité, et l'affaiblissement du murmure respiratoire, qui se rencontrent dans toutes les pleurésies? Cette sorte de prédilection de siége, qu'il est essentiel de connaître, doit dépendre d'une condition anatomique particulière. Nous ne voyons que la présence du cœur du côté gauche qui différencie suffisamment les conditions dans lesquelles se trouvent les deux plèvres et les poumons qu'elles enveloppent. Il semblerait que le refoulement du poumon gauche par l'épanchement est favorisé par la présence du cœur, dont la masse ressemble à une tumeur dont le volume ajouterait sa pression sur le poumon à celle du liquide. On s'expliquerait ainsi que le poumon refoulé peut fournir plus de signes anomaux d'auscultation, plus fréquemment un son clair sous-claviculaire, et l'abolition absolue des vibrations thoraciques. Quelle que soit la valeur de cette explication, la fréquence plus grande des signes dans les pleurésies du côté gauche que dans celles du côté droit, est un fait qui nous paraît en lui-même parfaitement démontré.

MARCHE. — Dans les pleurésies franches, qui s'accompagnent toujours d'un épanchement liquide dans la plèvre, le diagnostic de la marche de la maladie est entièrement subordonné à l'évolution de cet épanchement. Il présente deux périodes principales : 1° de progrès; 2° de décroissance ou de résolution; l'une et l'autre séparées ou non par une période d'état.

Les phénomènes fonctionnels sont une source de données trop insuffisante pour que l'on puisse juger d'après eux l'évolution réelle de la pleurésie. Ces données sont d'ailleurs très-vagues. La douleur, l'oppression, la toux, ainsi que les phénomènes fébriles, peuvent bien s'atténuer en même temps que s'opère la résolution de l'épanchement; mais le plus souvent, il n'en est pas ainsi.

On a beaucoup cherché, dans les derniers temps, à utiliser la thermométrie pour bien déterminer les diverses phases de l'évolution des maladies. Nous avons déjà rappelé que la chaleur fébrile n'est pas aussi élevée à beaucoup près dans la pleurésie que dans la pneumonie. Dans cette dernière, la défervescence s'accompagne d'une chute rapide du pouls, qui descend souvent au-dessous de la fréquence normale. Dans la pleurésie, la fréquence des pulsations artérielles continue après la défervescence ; et la chaleur étant moins élevée que dans la pneumonie, cette défervescence est peu marquée. Elle est en même temps plus irrégulière. Comme la bronchite, la pleurésie a donc été considérée avec raison comme une inflammation *moins typique* que la pneumonie, au point de vue de l'évolution des phénomènes fébriles ou calorifiques[1]. Dans les pleurésies simples légères, comme dans un fait que j'ai recueilli à l'hôpital Lariboisière (en mai 1870), la fièvre était à peine accusée, même avec le thermomètre. Le malade en question, âgé de 23 ans, ne présentait au deuxième jour de sa pleurésie que 37°,8, le surlendemain (4e jour) 37°,6, et le 5e jour 36°,8. Il ressort d'ailleurs clairement des faits de pleurésie simple moins légère que la précédente, et que j'ai observés, que, les premiers

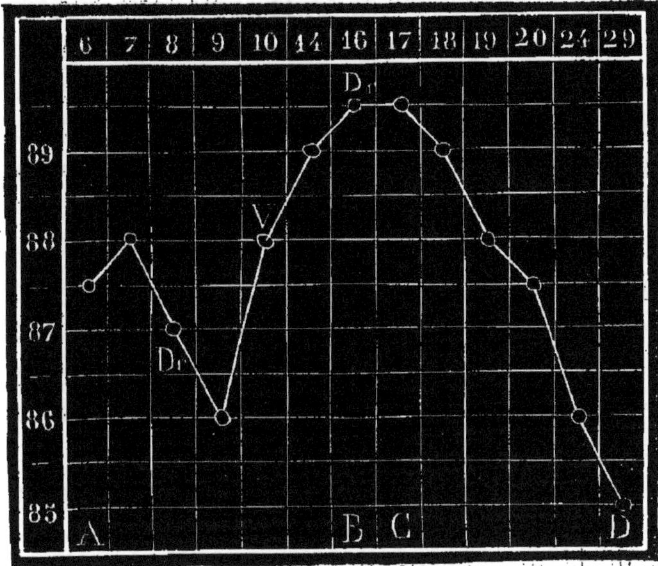

Fig. 39.

[1] Hirtz : art. *Chaleur* du *Nouveau Dictionnaire de méd. el de chir. pratiques*, t. VI.

Fig. 39. — Pleurésie droite. 22 ans. — AB, période de progrès du 6e au 16e jour, avec rémission du 7e au 9e ; — BC, état stationnaire de vingt-quatre heures ; — CD, ligne de descente de la résolution du 17e au 29e jour ; — V, *ventouses scarif.* ; — Dr, *drastique* (eau-de-vie allem., 15 gr.).

jours passés, la température n'est nullement en rapport avec le progrès de l'épanchement. Chez une femme atteinte de pleurésie droite et observée dès le 11e jour de la maladie, la température de l'aisselle est restée normale pendant les six jours de progrès manifestes de l'épanchement qui a suivi ; elle a été en effet de 36°,2 à 37°,2.

Chez un homme atteint de pleurésie droite et observé tout récemment (mars 1871), l'épanchement a été en progrès ou stationnaire jusqu'au 17e jour, et la température constatée chaque jour a été jusque-là stationnaire, de 38 plus 2 à 6 dixièmes, avec un pouls à 100. En vingt-quatre heures la résolution s'est faite ensuite et s'est prolongée jusqu'au 29e jour, comme l'indique la figure 39. Or, pendant cette résolution de l'épanchement, manifeste par l'ensemble des autres signes physiques, la température n'a eu qu'une lente défervescence, puisque du 17e au 21e jour elle a été représentée par les chiffres successifs 38°,2 ; — 38° ; —37°,8 ; —37°,2. En même temps le pouls est resté à 100 jusqu'au 21e jour. Les données thermiques ici encore ne sont pas en rapport avec l'évolution de l'épanchement.

On voit, d'après ces exemples, que la thermométrie fournit des données très-variables suivant les individus, et que parfois même les signes en sont négatifs. La pleurésie purulente n'échappe pas à cette règle. M. Sevestre, interne de Lariboisière, a extrait par une ponction quatre litres de pus à un homme chez lequel le thermomètre ne marquait que 37°,2. Je viens de faire opérer de l'empyème un jeune homme affecté de pleurésie purulente chronique, chez lequel la température, relevée matin et soir, à toujours été normale, avant comme après l'écoulement du pus.

En est-il autrement des pleurésies secondaires, et la chaleur est-elle toujours élevée dans cette condition? C'est une question que je ne saurais trancher. J'ai vu une pleurésie d'origine tuberculeuse qui était légère, puisque la matité restait bornée à la moitié inférieure du côté gauche en arrière, et que la maladie n'a duré que quinze jours ; dans son cours, la température, suivie du 7e au 13e jour de la maladie, s'est cependant maintenue entre 39° et 40°. Il est évident que, dans des cas semblables, il n'y a aucun rapport entre l'élévation de la chaleur fébrile et l'évolution de l'épanchement, qui est alors une complication. Ce défaut de concordance est si vrai que le malade dont je viens de parler présentait chaque matin 39°,2 à 39°,4 et chaque soir 39°,6 à 40°.

En présence de cette incertitude des signes fonctionnels et de ceux fournis par la thermométrie, pour juger la marche de la pleurésie, on a la précieuse ressource des signes physiques qui, par leur évolution et leur enchaînement, peuvent venir en aide au praticien. Mais quel est la valeur relative de ces différents signes? C'est ce qu'il s'agit de bien déterminer. Il ressort des travaux nombreux dont la pleurésie a été l'objet depuis Laennec que la percussion et l'auscultation ont eu pour résultat d'en perfectionner le diagnostic; mais ils prouvent en même temps que les signes physiques qu'elles fournissent sont souvent insuffisants pour faire suivre la marche de la pleurésie. Nous verrons à propos du diagnostic combien il est difficile de juger, d'après ces signes physiques, de la quantité, même approximative, du liquide épanché.

C'est principalement sur le niveau plus ou moins élevé de la limite supérieure de l'épanchement perçu par la percussion, et sur la matité augmentée ou amoindrie, qu'on se base pour juger du progrès ou de la décroissance du liquide. Mais combien il est fréquent dans la pratique de trouver insuffisants les résultats de la percussion! La matité peut rester stationnaire, comme nous le verrons plus loin, malgré la marche croissante ou décroissante de l'épanchement. Le niveau de la matité peut baisser malgré l'augmentation du liquide. Il pourrait s'élever au contraire par le fait de la décroissance de l'épanchement, si l'on admettait l'interprétation donnée par Damoiseau d'un fait rapporté dans son mémoire de 1843. Quoique disciple de Piorry, il a si bien reconnu que le niveau supérieur de la matité ne donne pas toujours la mesure des changements du liquide pleurétique en plus ou en moins, qu'il a cherché ailleurs, en dehors des signes fournis par la percussion, les indices de l'évolution de l'épanchement. Il avait cru, en ne s'appuyant malheureusement que sur des faits exceptionnels, que les signes du progrès de l'épanchement pleurétique se rencontraient dans une sorte d'*échelle graduée* de matité indiquée par le rebord inférieur du foie, refoulé vers l'abdomen par l'augmentation du liquide, ou remontant vers le thorax avec sa résorption. La plupart des pleurésies du côté droit, auxquelles ces données seraient surtout applicables, sont en désaccord avec cette théorie.

Le foie, en effet, n'est pas régulièrement refoulé par l'épanchement dans toutes les pleurésies droites. J'ai vu des épanchements abondants ne produire qu'un refoulement médiocre de cet organe, dont le bord inférieur ne dépassait les fausses côtes inférieures que d'environ deux centimètres. Dans d'autres faits, malgré l'évolution croissante et décroissante de l'épanchement, le déplacement de l'organe hépatique restait immobile. Enfin, j'ai rencontré des malades affectés de pleurésie droite avec refoulement du foie jusqu'au voisinage de l'ombilic, et chez lesquels cette ectopie persistait après la résorption complète de l'épanchement, comme je l'ai rappelé page 314.

A quoi tiennent donc les difficultés nombreuses d'appréciation que présente la marche de la pleurésie? On a cherché depuis longtemps à résoudre cette importante question, en se basant sur diverses théories plus ou moins satisfaisantes.

Les irrégularités de la marche de la pleurésie, hors les cas d'adhérences partielles des plèvres, ont été en quelque sorte niées, au point de vue de la percussion, dans la théorie où l'on considère la cavité pleurale comme un vase inerte dans lequel le liquide n'obéit qu'à la pesanteur, et donne une matité toujours déclive, et par conséquent mobile, s'élevant et s'abaissant régulièrement avec le progrès en plus ou en moins de l'épanchement. Malheureusement, cette théorie si simple, basée sur des expériences cadavériques peu probantes parce que les conditions physiques ne sont pas les mêmes sur l'homme vivant et sur son cadavre [1], est démentie par les faits dans lesquels le liquide,

[1] La démonstration sur le cadavre est erronée parce que les rapports des poumons avec les parois thoraciques ne sont plus les mêmes que pen-

semblant obéir presque uniquement à une autre force que la pesanteur, s'étend en nappe mince jusqu'au sommet. Cette force est la tendance au vide qui existe dans la plèvre, et qui tend à faire remonter le liquide en nappe, tandis que la pesanteur l'attire dans les parties déclives. C'est ce qui me paraît expliquer pourquoi le niveau supérieur de la matité, au lieu d'être net, est si souvent vague, l'obscurité du son diminuant graduellement en remontant. Au début de la pleurésie, la tendance au vide a son maximum d'intensité; elle n'existe plus et la pesanteur est toute-puissante dès qu'une certaine quantité de liquide épanché a permis au poumon de revenir sur lui-même à son volume positif.

Cette théorie, que j'ai anciennement émise [1], me semble toujours permettre seule d'interpréter convenablement un certain nombre de faits. Sans doute elle ne les explique pas tous, ceux par exemple dans lesquels Damoiseau a démontré que l'enkystement du liquide par des adhérences rend son niveau stationnaire; mais cela prouve que les causes d'anomalie apparente sont multiples.

Hirtz, dont l'attention avait été attirée, avant celle de Damoiseau, sur les changements de rapports entre le liquide et le poumon, qui surviennent avec l'augmentation du liquide, les explique de la manière suivante. Le poumon, d'abord immergé complétement (matité complète), remonte ensuite à la partie

dant la vie. Chez l'homme vivant, la contraction tonique et l'activité constante des muscles respiratoires tendent presque incessamment à agrandir la cavité thoracique et à augmenter la tendance au vide, surtout en avant et en dehors. Après la mort, toute contraction musculaire cessant, la pression atmosphérique refoule les organes abdominaux et le diaphragme vers la cavité thoracique, et elle affaisse ses parois, ce qui diminue beaucoup la tendance au vide et rend par suite l'action de la pesanteur à peu près toute-puissante.

[1] Cette théorie se trouve exposée tout au long dans ma *Thèse* (1835). Elle m'a été inspirée par les faits de Laennec et par ceux que j'avais alors observés moi-même, et non par le mémoire de Hirtz, comme les auteurs du *Compendium* l'ont pensé et publié. Leur erreur provenait de ce qu'ils n'avaient pas pris connaissance de ma *Thèse*, publiée deux ans avant le Mémoire de Hirtz, mais seulement de mes *Recherches sur l'inspection et la mensuration de la poitrine*, publiées en 1837, l'année même où Hirtz publia son intéressant mémoire. J'aurais certainement cité l'auteur si je lui eusse emprunté ma théorie.

supérieure de la poitrine, où sa présence donne lieu à un abaissement de la matité [1]. C'est aussi par cette ascension du poumon dans le liquide que Notta (*Mém. cité*) expliqua, en 1850, la sonorité hydro-aérique sous-claviculaire.

Quelle que soit l'explication, le fait de la matité d'abord générale signalée par Laennec ne saurait pas plus être nié que le retour du son sous la clavicule lorsque le liquide augmente dans les premiers jours de la pleurésie. J'ai observé en 1851 à l'Hôtel-Dieu une pleurésie dans laquelle la mensuration démontra le fait d'une manière irrécusable.

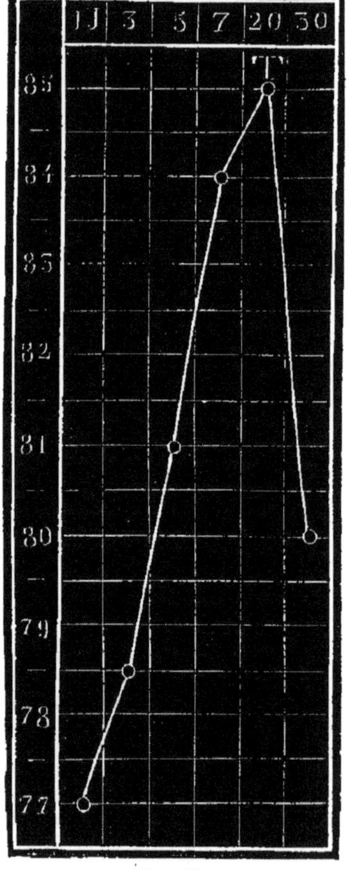

Fig. 40.

Obs. XXXVII. — C'était un jeune homme âgé de 20 ans, garçon boucher, qui était à Paris depuis six mois et malade depuis quatre jours. Sa santé habituelle était bonne.

Six jours avant l'invasion de sa maladie, survenue sans cause à lui connue, il avait eu une épistaxis. Le début avait été marqué par la fièvre et de l'abattement.

A son admission, le 5e jour, il avait des douleurs dans tous les membres, la peau chaude, évidemment ictérique, le pouls à 95, de la céphalalgie et de l'agitation, la langue sèche, blanche, une soif vive, et du gargouillement dans le ventre à la pression, mais sans météorisme. Aucune

[1] Hirtz : *Recherches cliniques sur quelques points du diagnostic de la pleurésie* (Arch. de méd.; 1837, t. XIII).

Fig. 40. — Pleurésie droite. Tracé de mensuration périmétrique, avec ligne ascendante du progrès de l'épanchement du 1er au 20e jour, malgré l'abaissement du niveau de la matité. — T, thoracentèse pratiquée le 20e jour.

douleur au niveau du foie; rien de particulier à l'auscultation de la poitrine (2 *verres eau de Sedlitz; — Diète*).

Pendant les quinze jours qui suivirent, l'état général s'aggrava de plus en plus; la fièvre devint intense, et s'accompagna de stupeur, de délire la nuit, d'épistaxis, d'augmentation de volume de foie, qui devint sensible à la pression, en même temps que l'ictère devint plus intense. Il est probable qu'il s'agissait d'un ictère grave, maladie à peine connue à cette époque par les travaux alors récents de Budd et d'Ozanam; mais on avait diagnostiqué une hépatite lorsque des accidents thoraciques subits, survenus le 21e jour de la maladie, firent croire à la rupture d'un abcès du foie dans la plèvre.

Le malade fut pris en effet tout à coup d'une douleur persistante au niveau de l'hypochondre droit, avec oppression vive et toux. Examiné le même jour, on constata une matité générale du côté droit de la poitrine en avant comme en arrière, avec affaiblissement du bruit respiratoire partout de ce côté. Le surlendemain, 3e jour, il y avait un peu de son sous la clavicule, et le 5e jour de la pleurésie, un son clair de la clavicule au mamelon; mais deux jours plus tard, la matité s'était généralisée de nouveau du côté droit, et se maintint telle jusqu'au 20e jour où fut pratiquée la thoracentèse, qui donna issue à 2,300 grammes de pus. Or le tracé de mensuration de la figure 40 démontre que, pendant les oscillations du niveau de la matité, d'abord descendue deux jours de suite, puis remontée, les progrès de l'épanchement ne cessaient d'avoir lieu. Le périmètre général de la poitrine, en effet, révèle une augmentation non interrompue de la capacité thoracique du 1er au 7e jour et qui se maintint jusqu'au 20e jour, en nécessitant la thoracentèse.

C'est principalement lorsque le liquide s'enkyste, et plus fréquemment *lorsque l'épanchement est complet ou généralisé*, qu'il est difficile de savoir s'il s'accroît ou s'il diminue. Je ne saurais trop insister sur l'embarras où l'on se trouve en pareille circonstance. Il n'y a certainement pas de praticien qui ne se soit trouvé dans l'indécision en pareille occurrence : je ne crains pas de l'affirmer. C'est d'ailleurs pour ces motifs et pour ceux que j'ai rappelés plus haut, que les observateurs ont été portés à rechercher de nouveaux moyens de suivre la marche des épanchements pleurétiques.

Depuis 1857, j'ai signalé la mensuration comme le seul moyen d'investigation dont les signes permettent de suivre la marche de l'épanchement au jour le jour et dans tous les cas, même dans les cas dits latents [1]. Mes recherches, poursuivies depuis dans la même voie, m'ont convaincu de plus en plus que la mensuration est indispensable pour suivre l'évolution de la pleurésie, et que sa supériorité sur les autres moyens d'exploration est incontestable. Par l'emploi de ce moyen, surtout en usant des tracés de mensuration périmétrique, on obtient en effet des données qui permettent d'affirmer qu'il n'y a pas une seule pleurésie à marche latente. Il y a plus : dans toutes les pleurésies sans exception, on peut suivre jour par jour la marche de la pleurésie. C'est ce que je vais facilement prouver, en montrant le rôle de la mensuration dans les trois conditions suivantes : 1° dans les cas rares où la percussion et l'auscultation permettent de suivre la marche de la pleurésie; 2° dans ceux où les signes de percussion et d'auscultation sont insuffisants; 3° enfin dans les faits où ces signes sont absolument stationnaires, et ne peuvent servir par conséquent pour juger l'évolution de la pleurésie.

Première condition. — D'abord dans les faits exceptionnels où la percussion et l'auscultation permettent de bien suivre l'évolution croissante et décroissante de l'épanchement pleurétique, la mensuration fournit des signes parfaitement concordants. En voici un exemple.

Obs. XXXVIII. — Le 28 juin 1860, un journalier âgé de 28 ans, d'une bonne santé habituelle, fut pris d'une douleur à la base gauche de la poitrine, avec gêne respiratoire, un peu de toux sèche et quelques frissons. Il garda immédiatement le lit;

[1] *Recherches cliniques sur un nouveau procédé de mensuration dans la pleurésie* (Recueil des trav. de la Soc. méd. d'obs. de Paris, t. I, 1857).

cependant huit jours après le début il put venir à pied à l'hôpital, en s'appuyant sur le bras d'un camarade.

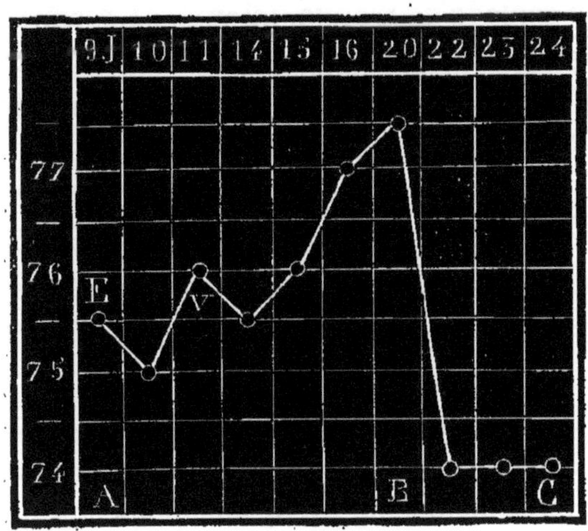

Fig. 41.

Le 9e *jour* : physionomie naturelle, pouls à 84 avec un peu de chaleur à la peau, langue blanche., anorexie, soif; ni dyspnée apparente, ni toux; douleur persistante du côté gauche. Je constate de ce côté un épanchement pleurétique de médiocre abondance, car la matité ne remonte en avant que jusqu'à la troisième côte, tandis qu'elle n'occupe en arrière que la moitié inférieure du même côté. La percussion sous la clavicule correspondante fournit un son exagéré et plus grave que du côté droit. Au niveau de la matité, le bruit respiratoire est simplement affaibli, sans égophonie; enfin les vibrations thoraciques y sont nulles (*Limon. 2 pots ; — Ipéca* 1gr,50 *et tart. stib.* 0gr,05; — *Bouillons*).

10e *jour*. — Même état local. Respiration à 28. Etat général amélioré ; pouls faible, à 72, sans chaleur anomale; retour de l'appétit à la suite des vomissements et de deux garderobes (*Inf. de houblon; — Jul. sir. diac.* 15 *grammes ;— Bouillons, potages*).

Du 10e au 13e jour, même état, si ce n'est que le son sous-claviculaire exagéré disparaît graduellement.

Le 13e jour, il y a sous la clavicule gauche une submatité manifeste avec matité absolue au-dessous, à partir de la 3e côte. Même matité qui précédemment en arrière, avec respiration toujours faible, souffle doux dans les deux temps, et broncho-égophonie. Le pouls est toujours à 72, 76; l'appétit augmente.

Fig. 41. — Pleurésie gauche. Tracé de mensuration. — AB, progrès de l'épanchement du 9e au 20e jour, en rapport avec la matité croissante; — BC, ligne de résolution d'abord rapide, du 20e au 22e jour.

La respiration est à 24 ; la douleur a presque disparu (12 *vent. scarif. à gauche;* le reste *ut suprà*).

Les 14e et 15e jours, le malade se trouve mieux, sa respiration est plus libre. Même état local d'ailleurs, si ce n'est qu'un son tympanique limité a reparu sous la clavicule gauche (*Chiend. nitré; — Jul. diac.; — 1 portion d'aliments*).

Mais le 16e jour, la matité est générale et complète en avant du côté gauche, sans changement en arrière, où des adhérences limitent sans doute le liquide dans la moitié inférieure. Même état d'ailleurs.

Jusque-là, il y a eu un progrès croissant de l'épanchement, qui persiste jusqu'au 20e jour. Mais à partir de ce 20e jour, tout indique la résolution de l'épanchement. Des sueurs abondantes surviennent pendant quarante-huit heures, en même temps que le son devient de plus en plus clair en avant du côté gauche. Le 22e jour, la sonorité est égale des deux côtés en avant; la matité persiste en arrière à gauche, mais moins absolue que précédemment. Le bruit respiratoire n'est qu'affaibli de ce côté. Le pouls est descendu à 60. Le malade mange deux portions d'aliments avec appétit.

Enfin deux jours plus tard (24e jour), le malade demande sa sortie; on peut en effet le considérer comme guéri. La matité est alors limitée à l'extrême base du côté gauche en arrière, avec une simple faiblesse du bruit respiratoire de ce côté.

J'ai évité dans le cours de cette observation de parler de la mensuration. Mais si l'on compare le tracé de mensuration du périmètre thoracique (fig. 41) aux résultats de la percussion et de l'auscultation, on voit facilement que la ligne ascendante AB répond parfaitement aux progrès annoncés par les autres moyens d'exploration. La période de résolution, si nettement accusée par la percussion du 20e au 24e jour, l'a été non moins franchement par la mensuration (de B en C), surtout du 20e au 22e jour. En un mot, la mensuration a donné des résultats graphiques, qui ont complétement concordé avec les résultats de la percussion, de l'auscultation, et avec l'état général.

Cette concordance a existé dans tous les cas d'épanchement dont la croissance ou la décroissance ont été indiquées par la percussion, même accidentellement. C'est ainsi que, dans le tracé de la figure 42 fourni par un pleurétique observé du 18ᵉ au 32ᵉ jour, et chez lequel la mensuration indiquait la résolution de l'épanchement, on voit une ascension accidentelle de la ligne de descente de la résolution, du 22ᵉ au 23ᵉ jour ; or en même temps, le niveau de la matité s'élevait en hauteur.

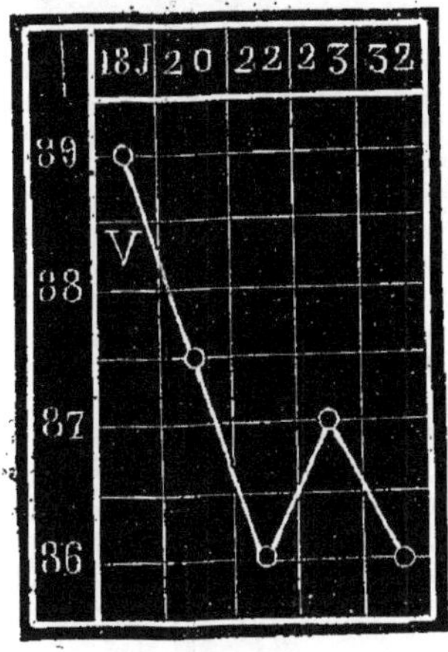

Fig. 42.

Cette concordance des signes fournis par la percussion et l'auscultation d'une part, et des signes de mensuration d'autre part, dont nous exposons plus loin un nouvel exemple (obs. XLI, p. 343), est importante à signaler. Elle démontre la légitimité des résultats de la mensuration comme expression du progrès ou de la résolution du liquide épanché. Si tous les faits ressemblaient à ceux dont il vient d'être question, il faudrait en conclure que la mensuration ne fournit pas de données différentes de celles que l'on doit à la percussion, et que par conséquent elle est inutile. Mais il s'en faut que les faits concordants soient communs. Ils sont au contraire très-rares, comme je l'ai dit plus haut, tandis que la plupart des pleurésies rentrent dans les deux catégories de faits que j'ai à examiner.

Deuxième condition. — Il y a une foule de pleurésies dans lesquelles les résultats de la percussion et de l'auscultation ne permettent de suivre la marche croissante, stationnaire et décroissante de la maladie que d'une manière insuffisante, les changements n'étant indiqués qu'à des jours éloignés. Or, dans les faits de ce genre, les tracés de mensuration n'en donnent pas moins l'ensemble complet de l'évolution de la pleurésie. C'est ce que démontre l'observation suivante, sur laquelle j'appelle particulièrement l'attention.

Obs. XXXIX. — Un jeune terrassier de 19 ans, de grande taille et de force moyenne, n'avait jamais eu de maladie, lorsqu'il fut affecté de sa pleurésie. Il fut pris subitement sans cause

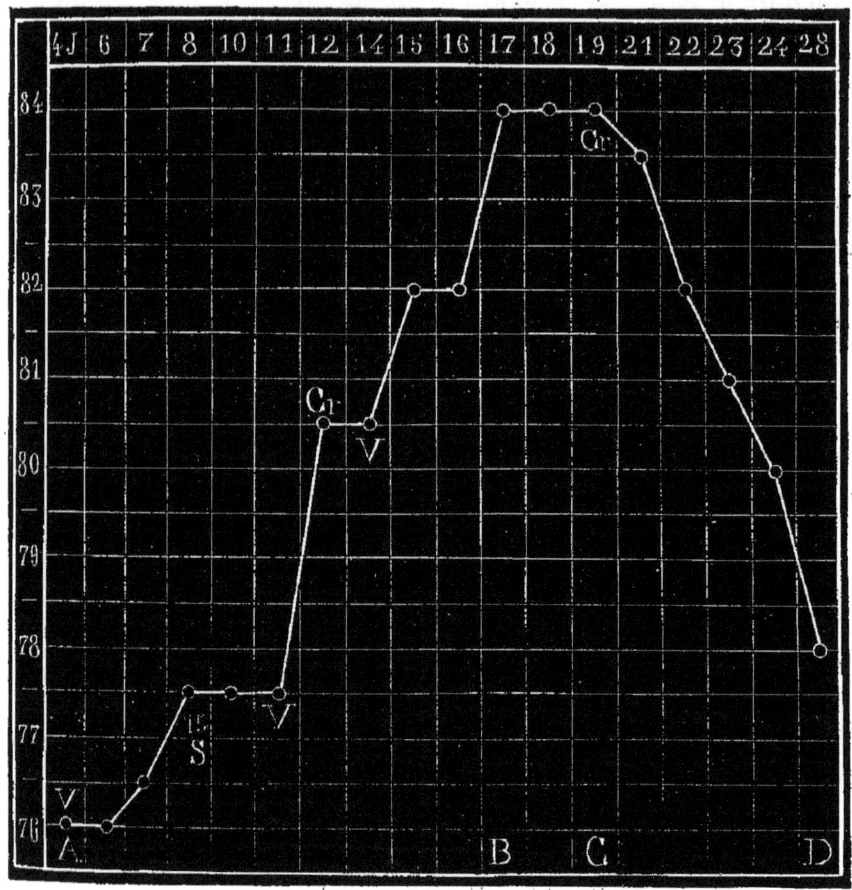

Fig. 43.

connue, dans la nuit du 13 au 14 septembre 1860, d'une vive douleur à la base du côté gauche de la poitrine, avec toux et fièvre. Il fut forcé de renoncer à son travail, et entra à l'hôpital Lariboisière le troisième jour (salle Saint-Henri, n° 21).

4e *jour.* — Décubitus sur le dos, pouls à 104, sans chaleur notable de la peau, langue blanchâtre, appétit médiocre. Dou-

Fig. 43. — Pleurésie gauche. — AB, ligne ascendante du progrès de l'épanchement, du 4e au 17e jour ; — BC, période d'état de deux jours ; — CD, ligne de descente ou de résolution du 19e au 28e jour ; — VVV, *ventouses* ; — 15 S, *sangsues.*, — Cr, *julep avec huile de croton.*

leur persistante à la base externe du côté gauche de la poitrine; dyspnée apparente (respiration à 40), toux peu fréquente, qui a été suivie de quelques crachats blanchâtres, comme salivaires.

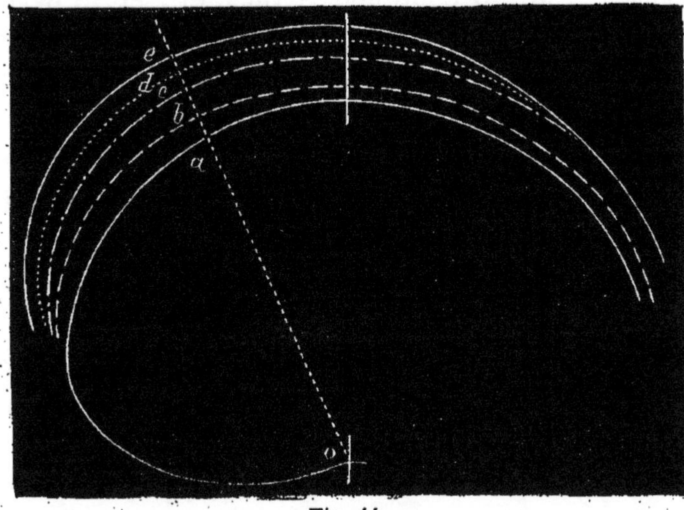

Fig. 44.

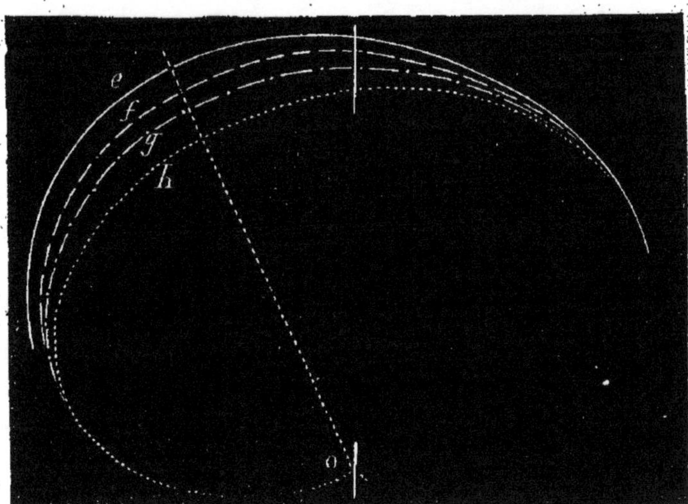

Fig. 45.

Poitrine bien conformée. Submatité à gauche en avant de la troisième côte à la quatrième, avec matité complète au-dessous,

Fig. 44. — Tracés cyrtométriques pendant le progrès de l'épanchement. — *oe*, diamètre vertébro-mammaire gauche; — *a*, *b*, *c*, *d*, *e*, tracés des 5e, 7e, 9e, 14e et 17e jours.

Fig. 45. — Même fait : tracés de la période de résolution *e*, *f*, *g*, *h*, les 17e, 20e, 23e et 28e jours.

matité remontant vers l'aisselle et en arrière, où elle occupe les trois quarts inférieurs. Le son est exagéré sous la clavicule du même côté, la respiration est affaiblie partout. Le périmètre thoracique est de 76 centimètres (fig. 43), et le cyrtomètre donne le tracé *a*, fig. 44 (*Chiend. nitré ; vent. scarif. ; Bouillons.*)

5e *jour*. — Même état général et local, si ce n'est que la respiration paraît plus facile ; elle est descendue à 24.

Je constate que la matité antérieure du côté gauche est mobile : la matité complète atteignant la 4e côte en avant dans le décubitus, remonte jusqu'à la troisième dans la position assise ; en même temps la submatité remonte de la 3e à la 2e côte. Le bruit respiratoire n'est entendu en avant que sous la clavicule ; en arrière il diminue d'intensité de plus en plus en descendant ; il est nul à la base, et légèrement soufflant (surtout dans l'expiration) à la partie moyenne. Il n'y a nulle part d'égophonie. Les vibrations thoraciques sont nulles au niveau de la matité. — Du côté droit, le bruit respiratoire est naturel, sans être puéril.

Jusqu'au 8e jour, pas de changement dans les signes de percussion ou d'auscultation de la pleurésie, si ce n'est que, par intervalle, la percussion produit un bruit de pot fêlé sous la clavicule gauche.

Le 8e jour, l'état général reste satisfaisant, le pouls à 96-104, la respiraiton à 28, la toux rare, l'oppression à peu près nulle. Il y a de l'appétit. Cependant la matité est augmentée ; remontée jusqu'à la 2e côte, le malade étant couché, elle envahit jusqu'à la clavicule quand il est assis ; elle est générale du haut en bas du même côté en arrière. Le cœur est dévié du côté droit : ses battements y sont visibles contre le sternum, dans les 3e et 4e espaces intercostaux, ce qui révèle une augmentation de l'épanchement (*Chiend. nitré ; — Jul. diac. ; — 15 sangsues au côté gauche ; — Une portion d'aliments*).

10e *jour*. — Les sangsues ont fourni beaucoup de sang. Aucun changement. Il en est de même jusqu'au 15e jour, malgré un traitement actif (*Voy.* fig. 48). Cependant le 12e jour, le cœur est refoulé un peu plus à droite, entre le sternum et le mamelon.

Le 15e jour, je constate que la matité du côté gauche est devenue générale en avant comme en arrière. L'état général et l'état local continuent, à cela près, à être absolument les mêmes. Le pouls reste fréquent, entre 96 et 108, sans chaleur anomale; la respiration à 28 environ, sans oppression notable; appétit modéré, sommeil calme. Les signes de percussion et d'auscultation et la déviation du cœur à droite, ne varient pas davantage. Il y a à gauche de la faiblesse du bruit respiratoire, avec un souffle doux, sans égophonie, et avec absence de vibrations.

Du 15e au 22e jour, état stationnaire des signes de percussion et d'auscultation.

En résumé, jusqu'au 22e jour, ces deux moyens d'exploration n'indiquent la marche croissante de l'épanchement que le 8e, le 12e et le 15e jour, l'état du malade étant en apparence stationnaire dans les intervalles. Mais la mensuration révèle plus complétement la marche progressive de la pleurésie.

Si l'on jette les yeux sur le tracé de mensuration de la figure 43, on y voit les preuves non-seulement d'une ampliation successive bien en rapport avec les progrès indiqués (de A en B), mais encore le commencement latent de l'ampliation du 4e au 8e jour, sa progression du 15e au 17e jour, son état stationnaire du 17e au 19e jour (de B en C), puis enfin le commencement de la rétrocession thoracique du 19e au 22e jour, changements également latents sans l'emploi de la mensuration.

Le 22e jour seulement, depuis le 15e jour, la percussion et l'auscultation indiquent la diminution de l'épanchement. Le pouls est à 90. Sous la clavicule gauche, le son est devenu aigu et plus clair, avec bruit de pot fêlé; le son est aussi moins mat au sommet du même côté en arrière. Le bruit respiratoire est fort et un peu soufflant dans la région sous-claviculaire, où existe du bruit de frottement. En arrière, dans les trois quarts supérieurs du même côté gauche, il y a une légère bronchophonie sans souffle; le bruit respiratoire est vésiculaire, faible, sibilant, et avec expiration prolongée, du haut en bas. Les battements du cœur sont visibles et ont leur maximum de battements *à droite du sternum*, au niveau des 3e et 4e espaces intercostaux, ainsi qu'en haut contre le *bord gauche* du sternum au niveau du 2e espace intercostal. Le cœur est donc obliquement dirigé de gauche à droite et de haut en bas.

Cet état du malade reste stationnaire jusqu'au 28e jour, époque à laquelle je quitte le service, laissant le malade guéri. Or, pendant cet intervalle en apparence stationnaire, et même dès le 19e jour, la mensuration signale la résorption non-interrompue de l'épanchement par une ligne de descente (fig. 43, de C en D) dont la signification est aussi nette que la ligne d'ascension ou de progrès (*ibid.*, de A en B).

Voilà une observation qui montre bien les différentes phases de l'épanchement pleurétique, et la valeur relative des différents moyens d'exploration, pour suivre la marche de la pleurésie. Le malade a été observé dès le 4e jour de la pleurésie jusqu'au 28e jour, époque à laquelle il était considéré comme guéri. C'est d'abord un exemple de la marche naturelle de la pleurésie franche et simple révélée par la mensuration. Nous voyons en effet, dans le tracé fourni par la périmétrie (fig. 43) : 1o une ligne ascendante représentant exactement la croissance graduelle de l'épanchement, et s'élevant du 4e au 17e jour de la pleurésie (de A en B), malgré un traitement activement poursuivi ; 2o ensuite un état stationnaire de deux jours, du 17e au 19e (de B en C); 3o puis enfin la ligne descendante due à la résorption graduelle du liquide épanché (de C en D), du 19e au 28e jour de la maladie. Les courbes cyrtométriques démontrent aussi de leur côté, quoique d'une manière moins complète, la réalité de l'ampliation croissante du thorax résultant du progrès de l'épanchement (fig. 44), et la rétrocession thoracique graduelle résultant au contraire de la résorption du liquide épanché (fig. 45). Nous reviendrons tout à l'heure sur cette question.

Si nous recherchons quels ont été, dans le fait qui vient d'être relaté, les rapports de ces résultats de la mensuration avec ceux des autres moyens d'exploradion, nous devons signaler les particularités suivantes, que nous mettons en présence pour les faire mieux saisir.

Phases de la pleurésie (obs. XXXIX).	*Signes des tracés de mensuration* (fig. 43, 44 et 45).	*Autres signes physiques.*
—	—	—
Progrès de l'épanchement :	Annoncé par une *ligne ascendante* du 5e au 17e jour avec des jours d'arrêt, et par l'*ampliation croissante des courbes* cyrtométriques.	Annoncé seulement les 9e 12e, et 15e jours, par l'*ascension de la matité*, et le refoulement plus marqué du *cœur vers le côté droit.*
Période d'état :	Annoncée par une *ligne horizontale* du 17e au 19e jour.	Faussement annoncée, du 15e au 22e jour, par des signes stationnaires de percussion et d'auscultation.
Décroissance ou résolution :	Révélée, à partir du 19e jour, par une *ligne de descente* graduelle et non interrompue jusqu'au 28e jour, et par le *retrait graduel des courbes* cyrtométriques.	Révélée un seul jour, le 22e, par un *abaissement de la matité*, et une perméabilité plus grande au sommet du poumon.

Il suffit de comparer ces résultats pour reconnaître la supériorité de la mensuration sur les autres méthodes d'exploration comme moyen de juger la marche de la pleurésie. Mais comment concevoir cet avantage réel de l'emploi de la mensuration? Il nous paraît facile de le comprendre. Le liquide épanché dans la plèvre forme une masse qui refoule tous les alentours : le médiastin, le diaphragme et les parois thoraciques. Or, ces parois ne subissent, vers l'extérieur, aucune résistance, en même temps qu'elles se dilatent à chaque inspiration, ce qui favorise nécessairement leur expansion par le liquide épanché. Il est donc naturel d'admettre que la couche de liquide puisse augmenter ou diminuer d'épaisseur, dans le sens de l'ampliation, ou du retrait des parois thoraciques préalablement dilatées, en même temps que le poumon et les autres organes refoulés conservent la même position. Cela rend parfaitement compte de l'augmentation ou de la diminution graduelle, soit de l'étendue du périmètre, soit de l'étendue des diamètres révélée par le cyrtomètre, tandis que le niveau du liquide ne varie pas, et que les signes fournis par le poumon et le refoulement des organes restent les mêmes. Ce n'est enfin que lorsque la résorption se fait *en tous sens*, et non plus seulement dans le sens de l'épaisseur du liquide, que les organes refoulés reviennent à leur place, et que les signes de percussion et d'auscultation annoncent aussi la résorption de l'épanchement.

La relation de cause à effet que j'ai signalée entre les progrès de l'épanchement et l'ampliation d'une part, entre la résorption et la rétrocession d'autre part, ne peut d'ailleurs être sérieusement contestée. Cette connexité est clairement démontrée par les pleurésies dans lesquelles le résultat de la mensuration est concordant avec les signes fournis par la percussion et par l'auscultation, comme expression de la marche de la maladie, et dont nous avons rapporté un exemple précédemment (obs. LI). D'autres preuves très-nettes sont données par les rétrocessions subites qui surviennent immédiatement après les thoracentèses (*Voy.* TRAITEMENT), et par les ampliations rapides et momentanées qui peuvent interrompre accidentellement le cours de la résolution, et qui s'annoncent en même temps par une élévation du niveau de la matité, comme le montre la figure 42.

L'insuffisance des signes fournis par la percussion peut ne se rencontrer que dans la période de progrès ou dans la période de résolution de l'épanchement; mais cette insuffisance est complète dans un grand nombre de pleurésies : ce sont celles dont il va être question.

Troisième condition. — Quand la matité reste généralisée du côté affecté pendant l'évolution de la pleurésie, et que l'on est en présence de cette immobilité de la matité et des signes d'auscultation, on a affaire aux pleurésies dites à tort latentes, puisque la mensuration permet de suivre la marche de ces épanchements avec autant de précision que dans les faits dont je viens de m'occuper. Je ne saurais trop insister, en présence des faits de cette espèce, sur l'impossibilité de se rendre compte de l'évolution de l'épanchement, si l'on n'a recours à la mensuration. Percutez, auscultez alors avec le plus grand soin, et vous resterez indécis, inquiet, dans le doute de savoir si l'épanchement augmente, s'il reste stationnaire, ou s'il diminue. Je vais rapporter un exemple d'épanchement considérable observé du 10ᵉ au 44ᵉ jour, et dans lequel la matité est restée générale du côté affecté *depuis l'entrée jusqu'à la sortie du malade de l'hôpital après guérison.*

Obs. XL. — Un homme vigoureux, âgé de 42 ans, entre à l'hôpital Cochin le 19 décembre 1864, atteint d'une pleurésie gauche depuis neuf jours. Habituellement très-bien portant, il

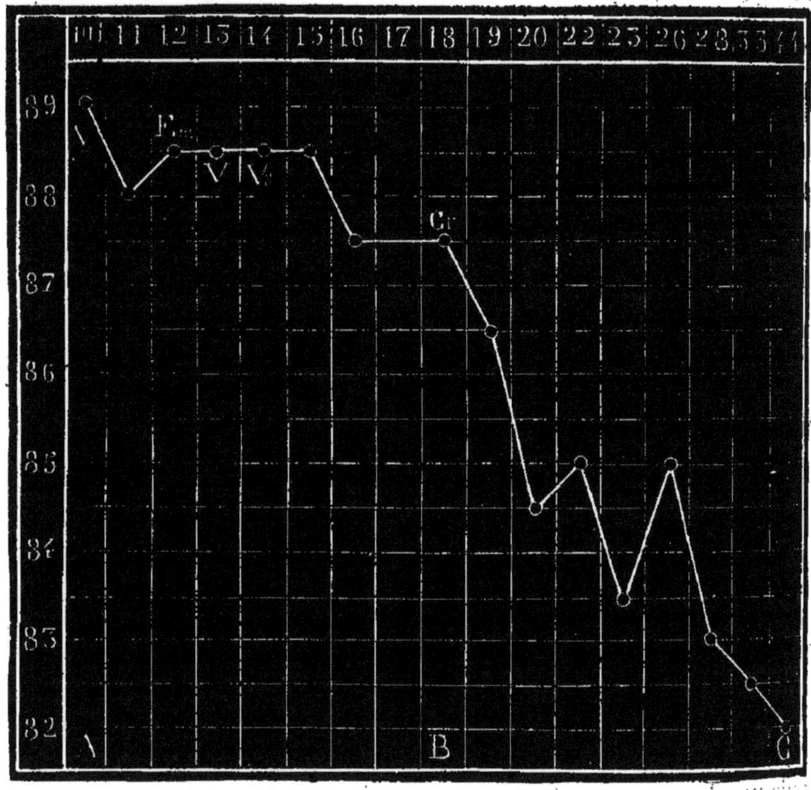

Fig. 46.

Fig. 46. — Pleurésie gauche. Du 10ᵉ au 18ᵉ jour (de A en B), période stationnaire de l'épanchement avec oscillations, malgré 3 applications de ventouses (VVV) et l'émétique (Em). — Ligne descendante de résolution BC, du 18ᵉ au 44ᵉ jour, après l'emploi d'une drastique (huile de croton).

avait été forcé de quitter ses occupations dès le début, et de prendre le lit par suite de l'intensité permanente de la douleur, et de l'oppression qui en résultait.

Le lendemain de son entrée, au 10e jour de la pleurésie, il paraissait médiocrement oppressé ; son pouls était à 84 sans chaleur à la peau. *Tout le côté gauche de la poitrine était mat*, d'une manière absolue, jusqu'à la clavicule et au bord droit du sternum en avant, et du haut en bas en arrière, où les vibrations thoraciques étaient nulles. Le cœur, refoulé, battait à droite du sternum, et l'on sentait à la palpation la rate déborder les fausses côtes. Le bruit respiratoire était faible en avant et en arrière du même côté, avec un bruit de frottement sous la clavicule, et une respiration soufflante aux deux temps respiratoires, au niveau de la moitié inférieure en arrière, où la voix était légèrement égophonique.

Ce malade observé pendant plus d'un mois, du 10e jour jusqu'au 44e jour à partir de l'invasion, et sorti de l'hôpital étant guéri à cette dernière date, n'offrit aucun changement dans la matité générale et absolue du côté gauche. Le souffle persista également sans interruption, dans une étendue variable, non régulière ; il était généralisé du côté gauche en arrière à la sortie. La faiblesse du bruit respiratoire persista également. Les seuls signes physiques qui annoncèrent la résorption de l'épanchement furent les suivants : le 19e jour, un bruit de frottement au niveau de la fosse sus-épineuse, qui dura quarante-huit heures seulement ; le 20e jour, atténuation de l'intensité du souffle bronchique ; le 26e jour seulement, limitation de la matité à la moitié gauche du sternum ; enfin du 26e au 28e jour, retour de la pointe du cœur en dedans du bord gauche du sternum, puis à trois travers de doigt à gauche de cet os le 33e jour, et retour complet de l'organe à la région précordiale dans les derniers jours du séjour à l'hôpital.

Quant aux autres phénomènes morbides, généraux ou fonctionnels, ils ne fournirent pas de signes plus précis de la marche de la pleurésie. L'état général du malade resta toujours très-bon, le pouls se maintint entre 80 et 90, sauf du 13e au 15e jour, où il atteignit 100-104 pulsations. Des sueurs et de la diurèse dès le 14e jour, l'appétit augmenté, le sommeil devenu calme, et l'augmentation des forces, à partir de la même époque, furent des signes lentement progressifs de l'amélioration du malade, mais ces signes étaient également très-insuffisants pour faire juger de la période réelle à laquelle était arrivé l'épanchement.

La mensuration seule a pu éclairer sur ce point, et la précision de ses résultats forme un contraste frappant avec la pénurie des autres données d'exploration. Ainsi nous voyons (fig. 46), du 10e au 15e jour, la capacité thoracique rester à peu près stationnaire, malgré l'emploi de ventouses sèches ou scarifiées, malgré une potion stibiée et l'application d'un vésicatoire. Puis à partir du 15e, et surtout du 18e jour, la résorption s'annonce par une rétrocession représentée par une ligne descendante jusqu'au 44e jour, avec quelques oscillations.

On peut affirmer que, sans les données fournies par la mensuration, en présence d'un tel fait, on serait resté dans la plus complète incertitude sur la marche de cette pleurésie gauche, pendant les cinq semaines que le malade a passées sous nos yeux. L'abondance de l'épanchement, en apparence persistante, et la constance de la matité généralisée et du souffle bronchique semblaient provoquer à l'opération de la thoracentèse. Et cependant il s'agissait là d'une pleurésie à marche régulière, dont la résolution s'est faite dès le 18e jour, et dans laquelle la matité persistante était due probablement à la formation des fausses membranes dans la plèvre pendant la résroption du liquide.

Cette observation n'est pas une exception, comme on pourrait le penser au premier abord. Il est fréquent dans la pratique de rencontrer des sujets atteints de pleurésie que l'on voit pour la première fois, et chez lesquels on trouve une matité généralisée du côté affecté. Si cette matité persiste les jours suivants, comment savoir ce que devient l'évolution de l'épanchement, si l'on n'a pas recours à la mensuration? Quelle que soit l'époque de cette évolution à laquelle est arrivé l'épanchement quand on observe un pleurétique, les données fournies par la mensuration n'en sont pas moins instructives. Aussi les tracés de mensuration permettent-ils de décrire, beaucoup mieux qu'on ne l'a fait jusqu'ici, l'évolution de cet épanchement pleurétique, qu'il faut examiner à ses périodes de progrès, d'état et de résolution, et même *après la résorption complète* du liquide épanché dans la plèvre.

A. *Période d'augment ou de progrès.* — J'ai rappelé précédemment comment l'épanchement dilatait les parois thoraciques d'une manière sensible à la mensuration. Les tracés de l'observation XXXIX (p. 329) démontrent d'une manière évidente que l'on peut suivre tous les degrés de cette dilatation, représentée par la ligne ascendante du périmètre (fig. 43) et par l'agrandissement du diamètre vertébro-mammaire du côté affecté (fig. 44). L'ascension de la ligne s'effectue de différentes manières qui expriment très-bien les différents modes d'évolution de la période de progrès, comme le montrent les figures de ce chapitre. La ligne d'ascension est graduelle et continue sans jours d'arrêt (p. 323), ou bien interrompue par des jours d'arrêt ou des oscillations plus ou moins marquées, qui sont représentées par un tracé de lignes obliques ascendantes et descendantes, mais dont l'ensemble est de plus en plus élevé. C'est ce que l'on voit page 326. Enfin les trois modes précédents, ascension continue, ou interrompue par des arrêts ou des oscillations partiels, peuvent se trouver réunis dans le même fait.

La durée de cette période de progrès ne peut être formulée d'après un grand nombre d'observations, parce qu'il faut en défalquer celles dans lesquelles l'ascension a été limitée par la thoracentèse. Il en reste quinze où la ligne d'ascension, représentant cette première période, est arrêtée du 9e jour au 11e au plus tôt, et du 20e au 25e au plus tard. Sa durée jusqu'au 16e jour a été la plus fréquente. Ces limites sont intéressantes à connaître, parce qu'elles montrent jusqu'à un certain point les limites de la marche croissante naturelle de la pleurésie. Si en effet on voit pour la première fois des malades à une époque plus avancée que le 25e jour, et que l'on constate l'ascension des tracés, on doit penser qu'il s'agit d'une ampliation anomale ou d'une recrudescence insolite de l'épanchement, et non de la période de progrès primitif. Nous reviendrons sur cette intéressante question à propos du pronostic.

B. *Période d'état.* — Cette période d'état succède à la précédente quelquefois, mais non toujours, et marque un temps d'arrêt avant la résolution de l'épanchement. La ligne dirigée horizontalement qui caractérise cette période d'état ne doit pas être confondue avec les plateaux qui ne sont que des temps d'arrêt de la période croissante. Elle a pour caractère distinctif d'être suivie par la ligne de descente, qui indique la résolution de l'épanchement. Qu'on ne croie pas que cette période d'état soit commune, quoiqu'un examen superficiel des faits, en dehors de l'emploi de la mensuration, semble suggérer une idée contraire. La percussion et l'auscultation indiquent fréquemment en effet, par leurs signes stationnaires, comme on l'a vu plus haut, une période d'état qui, en réalité, n'existe le plus souvent pas. C'est la mensuration qui lève en pareils cas tous les doutes. Dans les dix faits où j'ai pu, à l'aide de la mensuration, constater une vraie période d'état, elle a été courte : le plus souvent de vingt-quatre heures, et les autres fois de deux ou de plusieurs jours. Tantôt la ligne horizontale du tracé qui répond à cet état stationnaire de l'épanchement est régulière, et tantôt irrégulière, mais reconnaissable à son ensemble horizontalement dirigé, ainsi que le montre le tracé de la figure 47 ci-après.

Quand la véritable période d'état manque, et que la résolution succède à la période de progrès de l'épanchement, il se passe un fait bien digne de remarque : c'est que la résolution survient brusquement, du jour au lendemain, annoncée dans le tracé de mensuration par une ligne de descente brusque, d'où résulte une pointe anguleuse plus ou moins aiguë entre les deux lignes d'ascension et de descente, comme le montrent beaucoup de figures courant de ce chapitre. Cette ligne de descente est d'autant plus marquée dès son début que la résorption du liquide se fait plus rapidement à son premier et à son deuxième jour, comme on peut le voir dans les nombreux tracés dont il vient d'être question.

C. *Période de résolution.* — Cette période de la résorption du liquide épanché se reconnaît à la diminution de l'étendue de la matité, aux signes d'auscultation qui annoncent une pénétration plus complète de l'air dans le poumon immergé dans le liquide pleurétique, à l'apparition du bruit de frottement là où une couche de ce liquide écartait d'abord les deux feuillets des plèvres, au retour graduel des organes déplacés vers leur position première, à l'augmentation d'intensité des vibrations thoraciques, d'abord diminuées ou abolies, et quelquefois enfin, à une époque avancée de la maladie, au rétrécissement visible du thorax du côté affecté. Il faut joindre à ces signes les sueurs et les urines dites critiques, dont je m'occuperai plus loin.

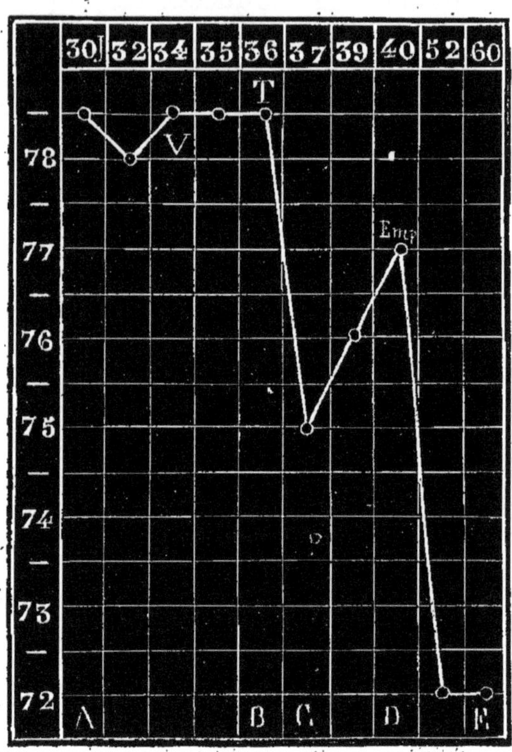

Fig. 47.

Tel est le résumé des signes de la résorption de l'épanchement reconnus par les auteurs. Mais en présence des données de la mensuration, ces signes deviennent secondaires. En effet, d'après les observations que j'ai recueillies, lorsque les signes de percussion, considérés comme les plus positifs, ont annoncé le début de la résorption du liquide, la mensuration l'a toujours

Fig. 47. — Pleurésie droite purulente. — Période d'état indiquée par la ligne AB, du 30e au 36e jour.

révélé de son côté en même temps ; tandis que très-souvent la mensuration a permis de saisir le début de la résorption plusieurs jours avant que cette résorption ait été révélée par la percussion, ou même sans que la percussion ait pu l'indiquer, ainsi que le démontreront plusieurs observations.

La période de résorption, écrite pour ainsi dire aux yeux du praticien par les tracés de mensuration, est représentée par la ligne descendante qui succède immédiatement à la ligne d'ascension, ou d'état, dans l'évolution de cet épanchement. Cette ligne de descente est d'autant plus facile à constater qu'elle est souvent brusque à son début, comme je l'ai rappelé plus haut. Elle offre un parcours en inclinaison continue et graduelle (fig. 48), ou bien elle est rendue irrégulière par des temps d'arrêt horizontaux ou par des oscillations anguleuses, comme la ligne d'ascension.

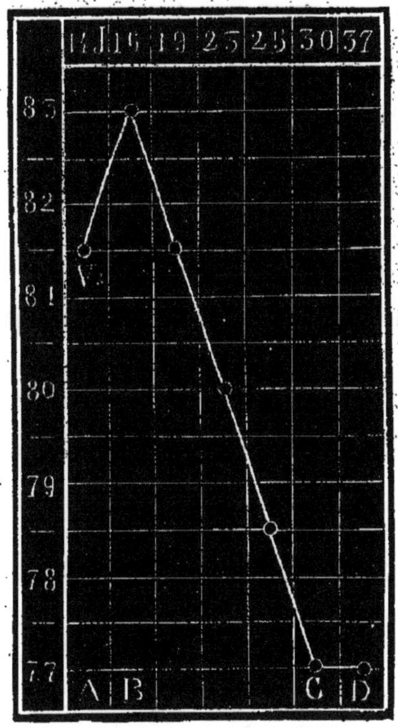

Fig. 48.

Les oscillations de la ligne de résolution sont dues, comme celles de la ligne de progression, à des variations de quantité du liquide épanché, en plus ou en moins, dans la généralité des faits. C'est ce qu'a démontré le tracé périmétrique de la figure 42 (p. 328).

Il est intéressant de constater la relation qui a existé entre le début de la résolution, si nettement accusé par la mensuration, et les sécrétions dites *critiques*. L'apparition de sueurs plus ou moins abondantes, qui a été notée chez treize malades, a présenté ceci de particulier que, dans près de la moitié de

Fig. 48. — Ligne de descente (de rétrocession de la poitrine) du 16e au 30e jour (BC) ; ayant succédé à la ligne d'ascension ou de progrès, AB, du 14e au 16e jour.

ces faits, il y a eu une coïncidence parfaite entre l'hypersécrétion sudorale et la chute de la ligne de mensuration, indiquant la résolution de l'épanchement. Dans trois observations, les sueurs les plus hâtives sont apparues 2 à 6 jours avant le début de la rétrocession, tandis que, chez quatre autres, elles ont été tardives et ne sont survenues que deux à neuf jours après. J'ai pratiqué la thoracentèse à Lariboisière à un malade chez lequel des sueurs abondantes se sont montrées trois jours après la ponction, et contribuèrent sans doute à la guérison. Quant aux urines critiques, qui n'ont été notées que dans deux cas de pleurésie, malgré l'emploi habituel que j'ai fait des diurétiques, elles se sont montrées un jour avant la rétrocession dans l'un, et quatre jours après dans l'autre.

Quoique ces phénomènes critiques n'aient pas été recherchés dans tous mes faits de pleurésie, on peut conclure de ce qui précède que les sueurs, et plus rarement les urines hypersécrétées, sont un signe de résolution moins certain et moins exact que la ligne de descente fournie par la mensuration.

La rétrocession étant bien plus fréquemment observée que la progression de l'épanchement, par suite du retard que mettent souvent les malades à entrer à l'hôpital, et son étude étant très-utile au pronostic, je vais en rapporter un exemple.

Obs. XLI. — Le malade dont il est ici question était un jeune homme âgé de 18 ans, paveur de profession, robuste, et dont la pleurésie gauche, sans incidents notables, avait eu déjà vingt-quatre jours de durée lors de l'admission à l'hôpital Cochin, le 29 janvier 1866.

Le 30 janvier, 25e jour de sa maladie, le pouls était à 84, sans chaleur à la peau; il y avait de l'appétit. La respiration était à 28, la dyspnée légère, la toux modérée, et il n'y avait plus de douleur. Cependant le côté gauche de la poitrine était complétement mat du haut en bas en arrière comme en avant, où la matité s'étendait jusqu'au bord droit du sternum; la rate débordait le rebord des fausses côtes de trois travers de doigt, et le cœur était refoulé à droite, en dehors du sternum. A l'auscultation : respiration soufflante de la clavicule à la troisième côte, et à peine entendue au-dessous. En arrière, au sommet gauche, respiration forte, avec expiration prolongée un peu soufflante, bronchophonie ; et au-dessous, bruit respiratoire de plus en plus faible avec expiration doucement soufflante et égophonie. Vibrations diminuées dans les deux tiers inférieurs seulement. Au niveau du poumon droit, la respiration était puérile, avec expiration prolongée partout.

Dès le lendemain, 26e jour, à la suite d'une simple application de ventouses scarifiées sur le côté gauche, il y avait une amélioration sensible : la matité, moins étendue, était limitée par le bord gauche du sternum au lieu du bord droit, et le cœur battait sous le sternum au lieu de battre à sa droite; mais en même temps la mensuration indiquait une diminution de 3 centimètres dans le périmètre thoracique (fig. 49), et de 13 millimètres au niveau du diamètre vertébro-mammaire gauche.

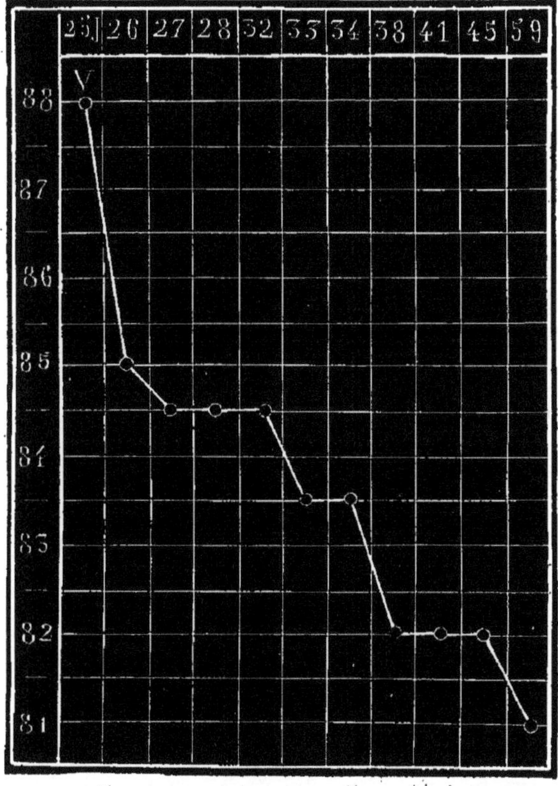

Fig. 49.

Du 26e au 38e jour, la diminution de l'épanchement fut graduelle et révélée par le tracé de mensuration. Quant aux autres signes, la matité, dès le 28e jour, fut moins absolue sous

Fig. 49. — Ligne de descente d'une rétrocession thoracique due à la résorption d'un épanchement pleurétique gauche, du 25e au 59e jour, avec des temps d'arrêt.

la clavicule gauche, puis son niveau s'abaissa jusqu'à la troisième côte, puis graduellement en arrière se limita à la moitié inférieure du côté gauche le 38e jour. Dès le 35e jour, il existait une dépression sous-claviculaire résultant du rétrécissement du côté affecté en même temps que persistait dans le même point un bruit de frottement apparu plusieurs jours auparavant. Le bruit respiratoire était alors devenu vésiculaire du haut en bas en arrière du même côté, l'égophonie avait disparu ainsi que le souffle. La mensuration indiquait encore une diminution périmétrique de 3 centimètres dans cette période de douze jours, et de 2 centimètres au niveau du diamètre vertébro-mammaire gauche.

Le malade, considéré comme guéri le 38e jour, resta à l'hôpital jusqu'au 59e jour de la maladie. A sa sortie, la dépression sous-claviculaire gauche persistait. Le son était resté mat en avant du même côté, de la troisième côte jusqu'en bas ; il était seulement diminué d'intensité en arrière. Enfin le cœur était revenu à sa place ordinaire. Pendant les trois semaines écoulées depuis la guérison, la mensuration a fourni des résultats négatifs (fig. 49), à part une rétrocession légère survenue tardivement pendant les quatorze derniers jours.

Ce qu'il y a eu de remarquable dans ce fait, c'est la détermination précise de la fin de la résorption au 38e jour de la pleurésie. La ligne de descente qui représente cette résorption, après avoir été deux fois interrompue par une suspension, s'est définitivement arrêtée en effet pour devenir horizontale dès le 38e jour, alors que les autres particularités séméiologiques démontraient aussi la guérison. Ainsi la mensuration indiquait bien ici que la résorption de l'épanchement était alors complète. Chez un autre malade elle a pu être également bien déterminée, et le tracé mensurateur obtenu (fig. 48, p. 342) rendait évident que cette résorption, commencée immédiatement à la fin de la période de progression, le 16e jour (B), était complète le 30e jour (C).

Il y a des pleurésies légères dans lesquelles la résorption définitive de l'épanchement peut se constater beaucoup plus tôt. J'ai rappelé précédemment, à propos du bruit de frottement (p. 300), que cet excellent signe de la résorption du liquide, lorsqu'il est constaté à la base de la poitrine en arrière, s'était montré dès le 17e jour chez un malade. Le 18e jour, chez un autre, était l'époque de l'apparition de ce bruit de frottement Enfin, chez d'autres sujets, il était survenu du 18e au 25e jour. L'époque de la résorption complète de l'épanchement a donc lieu à des époques très-variables de la pleurésie.

Malheureusement les faits dans lesquels on constate le jour de cette résorption définitive sont rares. D'un autre côté, la mensuration révèle le plus souvent une rétrocession thoracique qui dépasse certainement l'absorption complète du liquide épanché. Ce qui le prouve, c'est que la ligne descendante qui représente la résolution révèle, pendant un temps parfois très-long, la diminution graduelle de la capacité thoracique, alors que tous les signes se réunissent pour démontrer qu'il n'y a plus une goutte de liquide dans la plèvre : lorsque par exemple il existe un bruit de frottement à la base en arrière du côté affecté au moment de la guérison. Cette rétrocession thoracique dépassant l'époque de la disparition complète du liquide mérite d'être signalée comme s'observant dans le cours de la convalescence.

D. *Rétrocession thoracique de la convalescence de la pleurésie.* — J'ai rappelé plus haut le rétrécissement visible du côté affecté qui a été signalé par Laennec, et qui est consécutif à la pleurésie avec épanchement. Ce n'est qu'à une époque avancée de la maladie qu'on observe ce rétrécissement visible de la poitrine consécutif à la résorption du liquide épanché. Je ne l'ai rencontré que chez six sujets, ce qui en démontre la rareté. Je l'ai constaté une fois le 35e jour; mais dans les trois autres faits, c'est près de deux mois ou plus de deux mois après le début de la pleurésie que le rétrécissement apparent est survenu.

La mensuration démontre qu'indépendamment de ce rétrécissement appréciable à la vue, il en est un bien plus fréquent, graduel, parfois très-longtemps prolongé, qui s'opère d'une manière latente à la suite de la résorption. Dans certains cas, la diminution de capacité du thorax qui caractérise ce rétrécissement latent est indiquée, dans les tracés de mensuration, par une ligne de descente qui continue la ligne de résolution et qui indique une rétrocession plus prolongée. D'autres fois il y a un temps d'arrêt après la résorption complète du liquide épanché, et il y a plus tard une sorte de répétition de la rétrocession, comme le montre une nouvelle ligne de descente. C'est ce que l'on voit dans le tracé de l'observation XLI (fig. 48), où la rétrocession secondaire s'est opérée du 45e au 59e jour, après sept jours d'arrêt succédant à la guérison. J'ai recueilli un autre fait semblable (obs. LIII), dans lequel la résorption du liquide étant effectuée le 33e jour, il y eut également ensuite un temps d'arrêt marqué par une oscillation ascendante légère, suivie d'une rétrocession secondaire du 40e au 47e jour.

La rétrocession secondaire ou de la convalescence, signalée dans ces observations, a été peut-être prolongée au delà des limites indiquées, qui sont celles du séjour des malades à l'hôpital. J'ai rapporté plus loin une observation (obs. LV) dans laquelle une rétrocession débutant le 23e jour s'est prolongée jusqu'au 75e, la guérison étant complète auparavant. C'était bien la durée complète de la rétrocession ou des deux rétrocessions successives, car la capacité thoracique est restée ensuite stationnaire du 75e au 89e jour, époque de la sortie.

Nous aurons à revenir, à propos du diagnostic, du pronostic et même du traitement, sur ces tracés de mensuration, par cela même qu'ils indiquent mieux que les autres données séméiologiques, la marche réelle de la pleurésie.

Il me reste encore à parler d'une modification de la capacité thoracique intéressante à connaître comme fait de physiologie pathologique de la marche de la pleurésie, ou plutôt comme fait consécutif à cette maladie : je veux parler du retour de la capacité de la poitrine à son état antérieur à l'invasion de la maladie. C'est une ampliation relative du thorax qui succède à la rétrocession rapide ou lente que nous venons d'étudier.

Il est admis, depuis que Laennec a signalé le rétrécissement visible du côté affecté de pleurésie, que ce rétrécissement peut disparaître peu à peu avec le temps par le retour des parois thoraciques à leur position première. Mais la mensuration, qui révèle le rétrécissement intime et non visible du thorax dans toutes les pleurésies guéries, peut bien mieux nous éclairer sur ce point que la simple inspection, ainsi qu'on va le voir.

E. *Expansion de la poitrine consécutive à la guérison.* — Nous avons recueilli deux observations qui démontrent la réalité de cette expansion secondaire du thorax, qui se fait à une époque plus ou moins avancée.

Obs. XLII. — Le premier de ces faits concerne un employé âgé de 52 ans, qui put être observé pendant trois mois et demi, à partir de son admission à l'hôpital Cochin, le 15 février 1864. Il était d'abord au 20e jour de sa maladie, et présentait un épanchement pleurétique du côté gauche, assez considérable pour occuper toute la hauteur de ce côté en arrière, remonter en avant jusqu'à la deuxième côte, ainsi que le démontrait la percussion, et refouler le foie jusqu'à l'ombilic. Comme le montre le tracé de la figure 50, la rétrocession, représentée par la ligne de descente AB, se fit graduellement du 20e au 35e jour avec des oscillations, et coïncida avec la résorption du liquide, annoncée d'ailleurs par un bruit de frottement en arrière du côté affecté. Pendant un mois ensuite (de B en C) la rétrocession, sans rétrécissement apparent, persista avec de légères oscillations. Ce convalescent étant gardé à l'hôpital en raison de son extrême misère, je pus constater, pendant les deux mois qui suivirent encore, une ampliation lente (de C en D), qui fut de 3 centimètres 1/2 pour le périmètre, et de 1 centimètre 1/2 pour le diamètre vertébro-mammaire gauche. La rétrocession avait été précédemment de 5 centimètres 1/2 dans le périmètre, et de près de 3 centimètres dans le même diamètre vertébro-mammaire.

Comme on le voit, après avoir été stationnaire pendant un mois après la résolution de la pleurésie, la rétrocession de la poitrine a été suivie d'un ampliation ou plutôt du retour des parois vers leur position antérieure. On doit remarquer qu'il s'agit ici d'un retour apprécié seulement par la mensuration, et par conséquent latent en dehors de son emploi. Il n'en a pas été de même dans un fait cité par Marcowitz, et dans lequel la rétraction visible du thorax avait disparu au quatrième mois qui suivit la guérison [1]. La seconde de mes observations dont

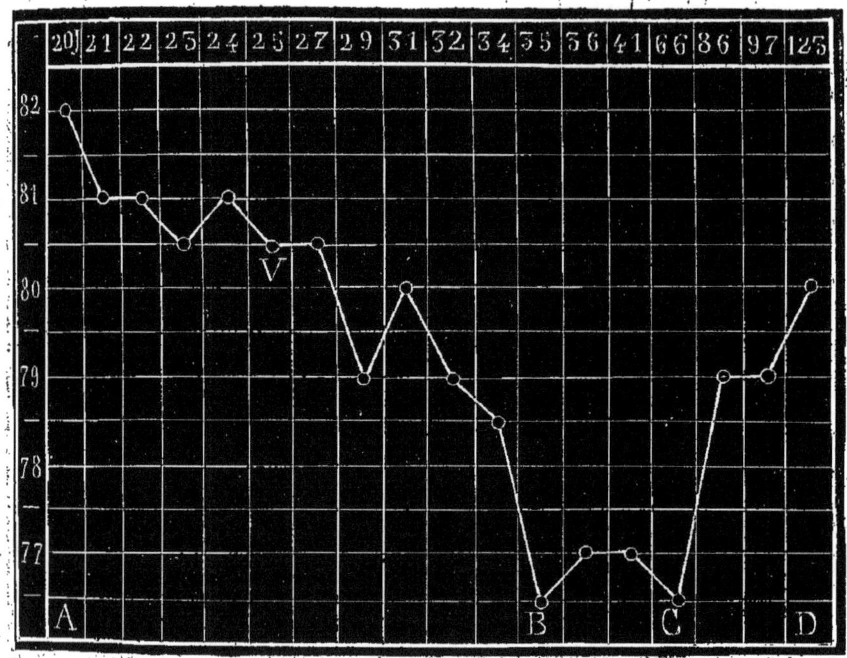

Fig. 50.

j'ai parlé plus haut, est encore un exemple d'ampliation consécutive appréciée seulement à l'aide de la mensuration.

Obs. XLIII. — Cette observation concerne un homme que j'avais traité à l'âge de 27 ans à l'hôpital Lariboisière, en 1860, pour une pleurésie gauche également. Je recueillis alors son ob-

[1] Marcowitz : *Etudes sur les différentes espèces d'épanchements pleurétiques et sur leur traitement* (Thèses de Paris).

Fig. 50. — Ligne de descente du 20e au 35e jour (de A en B) due à la résolution d'un épanchement pleurétique gauche. — Persistance de la résolution du 35e au 66e jour (BC). — Retour consécutif de la poitrine vers son état normal pendant les deux mois suivants (de C en D).

servation avec détail. L'ayant revu en 1868, huit ans après par conséquent, à l'hôpital Necker, où il fut admis pour une légère indisposition, je pus comparer les résultats de la mensuration alors obtenus à ceux que j'avais recueillis huit ans auparavant. Or, voici ce que je trouvai.

En 1860, cet homme, cocher de profession, avait été atteint d'une pleurésie gauche pendant et à la suite de laquelle la mensuration me fournit les résultats tracés figure 51. L'épanchement occupait presque entièrement le côté gauche, lorsque la résolution se fit du 19e au 25e jour (de B en C), sans être révélée par la percussion ni par l'auscultation. Le périmètre diminua de 4 centimètres 1/2 (de B en C), et le diamètre vertébro-mammaire gauche de 1 1/2, après avoir été à peu près stationnaire du 12e au 19e jour (de A en B). Pendant les dix-neuf jours

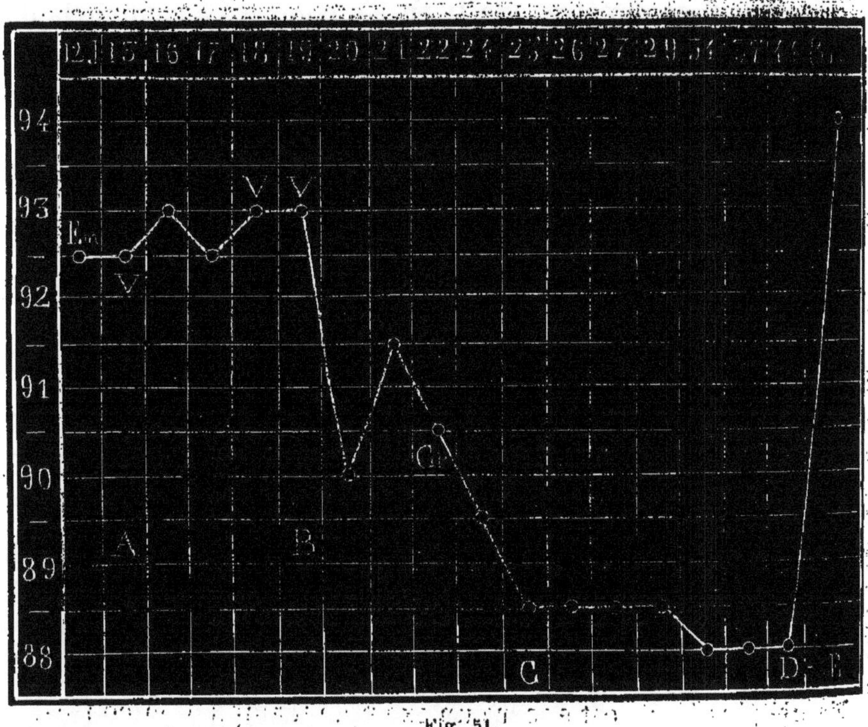

Fig. 51.

Fig. 51. — Ancienne pleurésie gauche avec période d'état du 12e au 19e jour (AB), puis jusqu'au 25e jour (BC) rétrocession qui se maintient jusqu'à la sortie de l'hôpital le 44e jour (de C en D). — Développement de la poitrine constaté huit ans après (DE).

qui suivirent la rétrocession, celle-ci se maintint, représentée par une ligne à peu près horizontale (de C en D), en même temps que l'auscultation annonça tardivement la résolution de la pleurésie, la matité restant toujours presque générale à gauche. Aucun rétrécissement visible n'existait alors au niveau de la poitrine. Revu huit ans après à Necker, cet homme offrait une capacité thoracique bien plus considérable qu'à sa sortie de Lariboisière. Le périmètre de la poitrine avait en effet augmenté de 6 centimètres (de D en E), comparé à celui de la fin de la rétrocession, c'est-à-dire au delà des limites de l'ampliation primitive due à la pleurésie, ce qui s'expliquait à la fois et par le retour des parois thoraciques vers leur position première, et par une obésité plus prononcée qu'à l'époque du séjour à Lariboisière en 1860.

Malgré ces exemples du retour des parois thoraciques à leur développement normal, après la rétrocession plus ou moins prononcée de la poitrine à la suite de la pleurésie, il ne faudrait pas considérer cette expansion secondaire comme constante. Il peut arriver que le rétrécissement de la poitrine persiste pendant un grand nombre d'années, sinon toujours. J'ai vu en 1856, à l'hôpital Necker, un jeune homme âgé de 26 ans, qui avait eu une pleurésie droite à l'âge de 15 ans, et qui présentait encore (par conséquent après onze années) une dépression évidente du côté droit de la poitrine. Ce rétrécissement persistant était plus considérable à la vue qu'à

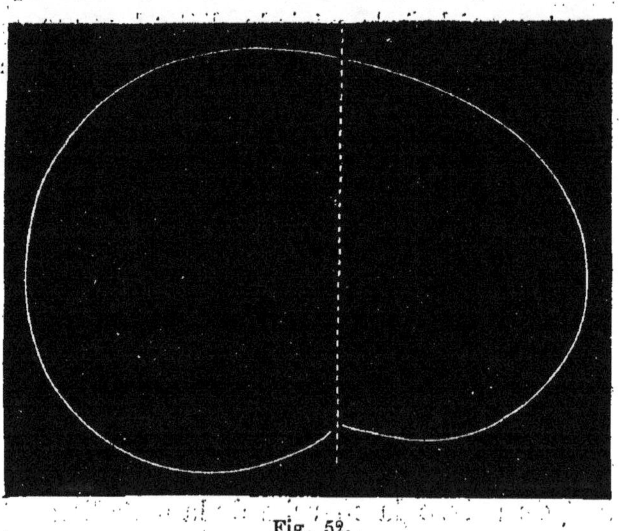

Fig. 52.

la mensuration, qui fournissait le tracé ci-dessus, fig. 52. Cruveilhier a vu une énorme dépression du côté gauche de la poitrine, persister encore seize années après la guérison d'une pleurésie purulente. Le sujet d'une de mes observations présentait un rétrécissement du côté droit qui datait de vingt années.

Il me reste à dire quelques mots des récidives de l'épanchement, qui surviennent parfois dans la convalescence. S'il y a alors un bruit de frottement qui révèle la résolution, ce frottement disparaît, en même temps que la dyspnée et la matité font au contraire des progrès, et que le pouls augmente de fréquence. Tel est du moins l'expression de quelques faits que j'ai recueillis.

En résumé, la pleurésie aiguë a, comme les autres maladies, une évolution naturelle que l'on peut formuler ainsi :

1° Elle a une première période de progrès ou de croissance que l'on peut suivre à l'aide de la mensuration, et qui a une durée variable que j'ai trouvée comprise, dans mes observations, entre 11 et 24 jours, le plus souvent entre 15 et 20 jours.

2° A cette première période succède quelquefois une période d'état de vingt-quatre heures au moins, mais qui peut être de plusieurs jours.

3° Une période de résolution ou de résorption de l'épanchement succède à la période d'état lorsque celle-ci existe, mais le plus souvent cette période de résolution suit la période de progrès, d'une manière brusque, du jour au lendemain. Elle a débuté du 11e au 25e jour, dans les faits que j'ai observés, et s'est continuée au moins aussi longtemps que la période de progrès.

4° L'emploi de la mensuration permet seul de distinguer ces diverses phases de l'évolution de la pleurésie avec épanchement. Sans la mensuration, cette évolution serait incomplètement jugée et souvent même latente aux autres moyens physiques d'exploration. Quand les autres signes sont stationnaires, elle seule permet de saisir le moment où débute la période de résorption du liquide. Les signes de mensuration qui permettent de suivre la marche de la maladie sont des plus faciles à apprécier, à l'aide des tracés graphiques du périmètre dont j'ai décrit les particularités.

DURÉE DE LA PLEURÉSIE. — Nous avons vu combien était variable la durée de la pleurésie aiguë. Il semble résulter de l'étude de la marche de la maladie que, dans son évolution régulière, la période de résolution égale à peu près en durée la période de progrès. Dans les faits rares où nous avons pu bien déterminer la durée totale, dans les cas de guérison, nous l'avons trouvée de 30 et 38 jours. Quant aux pleurésies mortelles, il est impossible de préciser leur durée, comme le prouve l'apparition, à des époques très-variables de la maladie, d'accidents graves de respiration et de circulation provoquant la thoracentèse dite de nécessité.

Il est utile de rappeler qu'en dehors de ces accidents asphyxiques, dans les cas rares où la mort est survenue subitement, la pleurésie a toujours duré au moins vingt jours, suivant la remarque de Goupil que nous rappellerons plus loin.

TERMINAISONS. — La pleurésie peut se terminer par la guérison, par son passage à l'état chronique, par la mort.

Dans les cas de guérison, ou bien la maladie est courte, et le rétablissement du malade prompt et complet, ou bien la pleurésie a été plus sévère et la guérison se fait plus attendre. Quand la maladie est secondaire, ou si le malade est plus ou moins profondément anémié, la convalescence se prolonge davantage. C'est dans les pleurésies les plus fortes que l'on voit parfois survenir des rétrécissements du côté affecté, qui produisent une certaine gêne de la respiration et même parfois des mouvements du tronc. D'autres fois, et c'est une particularité sur laquelle j'appelle l'attention, il persiste, après la guérison de la pleurésie, une douleur permanente du côté affecté, qui inquiète toujours beaucoup les malades et que j'ai vue persister plus d'une année. Cette douleur, très-incommode par sa prolongation, force les patients à entrer à l'hôpital, où l'on a beaucoup de peine à leur persuader que cette conséquence de la pleurésie n'a aucune gravité. On doit sans doute l'attribuer aux adhérences qui fixent le poumon aux parois costales (*Voy.* COMPLICATIONS).

Le passage de la pleurésie aiguë à l'état chronique est rare quand elle est franche ; mais il n'en est pas de même des pleurésies secondaires, qui sont même assez souvent chroniques d'emblée. Dans la pleurésie aiguë devenant chronique, comme dans toutes les autres maladies dans la même condition, il est impossible de dire où finit l'état aigu et où débute l'état chronique. Les pleurésies chroniques, suivant Heyfelder, seraient beaucoup plus fréquentes à gauche qu'à droite (comme 3 à 1).

Dans les cas de mort, quelle peut être la cause de cette terminaison ? En présence de morts rapides ou subites survenant inopinément dans certains cas de pleurésie en apparence peu grave, on a d'abord admis que la mort était la conséquence d'une syncope. E. Goupil, de regrettable mémoire, lors de la discussion qui eut lieu en 1864 à la Société médicale des hôpitaux de Paris, fit remarquer avec raison qu'on s'était trop empressé d'admettre la syncope comme explication des morts subites ou rapides. Sur douze cas de mort subite survenue dans la pleurésie simple, qu'il avait puisés à différentes sources, et principalement dans la thèse de Négrié [1], il n'en trouva que deux pour lesquels la syncope pouvait être invoquée comme cause de la terminaison fatale. Nous verrons à ce propos, au pronostic de la pleurésie, que l'on a beaucoup exagéré, au point de vue de la syncope, l'influence du déplacement du cœur dans les pleurésies gauches. Dans les dix autres faits réunis par E. Goupil, la pleurésie s'était compliquée trois fois de péricardite, et sept fois de caillots formés dans le cœur ou dans l'artère pulmonaire. Ces caillots étaient dus, chez trois sujets, à des embolies : causes mises en relief avec raison dans son intéressante thèse par Négrié. Legroux a vu très-rapidement survenir la mort immédiatement après la thoracentèse, par suite d'une forte congestion pulmonaire avec hémoptysie et apoplexie pulmonaire. La péricardite, dont Béhier signala l'importance comme complication fatale, paraît déterminer la mort plus hâtivement que toute autre cause, puisque cette terminaison fatale arriva le 11e ou le 12e jour. Chez les autres malades, la mort ne survint pas avant l'époque du 20e au 45e jour

[1] Négrié : *De la mort subite dans la pleurésie;* Thèses de Paris, 1864.

de la pleurésie, ainsi que le fit remarquer E. Goupil. Cette date est cependant trop absolue; j'ai vu la mort arriver le 15e jour dans une pleurésie purulente de diagnostic difficile (*Voy.* obs. XLVIII, p. 382) sans qu'on pût invoquer d'autre cause que le progrès de l'épanchement. Tout récemment j'ai eu sous les yeux un fait analogue, mais avec épanchement séreux, et dans lequel la terminaison fatale pouvait avoir été favorisée par une myocardite. Je crois qu'en pareil cas la distension des parois thoraciques peut arriver à un point tel que l'expansion inspiratoire des parois de la poitrine devienne subitement insuffisante, ce qui entraîne la mort par asphyxie. Cette cause me paraît légitimée par ce fait que, dans les cas d'ampliation thoracique par l'épanchement, j'ai constaté, à l'aide des tracés cyrtométriques, un écartement antéro-postérieur des parois thoraciques de cinq et même six centimètres. Van Swieten avait signalé cette cause de mort comme probable dans l'empyème.

Je considère l'hyperémie du poumon sain, chez les sujets atteints de pleurésie, comme étant la cause probable de la mort dans deux des pleurésies que j'ai observées. Cette hyperémie, apportant rapidement un nouvel obstacle à l'hématose, produit alors une asphyxie plus ou moins rapide. Je crois que l'exemple de pleurésie gauche mortelle rapporté par Vidal à la *Société médicale des hôpitaux* (mars 1864), et dans lequel la cause de la mort a paru inconnue, rentre dans cet ordre de faits, l'autopsie ayant révélé une hyperémie considérable du poumon droit. Il était très-volumineux, « violacé et gorgé d'une grande quantité de sang noir, comme chez certains asphyxiés, sans foyers apoplectiques. »

Malgré la rapidité avec laquelle la mort peut survenir, il est possible de diagnostiquer certaines de ces complications pendant la vie. Telle est par exemple la coagulation du sang dans les cavités du cœur. Labric en reconnut l'existence, chez un enfant pleurétique, à l'irrégularité accidentelle extrême survenue dans les bruits du cœur, qui étaient en même temps tumultueux et voilés (*Thèse* de Voyet, 1870). J'ai observé récemment un fait analogue dans lequel les accidents survinrent subitement le 16e jour de la pleurésie. La thoracentèse, pratiquée en désespoir de cause sept heures après l'invasion de cette grave complication, ne put que reculer le moment de la mort qui était imminente quand la ponction fut pratiquée.

Les épanchements pleurétiques purulents n'ont pas la même terminaison habituelle que les épanchements séreux ; car ils n'ont jamais une tendance à se résoudre sous l'influence d'un traitement médical, comme je le rappellerai à propos du pronostic. Nous verrons en même temps quel parti on peut tirer des différentes données relatives à la terminaison.

ANATOMIE PATHOLOGIQUE. — A ce point de vue, la pleurésie aiguë présente, pour le médecin praticien, des particularités qu'il a grand intérêt à connaître.

L'inflammation aiguë se manifeste dans la plèvre par la production de pseudo-membranes, et par l'accumulation d'un liquide exsudé en quantité très-variable. On a rappelé des exemples de pleurésies suivies de mort dans lesquelles il n'y avait que des fausses membranes molles récentes, sans liquide épanché dans la plèvre. Mais il est évident qu'il ne s'agissait pas alors de la pleurésie aiguë franche, qui s'accompagne toujours d'un épanchement.

Presque toute l'anatomie pathologique de la pleurésie est comprise dans l'étude de l'épanchement et des fausses membranes, qui ont été très-bien décrits par notre excellent collègue Laboulbène (*Ouv. cité*).

L'*épanchement* est la partie liquide qui transsude à travers les vaisseaux de la plèvre enflammée, et qui est semblable au sérum du sang. Ordinairement d'une couleur citrine, transparent ou un peu louche, contenant ou non des lambeaux de pseudo-membranes sans organisation, ce liquide est parfois très-louche (séro-purulent), ou franchement purulent, très-rarement hématique (principalement lorsqu'il y a rupture des vaisseaux de nouvelle formation).

Le pus de l'épanchement est tantôt inodore et tantôt fétide, ce qui tient principalement, mais non toujours, ainsi que cela m'a été démontré par un des faits que j'ai recueillis, au contact de l'air qui pénètre dans la plèvre. Suivant Bilroth, l'épanchement ne serait jamais purulent d'emblée, et il faudrait plusieurs jours pour que du pus se produise aux dépens des éléments de la plèvre.

Le liquide de l'épanchement présente différents degrés de consistance : parfois épais, filant ou colloïde, d'autres fois moins épais, ou sous forme de sérosité transparente. Vu au microscope, quand il est récent, on y trouve nageant dans la sérosité, dit Laboulbène : 1° des globules de pus (leucocytes) de diverses variétés, surtout pyoïdes avec ou sans noyaux, des globules pâles des liquides exsudés, des globules granuleux (leucocytes hypertrophiés granuleux) ; 2° la fibrine, dont les fibrilles emprisonnent des corpuscules divers ; 3° les globules rouges du sang (hématies) ; 4° des granulations diverses, surtout de nature graisseuse ; 5° enfin des gouttelettes graisseuses.

Quand le liquide est ancien, on y rencontre les mêmes éléments dont plusieurs altérés ou dissociés, et de plus des granulations pigmentaires, une poussière comme crétacée, et parfois des paillettes brillantes de cholestérine. Laboulbène, dans un cas de perforation pulmonaire, a trouvé, dans la cavité pleurale, des corps bacillaires et des moisissures.

Au point de vue chimique, j'ai seulement à signaler, dans le liquide séreux de l'épanchement, la présence de la fibrine. Quoiqu'elle s'y trouve en quantité moindre que dans le sérum du sang, elle fait quelquefois coaguler spontanément le liquide intra-pleural dès qu'il est extrait de cette cavité. Traité par la chaleur ou par l'acide azotique, ce liquide se coagule presque en masse avec rapidité, propriété dont on doit tirer parti pour diagnostiquer certaines perforations pulmonaires produites pendant l'opération de la thoracentèse (*Voy.* TRAITEMENT).

Les fausses membranes, tantôt étendues et libres à la surface interne des feuillets pleuraux, tantôt formant des brides de l'un à l'autre, quand la maladie s'est prolongée, présentent ce caractère principal que les unes ne s'organisent jamais, et que d'autres s'organisent en néo-membranes (Laboulbène). Limitées ou généralisées, de consistance molle au début, minces ou plus épaisses, elles forment des couches blanchâtres, jaunâtres, faciles à enlever de la surface pleurale. Ce n'est que plus tard, vers la fin de la pleurésie aiguë, qu'elles peuvent revêtir l'aspect fibreux, graisseux, cartilagineux ou osseux.

Les fausses membranes récentes renferment, selon Laboulbène : 1° une matière amorphe ordinairement très-abondante; 2° de la fibrine peu abondante, sous forme de fines fibrilles entre-croisées ; 3° des globules de pus et pyoïdes (leucocytes avec ou sans noyaux) ; 4° des leucocytes de diverses variétés ; 5° des granulations moléculaires et des matières grasses ; 6° quand il y a rupture des vaisseaux, la fausse membrane ecchymosée offre constamment des globules rouges du sang (hématies) intacts ou altérés.

Les éléments des fausses membranes anciennes, plus ou moins épaisses, sont plus nombreux. Ce sont : 1° une matière amorphe abondante, renfermant des granulations moléculaires nombreuses ; 2° des granulations graisseuses ; 3° la fibrine fibrillaire incrustée de granulations ; 4° les divers globules purulents des liquides exsudés (leucocytes), mais déformés ; 5° des éléments de nouvelle formation (embryoplastiques ou fibroplastiques ; 6° diverses substances grasses, parfois des cristaux de cholestérine ; 7° des matières pigmentaires. Les plaques ou enduits d'apparence crétacée ont pour éléments des incrustations de matière calcaire.

C'est au moment où leur consistance augmente, où leur adhérence devient plus forte, que les fausses membranes tendent à devenir des néo-membranes, à se vasculariser parfois très-rapidement par le développement des vaisseaux provenant de la séreuse, et non par leur formation spontanée dans le produit plastique. Les néo-membranes vivent seulement alors, et sont susceptibles d'organisation.

Les résultats les plus importants à signaler à ce propos, pour l'étude clinique de la pleurésie, sont les adhérences partielles qui fixent ensuite le poumon dans certain point de la cavité thoracique, ou qui, sur la limite d'un épanchement, le circonscrivent en l'enkystant, comme l'a signalé Damoiseau (*loc. cit.*), sans que le fait soit aussi commun qu'il l'a pensé. Au moment de la guérison, les adhérences du poumom ou des deux feuillets des plèvres sont le plus souvent complètes. Tantôt elles sont minces, et tantôt il y a épaississement des pseudo-membranes, avec le dépôt caséiforme qui provient des fausses membranes non organisables et non résorbées. Dans ce dernier cas, il persiste des signes trompeurs d'épanchement.

Comme lésions secondaires, on rencontre quelquefois, avec la pleurésie purulente, une ou plusieurs perforations pleuro-pulmonaires, et très-rarement une perforation pleuro-cutanée intercostale, l'épanchement se faisant jour au dehors par l'intermédiaire d'un abcès des parois thoraciques, qui n'est alors que l'extension de la collection purulente intra-pleurale. Dans des cas exceptionnels, bien étudiés par Broca [1], on constate l'existence d'un abcès des parois thoraciques qui a produit la pleurésie en s'ouvrant dans la plèvre. Les côtes subissent à la longue une modification remarquable décrite par Parise [2]; ce sont des *ostéophytes costaux* dus à la seule inflammation de la plèvre, lorsque la poitrine a subi le rétrécissement consécutif à un épanchement pleurétique avec des fausses membranes organisées. Ces productions osseuses ne se développent que sur les côtes en rapport avec l'épanchement, et leur donnent une forme prismatique, triangulaire, la face externe restant la même; de sorte que l'aspect extérieur des parois thoraciques n'en est pas sensiblement modifié. Dans d'autres cas, les côtes sont en partie dénudées par l'usure du périoste au niveau d'un épanchement purulent. J'ai vu cette dénudation coïncider avec une carie multiple des côtes avec destruction, jusqu'à la peau, des parties molles intercostales voisines (obs. LXIV). Dans ces différentes conditions, la pleurésie purulente était passée à l'état chronique. On a vu la partie cariée être éliminée, en donnant lieu à une large plaie béante.

Si l'on examine la plèvre au microscope, on constate les par-

[1] Broca : *Mémoire sur la pleurésie secondaire, consécutive aux inflammations du sein et de l'aisselle* (Arch. gén. de méd., 1850, t. XXII).

[2] Parise : *De l'ostéophite costal pleurétique dans la pleurésie* (Arch. de médecine, t. XXI, p. 320.)

ticularités suivantes. La plèvre sous-jacente aux produits plastiques n'est pas aussi altérée qu'on le pourrait croire. Elle est même dans un état apparent d'intégrité notée par beaucoup d'observateurs. Le microscope y découvre une injection avec dilatation des capillaires, comme lésion principale.

Le poumon subit des modifications qui sont variables suivant la quantité du liquide pleurétique épanché. Dès le début de l'épanchement, le liquide diminuant la capacité de la cavité destinée au poumon, permet à cet organe de revenir sur lui-même en vertu de son élasticité. Immergé dans une plus grande quantité de liquide, le poumon, fixé supérieurement par sa racine au médiastin, et tendant à surnager dans l'épanchement, suivant la remarque de Hirtz (*Mém. cité*), abandonne les parties déclives, et se porte principalement à la partie supérieure de la cavité pleurale. Ce n'est que lorsque le liquide épanché devient encore plus abondant que le poumon est comprimé de toutes parts et refoulé vers le médiastin, où il est souvent comme bridé par des adhérences. Son aplatissement dans ce sens peut être assez considérable pour que son épaisseur ne dépasse pas celle de la main. Il est passé alors à l'état de splénisation et de carnification. Quand la pleurésie s'est longtemps prolongée, les vides aériens peuvent être absolument privés d'air, sauf dans les bronches principales ; car le tissu pulmonaire, jeté par fragments dans l'eau, gagne rapidement le fond du vase, bien qu'il n'y ait aucune autre lésion apparente que celle résultant de la compression par le liquide épanché dans la plèvre. Il résulte cependant des recherches microscopiques que les vaisseaux s'oblitèrent à la longue et que le parenchyme pulmonaire s'atrophie (Fœrster).

Dans les cas de guérison, le poumon, non bridé par des adhérences contre le médiastin, se dilate graduellement pendant que se fait la résorption du liquide, en même temps que les parois dilatées de la cavité pleurale reviennnent sur elles-mêmes. Et quand la résorption est complète, des adhérences générales serrées se forment ordinairement entre les deux feuillets des plèvres par l'intermédiaire de fausses membranes.

Nous venons de supposer le poumon comme étant libre d'adhérences au moment de l'invasion de l'épanchement. Mais il ne faut pas perdre de vue que des adhérences partielles plus anciennes peuvent exister, ce qui modifie les conditions ordinaires des rapports du liquide et du poumon. Il peut se faire aussi que des adhérences se forment pendant l'évolution de la pleurésie. Si le poumon est soudé aux côtes antérieures pendant l'existence de l'épanchement, les signes de percussion et d'auscultation sont profondément modifiés, ce qui rend le diagnostic très-difficile, comme nous le verrons.

Formes. — On pourrait multiplier à l'infini les formes de la pleurésie, si l'on avait égard à toutes les variétés d'expressions seméiologiques qu'elle peut présenter, ou à la prédominance de certains signes. Mais on doit limiter le nombre de ces formes à celles qui sont basées sur les conditions suivantes : sur l'absence ou l'abondance de l'épanchement, sur la nature du liquide épanché, sur le siége de la lésion, et sur les conditions pathologiques dans lesquelles se développent certaines pleurésies. C'est ainsi que la pleurésie est dite sèche ou avec épanchement, séreuse ou purulente, généralisée ou partielle, primitive ou secondaire.

La *pleurésie sèche* est caractérisée par du bruit de frottement comme signe principal. Elle est fréquente comme lésion secondaire de pneumonie, ou de tubercules ; mais existe-t-elle comme forme primitive ? L'observation suivante semble le démontrer.

Obs. XLIV. — Un garçon couvreur, âgé de 21 ans, qui n'avait jamais eu de douleur thoracique ni de toux antérieurement, fut admis à l'hôpital Saint-Antoine en 1863. Le 4 février, il avait été longtemps exposé à la pluie, lorsque le lendemain il ressentit, du côté droit de la poitrine, une douleur vive, augmentant par les grandes inspirations et même par les mouvements. Cette douleur l'empêcha immédiatement de travailler ; il n'éprouva ni fièvre, ni toux. Il essaya inutilement deux fois de reprendre ses occupations, et se décida à entrer à l'hôpital.

Vu le 8e jour, je constate que le malade n'a pour tout symptôme qu'une douleur sous-mammaire, toujours aussi intense qu'au début. La sonorité du thorax est antérieurement également claire des deux côtés, et il en est de même en arrière, où il n'existe à droite, à l'extrême base, qu'une matité qu'on doit rapporter au foie. Dans ce même côté droit, le bruit respiratoire est très-faible dans la moitié supérieure, et remplacé dans la moitié inférieure par un bruit de frottement saccadé, dans l'inspiration et l'expiration, plus prononcé qu'ailleurs vers l'angle inférieur de l'omoplate. Ces saccades de frottement sont sensibles à la main, et sont spontanément appréciables par le malade lui-même, qui affirme en avoir conscience depuis le premier jour de sa maladie (*Vent. scarif. du côté droit; — 1 pil. extr. théb.; — 1 portion d'aliments*).

Les jours suivants, la douleur se calme; mais le bruit de frottement persiste. Le malade sort le 13e jour; le bruit de frottement continue à être aussi net; mais il est moins étendu et manifestement moins prononcé qu'à l'admission.

Les exemples de pleurésie sèche de ce genre, survenant chez des individus bien portants jusque-là, sont rarement rencontrés. C'est le seul que j'aie pu recueillir. Et encore mon malade n'a été observé que jusqu'au 13e jour de sa pleurésie, et il a pu se faire plus tard un épanchement tardif. Ce qui me permet de le supposer, c'est que j'ai recueilli à l'hôpital Necker, en 1868, l'observation d'un homme atteint de pleurésie gauche et qui, du 15e au 19e jour de sa maladie, n'offrait pour tout signe d'auscultation du côté gauche, que du bruit de frottement en arrière, avec une submatité légère. Or, dès le 19e jour, ces signes furent remplacés par une matité avec souffle et broncho-égophonie. L'épanchement était survenu; il diminua rapidement dès le 22e jour, comme le montre le tracé de la figure 53.

Quand on observe des pleurétiques à une époque un peu éloignée du début, il n'est pas rare de trouver le bruit de frottement de la convalescence. C'est ainsi qu'un de mes malades, atteint de pleurésie du côté droit, n'offrait plus le 18e jour, à son entrée à Cochin, comme signes, qu'une submatité avec faiblesse du bruit respiratoire et bruit de frottement manifeste.

La pleurésie avec épanchement, qui comprend toutes les pleurésies en dehors de celles qui méritent réellement la dénomination de sèches, n'est pas à proprement parler une variété particulière de pleurésie. C'est la condition la plus générale de la maladie, qui comprend plusieurs formes bien distinctes, basées sur la nature du liquide épanché : la pleurésie à épanchement séreux, purulent, et hémorrhagique.

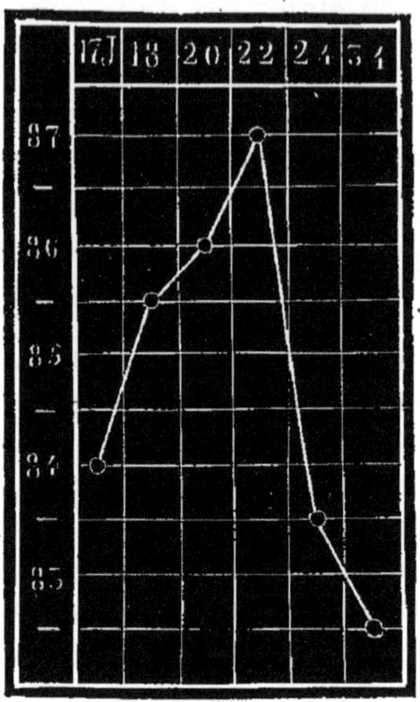

Fig. 53.

Je ne dirai que peu de mots de la pleurésie avec épanchement séreux; elle est la forme commune et habituelle de la maladie, celle qui tend le plus souvent à la guérison.

Il n'en est pas de même de la pleurésie purulente, dont nous verrons le diagnostic présenter de notables difficultés, en même temps qu'elle a une gravité toute particulière (*Voy.* PRONOSTIC), et qu'elle doit être soumise à des indications spéciales de traitement Il y a une variété de pleurésie purulente qui doit être examinée à part, et qui se développe à la suite de certaines pneumonies (*Voy.* le chapitre suivant).

On ne doit pas faire une forme particulière des pleurésies séro-purulentes; elles peuvent présenter tantôt les caractères bénins des épanchements séreux, tantôt la gravité des épanchements purulents. Ce n'est que lorsque le liquide a une issue au dehors, qu'on peut reconnaître cette variété d'épanchement pleurétique.

La forme *hémorrhagique* de la pleurésie a été d'abord considérée comme résultant d'une affection grave du poumon, et

Fig. 53. — Pleurésie gauche d'abord sèche observée du 17e au 34e jour. — Période de progrès du 17e au 22e jour. Résolution marquée par une ligne de descente du 22e au 34e jour.

principalement du cancer de cet organe. Mais l'étude des néo-membranes qui peuvent se développer dans le cours de la pleurésie, et dont les jeunes vaisseaux de nouvelle formation sont sujets à se rompre, permet d'expliquer la présence du sang dans le liquide de l'épanchement, indépendamment d'une affection organique préexistante. C'est ce qui explique les succès ordinaires obtenus par la thoracentèse après la sortie de la plèvre d'un liquide séro-sanguinolent, comme le montrent des faits relatés dans les Thèses de Lacaze-Duthiers, Gondouin, Hachèrelle et Bégine.

Les formes basées sur l'abondance et le siége de l'épanchement, doivent comprendre les pleurésies partielles et les pleurésies généralisées.

Parmi les *pleurésies partielles*, il en est, comme la pleurésie interlobaire et celle dite médiastine, qui échappent à toute exploration; elles sont le plus souvent secondaires. D'autres, signalées par Andral comme les précédentes (*Clin. méd.*, t. II), peuvent parfaitement être reconnues pendant la vie. Ce sont les pleurésies costo-pulmonaires, limitées par des adhérences à la partie moyenne ou inférieure du thorax, donnant quelquefois lieu à la production d'une voussure accidentelle (Louis); et les pleurésies diaphragmatiques, signalées également par Andral, et très-bien décrites par Noël Guéneau de Mussy (*Arch. de méd.*, 1853, t. III).

La pleurésie *diaphragmatique*, qui est la plus importante des pleurésies localisées, se caractérise par une dyspnée et une anxiété considérables, par une douleur excessive à la pression des deux régions qui correspondent aux deux extrémités du nerf diaphragmatique (au cou entre les attaches inférieures du muscle sterno-mastoïdien, et au rebord inférieur des fausses côtes correspondantes), par l'absence de matité à la percussion du côté affecté, et enfin par le défaut des signes d'auscultation ordinairement constatés dans la pleurésie. J'ai vu en 1856, à l'hôpital Necker, et plus tard à l'hôpital Cochin, deux faits de ce genre. Ils sont d'ailleurs assez rares. Le diagnostic n'en est pas toujours facile en raison de l'absence des signes physiques de percussion et d'auscultation. Cette forme de pleurésie résulte quelquefois de la propagation de l'inflammation du foie à la plèvre diaphragmatique.

J'ai admis plus haut une forme de pleurésie basée sur la *généralisation de l'épanchement*, lorsqu'il est parvenu à envahir toute la hauteur de la cavité séreuse, en donnant lieu à une matité générale. Cette forme me semble légitimée par cette considération, qu'en pareil cas la marche de la pleurésie devient latente à la percussion et à l'auscultation.

Mais ce ne sont pas là les vraies *pleurésies latentes*, puisque la mensuration peut en suivre parfaitement l'évolution. On ne devrait en effet qualifier de latentes que les pleurésies se caractérisant par l'absence des signes ordinaires de percussion et d'auscultation au niveau même de l'épanchement. J'ai appelé l'attention en 1866 sur les faits de ce genre, qui méritent d'être pris en sérieuse considération, et dont je m'occuperai à propos du diagnostic.

Les *pleurésies secondaires* surviennent quelquefois comme maladies aiguës, mais le plus souvent elles ont un caractère de chronicité. Dans le cours de la pneumonie (pleuro-pneumonie), dans l'état puerpéral, dans le rhumatisme articulaire aigu, dans certains cas de phthisie pulmonaire, on peut voir survenir la pleurésie. Elle est constante dans le cancer du poumon.

Chez les tuberculeux, la pleurésie se manifeste de trois manières différentes : 1° *elle suit sa marche ordinaire*, soit aiguë soit chronique, tantôt avec des signes de tubercules pulmonaires, tantôt sans aucun signe actuel de tuberculisation, qui se révèle plus tard lorsque l'on revoit les malades ; 2° la pleurésie peut être *sèche* et reconnaissable au bruit de frottement, surtout au niveau des sommets ; 3° enfin la pleurésie peut avoir lieu *par perforation* d'une caverne tuberculeuse, et faire partie des accidents qui caractérisent le pneumo-thorax.

Les pleurésies sont le plus souvent simples (d'un seul côté) ; mais quelquefois elles sont *doubles*. La plupart de ces pleurésies doubles sont secondaires, surtout chez les tuberculeux (Louis). Dans tous les cas, l'épanchement n'est jamais également considérable des deux côtés. Ce sont le plus ordinairement comme deux pleurésies se développant successivement des deux côtés, la première en voie de résorption ou disparue lorsque se montre la seconde.

A la suite de ces pleurésies doubles, on observe quelquefois un trouble profond dans le jeu des organes respiratoires. J'ai vu à Necker un malade entré pour une dyspnée habituelle très-pénible, survenue à la suite de deux pleurésies successives développées, d'abord d'un côté, puis de l'autre, et qui en présentait la preuve incontestable dans un bruit de frottement très-accentué et presque généralisé des deux côtés.

Diagnostic. — L'étude analytique que nous avons faite jusqu'à présent des différents symptômes ou signes de la pleurésie, de son évolution et de ses lésions, va nous faciliter l'exposé de son diagnostic.

C'est sur la douleur apparue d'un côté de la poitrine, sur la matité thoracique, sur le déplacement du liquide appréciable à la percussion dans certains cas, sur l'affaiblissement du bruit respiratoire avec ou sans souffle, sur l'égophonie ou la broncho-égophonie, le bruit de frottement, et sur le refoulement des organes contigus, que se base principalement le diagnostic de la maladie. Cependant il n'est pas, dans beaucoup de circonstances, aussi simple que cette énumération pourrait le faire croire, aucun de ces signes n'étant, comme on l'a vu, pathognomonique. C'est dans l'ensemble des signes observés qu'il faut chercher les données du diagnostic, comme pour la plupart des maladies aiguës.

Sous ce rapport, il y a un fait digne de remarque; c'est que les pleurésies gauches sont d'un diagnostic plus facile que les pleurésies droites. Nous avons vu en effet, en décrivant les signes physiques de l'épanchement pleurétique, que la plupart de ces signes sont beaucoup plus fréquemment observés dans les pleurésies du côté gauche que dans celles du côté droit, et qu'il en est même que je n'ai rencontrés qu'à gauche.

Ces remarques faites, pour traiter convenablement la question du diagnostic de la pleurésie, il faut remarquer que le malade se présente à l'observation dans l'une des trois conditions suivantes : A, au début de la maladie; B, pendant l'existence de l'épanchement; C, après la résorption du liquide épanché dans la plèvre. Je traiterai d'abord du diagnostic dans ces conditions, et ensuite du diagnostic différentiel.

A. *Au début.*

Si l'on ne considère que les symptômes fonctionnels du début, on peut dire qu'ils ne sauraient faire arriver au diagnostic de la pleurésie. Il n'y a rien en effet, dans les signes les plus complets de l'invasion, point de côté, dyspnée, toux, et phénomènes fébriles variables d'intensité, rien qui permette d'affirmer que l'on est en présence d'une pleurésie commençante plutôt que d'une hyperémie simple, ou d'une pneumonie, à leur début. Ce n'est que lorsque les signes physiques annoncent la présence de l'exsudat pleural, et principalement celle du liquide épanché dans la plèvre, que l'on peut reconnaître la pleurésie. C'est ce qui fait que les anciens, ne connaissant que les symptômes fonctionnels, ne pouvaient éviter de confondre la maladie avec les autres affections intra-thoraciques, et que Laennec a pu seul en rendre le diagnostic possible, grâce aux signes physiques qu'il a fait connaître, et qu'il a appliqués à l'étude de la pleurésie. Ces signes sont en effet d'une importance capitale, qui justifie l'exposé analytique que nous en avons fait précédemment.

Il est admis qu'il peut y avoir une première période de siccité pleurale inflammatoire, qui se révèle par un bruit de frottement, ainsi que nous l'avons dit. Ce bruit de frottement est un excellent signe de pleurésie actuelle, ou plus ou moins récente; mais quand il est isolé, il n'a pas cette signification absolue, ce signe pouvant dépendre d'une autre cause que l'inflammation de la plèvre. A propos des formes de la pleurésie, j'ai montré que le bruit de frottement pouvait persister longtemps avant l'apparition des signes de l'épanchement.

B. *Pendant l'existence de l'épanchement.*

C'est dans cette condition que le diagnostic a sa plus grande importance.

Nous avons montré comment l'épanchement pleurétique se développait graduellement pour décroître ensuite en sens inverse, ce progrès et cette décroissance constituant les phases principales de l'évolution de la pleurésie.

On n'est pas d'accord sur la plus faible quantité de liquide épanché qu'il est possible de reconnaître au début de la période de progrès de l'épanchement. Laennec pensait qu'il y avait nécessairement une diminution de son à la percussion presque dès le début, et que « lorsque la plèvre était libre de toute adhérence, le liquide se répandait d'une manière régulière sur toute la surface du poumon, mais restait toujours en plus grande quantité en bas et sur le côté. » Piorry admet aussi que, dès le premier ou le deuxième jour, l'épanchement donne lieu à un peu moins de résonnance, mais toujours tout à fait en bas du thorax, sur les côtés de la colonne vertébrale, où l'on perçoit parfois une égophonie déclive. Il pense que 60 à 90 grammes (deux ou trois onces) peuvent être ainsi reconnus [1]. Pour Hirtz, au contraire, un épanchement de 100 grammes environ jusqu'à 500, ne se répand pas en couche sur le poumon, et ne donne lieu à aucun signe physique, ni à la percussion, ni à l'auscultation. Suivant Damoiseau enfin, la matité d'un épanchement pleurétique commence à se montrer en arrière et en dehors, au niveau d'une ligne abaissée de l'angle inférieur de l'omoplate, ou en dehors, abaissée de l'aisselle ; et la matité, cherchée dans ces points, lui paraît s'y manifester par la présence de 90, 60 et même seulement 30 grammes de liquide (*Mém. cité*).

Il n'y a donc aucun accord actuellement possible entre les diverses opinions des auteurs au sujet du diagnostic d'une petite quantité première de liquide épanché. En définitive, il est une condition dans laquelle l'épanchement faible peut être parfaitement accusé : c'est lorsqu'il se manifeste par une *submatité* dans une partie peu étendue du côté affecté (en arrière et en bas), par un affaiblissement du bruit respiratoire avec

[1] Piorry : *Du procédé opératoire à suivre dans l'exploration des organes par la percussion médiate* ; 1831, p. 69.

égophonie, et par une franche diminution des vibrations thoraciques par rapport à celles du côté opposé.

L'étendue de la matité, qui est le signe principal de la pleurésie, est loin d'ailleurs de pouvoir servir de signe caractéristique de la quantité de liquide épanché. Dans des cas rares, cette matité est générale lorsque le liquide est étendu en nappe sur le poumon, comme si l'épanchement était extrême : nous en avons rapporté un exemple (obs. XXXVII). Elle peut au contraire n'occuper qu'une partie plus ou moins grande de la surface du côté affecté avec une quantité relativement plus forte de liquide accumulé dans la plèvre. Il y a plus : un épanchement considérable peut envahir toute la cavité pleurale avec une matité limitée à la partie inférieure du côté affecté en arrière, ainsi que nous le montrerons à propos de certaines difficultés insolites du diagnostic.

En n'ayant ici en vue que les faits les plus ordinaires de la pratique, on peut diviser en trois groupes les pleurésies avec épanchement libre d'adhérences : 1° les pleurésies avec matité postéro-inférieure du côté affecté; 2° avec matité occupant les parties postérieure et antérieure sans être généralisée en avant du haut en bas ; 3° celles avec matité générale en avant comme en arrière.

1° Certaines pleurésies légères restent caractérisées par des signes d'épanchement peu abondant avec matité étendue seulement à la partie postéro-inférieure du côté affecté, et avec des particularités dont la valeur sera discutée à propos du diagnostic différentiel de la pleurésie.

2° Quand la matité occupe les régions postérieure et antérieure sans être généralisée, le diagnostic se base sur des particularités plus caractéristiques. Il faut ici distinguer les signes perçus au niveau de l'épanchement, ou de la matité, de ceux qui existent au-dessus, principalement dans la région sous-claviculaire. Le diagnostic se base alors sur un ensemble de signes incontestables. Outre la faiblesse du bruit respiratoire avec souffle, égophonie (ou autres variétés de la voix thoracique que nous avons rappelées), et l'absence de vibrations thoraciques, signes qui se rattachent à l'épanchement au niveau de la matité thoracique, cette matité offre des caractères parfois spéciaux. Sa ligne de niveau, nette ou diffuse, est plus élevée en arrière qu'en avant, où elle est quelquefois mobile : plus élevée quand le malade est assis que lorsqu'il est couché (*Voy.* p. 286). De plus, la région sous-claviculaire, et parfois aussi en arrière la région sus et sous-épineuse de l'omoplate, sont le siége d'une sonorité anomale le plus souvent exagérée d'intensité, en même temps que la respiration peut être forte au même niveau, avec bronchophonie, parfois même avec souffle, comme on l'a vu précédemment.

Des adhérences pleurales, en fixant le poumon aux parois costales dans une certaine étendue, peuvent singulièrement modifier les signes de la pleurésie, et en rendre le diagnostic difficile. Ces adhérences, au niveau desquelles ne peuvent être perçus les signes en question, se rencontrent plus fréquemment au sommet des poumons qu'ailleurs (chez les tuberculeux); alors la matité peut rester immobile à un certain niveau qui est la limite inférieure de l'adhérence, et cela malgré les progrès de l'épanchement. Si les adhérences occupent la base, il y a du son inférieurement, et l'on peut croire à l'existence d'une tumeur au niveau de la matité produite supérieurement par l'épanchement. Lorsque enfin c'est vers la partie moyenne de la plèvre que se sont produites les adhérences partielles avant l'invasion de la pleurésie observée, les modifications des signes constatés sont très-insolites. Il peut arriver en effet, ainsi que je l'ai constaté, que l'adhérence du poumon en avant donne lieu à la production d'un son tympanique et d'un bruit respiratoire amphorique. Nous verrons plus loin qu'il existe encore des difficultés très-grandes de diagnostic avec des adhérences de ce genre.

3° Lorsque l'épanchement est assez considérable pour que la matité soit générale en avant comme en arrière, le diagnostic peut être parfaitement net. Il y a des cas extrêmes. Lorsque par exemple, avec cette matité générale, existent un affaiblissement très-prononcé des bruits respiratoires, une dilatation visible du côté affecté, avec élargissement des espaces intercostaux correspondants, le refoulement des organes abdominaux et du médiastin, et surtout lorsque à ces différents signes se joignent une dyspnée prononcée, ou même des menaces de suffocation, en un mot un état imminent d'asphyxie. Il n'y a aucun doute alors sur l'abondance considérable du liquide épanché. Cependant il ne faut pas croire que ces signes soient constants; car il n'est pas rare d'extraire de la poitrine une grande quantité de liquide par la thoracentèse, chez des malades qui n'offrent pas la dilatation visible du thorax. L'ampliation du thorax peut n'être alors sensible qu'à la mensuration cyrtométrique, comme dans la figure 54, par l'écartement des parois thoraciques dans le sens du diamètre vertébro-mammaire.

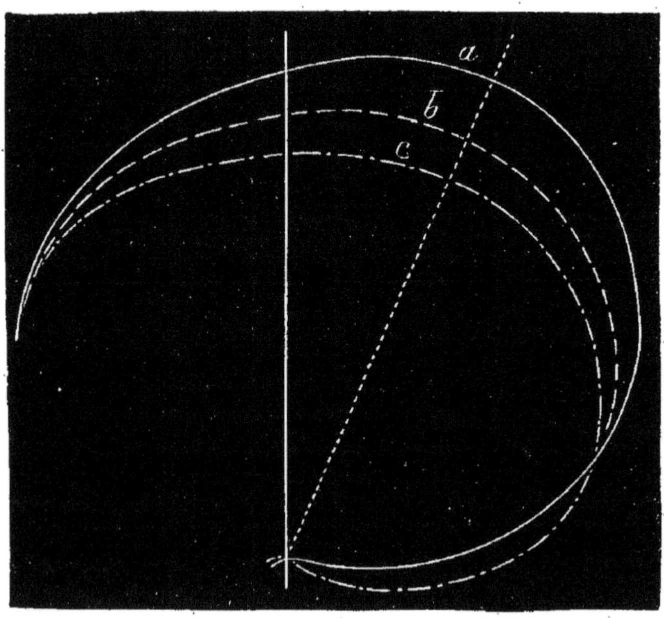

Fig. 54.

D'un autre côté, on peut penser qu'il y a un épanchement très-abondant lorsque la matité est générale et le bruit respiratoire extrêmement affaibli, sans qu'il y ait une goutte de liquide dans la poitrine. Nous avons vu (p. 335) que la mensuration seule pouvait faire éviter l'erreur. Alors tantôt le liquide est résorbé avec la persistance de ces signes d'épanchement, et tantôt il existe une tumeur solide simulant un épanchement pleurétique (Voy. *Diagnostic différentiel*).

Il faut être prévenu de ces difficultés. Il en est une autre qui, pour ne pas se rattacher au diagnostic proprement dit, n'a pas moins d'intérêt pour le praticien. Je veux parler de l'impossibilité de suivre la marche de l'épanchement, ainsi que je l'ai montré, dès que la matité est devenue et reste générale. C'est ce qui m'a porté à faire une forme particulière de l'épanchement dans cette condition. On a considéré à tort la pleurésie comme étant alors latente. J'ai démontré victorieusement, je pense, que ces pleurésies, latentes *dans leur marche* à la percussion et à l'auscultation, ne l'étaient jamais à la mensuration. Je montrerai plus loin ce que sont les pleurésies véritablement latentes.

Pour rester encore dans l'ordre des faits journellement observés pendant l'existence de l'épanchement pleurétique, voyons comment on peut arriver à déterminer la nature du liquide épanché.

Détermination de la nature du liquide de l'épanchement. — Ce diagnostic offre le plus souvent de grandes difficultés. Pidoux a critiqué la confusion des épanchements où dominent les caractères *inflammatoires* avec ceux qui présentent les caractères *hydropiques*. Mais cette distinction est plus théorique que pratique; car les caractères que ce médecin distingué a voulu donner pour séparer ces deux genres d'épanchements l'un de l'autre, ne nous paraissent pas offrir une précision suffisante par être utilisés par le praticien [1].

Une distinction de toute autre importance, quoiqu'elle soit loin d'être facile, est celle des épanchements purulents ou séreux. La pleurésie purulente a une gravité toute particulière, parce que le pus épanché dans la plèvre ne peut se résorber spontanément comme le liquide séreux, et qu'il faut que ce pus ait une issue au dehors, soit qu'il se fasse spontanément jour par les bronches (perforation pulmonaire) ou à travers les

[1] Pidoux : *Du pronostic de la pleurésie latente et des indications de la thoracentèse* (Actes de la Soc. méd. des hôpitaux ; fasc. I).

parois thoraciques (abcès intercostal), soit qu'on lui donne une issue chirurgicalement.

De cette condition découle la nécessité de distinguer la pleurésie purulente de la pleurésie à épanchement séreux. Malheureusement, il n'y a aucun signe certain de la purulence de l'épanchement, sauf par les ponctions exploratrices, ou dans le rejet du pus par une perforation pulmonaire ou un abcès. Ce n'est d'ailleurs que lorsque la maladie a eu déjà une certaine durée, que la persistance de l'épanchement, la fièvre hectique, et parfois l'œdème des parois thoraciques du côté de l'épanchemant, donnent à la pleurésie purulente une physionomie particulière, mais qui permet seulement de soupçonner la présence du pus dans la cavité pleurale. Aussi pourrais-je rappeler une foule de méprises qui n'ont pu être évitées par des praticiens éminents, anciens et modernes, et qui les ont porté à inciser la poitrine dans des cas d'épanchements séreux jugés purulents. Trousseau lui-même, malgré sa grande expérience sous ce rapport, n'a pu échapper à l'erreur. Recherchons donc quels sont les moyens de l'éviter autant que possible.

On a écrit que, lorsque l'épanchement était purulent, il y avait une fièvre intense, et que la maladie avait une marche croissante plus rapide. Mais les faits que j'ai recueillis démontrent que les épanchements séreux peuvent s'accompagner d'une fièvre aussi vive que celle d'un épanchement purulent, et que, dans les cas de purulence, la fièvre n'avait pas toujours une grande intensité. Une pleurésie purulente rapidement mortelle peut être exempte de frissons à son début, comme le montre une des observations que j'ai recueillies. Mais pour avoir une idée exacte de la fièvre, il est nécessaire d'avoir recours au thermomètre. On ne saurait cependant pas utiliser ici la loi qui établit qu'une augmentation de la chaleur a lieu principalement le soir, dans les cas de grandes suppurations; ni admettre comme constant, avec Hirtz, que la température dans la pleurésie purulente continue à se maintenir élevée pendant un temps indéfini, avec plusieurs exacerbations ou rémissions par jour. J'ai rappelé en effet déjà que dans un cas de pleurésie purulente ayant nécessité la thoracentèse, la température n'avait pas dépassé son degré normal, 37°, 2; et il en a été de même tout récemment chez un autre de mes malades, qui a dû subir l'opération de l'empyème. Par contre, j'ai vu une pleurésie séreuse qui, jusqu'à la résorption de l'épanchement, présenta une température élevée.

En relevant des faits nombreux de thoracentèse publiés par les auteurs, c'est- à-dire les faits dans lesquels la nature du liquide épanché a pu être vérifiée *de visu*, on constate que chez les enfants, la pleurésie est beaucoup plus souvent purulente que séreuse, tandis que le contraire se remarque chez l'adulte. C'est une double particularité très-importante qu'il ne faut pas perdre de vue dans la pratique. Dans l'état perpuéral, la pleurésie est aussi ordinairement purulente (*Thèse* de Charrier, 1855). De mon côté, j'ai constaté que la pleurésie développée à la suite d'une pneumonie était purulente, et qu'elle avait une évolution particulière qui doit faire examiner à part ces *pneumo-pleurésies* (*Voy.* chap. V). J'ai rencontré aussi deux pleurétiques qui offraient, au niveau de leur épanchement purulent, un œdème des parois thoraciques, comme on en observe en chirurgie dans le voisinage des collections purulentes. C'est un signe à rechercher avec soin dans les cas douteux. Le Dran a insisté sur l'importance de ce signe de l'épanchement purulent lorsqu'il s'y joint une ampliation visible de la poitrine (*Observ. de chirur.*, 1731, t. I). Samuel Sharp l'a également rappelé.

Pour résoudre ce diagnostic si souvent difficile de la purulence, on a conseillé des ponctions exploratrices avec un trocart capillaire. Mais ce moyen est loin d'être généralement adopté. C'est ici que pourrait trouver place le nouveau procédé ingénieux de Dieulafoy, dont nous reparlerons à propos de la thoracentèse.

Le diagnostic de la pleurésie pendant l'évolution de l'épanchement présente encore quelquefois des difficultés telles, que la présence du liquide épanché dans la plèvre ne saurait être alors révélée par les signes physiques ordinaires. Ce sont les seules pleurésies véritablement latentes.

Ces *pleurésies latentes vraies* sont celles dans lesquelles la percussion et l'auscultation ne fournissent à l'observateur que des signes complétement négatifs. On a cherché à expliquer ces faits insolites, en disant que le liquide épanché dans la plèvre transmettait à l'oreille de l'observateur les bruits intra-pulmonaires de la respiration. Cette explication a été trop généralisée, comme je le montrerai plus loin; toutefois les faits de ce genre, tout en étant plus rares qu'on ne l'a pensé, n'en sont pas moins incontestables. En voici un exemple que j'ai recueilli, et dans lequel le diagnostic de la pleurésie fut impossible, par suite de cette transmission des bruits respiratoires à travers un épanchement irrégulièrement enkysté.

Obs. XLV. — Cette observation, recueillie à l'hôpital Cochin en 1865, m'a été fournie par une femme âgée de 55 ans. Au lendemain de sa sortie d'un autre hôpital où elle était entrée pour une maladie mal déterminée, avec douleur du côté droit et un léger ictère, elle avait été prise de fièvre avec douleur vive du côté gauche, et de l'oppression. Ce n'est que seize jours après cette espèce de rechute qu'elle fut admise à Cochin, dans un état d'anxiété et de dyspnée considérables, avec pouls petit et fréquent (à 132); la malade ne se remuait qu'avec peine à cause de la douleur du côté gauche, et son autre douleur du côté droit qui était revenue.

Une submatité existait seulement en arrière et inférieurement des deux côtés. Et comme en même temps, à la base droite, il y avait du souffle et un râle sous-crépitant un peu sec, je crus à une pneumonie droite, malgré l'absence de crachats pneumoniques.

Du côté gauche de la poitrine, rien d'anomal en avant. Avec la submatité obscure de la base qui existait en arrière, il n'y avait qu'une faiblesse du bruit respiratoire avec quelques râles sous-crépitants, sans bronchophonie ni égophonie.

Cet état persista sans changement jusqu'à la mort, qui eut lieu le 19e jour de cette dernière affection, trois jours après l'admission.

La *nécropsie* révéla des lésions tout à fait inattendues : Un vaste abcès du foie pouvant contenir une orange, à parois anfractueuses, occupait le voisinage de la face convexe de cet organe, qui était libre d'adhérences. Le poumon droit avait sa base adhérente au diaphragme, et indurée dans une hauteur équivalente au quart inférieur de l'organe. Ce n'était pas de l'hépatisation, mais une simple splénisation. Le tissu compacte était comme injecté, résistait absolument à la pression la plus forte, et ses fragments jetés dans l'eau gagnaient le fond du vase; sa coupe ne laissait pas écouler de sang par la pression, et la surface incisée se montrait, après le raclage, traversée par des lignes fibreuses grisâtres, sans la moindre granulation.

Malgré les signes de bronchite perçus au niveau du poumon gauche, j'y constatai des adhérences presque générales, molles et récentes, rougeâtres, et emprisonnant des foyers de pus de six à huit centimètres de diamètre, en dehors et en arrière du poumon; vers la partie moyenne, ces foyers communiquaient irrégulièrement entre eux.

Les pleurésies de ce genre peuvent être rapprochées des pleurésies diaphragmatiques qui s'accusent plutôt par la gravité des phénomènes généraux et dyspnéiques que par les signes fournis par la percussion et par l'auscultation.

Les pleurésies véritablement latentes les plus communes sont celles que j'ai signalées en 1866 à la Société médicale des hôpitaux, et dans lesquelles, malgré la présence d'une grande quantité de liquide dans la plèvre, et sans qu'on puisse invoquer la transmission des bruits par le liquide épanché, signalée par Chomel pour les signes d'auscultation (*Traité de Pathologie générale*), la percussion fournit un son clair du côté affecté dans sa plus grande étendue, tandis que l'auscultation permettait d'entendre le murmure respiratoire dans les mêmes parties[1]; ces faits méritent d'autant plus d'attirer l'attention, qu'ils ne sont pas aussi rares qu'on le pourrait croire.

[1] Woillez : *Note sur une cause particulière d'erreur de diagnostic dans certains cas d'épanchements pleurétiques* (Soc. des Hôp., 1866).

L'absence de la matité et de l'affaiblissement du bruit respiratoire au niveau du liquide épanché s'explique en pareille circonstance par des conditions anatomiques particulières dont je communiquai deux exemples à la Société des hôpitaux, en 1866. Dès 1863, j'avais observé un premier fait semblable sans en recueillir l'observation, et, l'année même de ma communication à cette Société, je recueillis deux autres observations analogues que je rapporterai tout à l'heure. Enfin, depuis 1866, trois exemples nouveaux se sont offerts à moi à l'hôpital Necker et à Lariboisière, et sont venus confirmer les faits précédents; car dans tous, sans exception, il y avait cette condition anatomique commune : condensation du poumon refoulé par le liquide épanché en abondance dans la plèvre, et *adhérence de l'organe aux parois thoraciques* dans une étendue plus ou moins grande. Je me contenterai de rappeler ici trois faits que j'ai observés en 1864 et 1866; un quatrième, recueilli aussi en 1866, est l'observation LXXIV de ce chapitre (*Voy.* TRAITEMENT). Les faits que je vais rapporter suffiront pour donner une idée de l'obscurité des signes physiques, et des conditions anatomiques qui la produisent.

OBS. XLVI. — Le premier de ces malades était un homme âgé de 43 ans, d'une constitution robuste. Il avait eu une bonne santé habituelle antérieurement à la maladie qui le fit entrer à l'hôpital Cochin le 26 janvier 1864.

Il était alors malade depuis sept jours. Il avait été pris au début de fièvre intense avec douleur vive au niveau du mamelon droit, et il dut immédiatement garder le lit. Il avait une oppression médiocre, peu de toux, sans crachats sanguinolents.

A son admission, il y avait peu de fièvre; le pouls était à 80, sans chaleur vive à la peau; et il existait manifestement un épanchement pleurétique peu considérable du côté droit. Il y avait en effet, à la percussion, une matité occupant les deux tiers inférieurs de ce côté en arrière, et s'étendant en avant sans remonter jusqu'au mamelon. A l'auscultation, la respiration était généralement affaiblie, sans souffle, et il existait sous la clavicule correspondante un bruit de frottement manifeste; la voix était égophonique en arrière.

L'épanchement alla croissant pendant les sept jours qui suivirent l'admission, du 7e au 14e jour, comme le montre la figure 55 (de A en B). Une application de ventouses et une goutte d'huile de croton donnée à l'intérieur le 14e jour amenèrent ensuite jusqu'au 17e jour une résolution manifeste, mais insuffisante. En effet, la ligne de mensuration remonta, et la matité envahit le côté droit tout entier, malgré des ventouses et une

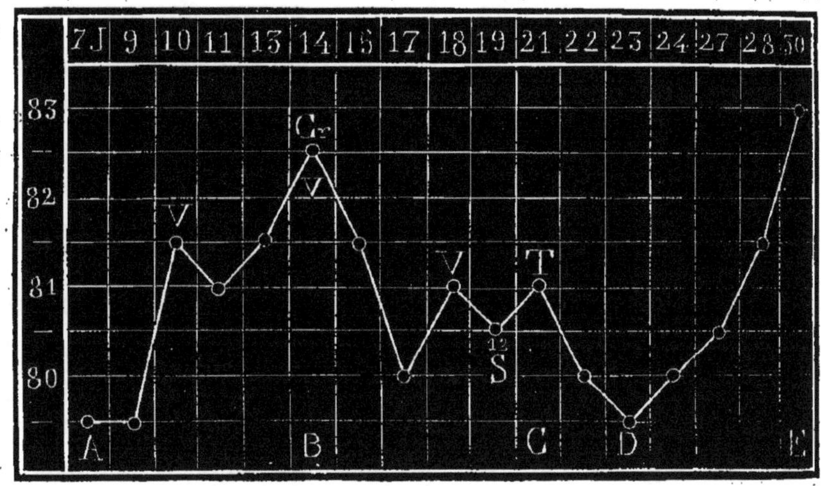

Fig. 55.

application de sangsues, ce qui me fit pratiquer la thoracentèse le 21e jour. Je retirai 1500 grammes d'un liquide séreux.

Il y eut une rétrocession immédiate, mais peu prononcée pendant deux jours seulement (de C en D); mais *le côté droit rendit dès lors un son clair du haut en bas, et la respiration vésiculaire s'y entendit partout, en arrière comme en avant.*

Jusque-là cette observation n'offrait rien que d'ordinaire. Mais pendant les dix jours qui suivirent (du 21e au 31e jour), il exista des signes trompeurs; la matité restait limitée plus bas que le mamelon droit en avant, et au tiers inférieur en arrière.

Fig. 55. — Pleurésie droite. — Ligne d'ascension (progrès) du 7e au 14e jour (de A en B). — Rétrocession incomplète jusqu'au 21e jour (de B en C). — Thoracentèse suivie d'une rétrocession insuffisante (CD). — Reproduction latente de l'épanchement révélée seulement par la ligne d'ascension DE du 23e au 30e jour.

Le seul changement remarqué fut que la matité remonta en avant jusqu'au niveau du mamelon droit dans les derniers jours, en même temps que le son, au lieu d'être mat au-dessous, devint manifestement tympanique. La respiration restait faible et vésiculaire partout. On ne pouvait évidemment croire à la reproduction de l'épanchement.

Cependant l'état général devenait en même temps de plus en plus grave; le pouls était petit et fréquent, les traits s'altéraient, et la dyspnée était plus prononcée. Malgré tout, on ne pouvait, je le répète, croire au retour de l'épanchement. La mensuration seule indiquait une augmentation graduelle du périmètre (de 3 centimètres 1/2) et du diamètre vertébro-mammaire droit (2 centimètres 1/2). Ces résultats m'eussent donné l'éveil si j'avais eu alors connaissance des faits de ce genre, et si j'avais eu alors l'idée de résumer en tracés les résultats de la mensuration, comme dans la figure 55, de D en E.

Le malade succomba au 30e jour de sa maladie.

A l'autopsie : le côté droit de la poitrine, percuté en avant, donnait manifestement un son exagéré ou tympanique de haut en bas. Cependant, à l'ouverture du thorax, je ne constatai pas d'air dans la plèvre, qui était entièrement envahie par un liquide louche, surtout dans les couches inférieures, avec des fausses membranes molles d'un millimètre d'épaisseur tapissant la séreuse. Ce liquide, qui était en rapport immédiat avec les parois thoraciques antérieures, fut évacué par une ponction faite en arrière de la poitrine; sa quantité pouvait être de trois litres.

Après l'écoulement du liquide, on vit le poumon qui avait été refoulé en dedans par l'épanchement et qui était accolé contre le médiastin, où il formait une saillie arrondie à convexité libre du côté de la cavité pleurale. Il était adhérent du haut en bas, en avant, aux parois thoraciques au niveau des cartilages des vraies côtes.

Le poumon droit ainsi aplati et réduit de volume rendait à la percussion médiate un son manifestement tympanique et plus clair que la sonorité obtenue en avant du côté gauche de la poitrine, qui ne fut ouvert qu'après l'examen du côté droit.

Les deux poumons étaient d'ailleurs parfaitement sains, de même que les autres organes.

La mort a eu lieu chez ce malade par le fait de la pleurésie droite devenue purulente après une opération de thoracentèse, sans que les signes physiques aient indiqué la reproduction du liquide qui a eu lieu. Le poumon, refoulé et aplati contre le médiastin, adhérait intimement en avant du haut en bas aux cartilages costaux.

Les mêmes anomalies séméiologiques et anatomiques existaient chez la femme qui fait le sujet de l'observation suivante.

Obs. XLVII. — Cette femme fut admise à l'hôpital Cochin le 19 février 1866. Agée de 48 ans, domestique, amaigrie, et d'une constitution très-affaiblie par des travaux excessifs, elle jouissait cependant d'une bonne santé habituelle avant le début de la maladie qui l'amenait à l'hôpital.

Ce début remontait à une quinzaine de jours, sans pouvoir être bien précisé. Il y avait eu alors de la courbature, des frissons, perte de l'appétit. En même temps étaient survenues une douleur du côté gauche de la poitrine, de l'oppression et de la toux. Il n'y avait pas eu de crachats mêlés de sang. La malade continua ses occupations avec peine pendant huit jours, mais les forces ayant diminué de plus en plus, elle se vit forcée de prendre le lit. Depuis quelques jours, il s'était développé une stomatite généralisée à toute la cavité buccale.

A son admission à l'hôpital, cette femme offrait un profond abattement; sa voix était comme épuisée. Couchée sur le dos, la tête élevée, elle était en proie à une dyspnée bien manifeste. Le pouls était petit, à 96. Elle ressentait une douleur au niveau du sternum et de l'épigastre. Sa toux était peu fréquente, et l'expectoration insignifiante.

La bouche était entièrement envahie par une stomatite ulcéreuse, dont les ulcérations larges étaient recouvertes de pseudo-membranes molles et peu consistantes.

La poitrine était amaigrie. Du côté gauche, la percussion en arrière faisait constater une matité complète du haut en bas, tandis que, en avant, elle remontait jusqu'au niveau de la deuxième côte. De ce côté la respiration était très-faible et même presque nulle en avant, au niveau de la matité; en arrière le bruit respiratoire était mieux entendu, surtout en haut; l'expiration était prolongée partout, et soufflante inférieurement. La voix thoracique était comme éloignée, mais non égophonique. Le cœur était manifestement refoulé à droite.

Pendant les huit jours qui suivirent, la stomatite s'améliora beaucoup sous l'influence d'un collutoire boraté. Des diurétiques et des ventouses sèches furent prescrits contre la pleurésie. Cependant la malade s'affaiblissait de plus en plus; on ne pouvait attribuer cet affaiblissement aux progrès de l'affection thoracique, car l'épanchement *semblait diminuer sensiblement.* Ainsi, au lieu de la matité générale en arrière à gauche, il était revenu du son au sommet et *à la base*, et des râles humides s'étaient montrés en avant des deux côtés la veille de la mort. Le bruit respiratoire s'entendait toujours partout, et il n'existait de souffle qu'à la base en arrière. La mort eut lieu dans un accès de suffocation, environ au 22e jour de la maladie.

A l'autopsie, quelle ne fut pas ma surprise de constater un épanchement purulent considérable, envahissant tout le côté gauche de la poitrine. Il n'y avait aucun indice de pneumothorax. Le poumon gauche refoulé en dedans adhérait au sommet aux parois thoraciques, jusqu'à la quatrième côte en avant; puis au-dessous, son bord antérieur, après un écartement des parois dans la hauteur de quelques centimètres, était également fixé en bas aux parois thoraciques antérieures jusqu'au diaphragme. Au sommet, ce poumon contenait une petite concrétion crétacée et, vers sa base, un noyau plus considérable non tuberculeux, d'un jaune blanchâtre, avec un centre demi-transparent. Il était sain en dehors de ces deux lésions localisées.

Le poumon droit était exempt de toute altération, ainsi que les autres organes, si ce n'est qu'il existait du côté du cou un ganglion suppuré de la grosseur d'une noix.

Il est évident que la mort avait eu lieu, dans ce cas, par suite des progrès de l'épanchement purulent de la plèvre gauche, dont la marche avait été croissante pendant vingt-deux jours environ. Il est remarquable que les signes locaux de ce progrès aient été aussi trompeurs. La matité était en effet moins étendue dans les derniers jours, puisque le son était revenu au sommet et même à la base. On devait croire par conséquent à une aggravation par toute autre cause, car cette femme était épuisée par le travail; elle avait été atteinte d'une stomatite grave qui dénotait, avec l'abcès glandulaire récent de la région cervicale, une altération profonde de l'organisme. On ne pouvait donc penser que la pleurésie était la principale cause de l'aggravation des phénomènes jusqu'à la mort. En un mot, l'erreur de diagnostic à ce point de vue était inévitable. Je dois rappeler que le cœur resta dévié à droite jusqu'à la fin; mais ce déplacement du cœur ne pouvait pas être considéré isolément comme un signe certain de la persistance de l'épanchement, cette déviation pouvant s'observer encore après la résorption certaine du liquide, comme le démontre mon observation LV.

Sans faire de plus longs commentaires sur cette observation, je ferai remarquer que les conditions anatomiques du poumon étaient analogues à celles que présentait le malade de l'observation XLVI. Le poumon était comprimé par l'épanchement et en même temps adhérent aux parois thoraciques au sommet et à la base en avant.

Quelques mois plus tard, je recueillais un nouvel exemple de pleurésie purulente dont la gravité fut méconnue, et qui fut suivie de mort au 15e jour de la maladie avec des signes d'épanchement médiocre, quoique cet épanchement fût en réalité considérable. Ici encore, mêmes conditions anatomiques d'adhérence du poumon aux côtes que dans les faits précédents.

Obs. XLVIII. — Le 27 août 1866, fut reçu à l'hôpital Cochin un maréchal ferrant âgé de 38 ans, n'ayant jamais été malade; mais se disant enrhumé depuis un an.

Cinq jours avant son admission, il avait ressenti une douleur du côté droit de la poitrine. Elle était apparue d'abord au rebord des fausses côtes, et de là elle avait remonté peu à peu vers l'aisselle. Il n'y avait eu aucun frisson lors de l'invasion, mais seulement de la toux et une oppression marquée.

A son entrée (5e jour) l'appétit était diminué, et la langue chargée d'un enduit blanchâtre; le pouls était à 100. Le côté droit de la poitrine, généralement peu sonore, offrait inférieurement en avant une matité qui ne s'étendait pas au-dessus du mamelon, tandis qu'en arrière le son était exagéré au sommet, obscur au contraire à la partie moyenne, et complétement mat dans le tiers inférieur. Partout de ce côté la respiration était affaiblie, l'expiration prolongée au sommet sans souffle ni égophonie, avec absence de vibrations à la base seulement (*Chiend. nitré; — Poudre d'ipéca* 2 *grammes ; —* 6 *vent. scarif.*).

6e *jour.* — Même état (*Chiend. nitré; — Bouillons*).

7e *jour.*— Soulagement de la douleur. Oppression plus marquée le matin. Mêmes signes physiques, si ce n'est qu'il est survenu du souffle dans les deux temps de la respiration à la partie postérieure moyenne du côté droit, et que le retentissement de la voix y constitue un bourdonnement aigu.

8e *jour.* — Le pouls, jusque-là à 100, est monté à 120, et la peau est devenue chaude et sèche. L'oppression paraît être augmentée, quoique le malade ne s'en plaigne pas ; la respiration est à 36, et la toux plus fréquente.

La percussion continue à fournir les mêmes signes, et l'auscultation indique en arrière la disparition du souffle et celle de l'exagération du retentissement vocal. En même temps il existe des bruits légers de frottement en avant du haut en bas; il y en a aussi en arrière. Du côté gauche, la sonorité est claire et le bruit respiratoire exagéré, avec expiration prolongée égale à l'inspiration (15 *sangs. du côté droit; — Bouillons*).

9e *jour.* — Les piqûres de sangsues ont saigné jusqu'à ce matin sans que le malade ait pâli; le pouls est encore à 120, assez fort, et le malade n'éprouve pas d'éblouissements quand il s'asseoit dans son lit. Toux modérée ; quelques crachats muqueux transparents. Mêmes résultats de la percussion que précédemment depuis l'entrée du malade à l'hôpital. Le bruit de frottement a disparu ; le bruit respiratoire, affaibli partout, diminue d'intensité du haut en bas, où il cesse de se faire entendre ; l'expiration est légèrement soufflante au sommet ; il n'y a nulle part d'égophonie (*Chiend. nitré ; — Jul. sir. diac.* 15 *gr. ; — Bouillons*).

Le 11e *jour*, pouls toujours à 120, avec oppression visible. Même état d'ailleurs à la percussion et à l'auscultation (*Saignée de* 300 *grammes*).

12e *jour*. — La saignée n'a pas amélioré la situation du malade, qui reste stationnaire comme état général. Il en est de même de l'état local, si ce n'est qu'en avant à droite *la matité inférieure a disparu; la sonorité, un peu obscure sous la clavicule, est devenue au contraire de plus en plus claire du haut en bas.*

14e *jour*. — L'état général s'est sensiblement aggravé. Le pouls, toujours à 120, avait offert jusque-là un peu de résistance; il est devenu petit et facilement dépressible; la face est couverte de sueur, l'abattement prononcé. La respiration est plaintive, à 36.

En avant à droite, le son est redevenu moins clair au niveau du mamelon, mais le son est au contraire exagéré au-dessus jusqu'à la deuxième côte; le bruit respiratoire est toujours faible. En arrière du même côté, la sonorité est également exagérée dans la moitié supérieure, et la matité reste toujours limitée à la partie inférieure. Le bruit respiratoire y est plus faible que précédemment, sans souffle ni égophonie. Les crachats restent muqueux et transparents.

Le malade meurt le lendemain, 15e jour de la maladie.

Autopsie faite par le Dr Lefeuvre, alors interne du service (26 *heures après la mort*). — Les signes de percussion restent les mêmes que pendant la vie, c'est-à-dire submatité localisée dans les premier et deuxième espaces intercostaux droits en avant; sonorité augmentant du haut en bas à partir de la 3e côte, et devenant tympanique à trois travers de doigt au-dessous du mamelon. Cette sonorité exagérée est limitée latéralement par une ligne courbe remontant en dehors du mamelon jusque sous l'aisselle droite; en arrière de cette ligne on retrouve la matité.

On perfore sous l'eau avec précaution le cinquième espace intercostal droit dans la partie sonore, et il ne sort pas d'air, si ce n'est quelques fines bulles de gaz provenant évidemment du poumon, quand on enfonce le bistouri plus profondément en agrandissant l'incision, ce qui s'explique par l'adhérence du poumon aux côtes.

La poitrine largement ouverte nous montre du côté droit un épanchement abondant d'un pus jaune, épais et extrêmement fétide. Cet épanchemant, d'un litre et demi au moins, est surtout considérable à la partie inférieure sus-diaphragmatique de la cavité.

Supérieurement, le sommet du poumon correspondant est adhérent jusqu'à la troisième côte, tandis que le bord antérieur de l'organe sous forme de lame très-mince adhère aux parois thoraciques antérieures, jusqu'aux cinquième et sixième côtes, tandis que la base du poumon est aplatie contre le médiastin. Ce poumon est condensé sans contenir de tubercules. Il présente seulement vers sa base un noyau de matière jaune caséeuse [1]. La plèvre en rapport avec l'épanchement présente partout un épaississement considérable par des fausses membranes.

Le poumon gauche n'a pas d'adhérence, et il crépite parfaitement; il est seulement un peu congestionné.

Le cœur est sain. Quelques caillots fibrineux moux qui occupent les cavités droites et l'artère pulmonaire, n'ont pas une origine ancienne, et ne sont pas d'ailleurs de nature à apporter une gêne très-grande à la circulation.

Les autres organes sont sans altération. On trouve seulement au niveau de la face convexe du foie une large fossette d'une couleur ardoisée, correspondant au refoulement du diaphragme

[1] Nous reviendrons sur cette lésion dans la Seconde partie de cet ouvrage, à propos de l'apoplexie pulmonaire.

par l'épanchement pleural. Il n'existe pas d'adhérences entre le foie et le diaphragme.

Cette observation, remarquable à plus d'un titre, nous intéresse principalement ici par le défaut de concordance entre les signes de percussion et d'auscultation et l'abondance de l'épanchement, qui a paru très-médiocre pendant toute la durée de la pleurésie. Pour expliquer ce désaccord entre les signes et la lésion principale, l'épanchement purulent, nous retrouvons encore ici, après la mort, ces adhérences aux parois costales du poumon comprimé par le liquide, adhérences que j'ai signalées dans les faits précédents, et qui, dans ce dernier, s'observaient non-seulement au niveau du sommet du poumon, mais encore au niveau de son bord antérieur jusqu'à la base, qui était aplatie contre le médiastin, et fixée également aux côtes en avant.

Cette condition anatomique de l'adhérence du poumon refoulé, aux parois thoraciques, dans une partie de son étendue, me paraît être l'origine de l'insuffisance des signes de percussion et d'auscultation. Je l'ai rencontrée, sans aucune exception, chez les sept malades dont j'ai parlé précédemment, et dont la pleurésie purulente, toujours méconnue dans sa gravité par suite des signes physiques trompeurs de percussion et d'auscultation, a été mortelle dans tous les cas.

Comment expliquer cette insuffisance des signes physiques par la disposition anatomique dont il vient d'être question? C'est ce qui me reste à examiner.

Comment d'abord concevoir que le son de percussion ait été plutôt exagéré que diminué au niveau de ces épanchements pleurétiques? Physiquement, on ne peut donner une raison satisfaisante de l'exagération de sonorité que l'on rencontre fréquemment au niveau d'un poumon sain condensé, mais encore perméable Mais il faut forcément admettre le fait avec Skoda, comme je l'ai démontré dans mon Mémoire sur le tympanisme pulmonaire. Le malade de l'observation XLVI en a fourni une preuve directe : la percussion, pratiquée directement après la mort sur le poumon refoulé et bridé par des adhérences contre le médiastin, produisait un son tympanique manifestes (p. 379).

Or, la percussion étant pratiquée pendant la vie sur les parois thoraciques, párois en communication intime et directe avec l'organe refoulé et condensé par l'épanchement, il me semble que l'on peut expliquer la sonorité insolite que l'on obtient, par la propagation aux parois costales du son provoqué dans le poumon par la percussion. Ces parois recevraient et transmettraient à la fois les vibrations provoquées dans le poumon, vibrations exagérées dans l'organe par la condensation du tissu pulmonaire.

Quant à l'auscultation, qui fait quelquefois entendre un bruit respiratoire, même dans des points éloignés du poumon et au niveau de l'épanchement, l'explication n'est pas moins satisfaisante. L'exagération du bruit respiratoire dans le poumon condensé, exagération qui peut aller jusqu'au timbre caverneux ou amphorique, fait très-bien concevoir que ce bruit respiratoire puisse s'entendre, plus ou moins atténué, à travers l'épanchement. Il est permis de penser que la propagation peut également se faire, comme pour les sons de percussion, du poumon adhérent dans l'épaisseur des parois costales.

La transmission des bruits pulmonaires à travers le liquide épanché a été invoquée par les auteurs pour expliquer les faits analogues à ceux que je viens de rapporter, au point de vue des bruits respiratoires. Mais on méconnaissait la donnée la plus importante de la question : l'exagération des bruits pulmonaires par le fait de la condensation du poumon. Legroux, de regrettable mémoire, rappelant les phénomènes respiratoires anomaux que l'on peut rencontrer dans la pleurésie, a cité un fait d'épanchement considérable constaté seulement après la mort, avec transmission, pendant la vie, des bruits respiratoires à travers l'épanchement, et dans lequel on trouve signalée l'adhérence de la base du poumon au diaphragme et *aux parois costales*, le poumon étant refoulé contre le médiastin (*Bull. de la Soc. méd. des hôpit.*; juillet 1856). Ch. Bernard a publié une observation de pleurésie suivie de mort par péritonite survenue après la thoracentèse, et dans lequel la respiration, peu avant la mort, était entendue partout du côté affecté malgré la reproduction considérable du liquide qui repoussait le cœur à droite. Ici encore le poumon refoulé offrait une adhérence à la partie supérieure et antérieure de la poitrine. (*Ibid.*; décembre 1856). Voilà donc deux faits à ajouter à ceux que j'ai réunis, et qui sont d'autant plus importants que la condition anatomique s'y trouve relatée sans que l'on ait songé à la faire servir à expliquer les phénomènes observés. Les signes fournis par la percussion ont été malheureusement omis dans l'observation de Legroux.

J'ai insisté un peu longuement sur ces épanchements pleurétiques véritablement latents, parce qu'il me paraît indispensable de les bien connaître. Leur terminaison fatale et inattendue, conséquence certaine de la purulence du liquide pleurétique, qui a été constante dans les sept observations que j'ai recueillies, doit provoquer de nouvelles recherches. Il serait en effet bien désirable que l'on pût trouver un signe indicateur de l'abondance croissante du liquide malgré la bénignité apparente des signes de percussion et d'auscultation. La mensuration, que je n'ai pas utilisée à ce point de vue, fera au moins soupçonner le progrès latent de l'épanchement. L'observation XLVI m'a montré après coup (fig. 55, p. 378) que, pendant la reproduction latente du liquide, la ligne de descente si incomplète (CD) qui avait suivi la thoracentèse, avait été suivie jusqu'à la mort d'une *ligne d'ascension secondaire* (DE) en rapport manifeste avec la recrudescence du liquide épanché. Je suis donc en droit d'admettre que les tracés de mensuration pourront permettre désormais de révéler la progression latente de l'épanchement dont nous nous occupons, et sur lequel nous aurons à revenir à propos de la thoracentèse.

Voyons maintenant quelles difficultés de diagnostic on rencontre à propos de la résorption du liquide pleurétique.

C. *Diagnostic de la pleurésie après la résorption de l'épanchement.*

J'ai signalé, à propos de la marche de la pleurésie, la difficulté si fréquente de reconnaître l'époque plus ou moins précise de la résorption du liquide épanché. Les tracés de mensuration peuvent seuls renseigner dans ces cas difficiles; et encore la rétrocession thoracique qu'ils indiquent très-souvent pendant un temps bien plus long que la durée réelle de l'épanchement, ne permet-elle pas toujours de déterminer la fin de la résorption du liquide.

Sans doute cette constatation est facile lorsque la matité est disparue, et que les organes ont repris leur position première, quand la respiration est redevenue vésiculaire, quand il y a un rétrécissement consécutif du thorax, et surtout lorsqu'il existe un bruit de frottement à l'extrême base en arrière du côté affecté. Mais ce ne sont pas là les conditions les plus ordinaires de la guérison, et il arrive souvent que la matité thoracique, et le déplacement des organes, persistent après la guérison et même la convalescence, comme j'en ai rapporté des exemples.

Les différentes conditions que je viens de rappeler, et surtout l'existence ou la résorption de l'épanchement, conditions qui sont autant de problèmes diagnostiques différents à résoudre, peuvent se succéder et s'observer chez un même malade. Or, cet enchaînement se rattache à l'évolution de la pleurésie, et au point de vue du diagnostic de cette évolution, je n'ai rien à ajouter ici à ce que j'ai dit précédemment de la nécessité d'avoir recours à la mensuration pour suivre les différentes phases de la maladie. La mensuration sera surtout utile dans les faits de guérison avec persistance de la matité générale, et faiblesse prononcée du bruit respiratoire, signes qui peuvent faire croire à la persistance de l'épanchement.

Obs. XLIX. — J'ai vu en 1855 une jeune femme opérée par la thoracentèse d'un épanchement pleurétique du côté droit, et qui offrit ensuite, pendant deux mois, de ce côté, cette matité généralisée avec absence du bruit respiratoire. Le chef de service, croyant à la persistance de l'épanchement, crut devoir réitérer l'opération. Mais il ne s'écoula aucun liquide, et la malade mourut dans les vingt-quatre heures. A l'autopsie on trouva les deux poumons sains, et l'on constata la guérison de la pleurésie et l'existence de fausses membranes épaisses au pourtour du poumon droit, qui était adhérent partout. Aucune lésion anatomique autre que la ponction ne pouvait expliquer la mort. Quand cette seconde thoracentèse fut faite, je ne pus malheureusement prévenir le chef de service que, depuis deux mois, j'avais pratiqué de temps en temps la mensuration de la poitrine de cette malade, et qu'elle m'avait indiqué une rétrocession graduelle et constante du thorax, et par conséquent la résorption complète de l'épanchement. Ces résultats de la mensuration sont résumés par le tracé de la figure 56.

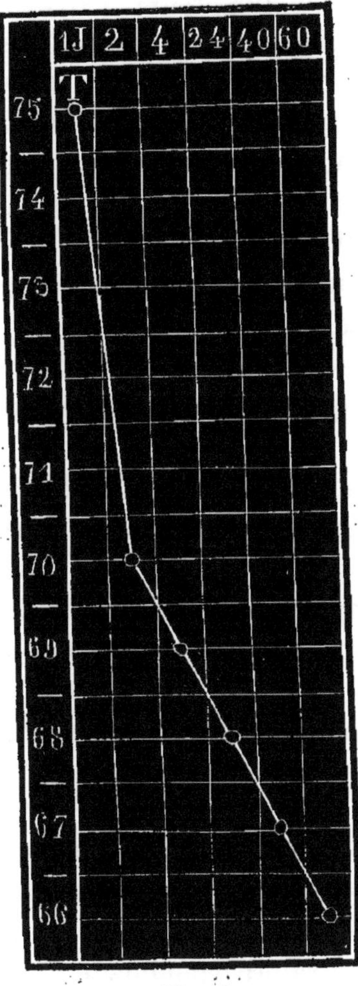

Fig. 56.

La mensuration est le moyen par excellence pour lever les doutes qui existent en pareilles circonstances. Landouzy conseillait les ponctions avec le trocart comme moyen de diagnostic, en vantant leur parfaite innocuité; mais on vient de voir qu'il n'en est pas toujours ainsi. Beaucoup de bons praticiens hésitent à faire des ponctions même capillaires en présence des faits malheureux qui ont été publiés. La mensuration, employée comme je l'ai dit (p. 31, *Note*), est un moyen si simple, qu'on ne doit pas hésiter à lui donner la préférence. Elle sera préférée aussi à l'usage de l'instrument de Dieulafoy, avec lequel on pourrait croire d'ailleurs à autre chose qu'à un épanchement ré-

Fig. 56. — Ligne de descente périmétrique, montrant la rétrocession thoracique à la suite d'une thoracentèse (T), pendant deux mois.

sorbé : c'est-à-dire à quelque anomalie anatomique comme celles que l'on rencontre lorsqu'on fait des ponctions sèches avec des épanchements abondants (*Voy.* obs. LXV).

Cette question du diagnostic des épanchements pleurétiques résorbés avec conservation des signes de l'épanchement est d'un grand intérêt pour le praticien, surtout lorsqu'il est en présence de malades qui ont une douleur chronique du côté anciennement affecté, et dont il sera question aux complications. Si la mensuration fait constater alors une capacité thoracique stationnaire ou en décroissance, la résorption complète de l'épanchement ne fait aucun doute.

Diagnostic différentiel. — J'aborde maintenant le diagnostic différentiel de la pleurésie franche, qui comprend des difficultés de plus d'une genre.

Nous avons vu précédemment ce qu'était la *vraie pleurodynie* (p. 79). Cette affection musculaire ne pouvant s'accompagner par elle-même ni de submatité ni de faiblesse du bruit respiratoire, comme on l'a cru longtemps à tort, il n'y a pas lieu de maintenir la pleurodynie dans le cadre des affections qui peuvent être confondues avec la pleurésie. Elle n'a en effet de commun avec elle que la douleur thoracique, signe unique insuffisant pour qu'il soit possible de les confondre.

On doit par contre faire prendre rang à la *congestion pulmonaire* parmi les maladies qu'il serait possible de confondre avec la pleurésie aiguë franche. Car cette hyperémie ne ressemble pas seulement à la pleurodynie, à la bronchite, et parfois à la pneumonie, comme nous l'avons montré précédemment.

Dans les expressions si différentes que l'hyperémie pulmonaire affecte, il en est une qui pourrait plus souvent en imposer pour la pleurésie : c'est lorsque la congestion est caractérisée par de la matité et par une faiblesse extrême du bruit respiratoire, jointes à la douleur de côté. Si j'ajoute que deux fois j'ai entendu une voix égophonique manifeste au niveau de poumons qui n'étaient certainement qu'hyperémiés, ainsi que le démontra l'autopsie, on concevra facilement comment la méprise pourrait avoir lieu. Cependant l'erreur ne serait pas, en pareil cas, de longue durée, et il suffirait de voir se modifier profondément, ou disparaître en vingt-quatre heures l'ensemble de ces phénomènes, pour que la supposition de l'épanchement pleurétique soit mise de côté. Cette preuve de l'existence de la congestion pulmonaire par le fait de la disparition rapide des signes observés, sur laquelle j'ai plusieurs fois insisté déjà, suffit à la rigueur au diagnostic différentiel de l'hyperémie pulmonaire et de la pleurésie.

La confusion de la pleurésie peut avoir lieu avec l'hyperémie simple, mais plus souvent encore avec la congestion qui existe au début d'une fièvre éruptive, comme je l'ai constaté pour la variole, ou enfin avec la fièvre gastrique. Le tableau suivant donne une idée plus complète de ce diagnostic différentiel.

Pleurésie aiguë.	*Congestion pulmonaire.*
—	—
Matité souvent bien délimitée, étendue ou généralisée, parfois à niveau antérieur mobile dans la position assise ou couchée.	Pas de matité absolue ni généralisée du côté du point douloureux; submatité mal délimitée, jamais mobile selon les positions du malade.
Egophonie ou bronchophonie habituelles.	Pas d'égophonie ni de broncho-égophonie habituelles.
Respiration faible avec expiration prolongée, souffle bronchique plus ou moins étendu, ne disparaissant jamais rapidement.	Respiration faible avec expiration prolongée, parfois souffle bronchique; signes mobiles, disparaissant rapidement par le traitement.
Bruit de frottement vers le début et la fin de l'affection.	Jamais de bruit de frottement.
Vibrations thoraciques diminuées ou abolies du côté affecté.	Vibrations thoraciques conservées des deux côtés.
Marche progressive puis résolution graduelles, sans arrêt subit de la maladie par le traitement.	Etat stationnaire à partir du début, puis cessation en vingt-quatre heures par le traitement.

Il était possible de confondre avec un épanchement pleurétique, l'hyperémie pulmonaire survenant au début d'une bronchite dans le fait suivant.

J'ai observé à l'hôpital Saint-Antoine, en 1862, un malade chez lequel on avait cru d'abord à l'existence d'un léger épanchement pleurétique avec matité inférieure gauche en arrière, et faiblesse prononcée du bruit respiratoire; mais le lendemain l'existence d'une respiration sonore venant par moments se joindre à la faiblesse de la respiration, et se passant immédiatement sous l'oreille de l'explorateur, même vers la base, vint démontrer qu'il n'y avait pas de liquide interposé entre le poumon et les parois thoraciques. Ce diagnostic fut confirmé par la marche ultérieure de la maladie. C'était une bronchite à son début, avec congestion pulmonaire initiale, bronchite qui se caractérisa bientôt par des râles humides aux deux bases des poumons en arrière.

On voit que dans cette bronchite, comme dans tous les faits analogues, ce n'est pas la bronchite elle-même que l'on pourrait prendre pour une pleurésie, mais bien la congestion pulmonaire qui l'accompagne, ou plutôt qui la précède à son début.

Les anciens confondaient très-fréquemment la pleurésie et la pneumonie, ou péripneumonie. Le fait est que, pour nous, la confusion serait encore facile si l'on s'en rapportait seulement aux phénomènes fonctionnels et généraux, comme l'a fait remarquer Béhier (*Conférences de clin. méd.*; 1864, p. 314). Mais des signes caractéristiques de la pleurésie ne tardent pas ordinairement à se montrer.

Lorsque l'on compare les exemples types de la pneumonie de la base et de la pleurésie, il est facile de distinguer les deux maladies. La matité rarement absolue, avec souffle dur et superficiel, bronchophonie, râles crépitants, augmentation des vibrations thoraciques, et avec les crachats visqueux colorés par le sang qui sont caractéristiques : tels sont les signes classiques de la pneumonie. Comparés à la matité plus absolue de la pleurésie, à la faiblesse du bruit respiratoire, au souffle bronchique doux, à l'égophonie, à l'absence de vibrations thoraciques au niveau de la matité, les signes de la pneumonie forment un contraste bien tranché. Mais ces deux maladies ne s'offrent pas toujours au lit du malade avec ce cortége complet de données diagnostiques. Le râle crépitant et les crachats pneumoniques peuvent manquer dans la pneumonie, comme l'égophonie et l'abolition des vibrations thoraciques dans la pleurésie; et alors la matité et la respiration bronchique, signes communs aux deux maladies, peuvent laisser dans l'embarras. Seulement, si l'on a affaire à un vieillard, les probabilités seront pour une pneumonie, vu la rareté de la pleurésie et la fréquence de la pneumonie à un âge avancé.

On sait qu'il n'est pas rare de rencontrer réunies la pneumonie et la pleurésie avec épanchement peu abondant. Il en résulte une matité complète vers la base du poumon, un silence respiratoire ou une diminution très-notable des bruits de la respiration dans le même point, de l'égophonie, ou une voix comme éloignée et plus grêle; tandis que, au dessus, les signes de la pneumonie sont nettement accusés.

J'ai signalé précédemment au sommet du poumon, immergé à moitié dans un épanchement pleurétique, l'existence peu rare de phénomènes d'auscultation qui pourraient faire croire à l'existence d'une pneumonie du sommet, tandis qu'il existe un épanchement au-dessous. Ces phénomènes d'auscultation, qui n'ont pas attiré l'attention des observateurs, résultent du refoulement du poumon vers la partie supérieure de la cavité thoracique par l'épanchement. Ils ont consisté en effet, dans quelques cas, en une respiration forte, soufflante, avec bronchophonie; il peut y avoir en outre de la submatité à la percussion. Mais il suffit d'être prévenu pour éviter toute confusion. L'absence de tout râle crépitant même par la toux, la rareté de la toux, et le défaut de crachats caractéristiques de la pneumonie, montreront qu'il ne s'agit pas d'une inflammation du parenchyme pulmonaire. De plus, l'existence dominante d'un épanchement pleurétique au-dessous révèlera la véritable cause des signes observés au sommet du poumon.

Ce sont là des particularités différentes du souffle amphorique avec ou sans gargouillement, dont il a été précédemment question (p. 295), et qui, observé dans le cours de la pleurésie, pourrait faire croire à une phthisie pulmonaire arrivée à sa dernière période. C'est au sommet du poumon en effet que se constatent ces phénomènes, dus à l'aplatissement du poumon contre la paroi thoracique. La possibilité de cette confusion étant connue, les signes de la pleurésie constatés en dehors des points où se rencontre le souffle amphorique avec gargouillement, et l'évolution antérieure de la maladie, feront rejeter l'existence de cavernes tuberculeuses. Il n'en serait pas de même si l'on rencontrait, du côté de l'épanchement pleurétique, des gros râles humides *généralisés*, car il y aurait lieu d'admettre alors l'existence de cavernes, dont les bruits seraient transmis à l'oreille de l'observateur en se généralisant du côté affecté, comme chez un malade observé par Chomel. Un autre fait qui démontre encore quelles difficultés de diagnostic présente parfois la pleurésie est l'observation 22 du mémoire de Vernay, dans laquelle il semblait exister des râles humides et caverneux sous la clavicule, tandis que les prétendus râles n'étaient que des bruits de frottement pleuraux.

Enfin lorsqu'il existe un épanchement pleurétique compliqué de bronchite, les râles obscurs et le souffle qui se constatent à la base du poumon au niveau d'un épanchement peu abondant peuvent faire croire à une pneumonie mal caractérisée. L'absence des crachats caractéristiques de la pneumonie en effet ne suffit pas à la rigueur pour faire rejeter l'existence de la pneumonie; mais dans ce cas de bronchite concomitante d'une pleurésie, on trouvera que les râles humides de la base existent *des deux côtés* à la fois, ce qui n'a pas lieu avec la pneumonie. Il faut se garder aussi de prendre le râle obscur de la bronchite qui se fait entendre au niveau de l'épanchement, à la base du poumon, pour un bruit de frottement. Cette erreur serait malheureuse, puisque le bruit de frottement indiquerait dans ce point déclive la résolution de l'épanchement malgré sa persistance. Aussi faut-il, dans le doute, ausculter la base du côté sain, car si l'on y trouve un râle sous-crépitant bien accusé, on devra penser que, du côté de la pleurésie, il s'agit d'un râle semblable atténué ou masqué par le liquide épanché.

Le diagnostic différentiel, dans les principales conditions que je viens de passer en revue, se trouve résumé ci-après.

Pleurésie avec épanchement faible.	*Pneumonie de la base du poumon.*
Toux rare ou nulle; expectoration nulle ou insignifiante; crachats demi-transparents.	Toux plus fréquente; expectoration visqueuse, sanguinolente, caractéristique.
Matité avec faiblesse du bruit respiratoire, souffle doux; pas de râles humides.	Matité; respiration plus ou moins forte; souffle tubaire dur; râles crépitants à la base.
Egophonie, broncho-égophonie.	Bronchophonie franche.
Vibrations thoraciques diminuées ou abolies.	Vibrations thoraciques augmentées d'intensité.

Pleurésie avec épanchement moyen.	*Pneumonie du sommet.*
Crachats insignifiants.	Expectoration caractéristique.
Matité, et autres signes de l'épanchement dans la moitié inférieure du côté affecté.	Ni matité, ni signes d'épanchement dans la moitié inférieure du côté affecté.
Son clair ou plus clair au niveau du sommet du poumon.	Submatité ou matité au niveau du sommet du poumon.
Souffle doux; bronchophonie peu prononcée dans le même point.	Souffle dur; et bronchophonie franche au même sommet.
Absence de râles humides, et vibrations thoraciques un peu augmentées au sommet du poumon.	Souvent râles crépitants, et vibrations très-franchement augmentées au sommet du poumon.

Epanchement pleurétique moyen compliqué de bronchite.	*Pneumonie de la base.*
Matité de la base avec souffle pleurétique doux, non constant.	Matité à la base du poumon avec souffle dur, à timbre métallique.
Râle sous-crépitant obscur au niveau de la matité, mais existant aussi à la base du poumon opposé.	Râles crépitants limités au niveau de la matité; râles humides nuls du côté opposé.
Vibrations thoraciques diminuées au niveau de la matité.	Vibrations thoraciques augmentées.

Quoique ces distinctions n'aient rien d'absolu dans certains détails, elles ont l'avantage de pouvoir être facilement appréciées dans leur ensemble.

Je ne fais que mentionner l'hydrothorax rapide qui survient dans la maladie de Bright ou dans les affections organiques du cœur, comme ne pouvant être pris pour un épanchement pleurétique, si l'on tient compte de l'existence de l'épanchement des deux côtés, et de la coïncidence des lésions primitives plus graves qui en sont l'origine.

Depuis que l'on connaît bien la signification du son tympanique sous-claviculaire dans la pleurésie, on ne peut plus le confondre comme autrefois avec le son tympanique du pneumothorax. Dans certains cas, l'erreur était d'autant plus facile, que le tympanisme pleurétique coïncide parfois avec une respiration amphorique bien caractérisée; mais dans ce dernier cas, il n'y a jamais de tintement métallique. Il peut arriver cependant que ce tintement métallique se montre dans le cours d'une pleurésie, mais alors il y a un véritable pneumo-thorax, dû à une perforation pulmonaire, qui est la complication d'une pleurésie purulente ou tuberculeuse, ou la conséquence d'une ponction accidentelle du poumon avec le trocart, dans l'opération de la thoracentèse.

Un autre signe de la pleurésie, mais celui-là est tout à fait exceptionnel, pourrait exposer à une autre erreur de diagnostic; je veux parler du bruit de frottement pleural provoqué par l'impulsion du cœur, et qui pourrait être pris pour un signe de péricardite, comme Barth l'a fait remarquer (*Voy.* p. 302). Mais lorsque ce frottement isochrone aux mouvements du cœur est perçu, il ne l'est pas ordinairement seul; les mouvements respiratoires le provoquent ordinairement aussi, en montrant qu'il a de part et d'autre les mêmes qualités de son. L'erreur ne pourrait d'ailleurs être de longue durée, l'évolution de l'épanchement faisant bientôt disparaître tout bruit de frottement. De plus, comme il s'agit toujours en pareils cas d'une pleurésie gauche, le liquide venant à refouler le cœur à droite, on trouve, en auscultant cet organe, qu'il ne présente plus trace du bruit de frottement perçu d'abord à la région précordiale. C'est ce qui est arrivé chez le malade de mon observation XXXV.

Le diagnostic différentiel de l'épanchement pleurétique et de *tumeurs solides*, présente des difficultés très-grandes. On a rejeté, dans les cas de tumeurs intra-thoraciques, dont le développement est chronique et lent, la possibilité de les confondre avec un épanchement pleurétique aigu. Mais il peut se faire qu'une tumeur quelconque soit latente pendant un temps assez long, puis qu'elle en vienne à se compliquer de douleur et de quelques accidents aigus faisant croire à une maladie récente, et provoquant pour la première fois l'examen du malade. Il est clair que la question diagnostique se présente alors avec toutes ses difficultés.

Ce diagnostic paraît facile, commme je l'ai dit ailleurs (*Dict. de diagn. méd.*, 2ᵉ édit.), lorsque l'on prend pour terme de comparaison l'épanchement pleurétique avec sa ligne de niveau régulière, susceptible de déplacement par les mouvements; avec sa matité procédant de bas en haut; s'accompagnant d'égophonie ou de broncho-égophonie de plus en plus profonde en descendant, et si l'on oppose à ces signes les limites irrégulières de la matité des tumeurs, l'immobilité de cette matité avec absence de tout bruit respiratoire à son niveau, tandis que ce bruit peut quelquefois être entendu *au-dessous*. Mais toutes les pleurésies n'offrent pas les caractères que je viens de rappeler. L'épanchement en effet ne présente pas souvent la mobilité de sa ligne de niveau; l'égophonie ou la broncho-égophonie peuvent manquer, et enfin le liquide épanché est quelquefois limité par des adhérences de telle sorte, qu'elles rendent irrégulières les limites de la matité, absolument comme dans les cas de tumeurs solides intra-thoraciques. Or, en pareils cas, un diagnostic précis est souvent impossible, comme l'ont démontré Moutard-Martin et Oulmont[1].

[1] *Société méd. des hôpitaux de Paris;* mai 1856. Les deux faits de Moutard-Martin concernaient deux malades, dont l'un était affecté d'un kyste hydatique intra-pulmonaire suppuré, avec expuition de pus simulant l'ouverture d'un épanchement purulent dans les bronches. Chez l'autre, l'épanchement était simulé par une tumeur fluctuante du rein refoulant

Ces difficultés se présentent surtout à la base du côté droit, où les tumeurs du foie, et principalement les kystes hydatiques, sont assez fréquentes. Ces kystes peuvent occuper l'intérieur de la poitrine. On doit à Vigla un excellent travail sur leur diagnostic (*Arch. de méd.*; 1855, t. VI). Il recommande, comme ressource extrême, l'exploration à l'aide d'une ponction capillaire. Cette ponction, ou celle de la thoracentèse, fournit un liquide caractéristique : incolore, non coagulable par la chaleur ou l'acide azotique, et contenant des crochets d'ecchinocoque visibles au microscope. Le Dr H. Roger a fait connaître deux cas intéressants de ce genre chez des enfants, et Labric et Voyet en ont observé un remarquable suivi de guérison, malgré la lésion du poumon par le trocart, et le pneumo-thorax qui s'en est suivi (*Thèse citée*).

Une condition plus ordinaire d'erreur de diagnostic, est celle d'une infiltration tuberculeuse généralisée dans un poumon, et faisant croire à un épanchement pleurétique par suite de l'existence d'une matité généralisée avec faiblesse extrême du bruit respiratoire. E. Barthez a rappelé à la Société des hôpitaux (mai 1857) un fait de tuberculisation de ce genre qu'il avait pris pour un épanchement pleurétique et qu'il se disposait à opérer; la ponction ayant été remise au lendemain, l'enfant mourut dans la nuit, et à l'autopsie, on ne trouva que des tubercules infiltrant complétement le poumon. Verliac (*Thèse citée*) a réuni cent vingt observations de pleurésies recueillies en onze années dans le service de Barthez, et il a montré les difficultés du diagnostic de cette affection chez les enfants avec la pneumonie, la broncho-pneumonie à l'état aigu, et avec différentes formes de tuberculisation ou d'indurations pulmonaires chroniques. Il rapporte un second fait semblable à celui que je viens de rappeler, et qui a été observé encore dans le service de Barthez; chez cet enfant, le pouls était à 152, et la respira-

très-haut le diaphragme dans la poitrine. Les trois observations d'Oulmont comprenaient : une énorme tumeur anévrysmale de l'aorte, remplissant le côté gauche du thorax; une dégénérescence cartilagineuse de la plèvre avec abcès des parois thoraciques; et une hypertrophie considérable du foie, analogue à celle que Stokes a fait connaître.

tion à 60. Ici la ponction fut pratiquée, sans donner issue à un liquide quelconque. J'ai vu de mon côté à Saint-Antoine, en 1862, un homme adulte chez lequel je croyais à l'existence d'un énorme épanchement, tandis qu'il n'existait également, comme le montra l'ouverture du corps après la mort, qu'une infiltration tuberculeuse généralisée d'un poumon. La matité absolue et résistante qui existe en pareil cas, avec l'absence presque complète de bruit respiratoire, rendent ces erreurs de diagnostic presque inévitables.

Dans ces faits de tumeurs solides simulant un épanchement pleural, l'emploi de l'instrument de Dieulafoy, dont il a été question précédemment, est donné par son auteur comme la ressource principale pour le diagnostic, puisqu'il s'agit de déterminer la nature liquide ou solide d'une lésion profonde. La ponction est sèche s'il s'agit d'une tumeur solide, et elle fournit au contraire une certaine quantité de liquide, qui fait irruption dans le réservoir transparent du corps de pompe, quand on a affaire à un épanchement. Malheureusement il y a des cas d'épanchements pleurétiques dans lesquels la question diagnostique ne peut être résolue par ce procédé. Ce sont ceux où, par suite de conditions anatomiques particulières, les ponctions sont *sèches* en l'absence de toute tumeur solide, et malgré l'accumulation d'un liquide dans la cavité pleurale, comme nous le verrons à propos de la thoracentèse.

Je rappelle, pour finir ce qui concerne le diagnostic de la pleurésie, que l'on a pu confondre la pleurésie purulente avec une tumeur anévrysmale dans des cas d'*empyème pulsatile*, dont je me suis occupé à propos des abcès thoraciques extérieurs qui compliquent parfois les épanchements purulents.

COMPLICATIONS. — Il y a à distinguer, dans les complications de la pleurésie, celles qui sont particulières aux pleurésies purulentes, de celles qui sont communes aux différentes formes de la maladie.

Les pleurésies purulentes, qui sont l'expression de l'inflammation la plus accusée, se compliquent assez fréquemment de *perforations pleuro-pulmonaires*. L'époque de la maladie à laquelle on observe cette perforation est très-variable. Je l'ai vue survenir le 28e jour ; mais elle apparaît le plus souvent à une époque plus avancée, lorsque la pleurésie purulente est devenue chronique. J'ai recueilli une observation dans laquelle la perforation a eu lieu le 80e jour après le début, c'est-à-dire près de trois mois après l'invasion. Des faits analogues ne sont pas très-rares.

Cet accident, qui résulte de la tendance naturelle qu'a toute collection de pus de se faire jour au dehors de l'organisme, est favorable à la guérison dans la moitié des cas environ. Saussier, sur vingt-neuf perforations de ce genre dans le cours de la pleurésie qu'il a pu réunir dans sa Thèse sur le pneumo-thorax (1841), a compté quinze guérisons. La perforation s'annonce ordinairement d'une manière brusque, par l'expulsion d'une abondante quantité de pus passé de la plèvre dans les bronches. Certains malades en rendent ainsi sans désemparer jusqu'à un et deux litres. D'autres n'en expectorent qu'une petite quantité à la fois, par suite de l'étroitesse de la perforation.

L'expulsion subitement abondante du pus ne se fait pas sans angoisse : la respiration se trouve aussitôt très-gênée, et le passage du pus dans le pharynx provoque des efforts répétés de vomissements ; une suffocation mortelle peut même en résulter. Quand la guérison doit s'ensuivre, l'expectoration purulente se continue longtemps en diminuant d'abondance.

Il résulte de cette perforation accidentelle un pneumo-thorax, par suite de la pénétration de l'air dans la plèvre pendant les inspirations. Dans certains faits, qui sont les plus favorables, on voit la perforation, formant soupape, permettre au pus de s'évacuer vers les bronches, sans que l'air puisse pénétrer en sens inverse dans la cavité pleurale. Oulmont a constaté anatomiquement ce fait dans une autopsie (*Thèse*, 1844). Saussier avait déjà fait la remarque que « l'introduction de l'air dans la plèvre se fait plus facilement avec une perforation tuberculeuse qu'avec une perforation pleurétique » (*Thèse citée*). Dans les cas les plus graves, la perforation ne peut suffire à la guérison, et l'on est obligé d'avoir recours à la thoracentèse, avec des conditions particulières que j'indiquerai.

Avec ces perforations pulmonaires, suivies ou non de pneumothorax, il peut survenir des symptômes se rattachant à la putridité du pus. Chez les enfants, qui avalent leurs crachats, cette fétidité produit des diarrhées rebelles, suivant Verliac[1].

Une seconde complication des pleurésies purulentes que j'ai à rappeler, consiste en *abcès des parois thoraciques* consécutifs à la pleurésie aiguë et chronique, et qui occupent les intervalles des côtes. Ces abcès sont de deux sortes. Les uns, étudiés par Leplat (*Arch. de méd.*; 1865, t. V), sont des inflammations de voisinage sans communication avec la plèvre; ils ont pour caractères de ne pas être réductibles par la pression, et de ne pas changer de volume avec les mouvements respiratoires. Les autres, occupant aussi les espaces intercostaux au niveau de l'épanchement, communiquent avec le foyer purulent, ce qui fait qu'ils sont réductibles et de volume variable par les mouvements respiratoires. Ici la collection purulente de la plèvre se porte directement au dehors au lieu de se diriger vers l'intérieur du poumon, comme dans les cas de perforation pleuro-pulmonaire. Ces abcès, s'ouvrant spontanément, ou bien incisés avec le bistouri, donnent issue à une quantité de pus infiniment plus considérable que leur volume ne paraît le comporter, et leur ouverture reste longtemps fistuleuse. Elle fournit un pus de moins en moins abondant, et de plus en plus séreux jusqu'à la guérison. Les lèvres de la plaie, et la direction oblique que suit le pus, suffisent pour s'opposer à la pénétration de l'air du dehors dans la plèvre par la plaie, et par conséquent à la complication d'un pneumo-thorax. Si l'abcès extérieur est dû à la carie ou à la nécrose des côtes, la suppuration est habituellement intarissable, et la mort survient.

Ces abcès, suites de pleurésie purulente ou d'empyème, sont connus depuis longtemps. Hippocrate signale le pronostic favorable de ces abcès provenant de l'inflammation de la plèvre.

[1] Verliac : *Diagnostic des épanchements pleurétiques, et indications de la thoracentèse chez les enfants.* (Thèses de Paris, 1865.)

Stoll, Van Swieten et Corvisart[1] ont aussi rappelé, non sans une certaine surprise, l'influence favorable des abcès de ce genre dans le cours de la pleurésie. Il est de fait qu'il n'est pas rare de voir la guérison succéder à cette évacuation naturelle et lente du pus hors de la plèvre. Mon excellent collègue Siredey généralise donc trop les inconvénients qui peuvent en résulter, et en méconnaît les avantages, lorsqu'il dit que ces abcès, comme moyens d'évacuation, sont insuffisants, que les accidents reparaissent après une amélioration momentanée, et que ces trajets fistuleux amènent des complications fâcheuses[2].

Ces abcès extérieurs, comme les perforations pleuro-pulmonaires, ne surviennent qu'à une époque avancée de la maladie devenue chronique, et l'écoulement du pus persiste pendant plusieurs mois, parfois même pendant plusieurs années.

Le pus, au lieu de se diriger vers les parois thoraciques, fuse quelquefois en arrière du diaphragme pour aller former un abcès lombaire. Courbon (*Gaz. des hôp.*, 1870) a vu un abcès de ce genre simuler un anévrysme aortique par des battements forts, expansifs, et isochrones au pouls ; la rupture de cet abcès fit cesser ces battements insolites, en même temps que l'écoulement du pus fit disparaître la matité générale du côté gauche de la poitrine, où siégeait l'épanchement purulent. Ici les battements de l'abcès furent attribués aux contractions du cœur transmis par l'épanchement, qui l'enveloppait à moitié. Un fait d'abcès lombaire, sans battements, mais dont l'ouverture fit aussi disparaître la matité thoracique, avait été observé déjà par le Dr Brandicourt (*Gaz. hebdom.*, 1862, p. 382).

C'est aux abcès secondaires de la pleurésie purulente accompagnés de pulsations, et qui surviennent, soit au niveau des parois thoraciques, soit dans une région plus éloignée, que l'on a donné le nom d'*empyème pulsatile*. On les attribue à la propulsion du pus épanché, soit par le cœur, soit plutôt par l'aorte (comme on l'a vu), dans le voisinage de la colonne verté-

[1] Corvisart : *Commentaires sur l'ouvrage d'Avenbrugger ;* 1808, p. 139.

[2] Siredey : *Des indications et contre-indications de la thoracentèse*, etc. (Arch. de méd.; 1864, t. IV).

brale. Kœlpin, puis Govelle ont cité en 1777 des faits de ce genre, et nos contemporains, Stokes, Aran, Graves, Heyfelder en ont observé de semblables. Ces tumeurs fluctuantes pulsatiles ont parfois une teinte violacée qui augmente leur ressemblance avec les anévrysmes. Elles diffèrent cependant de ces derniers en ce qu'il y a retrait de la tumeur (de l'empyème pulsatile) pendant l'inspiration, et saillie pendant l'expiration. Ces tumeurs sont différentes de l'empyème observé par Gubler, dans lequel, le pus s'étant frayé une voie à travers un espace intercostal jusqu'à la peau, la main appuyée dans ce point y percevait une propulsion du liquide au moment de chaque secousse de toux.

Indépendamment de ces complications, qui se rattachent à la pleurésie purulente, la pleurésie en général en offre plusieurs bien différentes. D'abord la *congestion pulmonaire*, aussi rare au début et dans le cours de la pleurésie qu'elle est commune dans les autres maladies aiguës des organes respiratoires, peut constituer, dans des cas exceptionnels, une complication manifeste. En voici un exemple.

Obs. L. — Un journalier, âgé de quarante-quatre ans, de haute taille, assez fort, et d'une très-bonne santé habituelle, fut admis à l'hôpital Necker le 17 septembre 1856, au 17e jour d'une pleurésie droite. Le début de son affection avait été subit, sans aucun prodrome, et caractérisé par une dyspnée intense qui le força à suspendre immédiatement ses occupations, par une douleur sous-mammaire droite, et par un malaise général.

Le lendemain de son admission, 18e jour, la respiration était haute et laborieuse, surtout costale, à peine diaphragmatique, à 40 ; pouls à 76 ; sentiment d'oppression ; toux peu fréquente. Côté droit de la poitrine complétement mat, sauf en avant, sous la clavicule, jusqu'à la troisième côte, où le son est tympanique. Bruit respiratoire faible en avant et en arrière, au sommet du poumon droit ; bruit respiratoire nul au-dessous, où il existe une broncho-égophonie manifeste, sans souffle nulle part. — A gauche, son clair partout et respiration puérile, avec sibilance respiratoire au niveau du tiers moyen postérieur. — Vibrations thoraciques très-diminuées au niveau de la matité droite. Le foie ne déborde pas les fausses côtes (*Gom. suc. — Ipéca.* 1gr,50 *et tartre stib.* 0gr,05, *en trois doses. — Vent. scarif. pour* 300 *gr. de sang. — Diète*).

19e *jour.* — Pas d'amélioration. Quelques vomissements à la suite du vomitif; les ventouses ont donné 250 grammes de sang. Même état local que la veille, à la percussion et à l'auscultation, si ce n'est qu'il est survenu, depuis la veille, du râle sous-crépitant disséminé dans le côté gauche de la poitrine. Le périmètre général du thorax (fig. 57) a augmenté en même temps de 2 centimètres (*Gomme suc. — Jul. tart. stib.* 0gr,30 *et sir. diac.* 15 gr.—*Diète*).

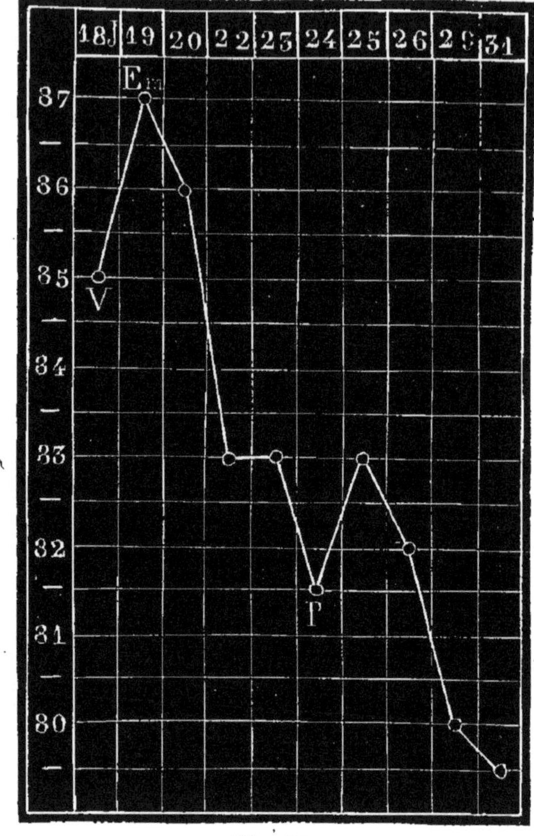

Fig. 57.

20e *jour.* — Le malade se trouve mieux. A gauche, respiration très-rude en arrière supérieurement, et râle sous-crépitant dans les deux tiers inférieurs; même râle en bas et en avant, où existent au-dessus quelques ronflements. A droite, en avant, respiration rude aussi au sommet, où le tympanisme persiste sous la clavicule; la matité n'est plus absolue en arrière dans la fosse sus-épineuse.

Fig. 57. — Pleurésie droite. — Ligne de descente rapide du tracé périmétrique de la poitrine, à partir du 19e jour, et qui est due à la fois à la résolution de l'épanchement du côté droit, et à la résolution d'une hyperémie concomitante du poumon gauche.

A la mensuration, il y a une rétrocession sensible depuis la veille, mais c'est surtout dans les 48 heures qui suivent que la poitrine subit une rétrocession énorme. Le cyrtomètre indique un retrait surtout marqué à droite dans la direction du diamètre vertébro-mammaire, où il est de 25 millimètres. Le périmètre de la poitrine a 3 centimètres de moins que le 20e jour, et 4 de moins que le 19e.

L'état général et l'état local du malade présentent, en même temps, une amélioration très-notable. Le pouls est à 80, régulier comme précédemment ; il n'y a eu d'évacuation considérable ni par les selles, ni par les urines, ni par des sueurs. La respiration n'est qu'à 28. Le côté gauche de la poitrine rend un son normal partout, et *tous les râles ont disparu.* Sous les clavicules, le son est égal en intensité des deux côtés, et, à droite en avant, la matité absolue ne remonte que jusqu'au quatrième espace intercostal. En arrière, il y a du son presque du haut en bas à droite, contre la colonne vertébrale ; mais son intensité diminue en descendant, et la matité a des limites supérieures formant, en arrière et en dehors, une courbe semi-elliptique, avec égophonie au niveau de la matité (*Suppression de la potion stibiée ; — Gomme suc. ; — Jul. diac. ; — Bouill. et potages*).

23e *jour.* — État général excellent ; pouls à 78, appétit de plus en plus prononcé. La respiration, qui est à 34, est aussi bien diaphragmatique que costale. Le bruit respiratoire, qui s'entend encore du haut en bas en arrière à droite, est mélangé de bruit de frottement dans le tiers inférieur ; il y a toujours absence de râles à gauche.

Jusqu'au 30e jour, la guérison se consolide, et tous les signes locaux disparaissent. Il ne reste que de la faiblesse du bruit respiratoire du côté droit de la poitrine. Pendant cette convalescence, une rétrocession nouvelle de la poitrine s'effectue avec une oscillation du 24e au 25e jour, comme le montre la figure 57. Cette rétrocession du périmètre général a été de 7 cent. 1/2 en douze jours.

La rétrocession considérable que la poitrine a subie chez ce malade au moment de la résolution de la pleurésie tient manifestement à deux causes : à la diminution de l'épanchement pleurétique du côté droit, et aussi à la résolution de la congestion pulmonaire qui existait du côté opposé à l'épanchement, au niveau du poumon gauche. Cette hyperémie s'est révélée : 1° par la dyspnée subite qui est survenue lors de l'invasion, et qui ne peut s'expliquer, à la première heure de la pleurésie, par l'épanchement pleurétique; 2° par les signes mobiles de la congestion qui se sont succédé au niveau du poumon gauche jusqu'au 22e jour. Ces signes d'hyperémie pulmonaire ont été les suivants : le 18e jour, *bruit respiratoire exagéré*, et *sibilance* au tiers moyen postérieur du poumon; le 19e jour, *râle sous-crépitant* disséminé en arrière et même en avant; le 20e jour, *respiration rude* au sommet du poumon, et *râles sous-crépitants* seulement au-dessous. Puis le surlendemain, sous l'influence du tartre stibié à hautes doses, tous les râles disparurent du côté gauche, où *la respiration devint naturelle*, tandis qu'à droite l'épanchement était considérablement diminué.

L'existence des signes de l'hyperémie, constatés du côté gauche, et leur disparition définitive si rapide du 20e au 22e jour, me paraissent mettre hors de doute la coïncidence de la congestion du poumon gauche avec l'épanchement pleurétique du côté droit. Cette hyperémie doit donc être comptée au nombre des complications de la pleurésie, et parmi les complications graves, car elle peut occasionner la mort (*Voy.* p. 355).

La *bronchite*, avec ses râles sous-crépitants aux deux bases des poumons et son expectoration muco-purulente, peut aussi compliquer la pleurésie. J'en ai rencontré quelques exemples. En pareil cas, les râles sous-crépitants sont toujours plus accentués du côté sain, l'épanchement pleurétique s'opposant, du côté malade, à ce que le râle y soit perçu aussi nettement. Cette commplication soulève des questions de diagnostic que j'ai précédemment examinées (*Voy.* p. 395).

La congestion pulmonaire, pas plus que la bronchite, n'ont

été signalées par les auteurs comme des complications; mais il n'en est pas de même de la pneumonie et de la péricardite.

La *pneumonie* consécutive à la pleurésie (je ne parle pas des pleuro-pneumonies) est admise comme étant une complication rare. On en trouve deux exemples, l'un dans la thèse de Lacaze-Duthiers (1851), l'autre dans celle de Lugeol (1864), tous les deux survenus comme complications de la thoracentèse. La pneumonie avec la pleurésie paraissait à tort très-fréquente à l'époque où le souffle pleurétique était attribué à une pneumonie concomitante.

Quant à la *péricardite*, elle est une complication grave des épanchements pleurétiques, puisqu'elle a été, dans certains cas, la cause de la mort (*Voy.* p. 354). Cependant ce pronostic est loin d'être absolu. Dans le rhumatisme articulaire par exemple, la pleurésie et la péricardite secondaires ont assez souvent une issue favorable, comme je l'ai plusieurs fois observé.

Une complication éloignée de la pleurésie a été signalée par Barth : c'est la *dilatation des bronches*. L'influence des pleurésies lui semble mise hors de doute par la coïncidence à peu près constante des adhérences du poumon plus ou moins intimes, que l'on rencontre après la mort chez les sujets atteints de dilatations bronchiques [1].

A propos de la terminaison de la pleurésie par la mort, j'ai rappelé les causes de terminaison fatale, qui doivent être considérées comme des complications redoutables de la pleurésie : la *syncope*, plus fréquemment la *formation de caillots* dans le cœur ou dans l'artère pulmonaire, des *embolies veineuses*, et la *distension exagérée des parois thoraciques* par l'épanchement, complication amenant l'asphyxie.

Une dernière complication, passée inaperçue dans les ouvrages classiques, est la *douleur persistante* que certains malades éprouvent pendant très-longtemps, du côté de la poitrine précédemment affecté d'une pleurésie qui est guérie depuis un temps plus ou moins long. Quand on examine le côté qui est le

[1] Barth : *Recherches sur la dilatation des bronches* (Mém. de la Soc. méd. d'observation de Paris; t. III, 1856, p. 517).

siége de cette douleur, on exagère rarement le mal par la pression des muscles; la douleur semble être plus profonde, et dépendre de la difficulté apportée dans le jeu de la respiration par les adhérences pleurales. En effet, chez les quelques malades que j'ai vu entrer à l'hôpital pour être débarrassés de cette douleur très-pénible, j'ai toujours trouvé une matité générale du côté affecté, avec faiblesse prononcée du bruit respiratoire, sans persistance de l'épanchement, puisque la mensuration démontrait que la capacité thoracique, constatée à des intervalles plus ou moins éloignés, restait la même ou bien diminuait graduellement.

Il ne faut pas confondre cette douleur, incommode par sa persistance à la suite de la pleurésie, avec une douleur accidentelle qui peut survenir dans les mêmes conditions, mais qui est temporaire et sous la dépendance d'une hyperémie accidentelle du poumon du côté anciennement affecté. J'ai rencontré cette hyperémie accidentelle chez quatre malades.

Obs. LI. — L'un d'eux était un homme robuste, âgé de 41 ans, piqueur de moellons, et qui fut admis le 5 avril 1865 à l'hôpital Cochin. Il avait toujours eu une santé excellente jusqu'à une chute grave sur le côté droit de la poitrine, qui avait eu lieu d'un lieu très-élevé plusieurs années auparavant. Il avait eu, à la suite, un empyème qui l'avait retenu un an à l'hôpital Saint-Antoine, et il n'avait guéri qu'à la suite d'une expectoration des deux litres de pus, puis de la formation d'un abcès intercostal du côté droit, qui avait donné lieu lui-même à la sortie fistuleuse du pus intra-pleural. Le côté droit présentait un rétrécissement notable avec déviation consécutive de la colonne vertébrale.

Cinq jours avant son admission, il avait éprouvé des frissons irréguliers, avec anorexie, malaise général, puis douleur à la base du côté droit anciennement affecté de pleurésie purulente, oppression et toux suivie de crachats non visqueux, transparents, aérés, un peu teintés de sang. Le lendemain de son admission, il y avait un reste de fièvre; le pouls était à 92, la peau était chaude, la douleur et l'oppression persistaient, ainsi que les crachats. On voyait, sous le mamelon du côté droit, la cicatrice enfoncée de la plaie fistuleuse rappelée tout à l'heure. Ce côté était généralement peu sonore à la percussion; la respiration y était plus faible que du côté gauche, avec des râles sonores généralisés en avant comme en arrière, et mélangés de râles humides disséminés.

Du côté gauche, la sonorité était tympanique sous la clavicule, et le bruit respiratoire était partout vésiculaire, avec expiration prolongée, mélangée de sifflements disséminés.

Un vomitif et une application de 12 ventouses sèches sur les deux côtés de la poitrine produisirent un changement complet dans les vingt-quatre heures. La fièvre, la douleur thoracique, l'oppression, avaient disparu; il n'y avait plus de sang dans les crachats, et les râles avaient entièrement disparu. Il ne restait qu'une faiblesse relative du bruit respiratoire du côté droit de la poitrine, et quelques petits bruits sibilants de la respiration en arrière au sommet droit, conséquences de l'ancienne pleurésie guérie.

Nous ne pouvons voir dans ces phénomènes aigus si caractéristiques, que les signes d'une hyperémie pulmonaire qui ont disparu rapidement, comme c'est l'ordinaire, sous l'influence d'un traitement approprié.

Étiologie. — Comme pour la pneumonie, la bronchite et l'hyperémie pulmonaire simple, j'ai à rappeler les refroidissements comme la cause la plus générale de la pleurésie. Cette influence du froid tantôt passe inaperçue, tantôt est indiquée par le malade lui-même. L'action du froid sur le corps humide de sueur ou l'exposition prolongée au froid, soit en plein air, soit dans une habitation humide et fraîche, est la principale des conditions appréciables auxquelles les sujets ont été soumis. La pleurésie peut apparaître très-rapidement après l'action de la cause occasionnelle. Je l'ai vue débuter deux heures après, chez un de mes malades.

On rencontre la pleurésie aiguë franche plutôt chez les hommes que chez les femmes, et à tous les âges. Elle est toutefois très-rare chez les vieillards.

Les pleurésies secondaires ont des causes diverses, parmi lesquelles la propagation de l'inflammation d'un organe voisin joue un grand rôle. Les abcès ou plaies des parois thoraciques (Broca, *Arch. de méd.*, 1850), la pneumonie, l'hépatite, peuvent être le point de départ de cette propagation. Une blessure profonde du cou (Tacheron), une fracture de l'atlas (Benjamin Phillips) peuvent parfois également provoquer le développement d'une pleurésie, l'inflammation s'étant étendue jusqu'à la partie postérieure du pharynx. L'observation XXXVII est un exemple de l'influence des maladies aiguës du foie sur la production de la pleurésie. L'influence du rhumatisme est une cause fréquente bien connue de pleurésie secondaire, qui se développe souvent aussi par suite d'actions réflexes mystérieuses, ayant leur point de départ dans des affections internes plus ou moins éloignées. Enfin les perforations du poumon produisent des pleurésies purulentes compliquées de pneumo-thorax.

Plusieurs auteurs ont considéré la pleurésie purulente comme une suite habituelle de la tuberculisation pulmonaire. Aran et Siredey ont combattu avec raison cette manière de voir, que nos observations contredisent également. Le Dr Attimont, dans sa Thèse, a réuni 50 cas de pleurésies purulentes suivies de mort, et sur 29 autopsies, l'absence de tubercules a été notée 20 fois, tandis qu'il en existait seulement chez 9 sujets à différents degrés. Ce dernier résultat démontre que, sans être une cause habituelle de pleurésie purulente, la tuberculisation a une certaine influence, puisqu'elle s'est exercée ici sur un tiers des sujets examinés. Par contre, on ne doit pas oublier que les tuberculeux ont fréquemment des pleurésies séreuses.

Pronostic. — On a beaucoup discuté, dans les dernières années, sur le pronostic de la pleurésie. Le Dr Louis, se basant sur les faits observés par lui, avait établi comme règle générale que la pleurésie simple, survenant dans le cours d'une bonne santé, était suivie de guérison (*Acad. de méd.*, janvier 1836). Le fait général reste vrai ; et ce n'est que si l'on prend cette assertion dans un sens absolu, qu'on peut l'accuser d'être erronée. La question relative aux faits exceptionnels qui échappent à cette loi générale a suscité de graves discussions, motivées par la terminaison fatalement brusque de certaines pleurésies, survenues chez des individus très-bien portants jusqu'au moment de l'invasion de cette maladie. Les faits de ce genre, trop négligés précédemment ou plus rares, car Trousseau avouait en février 1850, à la Société des hôpitaux, n'en avoir rencontré que trois pendant une pratique de dix-neuf années, ces faits ont été depuis recherchés, étudiés avec plus ou moins de soin, et on les a trouvés dès lors beaucoup plus nombreux qu'on ne le pensait. Nous avons indiqué les causes de ces terminaisons funestes, subites ou rapides (p. 354). Ces faits exceptionnels ont étendu le champ d'étude du pronostic de la pleurésie. Et comme il s'agit de discerner les conditions qui aggravent la maladie au point de la rendre fatale, et que ces conditions ne sont pas, il s'en faut, toujours bien manifestes au premier abord, nous devons traiter à fond la question du pronostic.

Voyons d'abord ce que disent les observateurs qui ont traité ce sujet.

On est généralement d'accord sur l'influence fâcheuse que certaines conditions bien connues ont sur la terminaison de la pleurésie. Ce sont : 1° les *phénomènes asphyxiques* menaçant prochainement la vie, si l'on ne se hâte pas de donner issue par la thoracentèse au liquide épanché dans la plèvre; 2° la *nature purulente* de l'épanchement, qui l'empêche d'être résorbé spontanément comme l'épanchement séreux ; 3° la pleurésie survenant chez des individus âgés, ou dont les conditions hygiéniques habituelles ont été très-insuffisantes; 4° enfin le développement de la pleurésie comme *maladie secondaire*. Il n'y a aucun doute sur l'influence défavorable de ces quatre conditions, dont les deux dernières ne rentrent pas dans la catégorie des faits dont a parlé Louis. Je dois faire remarquer que ces conditions défavorables, sauf l'asphyxie imminente, ne sont pas toujours faciles à apprécier. Nous avons vu notamment la purulence du liquide épanché être habituellement fort difficile, et le plus souvent même impossible, à diagnostiquer autrement que par une ponction exploratrice, ou par l'expulsion spontanée du pus.

D'autres conditions aggravantes de la pleurésie ont donné lieu à des appréciations diverses, et leur influence peut être plus ou moins discutée. L'abondance de l'épanchement, par exemple, révélée par la matité générale et absolue du côté affecté, et par l'ampliation visible de ce côté, se remarque à la fin, dans des pleurésies à pronostic favorable et dans celles à terminaison funeste. Si bien qu'on a pu dire, en vue des premiers faits, que les épanchements très-abondants étaient ceux dont la résolution était plus facilement obtenue [1]. La même signification pronostique tantôt favorable et tantôt funeste peut s'appliquer également au déplacement ou au refoulement des viscères, qui dépend aussi de l'abondance de l'épanchement.

Le refoulement du cœur à droite, si fréquent dans les pleurésies du côté gauche, a été particulièrement incriminé comme pouvant amener ces morts subites, dont l'apparition inattendue est toujours venue frapper le praticien d'étonnement. Mais, comme nous le démontrerons plus loin, on a été beaucoup trop absolu à ce sujet.

Les conditions anatomiques dans lesquelles se trouve le poumon, refoulé par l'épanchement, aggravent quelquefois singulièrement le pronostic. Si, en effet, la pleurésie s'est prolongée longtemps, et si des adhérences ont bridé le poumon, de manière que son expansion soit devenue à peu près impossible au moment de la résorption de l'épanchement, la guérison paraît impossible. Cependant ici encore il ne faut pas désespérer toujours de la guérison, la rétrocession des parois thoraciques et le rapprochement des organes voisins contribuant souvent à combler le vide intra-pleural, comme je l'ai fait remarquer à propos de mon observation LXVII.

Quant aux pleurésies secondaires, le pronostic est en général beaucoup plus fâcheux que celui des pleurésies primitives.

[1] Léon Colin : *Etudes cliniques de médecine militaire*, 1864; et *Société médicale des hôpitaux de Paris*, mai 1864.

Celles qui surviennent dans le cours ou à la suite des fièvres éruptives sont dans cette condition. Natalis Guillot a signalé la gravité de la pleurésie hémorrhagique qui peut survenir comme complication de la rougeole. Les pleurésies qui succèdent aux pneumonies aiguës, d'après mes observations (*Voy.* chap. V), celles de cause traumatique ou d'origine puerpérale, sont habituellement purulentes, et par conséquent d'une guérison très-difficile, parfois même impossible. Mais dans toutes ces conditions aussi, il y a des pleurésies secondaires dont la terminaison favorable ne laisse rien à désirer. J'ai vu à l'hôpital Necker une pleurésie grave survenir à la suite d'une scarlatine intense chez un infirmier âgé de 37 ans, et s'accompagner d'une menace de suffocation le 8e jour. La résolution n'en fut pas moins très-rapide, puisque dès le 15e jour il existait à la base du côté affecté, en arrière, un bruit de frottement de plus en plus étendu et saccadé, et des plus pénibles pour le malade lui-même. Cette bénignité du pronostic est habituelle pour les pleurésies qui compliquent le rhumatisme articulaire aigu, et elle ne fait pas défaut non plus, quoi qu'on ait dit, pour certaines pleurésies survenant chez des tuberculeux, ainsi que j'en ai recueilli plusieurs exemples. La durée de l'épanchement est seulement un peu plus prolongée alors que de coutume ; et encore ne l'est-elle pas chez tous les malades.

Les complications que nous avons rappelées précédemment aggravent nécessairement le pronostic en général. Mais ici encore, parmi les complications qui sont appréciables, il en est qui ne s'opposent pas à la guérison. Il y a plus ; il en est qui la favorisent. Telle est la perforation pleuro-pulmonaire dans les pleurésies purulentes ; elles amènent la guérison quand l'écoulement du pus par les bronches est facile et suffisamment prolongé. Quelques auteurs, ai-je dit, ont exagéré l'influence fâcheuse de ces perforations spontanées. Saussier (*Thèse citée*) a pu réunir douze cas de guérison. L'issue du pus au dehors par abcès des parois thoraciques est aussi le plus souvent favorable. Sur 14 cas de ce genre réunis par le Dr Oulmont, il a compté 11 guérisons. La péricardite, les concrétions sanguines du cœur et de l'artère pulmonaire, dues ou non à des embolies, et enfin, bien plus rarement, certaines syncopes, ont dû être considérées comme fatales. Ce sont là, en effet, les causes des morts subites ou rapides dans la plupart des cas.

On voit en définitive que, hormis l'asphyxie imminente due à la pleurésie avec épanchement, et en dehors des complications graves que je viens de rappeler, toutes les conditions pathologiques considérées comme défavorables à la résolution de la pleurésie, peuvent être suivies de guérison, comme elles peuvent se terminer par la mort. En présence de ce fait capital à considérer, pour formuler le pronostic d'une manière aussi précise que faire se peut, il ne faut donc pas se contenter de constater qu'il existe ou non des conditions défavorables rappelées précédemment ; car cette constatation une fois faite, on peut rester dans le doute, ce qui n'est pas une solution.

Pour trouver cette solution précise du problème pronostique, il faut se rappeler que la terminaison favorable ou funeste de la pleurésie franche est toujours subordonnée à l'évolution de l'épanchement, qui se résout dans les cas de guérison, et qui persiste ou augmente dans ceux de terminaison fatale. C'est là un principe fondamental que l'on ne doit pas perdre de vue, et qui ressort de l'étude que j'ai faite plus haut de la marche de la pleurésie. Comme dans toutes les autres maladies, la connaissance précise de cette évolution de la pleurésie est la base indispensable de son pronostic. Cette connaissance fait cesser tous les doutes, même dans ces pleurésies dites latentes, qu'il existe telle ou telle autre particularité défavorable. Or, comme la mensuration est, ainsi qu'on l'a vu, le meilleur moyen de suivre la marche de l'épanchement pleurétique, et par suite celle de la pleurésie elle-même ; que de plus il n'y a pas, avec l'emploi de ce moyen, de pleurésie à marche latente ou insidieuse, *c'est aux données de la mensuration que nous devons nécessairement demander la solution du pronostic*, qui resterait indécis ou impossible si l'on négligeait son emploi. On va voir que, sans elle, on interpréterait souvent mal certaines pleurésies en apparence stationnaires, et que, d'autre part, on attacherait trop d'importance à des phénomènes plus ou moins inquiétants en apparence et qui se produisent dans son cours.

Pour bien comprendre ici la valeur des tracés obtenus par la mensuration tels qu'on les a vus plus haut, à propos de la marche de la pleurésie, il faut ne pas perdre de vue ce que nous en avons dit alors, et que nous pouvons rapidement résumer. Au progrès de l'épanchement, à sa période d'état quand elle existe, et à sa résolution, correspondent : d'abord une ampliation graduelle de la poitrine, puis une persistance de cette ampliation, et enfin une rétrocession plus ou moins rapide. Ces trois périodes sont représentées par des tracés de mensuration périmétrique que j'ai précédemment fait connaître, en exposant la marche naturelle de la pleurésie.

Ces particularités étant connues, si l'on observe un malade, atteint de pleurésie, dans les premiers jours de sa maladie, on constate une ascension graduelle du tracé de mensuration. C'est là le signe d'une ampliation thoracique due aux progrès de l'épanchement. Que cette ligne continue à monter pendant dix, quinze ou vingt jours, on ne doit y voir rien d'insolite, mais seulement la preuve de la marche naturelle de la pleurésie franche. Mais lorsque cette ascension dépasse vingt jours, il faut craindre un progrès anomal de l'accumulation du liquide pleurétique ; et si ce progrès ou la persistance de l'ampliation se continuaient manifestement après le 25e ou le 30e jour, sans que rien d'ailleurs annonçât une situation grave, il faudrait craindre une issue funeste. Ceci peut être observé chez des malades que l'on n'est appelé à voir pour la première fois qu'après le vingtième jour de la pleurésie.

Cette crainte d'une terminaison défavorable cesse dès que se montre la ligne de descente de la résolution, qui offre ceci de remarquable, qu'une fois commencée, elle suit son cours graduellement avec ou sans oscillations, comme on l'a vu dans les observations déjà citées.

L'apparition de cette ligne de descente dans les tracés mensurateurs est un point capital à rechercher, car elle est le fait pronostique favorable par excellence, quels que soient les autres signes ou symptômes. L'observation suivante montre mieux que toutes les descriptions, la valeur de ce signe favorable.

Obs. LII. — Une blanchisseuse, âgée de 47 ans, fut admise à l'hôpital Cochin le 20 septembre 1864 pour une pleurésie gauche survenue la veille. Elle toussait un peu depuis un mois, lorsque l'invasion de la pleurésie a eu lieu subitement la nuit par une douleur vive du côté gauche de la poitrine, avec toux plus fréquente, oppression, céphalalgie, frissons répétés suivis de chaleur fébrile. Elle fut forcée de garder le lit.

Le jour de son admission à l'hôpital, l'interne de garde constata une assez grande oppression, et pratiqua à la malade une saignée de 400 grammes.

Le lendemain, 3e jour de la pleurésie, elle se dit moins oppressée depuis la saignée, la respiration est à 32, la physionomie naturelle, le pouls à 112, sans chaleur exagérée de la peau; mais la soif est vive, et la toux pénible à cause de la douleur du côté gauche.

La percussion de ce côté est douloureuse; elle révèle déjà une matité générale et absolue de tout le côté gauche, jusqu'à la ligne médiane du sternum, avec refoulement en bas de la rate, qui est sentie sous les fausses côtes correspondantes, et refoulement du cœur à droite jusqu'au bord droit du sternum. Respiration faible du côté de la matité, avec souffle bronchique doux dans les deux temps de la respiration, légère égophonie, et absence de vibrations thoraciques. Les deux côtés du thorax se dilatent également (*Chiend. nitré 2 pots; — 10 vent. scarif. au côté gauche; — Julep. avec oxymel scillit.,* 15 *grammes; — Bouillons, potages*).

4e *jour.* — Extension de la matité jusqu'au bord droit du sternum, sans aucun autre changement.

Les jours suivants, les signes locaux restent absolument les mêmes et ne commencent à varier que le 17e jour. Mais il n'en est pas de même des phénomènes fonctionnels. La toux devient plus fréquente le 7e jour; elle est suivie d'expectoration de mucus transparent et de douleur aux attaches des muscles abdominaux. En même temps, la respiration devient plus haute et plus fréquente (à 40-44) ; le 10e jour même, dans la nuit, malgré une application de ventouses faite la veille, il survient des sortes d'accès de suffocation, la malade demandant de l'air, et portant ses doigts dans sa gorge avec la pensée qu'un vomis-

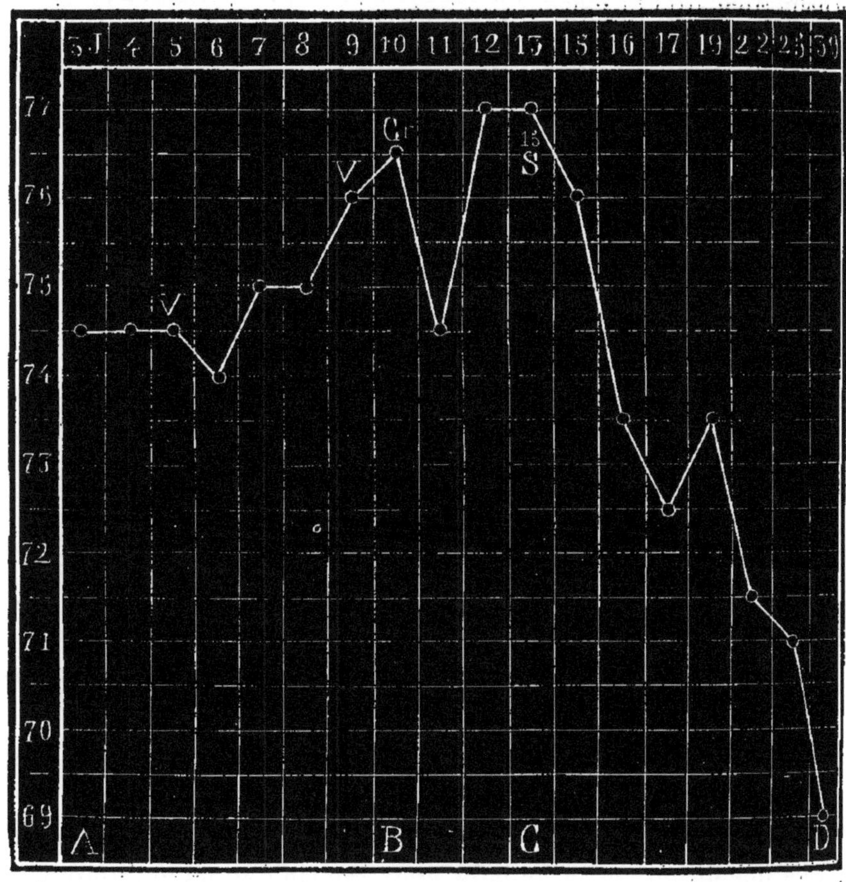

Fig. 58.

sement favoriserait la respiration. Le pouls était en même temps plus petit. De plus, la mensuration démontrait l'augmentation de l'épanchement depuis plusieurs jours (fig. 58, de A en B).

La thoracentèse de nécessité était indiquée. Elle fut remise au soir, faute d'instrument convenable pour la pratiquer, et je

Fig. 58. — Pleurésie gauche. — Ligne d'ascension (progrès) jusqu'au 12e jour (ABC) avec une rémission le 10e jour (après la prise d'un drastique). — Rétrocession (résolution) à partir du 13e jour (DC), après une application de quinze sangsues.

prescrivis une potion avec 2 gouttes d'huile de croton. M'étant transporté auprès de la malade dans l'après-midi, je constatai que la mensuration, qui jusque-là avait indiqué une ampliation thoracique due aux progrès de l'épanchement, révélait depuis le matin une rétrocession manifeste. Cette rétrocession coïncidant avec une amélioration des symptômes fonctionnels, j'ajournai la thoracentèse, en portant un pronostic moins fâcheux.

Ce ne fut toutefois qu'à partir du 13e jour, après une ascension nouvelle du tracé mensurateur (de B en C), que la rétrocession thoracique de la résolution commença, après une application de 15 sangsues, pour ne se terminer qu'au 39e jour (de C en D).

Pendant cette rétrocession, annonçant dès l'abord la marche de la pleurésie vers la guérison, ce n'est qu'à partir du 17e jour (quatre jours après l'indication fournie par la mensuration) que la percussion commence à indiquer la résorption de l'épanchement, en fournissant un son moins mat que précédemment sous la clavicule gauche et dans la fosse sus-épineuse du même côté. Le niveau de la matité ne s'abaisse graduellement que les jours suivants; de plus il se produit, à l'auscultation, dès le 19e jour, du bruit de frottement sous la clavicule gauche, et le 22e jour le même signe existe en arrière dans la fosse sous-épineuse, tandis que le souffle disparaît pour être remplacé par une respiration vésiculaire faible du haut en bas.

Le 29e jour, il ne reste qu'une matité peu étendue à la base du côté gauche en arrière et en dehors, à limites vagues. Jusqu'alors, l'état général et les phénomènes fonctionnels ont été en s'améliorant, et la malade était guérie depuis longtemps de sa pleurésie lorsqu'elle quitta l'hôpital, 55 jours après le début.

On voit ici une pleurésie observée dès le 2e jour, et par conséquent pendant sa période de progrès, devenir assez grave, malgré le traitement employé, pour s'accompagner d'accès de suffocation semblant réclamer la thoracentèse le 10e jour au matin. Mais le soir du même jour, la mensuration seule me révèle une rétrocession thoracique sensible, due sans doute au drastique administré le matin (huile de croton), rétrocession indiquant une amélioration incontestable. Les accès de suffocation n'étant pas revenus le lendemain, et la pleurésie n'étant qu'au 11e jour, je dus attendre encore. Une nouvelle ampliation thoracique s'effectua bien du 11e aux 12e et 13e jours, et, si elle eût continué, l'indication de la thoracentèse aurait dû être de nouveau discutée; mais à partir du 13e jour, à la suite d'une application de sangsues sur le côté gauche de la poitrine, la rétrocession s'effectue, et peut être suivie jusqu'au 39e jour.

Ici encore les tracés de mensuration décèlent les premiers un pronostic favorable, avant les autres signes, en révélant la résolution de l'épanchement dès le 13e jour, alors que *les signes physiques de percussion et d'auscultation restaient immuables du 3e au 17e jour.*

Voilà un fait qui démontre bien que la mensuration permet de saisir le moment où la résolution de l'épanchement commence, et de formuler par suite un pronostic favorable, alors même que les symptômes sont menaçants, et que les signes de percussion et d'auscultation sont stationnaires. La ligne de descente une fois apparue, en effet, elle s'est continuée presque sans interruption (avec une seule oscillation) jusqu'au 39e jour.

Le tracé de mensuration périmétrique a donc eu ici une importance qu'on ne saurait nier, et qu'on retrouve dans une foule de faits analogues. Mais ceux dans lesquels la mensuration rend le plus grand service, sont les pleurésies dans lesquelles les signes de percussion et d'auscultation semblent stationnaires, comme nous l'a montré entre autres l'observation XL (p. 336), ainsi que celle que je viens de rapporter, et qui est une pleurésie suivie dès son début.

Si l'on ne voit le malade qu'à une époque avancée de la pleurésie, il peut arriver qu'il présente un épanchement considérable encore persistant au delà du début habituel de la résolution. Quel pronostic porter alors, surtout si les signes de percussion et d'auscultation présentent la persistance inquiétante dont je parlais tout à l'heure? Ayez recours à la mensuration, et elle éclaircira vos doutes, comme elle le fit pour moi dans ce fait.

Obs. LIII. — Il s'agit d'un sellier, âgé de cinquante-huit ans, d'une bonne constitution, n'ayant jamais été atteint d'autre maladie que de celle qui le fit admettre à l'hôpital Necker, le 9 juin 1868. Il était atteint d'une pleurésie droite arrivée déjà à son 20e jour.

Cette pleurésie avait débuté à la suite d'un refroidissement, le corps étant en sueur. Un point de côté sous le mamelon droit en avait été le premier symptôme, et quoiqu'il ait dû continuer l'exercice de sa profession pendant les quinze premiers jours, il avait en même temps éprouvé une oppression qui avait été croissant, et qui augmentait surtout quand il montait des escaliers ou qu'il faisait une course un peu longue. Ses occupations étant devenues impossibles, il était entré à l'hôpital, sans avoir jusque-là fait le moindre traitement.

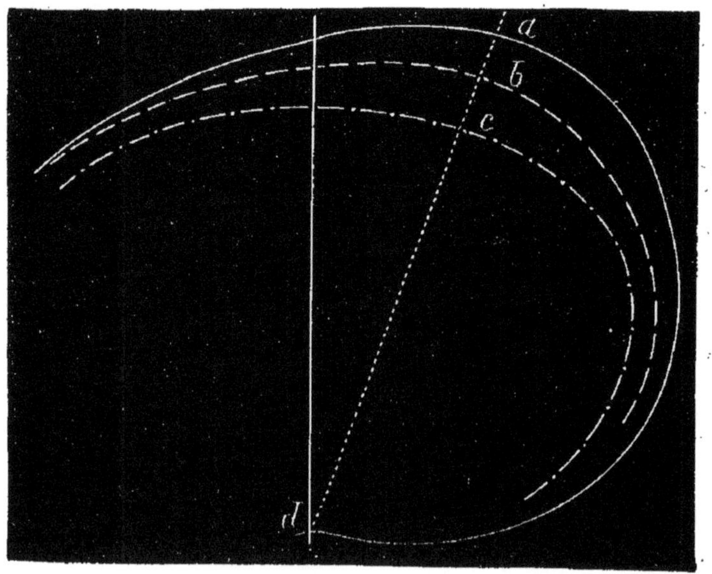

Fig. 59.

Le lendemain, 21e jour, quoique le malade fût très-calme, avec un pouls à 80, sans chaleur fébrile, et que la respiration fût seulement un peu haute (à 40), il existait un épanchement pleurétique considérable du côté droit. Ce côté était manifes-

Fig. 59. — Tracés cyrtométriques. — *a*, courbe avec ampliation prononcée du thorax (21e jour) dans le sens du diamètre vertébro-mammaire droit *da*. — *b*, rétrocession le 25e jour. — *c*, rétrocession plus avancée (30e jour).

tement dilaté à l'œil comparativement au côté opposé. Le cyrtomètre démontrait que cette ampliation avait lieu principalement dans la direction du diamètre vertébro-mammaire droit (fig. 59, *da*), la matité était complète partout de ce côté, et s'étendait jusqu'au bord gauche du sternum. Le foie débordait les côtes jusqu'à l'ombilic, et la pointe du cœur battait à une distance de quatre travers de doigt en dehors et en dessous du mamelon gauche. Le bruit respiratoire très-affaibli à droite, en avant et en arrière, était légèrement soufflant dans les deux temps de la respiration, sans égophonie ni broncho-égophonie. Vibrations thoraciques à peu près nulles au niveau de la matité.

Du côté gauche, qui était partout sonore, la respiration était forte, avec expiration prolongée, égale à l'inspiration.

Ce malade, arrivé au 21e jour de sa pleurésie, présentait un épanchement énorme, démontré par l'ampliation visible de la poitrine, par un périmètre considérable (96 centimètres 1/2), par une matité généralisée, et par le refoulement marqué du foie, du médiastin et du cœur. La question de la thoracentèse semblait donc se poser d'elle-même. Mais comme ce malade n'avait fait jusque-là aucun traitement, et que je connaissais la tendance naturelle de la pleurésie à la résolution vers le 20e jour, je voulus tenter d'abord un traitement médical pendant quelques jours (*Eau-de-vie allemande*, 15 *gr.*; — *Chiend.* 1 *pot*, *avec* 8 *gr. nitr. de potasse*).

Du 22e au 27e jour, les signes fournis par la percussion et l'auscultation furent invariables, mais il y eut aggravation des phénomènes fonctionnels. Il n'y avait plus de douleur thoracique; mais le 23e et le 24e jour, il survint une dyspnée sans aucun sentiment de suffocation, mais avec respiration haute et fréquente (44 à 56), en même temps que le pouls montait à 96. Dans cet intervalle, outre le *chiendent nitré*, il fut prescrit un *vésicatoire* sur le côté droit, un *lavement purgatif*, puis une potion avec *huile de croton* (une goutte).

Cette persistance des signes physiques, avec aggravation momentanée des phénomènes fonctionnels, semblait indiquer la nécessité de la ponction thoracique. Mais la mensuration, comme on le voit dans la figure 60, démontrait combien était factice cette aggravation apparente, en révélant dès le 22e jour une rétrocession graduelle, qui a pu être constatée jusqu'au 47e jour. La thoracentèse était formellement contre-indiquée. Ce qu'il y eut à noter encore, c'est que les signes physiques autres que ceux fournis par la mensuration n'annoncèrent cette résorption de l'épanchement qu'à partir du 27e jour.

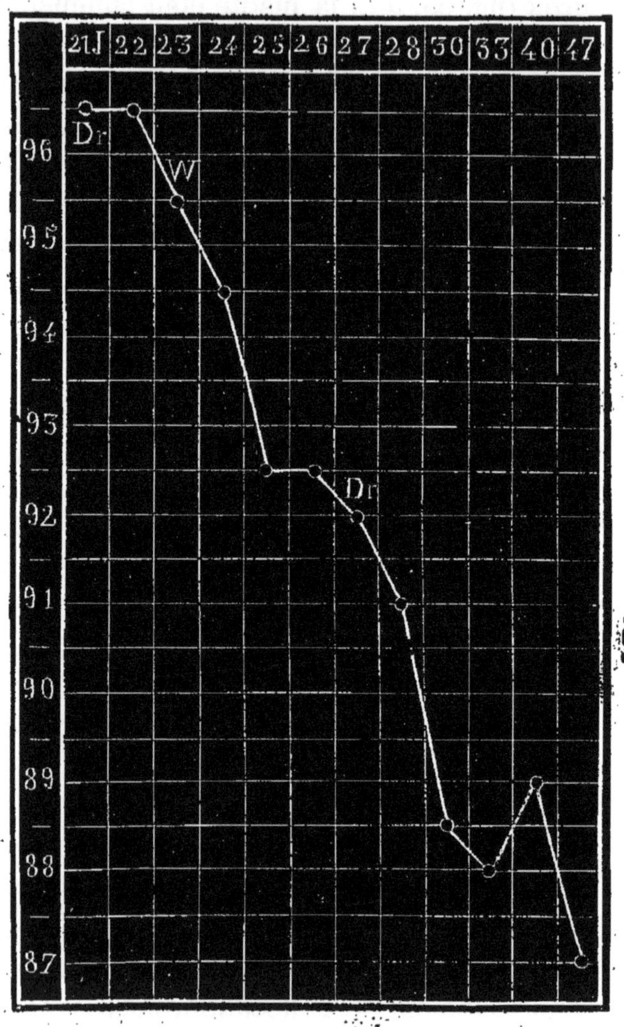

Fig. 60.

Je constatai en effet, dès ce jour-là : le retour graduel du son au sommet du poumon droit; une respiration soufflante plus douce au-dessous, toujours sans égophonie; un peu de frottement sous-claviculaire, le retrait de la matité antérieure du bord gauche au bord droit du sternum, et le retour du foie et du cœur vers leur position normale.

Fig. 60. — Pleurésie droite. — Ligne de descente annonçant la résolution de l'épanchement à partir du 22e jour, et contre-indiquant la thoracentèse qui était projetée. Rétrocession constatée du 22e au 47e jour. — Dr, drastique. W, vésicatoire.

De plus, l'état général s'améliorait; le pouls diminuait de fréquence. La dyspnée provoquée par les mouvements prolongés persistait seule.

Le bruit de frottement sous la clavicule droite persista avec le même caractère jusqu'au 47e jour. Alors le son était clair en avant, du même côté, jusqu'à la 5e côte, mais la matité remontait en dehors pour occuper encore d'une manière absolue la moitié inférieure en arrière, avec submatité au-dessus. Le bruit respiratoire n'était que faible de plus en plus en descendant, avec expiration prolongée.

Enfin le 54e jour (sortie de l'hôpital) il existait une dépression générale du côté droit de la poitrine avec abaissement relatif du mamelon, et les mêmes signes de percussion et d'auscultation que le 47e jour.

Ce malade, qui s'est présenté à nous le 21e jour de sa pleurésie droite, offrait évidemment un épanchement très-considérable, caractérisé par une matité générale du côté droit, qui était dilaté à la vue, et par un refoulement prononcé du foie et du cœur. Quel pronostic porter ici? La mensuration des jours suivants, en présence de cette matité généralisée à droite, pouvait seule nous éclairer sur la gravité de la pleurésie. Le malade étant encore dans les limites d'une résolution régulière, et n'ayant pas encore été traité, j'eus recours à un traitement médical. Le lendemain l'état du malade était resté le même; mais à partir de ce jour, le 22e, une ligne de descente rapide est constatée, et annonce une terminaison favorable, malgré une aggravation apparente des phénomènes fonctionnels. En onze jours, je vis diminuer le périmètre thoracique de 8 centimètres 1/2, et le diamètre vertébro-mammaire droit de 3 à 4 1/2.

Chez un autre malade, observé seulement dès le 30e jour de sa pleurésie gauche, la même incertitude du pronostic de l'épanchement existait au premier abord.

Obs. LIV. — C'était un homme de 32 ans, forgeron, et auparavant militaire, d'une robuste constitution, offrant un épanchement pleurétique gauche, avec matité générale quand il était assis; le son devenait clair entre la clavicule et la deuxième côte dans le décubitus sur le dos. Au niveau de cette matité : respiration très-faible, égophonie, vibrations thoraciques nulles. Le cœur était refoulé à droite du sternum, et la rate débordait les fausses côtes gauches.

Nous étions ici au 30e jour de la maladie, et tout semblait annoncer par conséquent un épanchement qui n'avait aucune tendance à la résorption. De plus, jusqu'au 34e jour, il ne survint aucune modification dans les signes physiques de percussion ou d'auscultation rappelés tout à l'heure; et l'on aurait pu formuler un pronostic fâcheux, si la mensuration n'était pas venue me révéler la marche réelle, latente, de cet épanchement. Or pendant cet état en apparence stationnaire de l'épanchement du 30e au 34e jour, une rétrocession latente s'opérait, et se constatait dès le lendemain de l'admission à l'hôpital (fig. 61). La diminution graduelle de la matité et des autres signes, *qui commença le 34e jour seulement*, vint démontrer que la mensuration avait bien indiqué la résolution latente de la pleurésie, quatre jours avant les autres signes physiques.

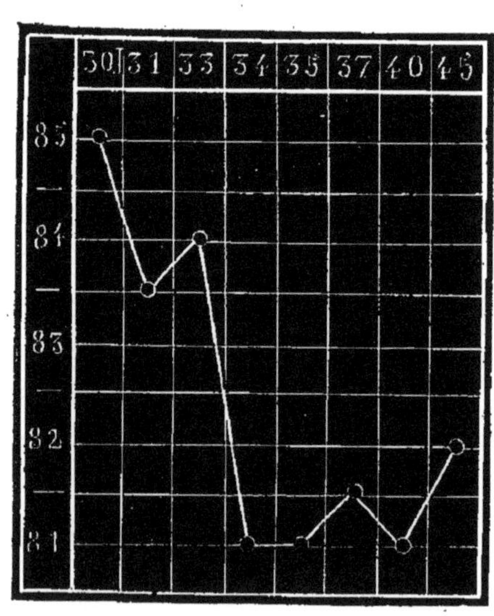

Fig. 61.

L'importance de la mensuration pour formuler le pronostic de la pleurésie, et sa prééminence sur les autres moyens d'exploration à cet égard, me semblent rendues incontestables par les observations que je viens de rapporter. Mais il est d'autres pleurésies dans lesquelles le pronostic paraît plus

Fig. 61. — Pleurésie gauche observée seulement dès le 30e jour. — Signes stationnaires de percussion et d'auscultation du 30e au 34e jour, pendant que la ligne de descente du périmètre thoracique révèle la résolution cachée de l'épanchement.

difficile à formuler, et où cependant la mensuration ne perd rien de sa valeur.

En parlant des conditions défavorables que les auteurs admettent, j'ai rangé le déplacement du cœur parmi les phénomènes ayant une nocuité variable, sans admettre que ce soit toujours, comme on l'a dit, une particularité nécessairement grave par la syncope qui peut, dit-on, survenir alors. Voici un fait des plus intéressants, que j'ai observé à l'hôpital Saint-Antoine et qui démontre l'innocuité d'un déplacement même très-prononcé du cœur par un épanchement pleurétique du côté gauche, et en même temps l'innocuité des syncopes qui peuvent survenir pendant ce déplacement. En relatant ce fait, je ne prétends pas qu'il démontre que ces deux particularités, refoulement du cœur et syncopes, sont insignifiantes pour le pronostic, mais seulement qu'on en a beaucoup exagéré l'importance.

Obs. LV. — Un jeune garçon âgé de 17 ans, découpeur en bois, avait eu la rougeole un an avant son admission à l'hôpital, puis une épistaxis qui avait été assez grave pour nécessiter le tamponnement des fosses nasales. Depuis lors ses forces avaient sensiblement diminué, sans autre trouble dans la santé qu'une bronchite qui avait nécessité son admission à l'hôpital Saint-Antoine, vers la mi-décembre 1862.

C'est dans la convalescence de cette bronchite légère qu'il fut pris, le 2 janvier suivant, d'une fièvre intense avec douleur vive au niveau des derniers espaces intercostaux gauches. Dès le lendemain je constatai de la fièvre, une respiration haute, assez fréquente, une toux médiocre, une matité à limites vagues à la partie inférieure du côté gauche en arrière, et dans le même point, une respiration soufflante avec égophonie très-nette.

Un vésicatoire, prescrit dès le début par l'interne du service, n'empêche pas la pleurésie de faire des progrès rapides. La fièvre, l'oppression et l'anxiété augmentent graduellement les jours suivants.

Le 10e jour (11 janvier), le pouls est à 120 et la respiration, suspirieuse, est à 44. Il existe déjà un bombement général du côté gauche avec effacement des espaces intercostaux de ce côté, une matité générale sauf sous la clavicule correspondante, où le son est exagéré et plus aigu qu'à droite, avec respiration affaiblie de plus en plus du haut en bas, ronflante au sommet, et soufflante au-dessous; vibrations thoraciques nulles au niveau de la matité. Le cœur refoulé bat au niveau du *mamelon droit.*

De ce côté droit, le bruit respiratoire est exagéré, avec ronflements et expiration prolongée; il y a aussi quelques râles sous-crépitants à la base, et quelques crachats muqueux expectorés (*Chiend. nitré; — 8 vent. scarif. du côté gauche; — Jul. avec tart. stib.* 0,gr30; — *Bouillons*).

La pleurésie fait des progrès jusqu'au 15e jour, malgré une nouvelle application de ventouses le 14e jour. Ces progrès sont démontrés par l'ascension graduelle de la matité jusqu'à la clavicule gauche. Les phénomènes fonctionnels deviennent cependant plus supportables dans cet intervalle. Le pouls est à 108-112, la respiration varie entre 36 et 48; elle est toujours principalement costale supérieure. Le côté gauche de la poitrine est d'ailleurs toujours manifestement saillant, et la déviation du cœur toujours aussi prononcée.

Les signes fournis par la mensuration, qui n'ont été recueillis qu'à partir du 10e jour, sont en rapport avec les progrès de la matité; du 11e au 16e jour en effet, la ligne ascendante AB (fig. 63) indique ce progrès avec ses oscillations.

Du 15e au 23e jour, rien n'annonce la résolution de l'épanchement, ni l'aggravation de la maladie. La respiration semble même se faire un peu mieux dans cet intervalle. La mensuration indique bien cet état stationnaire de huit jours par la ligne horizontale du tracé, de B en C (fig. 63).

Comme il s'agissait d'un malade affaibli et déjà atteint de bronchite, j'ai dû penser que la résolution tarderait plus longtemps, comme dans les pleurésies secondaires, et j'ai attendu jusqu'à cette limite du 23e jour, sans chercher à remédier aux effets de l'épanchement par la thoracentèse. Le traitement médical a été continué dans cet intervalle : le chiendent nitré, des juleps kermétisés, et un large vésicatoire ont été prescrits, ainsi que du vin de Bordeaux, le pouls étant petit et dépressible, mais régulier, comme les battements du cœur.

Voici quel était l'état du jeune malade le 23e jour :

Pouls toujours petit, au-dessus de 100, mais sans augmentation de sa fréquence ; respiration moins gênée depuis quelques jours. Côté gauche toujours saillant et battements du cœur visibles au niveau des espaces intercostaux à droite du sternum ; respiration affaiblie et sèche en avant, au niveau de la matité du côté gauche, qui est générale ; respiration soufflante, surtout dans l'expiration, en arrière du haut en bas du même côté, avec broncho-égophonie et râle humide obscur aux deux bases.

A partir de ce 23e jour, il s'opère une résolution graduelle dans l'ensemble des symptômes et des signes physiques ; mais cette résolution est mal accusée et lente à se manifester. La mensuration seule prouve que cette résolution est beaucoup plus franche qu'elle ne le paraît, comme le montre la ligne de descente remarquable qui s'est effectuée du 23e jusqu'au 75e jour (fig. 63, de C en D), c'est-à-dire pendant cinquante-deux jours, représentant une diminution énorme de 15 centimètres dans le périmètre général, et de 6 centimètres dans le diamètre vertébro-mammaire gauche, comme on le voit dans la figure 62 (de *a* en *e*). Cette rétrocession avait ceci de remarquable que les deux premiers jours (du 23e au 25e) elle était relativement beaucoup plus marquée que les jours suivants. La rétrocession s'est terminée seulement le 75e jour, ainsi que le montre la ligne horizontale qui la suit (fig. 63, de D en E).

Il est intéressant de comparer ces résultats si tranchés avec les autres signes de la résolution de l'épanchement, pendant cette longue période de résolution, et d'y signaler des particularités cliniques dignes d'attention.

D'abord tous les signes physiques connus de la résolution de l'épanchement pleurétique furent, comme c'est l'ordinaire, en retard sur ceux que fournit la mensuration, à partir du 23e jour. La *saillie visible* du côté gauche ne parut diminuer, par un effacement moindre des espaces intercostaux, qu'à partir du

28e jour, et cette saillie était encore un peu visible le 57e jour à compter toujours du début de la pleurésie. La *matité* ne diminua sous la clavicule gauche que le 32e jour ; le *souffle bronchique* ne disparut que le 47e jour ; et la *déviation du cœur* à droite ne fut un peu moindre que le 29e, de façon à montrer ses battements à droite du sternum, au lieu de battre au niveau du mamelon droit. Le *pouls* était encore, le 29e jour, à 108,

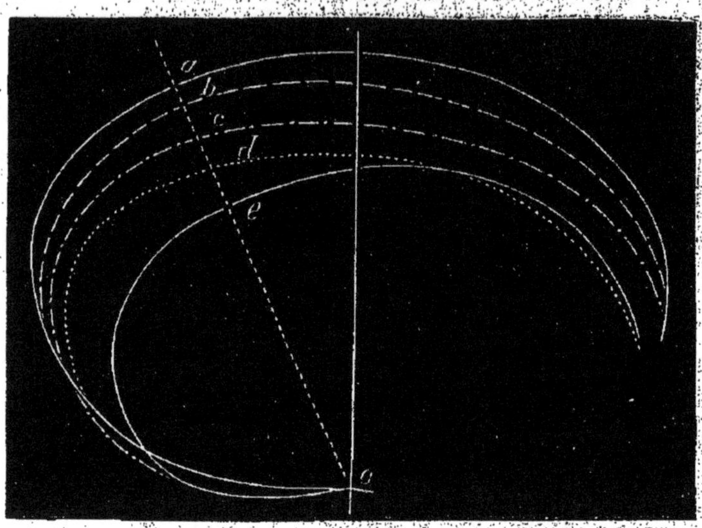

Fig. 62.

toujours petit, sans chaleur anomale de la peau ; le malade gardait encore le lit le 32e jour. Enfin les *râles sous-crépitants* ne disparurent que le 29e jour. Les *sueurs*, qui apparurent au début de la rétrocession, furent le signe le plus hâtif, avec cette rétrocession thoracique, de la résorption de l'épanchement, puisque je les notai dès le 25e jour.

Pendant les derniers temps de la rétrocession thoracique indiquée par les tracés mensurateurs, du 47e au 75e jour, par exemple, on constate encore des signes confirmatifs de la résolution de la pleurésie. Tel est le rétrécissement visible du côté gauche à partir du 68e jour. La matité, qui s'abaisse graduellement, ne se limite à la base que vers le 88e jour. Enfin l'état

Fig. 62. — Tracés cyrtométriques. — *a*, le 20e jour (ampliation). — *b*, le 22e. — *c*, *d*, *e*, les 29e, 47e et 75e jours après le début de la pleurésie.

Fig. 63.

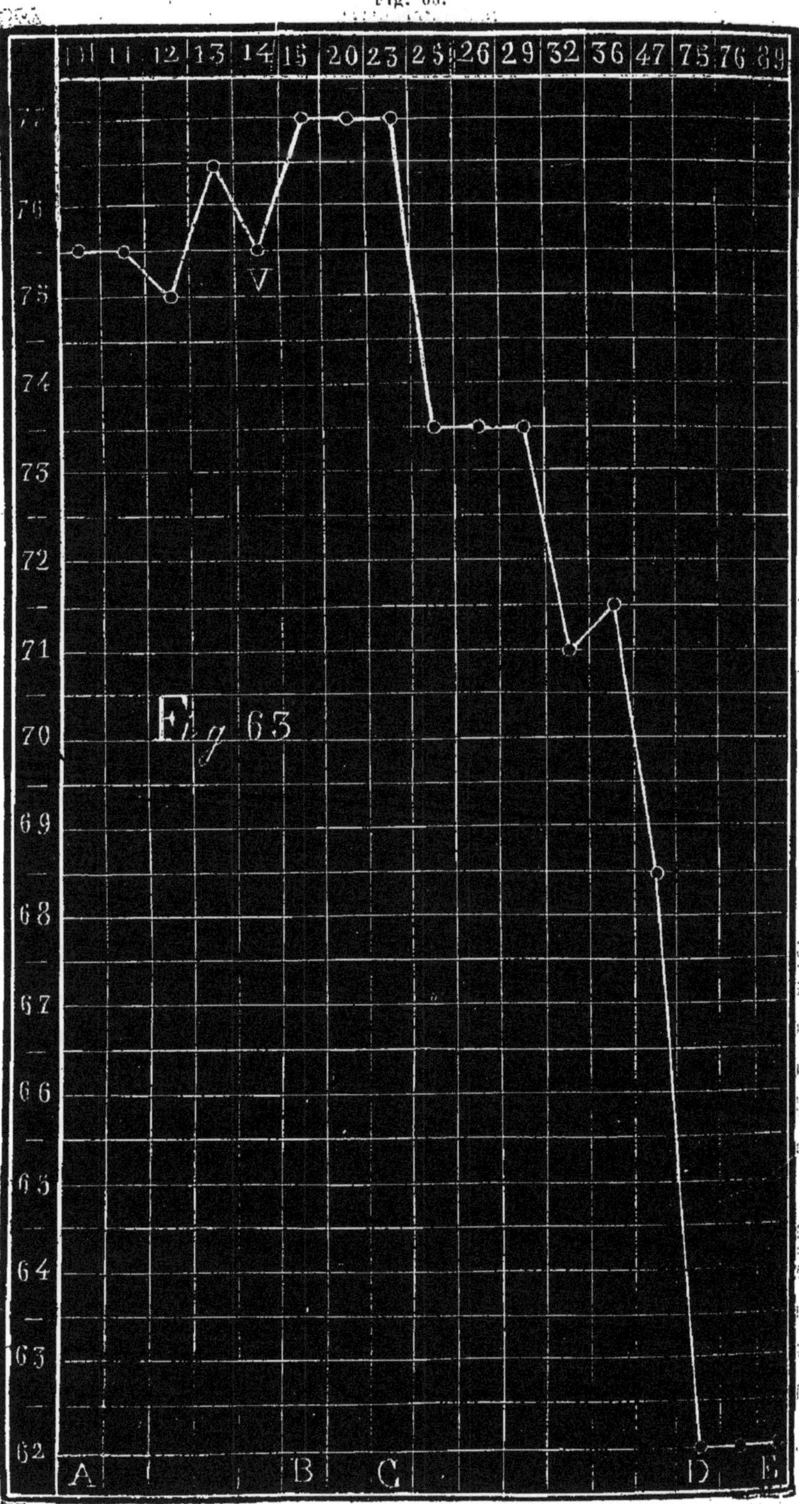

Fig. 63. Pleurésie gauche. — AB, progrès de l'épanchement du 10e au 15e jour. — BC, état stationnaire de huit jours. — CD, résolution de 52 jours.

général s'améliora aussi peu à peu, le pouls descendit à 90, l'appétit se prononça, les forces revinrent graduellement, et la toux devint très-rare.

Un phénomène remarquable fut en désaccord complet avec cette fin de la période de résolution : c'est le refoulement du cœur à la droite du sternum, qui persistait encore à la sortie, *trois mois et demi* après le début de la pleurésie. Ce déplacement ne pouvait être douteux, attendu qu'il continuait à se manifester par des battements visibles, et par un maximum d'impulsion au niveau des 2e, 3e et 4e espaces intercostaux *droits*, en dehors du bord droit du sternum. Ce qu'il y eut encore de non moins remarquable, ce furent deux lipothymies qui survinrent le 63e et le 74e jour, par suite de la faiblesse générale (le malade s'étant levé brusquement), et qui, malgré le déplacement du cœur, n'eurent aucune conséquence fâcheuse.

Il est facile de conclure de cette intéressante observation : d'abord que le déplacement du cœur à droite, dans les pleurésies gauches, peut persister jusqu'après la guérison de la pleurésie, sans avoir la gravité qu'on lui a attribuée ; en second lieu, que ce déplacement persistant n'a pas empêché la pleurésie de suivre sa marche vers la guérison ; et enfin que les syncopes survenant avec le refoulement du cœur ne sont pas nécessairement des accidents mortels. comme on l'a répété.

La persistance du déplacement du cœur après la guérison de la pleurésie est une particularité rare qui mérite de fixer l'attention. On trouve un fait analogue dans la thèse de Verliac (cœur au bord droit du sternum). On a attribué à tort cette fixité de déplacement du cœur à des adhérences ; car il est difficile de comprendre que, dans la guérison d'une pleurésie gauche avec adhérences, ces adhérences puissent maintenir le cœur éloigné vers le côté droit. On comprend mieux le rôle des adhérences lorsque le cœur reste dévié du côté de l'ancien épanchement, comme on en a cité à la suite de pleurésies du côté droit (Stanski).

L'exagération de la gravité attribuée au déplacement du

cœur est démontrée encore par des preuves indirectes. J'ai vu un malade atteint de pleurésie gauche, et chez lequel le cœur fut dévié à droite du jour au lendemain, sans qu'il ait ressenti le moindre malaise de ce refoulement rapide. Si le déplacement du cœur avait les effets funestes qu'on lui a attribués, la mortalité ne serait-elle pas plus grande pour les pleurésies gauches que pour les pleurésies droites, les premières produisant principalement la déviation anomale du cœur? Or, sur 25 guérisons réunies par Aran, il ne compta que 7 pleurésies du côté droit, tandis que 18 occupaient le côté gauche. Moi-même, sur 74 guérisons, je trouve 41 pleurésies gauches et 33 droites. Lorain a pensé que le danger du déplacement du cœur, joint à la gêne de la fonction respiratoire, était démontré par un pouls petit, irrégulier ou du moins inégal[1]. Mais cette petitesse est un fait commun à la plupart des pleurésies, et indépendante du plus ou moins grand déplacement du cœur. Il faut d'ailleurs tenir compte de l'anémie de certains malades. J'ai trouvé le pouls presque effacé au sphygmographe chez un homme guéri d'une pleurésie qui avait nécessité la thoracentèse. Ce qui est manifestement plus grave que la petitesse des pulsations, ce sont leurs irrégularités et leurs intermittences, surtout lorsqu'elles sont en même temps très-affaiblies.

Je viens de montrer comment on doit porter un pronostic favorable avec l'aide de la mensuration, dans certaines pleurésies aiguës dont la gravité et la terminaison défavorable ne paraissaient pas douteuses d'après les autres signes physiques ou fonctionnels. Je passe maintenant à un ordre de faits différents: à ceux dans lesquels le pronostic n'a pas dû être considéré comme favorable, malgré toutes les apparences contraires. C'est encore la mensuration qui démontrera facilement comment on peut arriver, à l'aide des tracés périmétriques, à formuler le pronostic dans les questions difficiles de ce genre, pour la solution desquelles on ne saurait, sans elle, se baser que sur des particularités décevantes ou incertaines.

[1] P. Lorain : *Etudes de médecine clinique sur le pouls dans les maladies ;* 1870, p. 162.

Dans l'observation XLVI que j'ai rapportée à propos des difficultés de diagnostic de l'épanchement (p. 377), le tracé de mensuration montre bien que, la thoracentèse ayant été pratiquée le 21e jour avec succès en apparence, la résolution a été très-incomplète (fig. 55, de C en D, p. 378), pour être suivie ensuite d'une ligne d'ascension (DE) ou d'ampliation thoracique insolite, du 23e au 31e jour, date de la mort. La poitrine s'était remplie de nouveau, sans que le nouvel épanchement pût être révélé par la percussion ni par l'auscultation, qui faisaient percevoir un son clair et un murmure respiratoire dans les points où se trouvait le liquide. Si j'avais eu alors l'idée que je réalise aujourd'hui, de rendre visible l'ensemble des résultats de la mensuration périmétrique par des tracés linéaires, la ligne ascendante de D' en E, survenue après la thoracentèse, à une époque avancée de la maladie, aurait pu me donner l'éveil. Maintenant je ne m'y laisserais plus prendre, je pense, sachant que la reproduction de l'épanchement après la thoracentèse peut rester latente, et qu'un tracé ascendant pendant plusieurs jours, à une époque pendant laquelle devrait se faire la résolution, oblige à porter un pronostic fâcheux : celui de la reproduction du liquide épanché.

J'ai vu à Lariboisière, en 1856, un malade chez lequel la mensuration me fit porter un pronostic défavorable par suite de la persistance d'une ampliation thoracique qui indiquait manifestement un état presque stationnaire de l'épanchement, sans tendance à la résolution. Ce pronostic fut justifié par les suites de la maladie. Ce fait présente un grand intérêt pratique.

Obs. LVI [1]. — Un journalier, d'une force moyenne, fut admis le 24 avril 1856 à l'hôpital Lariboisière. Il n'avait été précédemment malade qu'une fois, sept ans auparavant : il fut alors atteint d'un point de côté avec toux et fièvre légère, sans crachats sanguinolents ; l'affection dura un mois.

Le début de sa maladie actuelle paraissait remonter au 10

[1] Cette observation est celle qui porte le n° VII dans mon Mémoire de 1857 dont il a été précédemment question.

avril, époque à laquelle il éprouva de la dyspnée et une douleur du côté gauche de la poitrine, augmentant par la toux et les grandes inspirations. Il ne suspendit son travail que cinq jours plus tard, par suite de l'accroissement de l'oppression, et huit jours après il entrait à l'hôpital.

Je ne le vis que le 2 mai, 23e jour de sa pleurésie. Un large vésicatoire avait été appliqué sur le côté gauche du thorax.

Je pus observer le malade pendant vingt jours (du 23e au 42e de la pleurésie), pendant lesquels *l'état général et local resta constamment le même*, en dehors des signes fournis par la mensuration.

La physionomie était naturelle ; le décubitus était plus facile à gauche qu'à droite, le pouls à 92 à ma première visite, puis à 60, 64, toujours peu développé, régulier, et sans chaleur à la peau ; le malade restait levé toute la journée, et affirmait ne souffrir de rien, si ce n'est d'une légère dyspnée quand il marchait vite ou qu'il montait un escalier. Il avait de l'appétit.

Il n'y avait pas de douleur thoracique ; la respiration était régulière, à 20, sans dyspnée spontanée; toux rare, peu de crachats muqueux, transparents, aérés.

A la percussion, le son est naturel; la respiration est puérile dans tout le côté droit du thorax. — A gauche, matité générale, sauf en avant sous la clavicule, où elle est limitée supérieurement à la troisième côte, d'où son niveau décrit une ourbe remontant vers le bord antérieur du creux de l'aisselle. Sous la partie interne de la clavicule correspondante, je perçois d'abord un son tympanique, qui disparaît dès le 25e jour. La rate ne déborde pas les côtes; mais le cœur est fortement dévié à droite du sternum. Bruit respiratoire extrêmement faible au sommet seulement du poumon gauche, en avant et en arrière, avec égophonie; respiration nulle au-dessous avec broncho-égophonie lointaine. Il n'a été constaté de souffle que le 24e jour, et au sommet seulement. Les vibrations ont toujours été nulles au niveau de la matité.

Mais, tandis que ces signes locaux et l'état général semblent être stationnaires malgré le traitement médical, pendant cette période de dix-neuf jours (du 23e au 42e), la mensuration démontre qu'il existe une résolution lente de l'épanchement. Du 23e au 30e jour, en effet, il existe une ligne de descente irrégulière (fig. 64), avec oscillations. En même temps les tracés cyrtométriques indiquaient aussi une rétrocession manifeste.

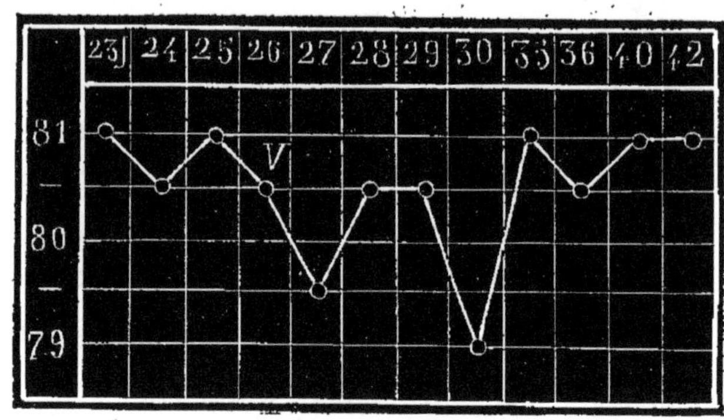

Fig. 64.

Cependant cette rétrocession, annonçant la résorption de l'épanchement, malgré l'état stationnaire des signes fournis par la percussion et l'auscultation, ne devait pas persister.

Dès le 31e jour, je constatais une ampliation thoracique qui fit des progrès les jours suivants jusqu'au 35e jour, comme le montre le tracé du périmètre général de la poitrine (de B en C). Cette ampliation progressive de la poitrine se maintint les jours suivants. Ce n'était donc pas une simple oscillation accidentelle, mais un signe évident de recrudescence de l'épanchement, malgré l'état stationnaire apparent de l'état général, et celui de l'état local à la percussion et à l'auscultation.

Cette persistance de l'ampliation thoracique était la même le 42e jour (22 mai), et datait alors par conséquent de douze jours A cette époque déjà avancée de la maladie, ce signe annoncait un épanchement rebelle aux moyens médicaux, et indiquait l'opportunité de la thoracentèse. Mais le malade s'y refusa d'une manière absolue, disant qu'il n'était pas plus malade, et il sortit de l'hôpital.

Je croyais cette observation terminée pour moi, regrettant de la voir interrompue, lorsqu'un mois après, retournant par

Fig. 64. — Pleurésie gauche observée dès le 23e jour. — Mensuration indiquant une diminution légère de l'épanchement dès le 25e jour. Persistance de l'épanchement du 35e du 42e jour. Refus de la thoracentèse, devenue *de nécessité* quelques jours après.

hasard dans la division de M. Pidoux, que j'avais cessé de suppléer dès le 1er juin, j'y retrouvai mon ancien malade, et voici les renseignements qui me furent donnés :

Après sa sortie, l'oppression avait augmenté de plus en plus, et, ne pouvant travailler, il était rentré à Lariboisière dans les premiers jours de juin. A son admission, la matité était générale du côté gauche, et le cœur restait dévié à droite du sternum, il y avait une dyspnée continue, mais sans accès de suffocation. La thoracentèse, jugée indispensable, donna issue à 2 litres environ de sérosité jaunâtre et transparente, et le malade se rétablit rapidement.

Lorsque j'explorai sa poitrine, le 24 juin, je constatai du son partout dans le côté gauche, excepté vers la base en arrière, où existait un bruit de frottement manifeste ; on le retrouvait aussi au sommet. Le bruit respiratoire s'entendait partout, du haut en bas, du même côté.

Le tableau du tracé de mensuration de cette observation nous montre, en résumé, une pleurésie arrivée au 23e jour, et qui sembla, du 26e au 30e jour, commencer à se résoudre. Mais la ligne ascendante qui suivit, à partir du 30e jour, dut faire mal augurer de la pleurésie, l'épanchement augmentant dès lors d'une manière latente jusqu'au 42e jour. Aussi la thoracentèse, en présence de cette ampliation insolite de la poitrine, fut-elle considérée par moi comme opportune, et proposée au malade, malgré l'apparence favorable de son état général. S'étant refusé à l'opération, il sortit de l'hôpital ; mais il dut y rentrer bientôt pour la subir comme opération de nécessité, par suite de l'oppression progressive survenue ; et la thoracentèse fut rapidement suivie de guérison.

Il est évident qu'ici encore la mensuration a pu seule faire prévoir la gravité de la maladie, chez un homme qui présentait des signes d'épanchement en apparence peu graves, avec des signes de percussion et d'auscultation stationnaires. La justesse de ce pronostic fut d'ailleurs démontrée d'une manière saisissante par la nécessité ultérieure de la thoracentèse.

Telles sont les données pronostiques importantes que l'on obtient à l'aide de la mensuration et des tracés qu'elle fournit, données qui sont assez souvent les seules sur lesquelles on puisse baser son jugement. Il nous a été facile de montrer que, dans la plupart des cas, les autres signes sur lesquels on fonde habituellement le pronostic sont loin d'avoir la même valeur. Aussi pouvons-nous conclure hardiment, conformément à notre observation personnelle, que la mensuration permet seule de formuler le pronostic *dans tous les cas*, et par conséquent dans toutes les pleurésies à marche dite latente.

Nous verrons plus loin quelles applications importantes on peut faire de ces données pratiques, au point de vue de la thérapeutique.

TRAITEMENT. — La pleurésie comparée aux autres maladies aiguës dont il a été précédemment question, débute comme elles par des phénomènes fébriles plus ou moins accentués, mais elle diffère beaucoup de ces maladies, ainsi qu'on l'a vu, par l'épanchement intra-pleural habituel qui l'accompagne, et par le peu d'importance clinique de l'hyperémie pulmonaire concomitante. Il en résulte que les indications du traitement sont très-différentes. Ces indications peuvent, à mon avis, se réduire à trois principales : 1° Combattre l'élément inflammatoire, principalement au début; 2° combattre la tendance du liquide épanché à augmenter, en activant autant que possible sa résorption ; 3° avoir recours aux moyens chirurgicaux pour évacuer le liquide, dans les cas de mort imminente, ou quand ce liquide est rebelle à l'absorption d'une manière inquiétante. Avant d'examiner comment on doit remplir ces indications, dont l'importance se révèle par leur simple énoncé, nous avons à faire une remarque déjà formulée pour le traitement de la pneumonie. C'est qu'il est indispensable de tenir compte de la marche naturelle de la maladie pour la bien traiter, quelle que soit la médication à laquelle on a recours.

Cette évolution naturelle de la pleurésie, négligée par les auteurs, parce qu'elle leur était mal connue en dehors de l'emploi de la mensuration, domine en effet la question thérapeutique, de même qu'elle domine la question du pronostic, comme on l'a vu. Il y a des pleurésies comme des pneumonies, qui guérissent spontanément lorsqu'elles sont abandonnées à elles-mêmes. De temps en temps on voit en effet entrer dans les hôpitaux des malades qui, après quinze jours ou un mois d'une maladie thoracique pour laquelle ils ne se sont soumis à aucun traitement, présentent des signes de pleurésie en pleine résolution. Pas plus que pour la pneumonie, on ne saurait conclure que la maladie doive être abandonnée à elle-même. Le traitement a une action favorable incontestable sur l'évolution et sur la terminaison de la pleurésie; mais dans quelles limites? par quels moyens? C'est ce qu'il s'agit de déterminer au milieu de l'incertitude que présente l'application des moyens thérapeutiques qui ont été conseillés par les auteurs, et qui sont employés d'une manière si banale par beaucoup de praticiens.

Ces moyens sont médicaux et chirurgicaux. Ils doivent être examinés à part, les premiers comme ressource habituelle, les seconds comme ressource extraordinaire ou de réserve, comme on l'a dit avec justesse. Car nous pouvons dire dès à présent que nous n'admettons pas que la thoracentèse puisse être mise au rang des moyens dont l'emploi est insignifiant par lui-même, et toujours sans inconvénients.

A. Traitement médical.

Dans le traitement de la pleurésie aiguë, on trouve que les auteurs ont conseillé de combattre d'abord l'état inflammatoire, comme je l'ai rappelé plus haut. C'est dans ce but que l'on a eu recours aux émissions sanguines, telles que la saignée, les sangsues et les ventouses scarifiées; aux vomitifs, aux vésicatoires, aux préparations mercurielles. Pour combattre les progrès de l'épanchement et en activer la résorption, on a préconisé, en outre des moyens précédents, les diurétiques, principalement le nitrate de potasse et la digitale, ainsi que les sudorifiques, les purgatifs et les drastiques. Enfin comme prescriptions complémentaires, on a conseillé le repos au lit, les boissons en petite quantité, et un régime plus ou moins sévère, surtout au début.

Pour l'emploi de ces différents moyens, il faut avoir égard à la forme ou au degré d'intensité de la pleurésie. C'est principalement lorsque la fièvre est prononcée au début, ainsi que l'oppression, que l'on a recours aux moyens préconisés contre l'inflammation. On a pour ainsi dire abandonné la saignée dans le traitement de la pleurésie; mais c'est à tort, quand on voit l'amélioration incontestable qui résulte de son emploi et de celui des autres modes d'émissions sanguines dans certaines pleurésies. Le professeur Fonssagrives, qui a traduit le *Traité des maladies de poitrine* de Walter H. Walshe (1870),et qui l'a enrichi de notes nombreuses, se plaint avec raison que les évacuations sanguines ne jouent plus, dans le traitement de la pleurésie, le rôle qui leur revient légitimement. Il pense que la saignée fait dans la circulation un vide qui favorise la résorption de l'épanchement. Les sangsues et surtout les ventouses scarifiées qui agissent en même temps comme révulsifs, sont préférables, sauf dans certains cas particuliers, à la saignée par la lancette, car il ne faut pas oublier que, lorsque l'épanchement pleurétique est considérable, il constitue par lui-même une spoliation séro-fibrineuse de la masse sanguine qui constitue déjà une sorte de saignée déplétive dont il faut tenir compte.

On n'utilise peut-être pas suffisamment en France les préparations mercurielles dans la pleurésie. « Les Anglais, dit Fonssagrives, tirent un meilleur parti que nous de la mercurialisation comme moyen antiphlogistique, et, quoi qu'on pense de l'exagération avec laquelle ils usent du calomel, il est incontestable que nous aurions, sous ce rapport, quelques emprunts à faire utilement à leur pratique. L'association de petites doses d'opium au mercure a pour but et pour résultat de retarder la sialorrhée » (*ibid.*). Nous avons d'ailleurs dans le chlorate de potasse un moyen efficace de l'empêcher d'avoir lieu.

Nous ne pouvons approuver les traitements actifs employés dès le début par certains praticiens pour combattre à outrance la douleur qui accompagne la pleurésie aiguë fébrile. Cette douleur du début constitue un symptôme qui ne m'a jamais paru avoir une gravité particulière, et qui cède habituellement avec facilité au traitement des premiers jours.

Après avoir utilisé les moyens dirigés d'abord contre l'inflammation et que j'ai rappelés tout-à-l'heure, mais dont je retranche les vésicatoires employés dans les premiers jours, il faut avoir recours à la médication dirigée contre l'épanchement. C'est ce que l'on fait dès le début, lorsque la pleurésie est à peine fébrile, ce qui est l'ordinaire, et lorsque l'épanchement est le phénomène principal de la maladie. On verra plus loin si c'est avec raison.

Quel que soit le traitement adopté, pour ne pas agir à l'aventure, comme on le fait souvent, il faut pouvoir discerner, parmi les changements qui surviennent dans l'évolution de la pleurésie, ceux qui sont dus à la médication, de ceux qui sont la conséquence de la marche naturelle de la maladie. C'est là une condition capitale du traitement.

La simple observation fait souvent constater, immédiatement après l'emploi de certaines médications, une amélioration accusée par le malade : la diminution ou la disparition du point de côté, plus de liberté dans la respiration, un sommeil plus facile, etc. Plus rarement la percussion et l'auscultation annoncent une diminution de l'épanchement du jour au lendemain. D'autres fois, sans observer d'effet immédiat, on emploie certaines médications d'une manière suivie, et parfois enfin on attribue à la maladie certains accidents qui dépendent de la médication elle-même.

Pour bien juger de l'effet immédiat d'une médication, quelle qu'elle soit, il ne faut donc pas s'en rapporter seulement aux signes extérieurs, qui peuvent tromper. Il faut savoir quels sont les changements latents qui sont survenus dans l'épanchement thoracique, dont l'augmentation ou la diminution, comme nous l'avons démontré, correspondent à l'aggravation ou à l'amélioration de la pleurésie. Pour les distinguer des changements dus à la médication, il faut recourir aux tracés de mensuration dans les périodes de progrès, d'état, et de résorption.

Pendant la période de progrès, ou d'ascension des tracés, il y a des pleurésies dans lesquelles, quoi qu'on fasse, on ne peut enrayer la marche croissante de l'épanchement. Les faits de ce genre ont été signalés depuis longtemps, avant qu'ils fussent rendus si évidents par la mensuration, et c'est de ces faits que l'on s'occupait quand on parlait d'épanchements rebelles au traitement médical. Andral en a cité des exemples. Thibierge, avec Legendre, a insisté sur le progrès graduel de l'épanchement qui s'effectue dans les pleurésies à forme aiguë, quel que soit le traitement énergique que l'on dirige contre lui [1]. Mais dans tous les faits de ce genre, observés et rappelés par les auteurs, la gravité de la maladie ne révélait que très-imparfaitement cette résistance, tandis que les tracés de mensuration permettent de la suivre jour par jour, tout en faisant constater l'insuccès de la médication. L'observation XXXIX, que j'ai rapportée (p. 329) en est, entre plusieurs, une preuve bien manifeste.

Dans d'autres cas, le progrès de la pleurésie, ou la ligne d'ascension qui le représente, est interrompu momentanément par l'emploi d'un moyen thérapeutique qui amène une rémission, se traduisant par une ligne de descente. Mais la médication, si elle est insuffisante pour enrayer complétement la marche croissante de l'épanchement, n'empêche pas la ligne de reprendre de nouveau sa marche ascensionnelle. C'est ce que démontrent les quelques tracés que je reproduis.

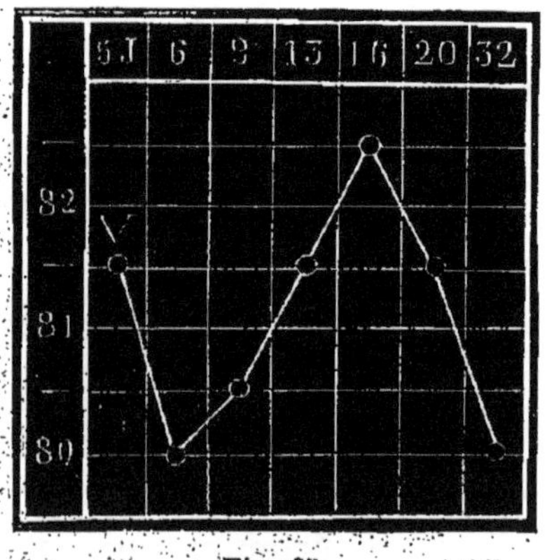

Fig. 65.

Dans la figure 65, une application de ventouses le 5e jour est suivie d'une rétrocession de vingt-quatre heures, puis le progrès

[1] Thibierge : *Mém. sur les modifications du bruit respiratoire dans la pleurésie, la marche de l'inflammation de la plèvre, et sa terminaison par syncope mortelle* (Arch. de méd.; 1852, t. XXVIII).

reprend jusqu'au 16e jour. Un simple vomitif produisit une rémission marquée du 9e au 11e jour chez le malade de la figure 66, mais encore sans empêcher la période de progrès de reprendre et de continuer jusqu'au 22e jour, à partir duquel se prononça la résolution après une application de ventouses.

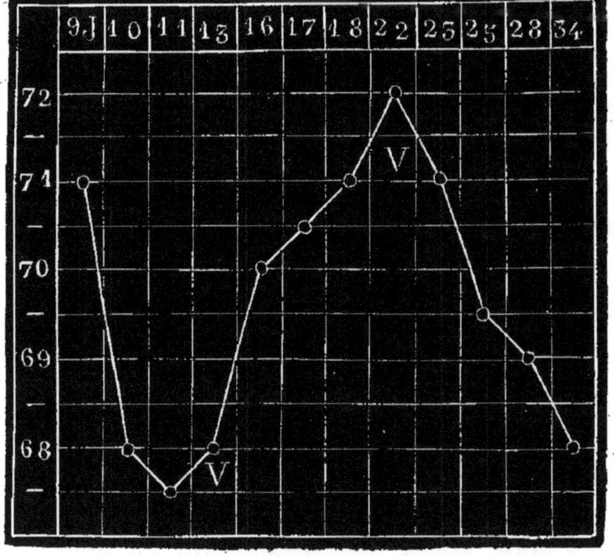

Fig. 66.

Ces rémissions momentanées peuvent se produire à une époque plus avancée de la période de progrès dans des épanchements qui résistent davantage au traitement médical. Tel est le fait de la figure 67, dans lequel l'huile de croton prise à l'intérieur, produisit une rémission du 18e au 19e jour, l'ampliation progressive reprenant ensuite sa marche ascendante, et l'indication de la thoracentèse survenant le 20e jour.

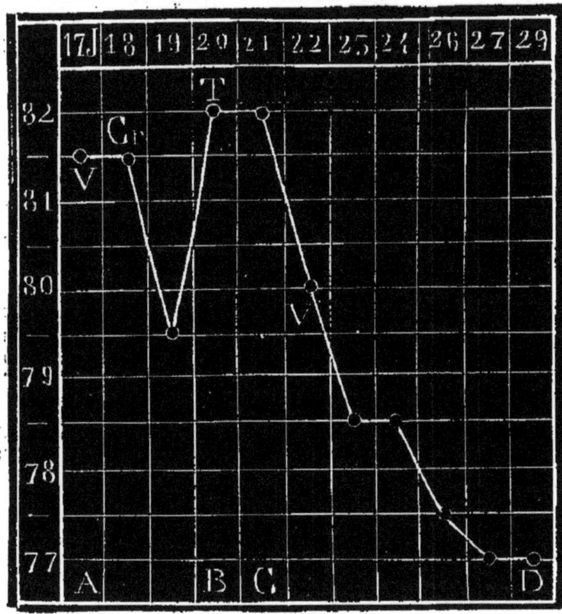

Fig. 67.

Pendant la période d'état, quand elle existe, il peut y avoir aussi des rémissions accidentelles, qui constituent des oscillations n'empêchant pas l'état stationnaire de persister. Telle est la rémission observée chez le sujet de la figure 47 (p. 341), après une application de ventouses.

Mais le meilleur moyen de juger de l'efficacité du traitement médical, c'est de voir la médication suivie du brusque début de la résolution franche et définitive de l'épanchement. Nous avons insisté, à propos de la marche de la pleurésie, sur cette résolution débutant d'un jour à l'autre pour ne plus s'arrêter qu'à la guérison, comme du fait le plus important de l'évolution de la pleurésie. La ligne de descente qui en résulte peut se montrer, avons-nous dit, du 9e au 25e jour, mais principalement du 15e au 20e jour. L'effet favorable du traitement, dans les faits de résolution le plus hâtifs, du 9e au 15e jour par exemple, ne saurait être mis en doute; car la ligne de descente s'est montrée dès le lendemain d'une médication active, et, ce qui est digne d'être noté, après une application de ventouses scarifiées *chez les neuf sujets de cette catégorie.*

Il me semble résulter de ces données que le traitement médical, dont on ne peut d'ailleurs que présumer les bons effets sur l'ensemble de la maladie, doit être employé dès le début, mais plus activement à partir du 6e au 10e jour, époque la plus précoce où l'épanchement a de la tendance à se résorber. Il est remarquable de voir, à l'aide des tracés de mensuration, avec quelle facilité s'effectue la résolution, lorsqu'on observe pour la première fois certains pleurétiques arrivés au 15e jour, au 20e, et même au 30e jour de leur maladie. L'observation XLI (fig. 49, p. 344) en fournit un bel exemple.

Si l'on tient compte de la tendance naturelle de la pleurésie à se résoudre spontanément dès que la résolution est commencée, on sera peu porté à agir activement contre l'épanchement en cours de résolution. Il suffit alors de surveiller la ligne de descente que l'on trace à des intervalles plus ou moins rapprochés, et l'on n'a recours à une médication active que si l'on voit cette ligne s'élever de nouveau d'une manière suivie.

Pour connaître leur valeur thérapeutique, étudions maintenant, d'après ces données, l'action des moyens médicaux employés dans les observations que j'ai recueillies, et dans lesquelles les tracés périmétriques ont été obtenus.

Les diurétiques à doses plus ou moins élevées ont été utilisés, d'une manière suivie, dans tout le cours de la pleurésie, comme on le fait ordinairement. Aussi est-il impossible de saisir, à l'aide des tracés, les changements que cette médication peut produire. Dans un très-petit nombre de faits, j'ai pu constater une coïncidence entre la diurèse et la résolution de l'épanchement. Je dois rappeler en passant que le nitrate de potasse, considéré comme un diurétique énergique, et employé à la dose de 4, 8, 12 grammes et plus par jour, n'a pas toujours cet effet; mais qu'il peut, à doses élevées, produire des troubles digestifs, du dégoût, des vomissements, de la diarrhée, agir même comme un violent drastique, ou enfin, par son action sur le cœur, produire une petitesse extrême du pouls, et des malaises avec défaillances, qu'on se hâte trop de rapporter à l'épanchement. Tel est du moins le résultat de mon observation personnelle, qui m'a fait renoncer à l'emploi du nitrate de potasse à doses élevées (au-dessus de 8 grammes) dans le traitement de la pleurésie.

Les autres moyens de traitement dont les effets sont plus faciles à saisir, parce qu'ils s'utilisent à un moment donné, ont été la saignée, les sangsues, les vomitifs, l'émétique à hautes doses, les vésicatoires, les purgatifs simples, les drastiques. Or, d'après cent vingt-six emplois de ces différents moyens dans le cours de la pleurésie, j'ai pu, à l'aide de la mensuration, établir la proportion dans laquelle leur influence a paru nulle ou favorable sur les progrès de l'épanchement.

Quand les moyens de traitement n'ont aucune action favorable sur la pleurésie, il est clair que la marche naturelle de la maladie suit son cours malgré le traitement médical : condition importante à connaître comme dénotant la résistance de l'épanchement à la résorption, et dont on peut tirer parti pour l'opportunité des moyens chirurgicaux de traitement, comme nous le verrons. Toutefois cette résistance n'implique pas toujours un pronostic défavorable, car il arrive fréquemment, comme dans les observations XXXV, XXXVIII et XXXIX, que la résolution se fait en temps opportun, malgré la résistance pendant la période de progrès.

En regard de ces exemples de traitement sans effet, il y en a un nombre presque égal, où la médication amène une amélioration, soit définitive, soit momentanée. Tous les moyens de traitement sans aucune exception, ont eu à la fois des effets nuls ou favorables, suivant les malades, ou suivant l'époque à laquelle était arrivée la pleurésie. Mais ces effets se sont produits à des degrés bien différents. Le tableau suivant résume en centièmes, pour chaque médication, la proportion de ces effets nuls ou favorables, que ces derniers aient été définitifs ou momentanés. Ces résultats, qu'on veuille bien le remarquer, n'expriment que l'influence exercée sur l'épanchement pleurétique.

MÉDICATIONS.	EFFETS POUR CENT	
	favorables	nuls
Drastiques	0.67	0.33
Émétique à hautes doses	0.57	0.43
Ventouses	0.45	0.55
Saignées ou sangsues	0.33	0.66
Vomitifs	0.25	0.75
Purgatifs simples	0.16	0.83
Vésicatoires	0.10	0.90

Nous voyons d'abord, dans ce tableau, que les drastiques et l'émétique à hautes doses sont les médications qui ont paru agir le plus souvent d'une manière favorable, c'est-à-dire en faisant diminuer l'épanchement; que les ventouses scarifiées (le plus souvent) ou sèches ont été utiles ou sans effet dans un nombre à peu près égal de faits; et enfin que les émissions sanguines (saignées ou sangsues), les vomitifs simples, les purgatifs non drastiques, et surtout les vésicatoires, ont été bien plus souvent sans utilité que favorables à la résolution de la pleurésie.

Ces différents moyens de traitement viennent d'être rangés dans leur ordre d'utilité apparente, depuis les drastiques, qui ont paru agir le plus souvent d'une manière favorable, jusqu'aux vésicatoires qui ont été presque toujours sans action. Mais il ne faut pas oublier qu'il s'agit ici de groupes de faits thérapeutiques comparés entre eux, et qu'il n'est question que de la valeur relative des différents moyens employés. Chacun de ces moyens considéré à part, c'est un point capital sur lequel j'insiste de nouveau, a eu tantôt un effet plus ou moins favorable, et tantôt un effet nul, dans une proportion variable. En parcourant les figures de ce chapitre, on verra que la plupart de ces médications ont eu parfois des effets remarquables, même dans des conditions en apparence défavorables. Dans deux cas de pleurésie chronique, j'ai vu une simple application de ventouses produire rapidement une résolution de l'épanchement révélée par une rétrocession considérable. L'un de ces faits, auquel se rapporte la figure 68, concerne un homme de 57 ans, qui était au troisième mois d'un énorme épanchement pleurétique, et dont le périmètre thoracique subit, du jour au lendemain, 7 cent. 1/2 de diminution (de 80 cent. 1/2 à 73 cent.). Chez l'autre malade, atteint comme le précédent d'une pleurésie datant de plusieurs mois, le même moyen produisit une rétrocession de la poitrine de 6 cent. 1/2 en dix jours (fig. 69).

Les vésicatoires, si largement employés qu'ils deviennent pour certains malades un véritable supplice, n'ont certainement pas l'influence favorable qu'on leur attribue depuis si longtemps sur la guérison de la pleurésie. Neuf fois sur dix ils ont été sans effet, comme l'ont prouvé les tracés. Je ne les ai jamais vus être le point de départ de la résolution de la pleurésie qu'à partir du 15e jour, époque où cette résolution tend à s'effectuer naturellement par toutes les médications, ou malgré une médication quelconque. Il est bon de rappeler que, dans beaucoup de faits de thoracentèse publiés, on constate l'application préalable de vésicatoires parfois nombreux, qui n'ont nullement empêché la maladie de progresser, sans qu'on ait songé à mettre en doute l'efficacité de ce moyen, qui me paraît inutile, au moins dans la période de progrès de l'épanchement.

Quoi qu'il en soit de l'emploi de ces médications si diverses, je dois faire une réserve à propos des résultats révélés par l'entremise de la mensuration. Il est clair qu'en tenant compte de

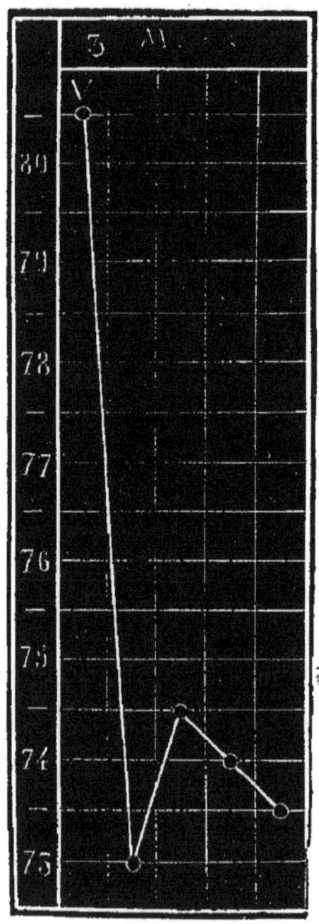

Fig. 68.

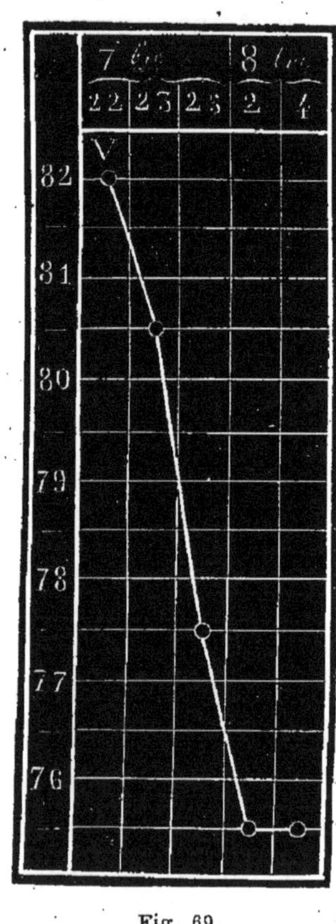

Fig. 69.

l'état de l'épanchement immédiatement après l'emploi de chacun des moyens en question pour en juger l'effet, on ne peut avoir une idée complète de son influence sur l'évolution de la pleurésie. Le *post hoc, ergò propter hoc*, n'est applicable ici, en effet, que dans une certaine mesure, et l'on ne saurait dire si tel moyen, en apparence inefficace le lendemain ou peu de jours après son emploi, n'a pas en réalité une action latente sur l'évolution ultérieure de la maladie. Cette action ultérieure est possible ; mais les influences médicatrices sont tellement complexes et obscures, qu'on ne saurait affirmer cette action ou même la dire probable, sans faire une hypothèse de peu de valeur. Cette incertitude ne peut donc diminuer la valeur des résultats que je viens d'exposer, et sur lesquels je vais revenir.

B. Traitement chirurgical.

Les moyens chirurgicaux de traitement comprennent les différents procédés de ponction de la poitrine, que je désignerai par la dénomination commune de *thoracentèse*, et l'opération de l'*empyème*.

1° Thoracentèse.

Voici une des questions de pratique les plus controversées, depuis que Trousseau a vulgarisé cette opération. Les opinions les plus diverses ont été depuis lors émises sur son opportunité et sur ses indications. Avec une louable ardeur, sept fois, de 1849 à 1868, cette question fut discutée dans le sein de la Société médicale des hôpitaux. Déjà la question de l'empyème avait donné lieu à une discussion importante à l'Académie de médecine en 1835 ; et trente ans plus tard, en 1865, la thoracentèse y fut l'objet d'une discussion très-intéressante. Aussi est-ce dans les documents publiés par ces deux compagnies savantes que se trouvent les données les plus complètes pour suivre les différentes phases que cette question de pratique a subies, question traitée aussi dans une foule de mémoires, de thèses et de leçons cliniques publiées en même temps.

Pour dire où l'on en est aujourd'hui, et comment on doit arriver à résoudre les desiderata sur ce point, ce qu'il y a de mieux à faire, c'est d'abord d'exposer succinctement les modifications successives que cette question a présentées.

Historique. — Les chirurgiens anciens, à propos des collections purulentes de la plèvre et des plaies pénétrantes de poitrine, préconisèrent diversement l'opération par incision ou à l'aide du trois-quarts. Par suite d'erreurs de diagnostic alors fort excusables, ils rencontrèrent des épanchements séreux au lieu de collections purulentes, dans maintes circonstances qui attirèrent leur attention. De là l'étude de plusieurs questions relatives à l'opération par le trocart, dans les épanchements séreux aussi bien que purulents. J'aurai, chemin faisant, à rappeler les vues remarquables des anciens à ce sujet, soit ici à propos de la thoracentèse, soit plus loin quand il sera question de l'opération de l'empyème. Mais il a fallu en arriver à notre siècle pour l'étude approfondie de la paracentèse de la poitrine, dénommée thoracocentèse, et plus habituellement *thoracentèse*.

En 1815, Blondel pratiquait la ponction thoracique à l'aide d'un bistouri, contre des épanchements pleurétiques excessifs. Il n'eut pour imitateur que Gendrin qui, de 1831 à 1840, n'obtint que de mauvais résultats de cette opération dans la pleurésie aiguë. Les épanchements pleurétiques abondants qui le portèrent à opérer l'effrayèrent moins plus tard, et il renonça à l'opération.

Le Dr Becker publia, en 1834, un travail dans lequel il étudia la nature de la fausse membrane pleurétique, dont l'ouverture, selon lui, n'exposait pas aux accidents du libre accès de l'air dans la plèvre elle-même; et il rapporta deux cas de guérison sur trois opérations de paracentèse.

Trousseau n'avait pas sans doute perdu de vue ce résultat, qui fut reproduit, en 1835, dans son *Journal des connaissances médico-chirurgicales*, lorsqu'il eut l'idée, en 1850, de recourir à l'emploi de la thoracentèse dans la pleurésie. Il préconisa cette opération (pendant laquelle il empêchait l'introduction de l'air extérieur dans la cavité pleurale à l'aide du procédé dit de Reybard), en vue de remédier à la mort subite qui peut survenir dans un certain nombre de pleurésies. Il n'avait cependant rencontré que trois exemples de ces morts inattendues pendant une pratique de dix-neuf années, le premier en 1832, dans le service de Récamier. Aussi conseilla-t-il d'abord la thoracentèse comme une ressource exceptionnelle. Mais des faits observés par Chomel, Pidoux, Rostan, semblaient légitimer la crainte d'accidents mortels plus fréquents dans la pleurésie; et dès lors la crainte de la mort subite dans cette maladie poussa certains praticiens, à l'exemple de Trousseau, à pratiquer plus fréquemment la thoracentèse, d'ailleurs considérée alors comme exempte de tout inconvénient.

Trousseau, hésitant d'abord, avait dit qu'il ne lui était jamais venu à l'esprit d'opérer lorsque l'épanchement était peu considérable; qu'il avait avant tout recours aux saignées, aux vésicatoires, au calomel à doses fractionnées, aux diurétiques à hautes doses; et enfin qu'il n'opérait que lorsque le liquide augmentait chaque jour, refoulant le cœur vers la mamelle droite, remontant jusqu'à la clavicule, et que les lèvres étaient bleuâtres, le pouls petit, et la suffocation imminente. C'était simplement la thoracentèse dite *de nécessité*. Mais Trousseau s'enhardit : il pratiqua successivement 21 thoracentèses, dont 11 dans des épanchements aigus qui guérirent, et 10 dans des pleurésies purulentes ou compliquées, dont 9 furent suivies de mort.

Quoi qu'il en soit, l'opération, considérée dès lors comme aussi simple que la saignée, fut pratiquée avec exagération pendant quelque temps. On opéra bientôt, non plus pour prévenir la mort, mais dans l'intention d'accélérer la guérison de la pleurésie en débarrassant la plèvre du liquide épanché, considéré comme un corps étranger dont la présence seule empêchait la guérison. Dans ce but, Nonat pratiqua la thoracentèse à la Charité dans une dizaine de cas de pleurésie aiguë avec épanchements peu abondants. La quantité du liquide évacué variait de 300 à 1500 grammes, le plus souvent de 800 à 900 grammes. Mais la pleurésie, loin de guérir plus vite dans ces faits, dura au moins aussi longtemps que de coutume.

Aran alla plus loin, il étendit la thoracentèse à toutes les espèces d'épanchements thoraciques. Dans sa division à l'hôpital Saint-Antoine, cette opération était fréquemment pratiquée contre les épanchements aigus et chroniques, simples ou compliqués, excessifs ou modérément abondants, dès que, dans ces derniers cas, la résorption tardait plus de 12 à 15 jours à se faire. Les épanchements suspects, manifestement liés à la tuberculisation ou non, dépendant d'une affection organique du cœur, ou même de l'albuminurie, étaient traités par la ponction de la poitrine. Aussi Aran avouait-il qu'il pratiquait environ deux thoracentèses par semaine dans ses salles.

Personne n'imita cette hardiesse. Cependant la thoracentèse prit rang dans la pratique en dehors de l'indication de la ponction de nécessité. Toutefois elle fut diversement jugée. C'est ce que vinrent prouver les discussions qui eurent lieu à la fin de 1850, puis en 1864, dans le sein de la Société médicale des hôpitaux de Paris. La première eut pour dénouement le rapport remarquable fait par Marrotte, comme rapporteur d'une commission composée avec lui de Trousseau, Legroux, Hardy et Gendrin [1].

La bénignité apparente, et la simplicité d'exécution de la thoracentèse, continuèrent, on le comprend, à séduire beaucoup de praticiens, les jeunes principalement, et à provoquer l'intervention chirurgicale de la ponction dans des cas où son opportunité paraissait réelle. Mais si le succès apparent autorisait à croire à la justesse de l'indication, cette indication n'était pas assez évidente pour échapper à une interprétation contraire.

Rien en effet, quoi qu'on ait pu dire, ne permettait de décider, avec les données admises, si l'opération avait été réellement nécessaire ou inutile à la guérison qui avait suivi, sauf dans le petit nombre de cas graves dans lesquels la convalescence commençait dès le lendemain de l'opération.

La question se posait de nouveau, en se ravivant, à propos de chaque mort inopinée survenant chez des pleurétiques qu'on se reprochait de ne pas avoir opérés, ou bien à propos de pleurétiques chez lesquels l'opération n'avait pu prévenir la mort.

La longue et intéressante discussion qui s'engagea en 1864, à la suite d'une communication du Dr Archambault, n'eut pas d'autre origine. Cette discussion révéla comme toujours des opinions divergentes que je ne veux pas juger ici, me réservant de les exposer en traitant des indications et des contre-indications, de l'opération. Il n'y eut pas, comme on l'a dit alors, des partisans et des adversaires de la thoracentèse; car tous les membres qui pri-

[1] Marrotte : *Rapport sur la paracentèse du thorax* (Soc. méd. des Hôpitaux, nov. 1853; *Actes*, fasc. 3; et *Arch. de méd.*, 1854, t. III).

rent part à cette discussion ont admis l'opportunité de l'opération dans certains cas de pleurésie aiguë, en dehors de ceux où la thoracentèse est dite *de nécessité*. Mais dans quelles limites, dans quelles conditions devait s'exercer cette intervention chirurgicale? c'est ce qui fut de nouveau longuement débattu, précisément parce que l'on continuait à s'enfermer dans le même cercle de données incertaines.

Il en résulta qu'il ne put y avoir de résumé précis de ces longs débats, et que les conclusions manquèrent.

Il fut cependant reconnu que la syncope, qui jusque-là avait été considérée comme un danger fatal dans la pleurésie, n'était pas la seule cause de la mort survenant subitement ou très-rapidement dans la pleurésie, comme on l'a vu à propos du pronostic. De plus la thoracentèse, regardée comme absolument innocente par ses partisans absolus, et reconnue généralement comme telle dans la plupart des cas, fut signalée par ses partisans réservés comme pouvant être suivie d'accidents plus ou moins graves, et même comme pouvant amener la mort dans des cas exceptionnels; sans parler de ceux où, sans être nuisible par elle-même, la ponction n'empêche pas la terminaison de la maladie d'être fatale.

Je me contente de cet aperçu général sur les phases par lesquelles a passé la question moderne de la thoracentèse, parce que je vais revenir plus longuement sur l'opération elle-même, ainsi que sur les indications et les contre-indications sur lesquelles on doit se baser pour la pratiquer ou l'éviter.

Opération et procédés divers.

Je n'ai pas l'intention d'épuiser cette question de l'opération de la thoracentèse, mais d'insister seulement sur les particularités pratiques les plus importantes qui s'y rapportent, et qui sont utiles à rappeler.

La ponction de la poitrine, dite thoracentèse, est habituellement pratiquée aujourd'hui à l'aide d'un trocart, dont l'emploi pour cet usage n'est pas chose nouvelle. Dès 1663, Robin et Duval préconisèrent la thoracentèse comme le meilleur traitement de l'hydropisie de poitrine. Drouin, 30 ans plus tard, l'employa avec succès contre l'empyème. Dionis (en 1707) l'aurait adopté si l'on n'avait pu objecter qu'il exposait à léser le poumon. Palfin préférait le trocart à l'incision pour traiter l'hydro-thorax, et il en préconisait l'emploi dans les cas douteux, en conseillant d'agrandir l'ouverture en cas de besoin. Bourdelin (1742) rejetait au contraire cet instrument dans la crainte de léser le poumon. Van Swieten, à la fin du dernier siècle, redoutait aussi cette lésion du poumon, et ce n'est pas sans surprise que l'on voit Lurde préconiser au contraire le trocart pour éviter la blessure de cet organe.

Quoi qu'il en soit, cet instrument est devenu usuel aujourd'hui pour pratiquer la thoracentèse, depuis que l'on a trouvé le moyen de s'opposer à la pénétration de l'air par la canule, en la garnissant d'une baudruche mouillée. Ce procédé si simple a été une précieuse découverte; car il a rendu facile une opération qui était auparavant pleine de dangers. C'est à Dupuytren qu'on le doit, comme l'a fait remarquer Velpeau [1].

On trouve en effet dans la thèse de Boyron (1814) que Dupuytren décrivait à ses cours particuliers de chirurgie un procédé qui consistait à introduire dans la plaie de la ponction une petite canule, avec un renflement extérieur destiné à fixer une substance très-souple et très-flexible, comme la vessie de quelques animaux domestiques, qui permettrait au liquide de s'écouler, en même temps qu'elle s'opposerait à l'entrée de l'air dans la poitrine.

Le procédé dit de Reybard (de Lyon) fut basé sur ce principe (*Acad. de médecine*, mars 1837). Il consistait en effet à ponctionner d'abord la poitrine avec un trocart, un bistouri, ou bien à opérer par térébration d'une côte, puis à placer à demeure dans la plaie une canule munie extérieurement d'une baudruche, et maintenue en place avec du sparadrap fixé à la canule par un pas de vis qui servait à fixer l'emplâtre agglutinatif. Tel n'est plus le procédé actuel qui fut utilisé et mis en honneur par Trousseau. Il consiste, on le sait, à ne faire qu'une

[1] *Voyez* Académie de médecine, t. XXX du Bulletin (1865), p. 1071.

seule ponction, avec le trocart garni de sa canule (comme celui employé pour l'opération de l'hydrocèle), après que cette canule a été garnie d'une baudruche cylindrique fixée avec un fil autour de son extrémité libre. On mouille cette baudruche pour qu'elle reste exactement appliquée sur le manche du trocart pendant la ponction.

Dans l'application de ce procédé, adopté par la plupart des praticiens, il y a des particularités importantes à rappeler.

D'abord on recommande avec raison de faire glisser et de maintenir la peau en haut sur les côtes avant la ponction, afin qu'après l'opération, la peau reprenant sa position première, la pénétration de l'air extérieur dans la poitrine soit empêchée par le défaut de parallélisme de la plaie des parois thoraciques et de celle de la peau elle-même [1]. La peau ainsi remontée au-dessus du point que l'on veut ponctionner, l'opérateur applique à plat son indicateur gauche sur la longueur du creux intercostal à traverser. Il enfonce alors vivement le trocart entre les côtes, au niveau de l'extrémité moyenne de l'ongle. La pénétration brusque est nécessaire pour éviter de soulever des fausses membranes internes au lieu de les traverser. De plus il est indispensable de limiter la pénétration du trocart à la profondeur voulue, en appliquant sur lui l'extrémité de l'index droit à la limite de pénétration. L'application de l'indicateur gauche sur l'espace intercostal à traverser nous paraît surtout utile comme guide chez les personnes obèses, ou chez celles dont les parois thoraciques sont gonflées par une infiltration œdémateuse, qu'il faut chasser par de douces pressions pour arriver à bien sentir le creux de l'espace intercostal.

On a préconisé et blâmé à la fois la petite boutonnière que l'on fait à la peau avec la pointe d'une lancette, avant d'enfoncer le trocart. On peut dire qu'elle n'est utile que lorsque la pointe de l'instrument dont on se sert n'est pas en parfait état, et lorsqu'on ne tend pas la peau en la tirant en haut. C'est ce

[1] Henri Bass, le premier, conseilla de tirer autant que possible la peau en haut avant l'opération, tandis que Corneille de Soolingen la tirait en bas. Le premier procédé est évidemment préférable.

qui explique que Trousseau, qui négligeait ce déplacement, ait conseillé de faire cette petite incision préalable. On a reproché à cette incision de faciliter la pénétration de l'air entre la canule et les bords de la plaie.

Faut-il, la ponction faite, évacuer immédiatement tout le liquide pleurétique, ou bien n'en extraire qu'une partie comme Sauveur Morand, très-partisan du trois-quarts, le conseillait (*Acad. de chirurgie*; t. II), ou enfin, l'évacuer graduellement en plusieurs fois, en obturant momentanément la canule? Les avis sont partagés. C'est dans la crainte de la syncope, qu'on a conseillé de n'évacuer qu'une partie du liquide ou de ne le laisser couler qu'avec lenteur (Sédillot, Skoda, etc.). Mais d'autres observateurs (Reybard, Moutard-Martin et d'autres encore) ont recommandé au contraire de vider le plus possible la cavité pleurale, en laissant le liquide couler naturellement. Je me range à cette dernière opinion, en faisant remarquer que l'écoulement du liquide n'est jamais assez précipitée, vu le petit diamètre de la canule ordinaire, pour amener une déplétion très-rapide de la plèvre. J'ai toujours agi ainsi sans aucun inconvénient. Il est clair que l'on doit se guider, pour agir de telle ou de telle autre façon, sur l'état du malade, et sur les particularités que peut présenter l'épanchement.

Si le liquide est séreux, ce liquide une fois écoulé, on retire la canule en refoulant en même temps la peau sur la plaie, que l'on recouvre de diachylon. Si le liquide est purulent, on doit immédiatement songer à faire persister l'écoulement, comme nous le verrons plus loin.

Dans quel point du côté affecté faut-il pratiquer la ponction? Les avis diffèrent. Il n'y a pas à proprement parler de lieu d'élection absolu; car l'on doit se déterminer d'après les conditions de l'épanchement, et dans le but d'éviter la lésion de certains organes, comme nous le montrerons à propos des accidents qui peuvent résulter de l'opération.

Il ne faut pas trop se préoccuper d'ailleurs du lieu plus ou moins déclive où se pratique la ponction par rapport à la position du malade. Pourvu que l'opération soit pratiquée en dehors, suivant une ligne abaissée de l'aisselle vers le rebord des fausses côtes, on sera dans de bonnes conditions pour l'écoulement facile du liquide, le malade étant couché sur le dos.

Le procédé dit de Reybard, dont je me suis occupé jusqu'à présent, satisfait complétement par sa simplicité, dans les cas où une seule ponction est nécessaire, comme il arrive pour les épanchements pleurétiques séreux. Aussi les procédés dans lesquels on a voulu suppléer à la baudruche par des moyens toujours plus compliqués, n'ont-ils pu parvenir à la remplacer. Telle est par exemple la modification de Piorry, qui a proposé d'adapter à la canule un tube qui plongerait dans un vase rempli d'eau (*Acad. de méd.; mars* 1865). Cette méthode consisterait à se servir d'un trocart à robinet, à la canule duquel serait adaptée une sonde en caoutchouc flexible qui plongerait dans un bassin rempli d'eau. Pour vider la plèvre, le robinet serait ouvert pendant l'expiration, et fermé pendant l'inspiration. Il est clair que, dans ce procédé, l'eau est incomplétement substituée à la baudruche, dont l'emploi est bien plus simple.

D'autres modifications, qui ne changent rien aux conditions fondamentales du procédé de Reybard, ont été aussi proposées. Telle est l'addition du robinet dont on a muni la canule, pour arrêter au besoin l'écoulement du liquide. On a modifié aussi le calibre de la canule ordinaire.

Blachez a préconisé l'emploi d'un trocart presque capillaire, à l'aide duquel il pense atténuer la frayeur que l'opération inspire au malade, et diminuer, par une déplétion plus lente qu'avec un plus gros trocart, les quintes de toux qui accompagnent habituellement l'écoulement des dernières portions du liquide. Il pense que ce moyen, complété par l'anesthésie locale produite d'abord sur la région où se fait la ponction, pourra devenir d'un emploi banal par sa simplicité, être facilement renouvelé sans danger sérieux, et dispenser en beaucoup d'occasions du vésicatoire et de ses complications douloureuses (*Soc. méd. des Hôpit.;* octobre 1868).

L'idée d'anesthésier la poitrine localement avant d'opérer est une idée excellente, vis-à-vis de certains malades pusillanimes ou très-impressionnables à l'attente d'une douleur quelconque; mais il est difficile d'admettre que la grosseur diminuée du trocart ait les avantages que notre savant collègue est porté à lui attribuer. Son instrument ne saurait rendre la thoracentèse plus fréquente, comme il le pense, attendu qu'on décide s'il y a ou non indication de la pratiquer, avant d'employer n'importe quel procédé, et que le sien n'offre pas sur les autres des avantages qui le rendent indispensable.

Des modifications plus considérables ont été apportées au procédé Reybard, en vue du traitement des épanchements purulents le plus souvent si graves, résistant à des ponctions répétées, et dont la durée, malgré les traitements les plus actifs, est parfois désespérante. On s'est appliqué à trouver des moyens de favoriser la sortie du pus, et de modifier, par des injections et des lavages, la large poche suppurante que forme la plèvre malade. C'est ce qui explique la variété des procédés suivants.

Le Dr Jules Guérin, à propos de la communication du Dr Piorry à l'Académie (juillet 1865), préconisa son ingénieux instrument, avec lequel il aspire le liquide au lieu de le laisser écouler au dehors après la ponction. Cet instrument, auquel on a reproché son volume trop considérable et son prix trop élevé, se compose : « 1° d'un trocart plat courbé, à robinet, dont le dard est assez effilé et acéré pour pénétrer facilement dans le thorax à travers la peau et les muscles; 2° d'une pompe dont le piston est parfaitement ajusté pour faire le vide; 3° d'un ajutage placé à l'extrémité de la pompe, consistant en un robinet à double effet pour permettre, alternativement et sans désemparer, le double effet de l'aspiration et de l'évacuation. »

On ne peut nier que ce procédé n'ait l'avantage particulier de favoriser graduellement l'expansion du poumon sans le provoquer, dit J. Guérin, au delà de son libre développement. Après l'opération, la peau, réappliquée sur le trajet du parcours de la plaie, remplit l'office d'une large soupape qui s'oppose tout à la fois à l'entrée de l'air et à la sortie du liquide.

Dans les derniers temps, le Dr Dieulafoy a modifié en miniature l'instrument du Dr Jules Guérin. Le vide étant fait, grâce à une disposition ingénieuse, dans le corps de pompe en verre, on y voit sourdre le liquide en pluie, dès que l'aiguille creuse et aiguë qui remplace le trocart et la canule a pénétré dans la collection de liquide. La petitesse de cet instrument s'oppose à ce que l'on puisse l'utiliser pour retirer le liquide d'un épanchement abondant, à moins d'y mettre un temps infini, pendant lequel il serait imprudent de laisser en place l'aiguille creuse fixée dans les parois thoraciques avec sa pointe dirigée vers le poumon.

La récidive presque constante des épanchements purulents pour lesquels on a été jusqu'à pratiquer *vingt-deux* ponctions successives chez le même malade, a donné l'idée de faciliter l'écoulement du pus par des *sondes à demeure*, et de pousser des injections liquides dans la cavité suppurante, pour la débarrasser plus ou moins complétement du pus, et pour y introduire ensuite des liquides désinfectants, ou des liquides modificateurs de l'inflammation. Les injections iodées ont été surtout en faveur.

Barth (*Acad. de méd.*, 25 juillet 1865) a bien traité la question de l'opportunité des tubes laissés à demeure dans la plaie pour obtenir une évacuation graduelle, et des soins que réclame ce traitement de l'empyème. Un tube de caoutchouc vulcanisé est glissé à travers la canule après la ponction quand l'écoulement du pus touche à sa fin, et laissé seul en place ; il est assujetti aux parois thoraciques à l'aide de plusieurs doubles de papier gommé (bordures des timbres-poste) percés au centre, ou par du sparadrap ; enfin l'extrémité libre du tube est garnie de baudruche. Si les choses vont bien, le liquide sort de la poitrine de plus en plus clair, de moins en moins abondant ; et lorsqu'il n'en sort plus que quelques gouttes, que les bords de la plaie sont garnis de bourgeons charnus, l'instant est venu où le tube peut être extrait avec sécurité. Quand on veut faire des injections dans la plèvre, on pince le tube à quelques centimètres de son extrémité, un aide introduit le bec de la seringue par l'ouverture de ce tube, et l'on pousse le piston ; on presse de nouveau le tube pendant qu'on retire le bec de l'instrument; enfin on laisse écouler le liquide. Barth a également imaginé un moyen plus simple pour l'injection des liquides dans la plèvre. Il consiste à relever la baudruche et à y verser le liquide à injecter qui pénètre à travers la canule dont on ouvre le robinet (auparavant fermé), ou à travers le tube à demeure, que l'on comprime seulement pour verser le liquide dans la baudruche [1].

Je n'insiste pas davantage sur ces injections, pour lesquelles on évite avec soin la pénétration de l'air dans la plèvre. Cette pénétration est difficile à éviter quand, à l'aide d'un trocart et d'une canule courbes, on place à demeure un drain dans la cavité pleurale. On combat alors la putridité du pus par des lavages fréquents, le liquide poussé par une extrémité pouvant ressortir par l'autre après avoir délayé le pus épanché.

C'est à Chassaignac que l'on doit la première idée de l'opération de l'empyème par les tubes à drainage. Il en a fait l'objet d'une intéressante leçon clinique à Lariboisière en 1856 (*Moniteur des Hôpitaux;* nov. 1856), et plus récemment le Dr Hobon en a fait le sujet de sa thèse. Il a pu réunir dix faits déjà publiés ou inédits, sur lesquels on compte neuf guérisons, et un seul cas de mort dans lequel on avait retiré prématurément le tube. Ce sont là de beaux résultats; mais leur petit nombre ne permet pas d'en préciser l'importance comparativement aux autres méthodes qui ont l'avantage de permettre aussi un écoulement continu du pus, et de faciliter les injections dans la plèvre.

Ces injections avec évacuation simultanée du liquide intrapleural peuvent être obtenues avec une sonde à double courant.

Le Dr Roux (de Meximieux) a reproché à tous les procédés d'injections de ne jamais faire pénétrer dans la plèvre qu'un

[1] L'année suivante (en août 1866), Robert et Colin ont présenté à l'Académie une canule à double courant, confectionnée d'après les indications de Barth pour opérer simultanément l'injection d'un liquide dans la cavité pleurale, et l'évacuation de l'épanchement, sans produire de commotion et sans permettre l'introduction de l'air.

liquide mixte et peu actif, puisqu'on laisse toujours dans la plèvre une certaine quantité de pus qui l'altère. Il propose d'introduire dans la poitrine une large sonde en caoutchouc ouverte à ses deux extrémités, et de favoriser ainsi l'écoulement du pus en donnant au malade une position convenable et en le faisant tousser et respirer largement. Il injecte ensuite dans le sac pleural une injection de 300 grammes d'eau tiède additionnée d'une cuillerée d'alcool vulnéraire, injection qu'il renouvelle *jusqu'à ce que l'eau ressorte claire* de la sonde. Alors la seringue ayant été soigneusement nettoyée et séchée, il ajuste la canule à la sonde, aspire à plusieurs reprises l'eau et l'air que peut contenir le foyer, en faisant comprimer la sonde dans les intervalles, et quand le vide le plus complet est obtenu, il injecte une solution de teinture d'iode au vingtième. Enfin après dix minutes de séjour dans la plèvre, il l'extrait jusqu'au vide complet, et retire avec précaution la sonde fermée, de manière à rapprocher rapidement les lèvres de la plaie, aussitôt la sonde sortie, et en terminant le pansement avec un morceau de diachylon bien maintenu en place (*Bulletin de thérapeutique*, mai 1869).

Le succès de ce procédé, dans le seul fait rapporté par l'auteur, tient-il uniquement au procédé lui-même, dont je suis loin de nier la valeur, ou bien aussi à la condition que présentait sa jeune malade, qui avait depuis trois ans un abcès fistuleux pleuro-cutané ? C'est une condition de guérison dont il faut tenir compte. De nouveaux faits sont donc nécessaires pour trancher la question de la valeur réelle de cet intéressant procédé.

La même réserve doit être formulée pour le fait de guérison de pleurésie purulente traitée par Potain à l'aide de son ingénieux appareil à siphon, qui permet le lavage absolu et l'injection de la cavité pleurale sans l'emploi de la seringue. Voici en quoi consiste son procédé :

Ayant fait la ponction, il fait pénétrer par la canule du trocart un tube en caoutchouc ouvert à ses deux extrémités, assez résistant et exactement adapté au calibre de la canule. Ce tube, préalablement rempli d'eau tiède, est poussé de façon à dépasser suffisamment l'extrémité de la canule que l'on retire en laissant le tube en place. Ce tube est maintenu à l'aide d'une large plaque en caoutchouc bien souple, percée à son centre, et maintenue appliquée sur la peau par un bandage. Un tube de verre met en communication l'extrémité libre du tube avec un tuyau plus gros de caoutchouc, se bifurquant presque aussitôt en deux longues branches, et préalablement rempli d'eau. L'une de ces branches descend jusqu'à terre et se rend dans une cuvette; l'autre est plongée par son extrémité dans un vase rempli de liquide à injecter et placé sur le chevet du lit, à peu près à la hauteur de l'épaule de la malade. Trois petites pinces (*presse-artère*) ont été placées en guise de robinets, l'une sur le petit tube, les deux autres à l'origine des deux bifurcations du gros tube.

Les choses étant disposées de la sorte, il suffit d'enlever celle de ces trois pinces qui ferme le petit tube, puis une des deux autres, pour voir à travers le tube de verre, soit le liquide du vase supérieur pénétrer dans la poitrine, soit le liquide de la poitrine se rendre dans le vase inférieur. Avec cet appareil, on peut vider complétement le foyer avec une traction représentée par une colonne d'eau d'environ un mètre, laver exactement la plèvre, et injecter les liquides médicamenteux, sans aucune pénétration d'air.

Sous l'influence de l'aspiration du siphon, l'écoulement du liquide hors de la plèvre ne peut être complet si le poumon est bridé par des fausses membranes, comme dans le fait cité par Potain. De plus la succion que le siphon établit dans la cavité pleurale pendant l'écoulement du liquide détermina deux accidents : des douleurs très-vives qu'on ne faisait cesser que par la pénétration d'une certaine quantité de liquide, et des hémorrhagies dues à la rupture des vaisseaux des néo-membranes de la plèvre.

Potain, qui donne son fait comme un exemple des obstacles qu'on rencontre dans le traitement des épanchements anciens, définit son procédé : une sorte de drainage ayant les avantages suivants : 1° de ne nécessiter qu'une seule ponction ; 2° d'empêcher complétement la pénétration de l'air ; 3° de favoriser l'expansion rapide du poumon, s'il n'y a pas de dépôts pseudo-membraneux résistants ; 4° de rendre le lavage du foyer facile ; 5° d'éviter tout écoulement du pus en dehors du tube.

Il ne faut pas oublier que les pleurésies purulentes qui guérissent spontanément ne le peuvent qu'à l'une des deux conditions suivantes : la guérison est due à une perforation pleuro-pulmonaire, ou bien à un abcès pleuro-sous-cutané ouvert au dehors. Dans les deux conditions, la guérison, lorsqu'elle a lieu, est due à l'écoulement graduel du pus au dehors, et par suite à la cicatrisation graduelle du foyer purulent. Les pleurésies purulentes qui guérissent après la thoracentèse présentent de leur côté une particularité bien digne de remarque, et sur laquelle je reviendrai plus loin : c'est que, dans l'ensemble des faits publiés, la thoracentèse, même souvent répétée, n'a été suivie de guérison qu'à la condition d'un écoulement fistuleux consécutif du pus par une voie quelconque : par les bronches (perforation pleuro-pulmomaire) ou par la peau (fistule pleuro-cutanée).

Ces considérations me suggérèrent, en 1854, l'idée d'un trocart courbe et de petit volume que construisit Charrière, et dont l'emploi mettait le malade dans les conditions favorables de la guérison spontanée, c'est-à-dire qu'après avoir été laissée en place pendant vingt-quatre ou quarante-huit heures, la plaie devenait une fistule pleuro-cutanée, avec la peau pour soupape, et un écoulement graduel du liquide purulent avait ainsi lieu à partir du moment de la ponction [1].

[1] En mai 1857, j'ai résumé ainsi les avantages que j'avais trouvé à cet instrument : « 1° il n'expose pas à perforer le poumon au moment de l'opération comme avec le trocart ordinaire, parce qu'il est courbe comme celui de J. Guérin, mais seulement à son extrémité ; 2° l'opération et le placement de la canule se font en un seul temps, et n'exposent pas à une large pénétration de l'air, comme dans l'ancien procédé, où la canule devait être retirée pour faire place à une sonde ou à un tube à cheville ; 3° l'écoulement du liquide peut se faire incessamment ; 4° enfin cette canule est facile à maintenir en place, et son extrémité est parallèle et non perpendiculaire à la surface du poumon, ce qui n'expose pas à le léser. » (*Bulletins de la Soc. méd. des Hôpitaux*, t. III, p. 226.)

J'avais d'abord imaginé cet instrument pour remédier à la nécessité des ponctions successives ; et j'ai en effet obtenu plusieurs guérisons avec une seule ponction par ce procédé. Cependant je lui ai reconnu l'inconvénient du rétrécissement graduel de la plaie fistuleuse après un temps plus ou moins long. On lui a reproché aussi l'inconvénient qu'ont les tubes métalliques laissés à demeure après la thoracentèse, de produire une inflammation qui peut transformer un épanchement séreux en épanchement purulent. Je n'ai pas observé cette transformation à la suite de l'emploi de ce procédé dans les épanchements séreux ; cependant il serait prudent de ne provoquer la formation de ces fistules que dans le cas où le liquide évacué est purulent. Mon instrument devient inutile en présence du procédé si simple qui consiste à glisser dans la canule un tube en caoutchouc résistant qu'on lui substitue, en garnissant l'extrémité libre de ce tube (qu'on maintient en place) d'une baudruche mouillée. On doit, que l'on adopte ou non le procédé de Potain, remplir le tube d'eau pour éviter d'introduire de l'air dans la cavité pleurale. On peut, dans le même but, pousser le tube dans la canule aussitôt que le liquide commence à s'écouler.

Suites et Accidents de l'opération.

Les suites de la thoracentèse méritent une étude particulière.

Comme effet immédiat, il faut d'abord noter le soulagement graduel de la dyspnée et une amélioration générale rapide, le retour du son dans les points mats auparavant, et, dans certains cas, la production momentanée d'une respiration amphorique à la partie supérieure du poumon [1].

En disant que la thoracentèse est toujours innocente, on a été trop loin. Sans doute c'est une opération qui est le plus souvent de facile exécution, et l'on a pu la comparer pour sa simplicité à la saignée. Mais les observateurs ont méconnu d'abord plusieurs accidents, qui résultent ou non du manuel opératoire, les uns légers, les autres graves, parfois même mortels.

[1] J'ai rencontré, comme d'autres observateurs, deux cas de ce genre. — Vernay en a aussi rapporté un (*loc. cit.*).

Depuis longtemps on a considéré la pénétration de l'air dans la plèvre comme une condition plus ou moins fâcheuse ; et c'est principalement parce qu'il remédie à cet accident au moment de l'opération, que le procédé dit de Reybard a acquis sa supériorité sur les autres.

Je n'ai jamais vu la pénétration de l'air s'effectuer, comme on l'a dit, entre la canule et les bords de la plaie pendant l'opération. Mais elle peut se faire à travers une déchirure accidentelle de la baudruche qui garnit l'extrémité de la canule. Une petite quantité d'air ne peut avoir habituellement aucun inconvénient[1]. Cependant on doit en pareil cas chercher à l'expulser par le moyen suivant : on applique à plat sur la canule une baudruche mouillée, s'il y a rupture de la première, et l'on fait tousser plusieurs fois le malade. L'air sort en bouillonnant à chaque expiration si la région ponctionnée est suffisamment élevée. On peut encore fermer l'orifice de la canule avec le doigt pendant l'inspiration et l'ouvrir pendant l'expiration, ou bien se servir, dans le même but, du robinet qui peut se trouver à la canule. Mais cette pensée de favoriser la sortie de l'air n'est pas nouvelle. Van Swieten l'a parfaitement indiquée dès la fin du dernier siècle[2].

La syncope a été observée rarement pendant l'opération. Elle a été attribuée à la déplétion trop rapide de la cavité pleurale. Elle a eu lieu parfois après l'opération, et elle a paru même être la cause de la mort dans cette condition.

Ici viennent se ranger les faits observés par Trousseau, Sédillot et plusieurs autres observateurs, faits dans lesquels la

[1] Malgré des faits incontestables de l'innocuité de cette introduction de l'air, faits dans lesquels fut invoquée la transformation de cet air, signalée par Demarquay et Lecomte, il a été reconnu que cette pénétration avait de graves inconvénients. Mais il a été admis aussi que cette pénétration pouvait n'être pas nuisible quand elle était peu abondante.

[2] Van Swieten, pour obtenir l'expulsion de l'air qui pénétrait dans la poitrine après l'opération de l'empyème, donnait le conseil d'agir de la manière suivante : 1° rapprocher le plus exactement possible les bords de la plaie ; 2° faire exécuter alors au malade une inspiration profonde, et lui recommander de retenir son haleine ; 3° rouvrir la plaie, puis la fermer avec soin avant que le malade fasse une expiration et n'inspire de nouveau, etc. (*Comment. in Boerrh.*, 1745, § 303).

cause de la mort, survenue dans les vingt-quatre heures après la ponction, est restée inconnue. Elle a été attribuée alors à la syncope. Le plus souvent, comme le montrent des faits plus complets, la mort est due à une complication de la pleurésie. Goguel en a rapporté un exemple, dans lequel il y avait une péricardite concomitante (*Thèses de Paris*, 1854). Dans d'autres cas, ce sont des concrétions intra-cardiaques qui viennent compliquer la pleurésie.

L'afflux rapide du sang dans le poumon après l'opération est un accident qui peut se traduire par des crachats sanguinolents et même par une véritable hémoptysie foudroyante et mortelle (apoplexie pulmonaire), comme Legroux l'a observé. La thoracentèse a-t-elle réellement l'influence fatale qu'on lui prête en pareille circonstance? C'est ce qu'il est difficile de décider, quand on voit une congestion pulmonaire occasionner la mort dans le cours d'une pleurésie exempte de tout traitement chirurgical, comme je l'ai rappelé à propos du pronostic.

La terminaison fatale à la suite de la thoracentèse a été produite encore par la reproduction, quelquefois extrêmement rapide, du liquide épanché. Dans le fait de Malle communiqué à l'Académie de médecine (mars 1837), la mort était survenue la nuit qui suivit la ponction : six litres de liquide s'étaient de nouveau accumulés dans la plèvre; et Lacaze-Duthiers a rapporté une observation dans laquelle il y eut des accidents asphyxiques mortels, dus à la même cause.

Tous ces faits malheureux sont d'ailleurs très-exceptionnels, et la crainte de les voir se reproduire ne doit pas éloigner le praticien de pratiquer la thoracentèse quand elle est indiquée. Il n'en faut pas moins se les rappeler, en raison des réserves pronostiques que le médecin doit faire en opérant. Ce sont des conséquences inattendues de cette opération; il n'y a donc pas de préceptes à formuler pour les éviter. Il en est tout autrement de certains accidents de la thoracentèse, qui doivent être imputés à l'opérateur; il doit par conséquent agir de façon à les éviter, ce qu'il peut faire dans la plupart des cas.

Je rappelle pour mémoire : d'abord la lésion de l'artère intercostale, très-redoutée par les anciens chirurgiens qui pratiquaient l'empyème, mais qu'il est facile d'éviter en opérant avec le trocart comme je l'ai dit plus haut; et en second lieu l'écoulement de sang qui accompagne quelquefois la sortie des dernières portions du liquide, et que l'on a attribué à des causes diverses. Je le crois dû au frottement de la surface du poumon par l'extrémité de la canule, frottement que peut parfois sentir la main qui maintient cette canule en place, surtout lorsque le malade tousse.

Les autres accidents véritablement à redouter et à prévenir sont les lésions traumatiques, par le trocart, soit du péritoine (à travers le diaphragme), soit du foie ou du poumon. Ces lésions ont été d'abord méconnues, tant on s'était persuadé d'abord de la parfaite innocuité de l'opération dans tous les cas. Aussi quand survenait la mort, on l'attribuait à une tout autre cause. C'est ainsi que la péritonite traumatique fut d'abord, ainsi que je l'ai fait observer ailleurs, méconnue dans sa cause : la ponction du diaphragme. Dans trois cas suivis de mort, qui me semblent devoir être rangés dans cette catégorie, la péritonite fut attribuée : dans l'un, observé par Aran, à l'action d'une canule laissée à demeure après la thoracentèse ; dans l'autre (Marrotte) à la lésion du diaphragme ; dans le troisième enfin, dû à Ch. Bernard, à une affection utérine ancienne. (*Société méd. des hôpitaux*, décembre 1856.) Cette péritonite peut être mortelle (*Ibid.*, février 1864).

On a été jusqu'à dire la ponction du foie sans inconvénient et même parfaitement indifférente. Mais on a oublié que, pour atteindre le foie, il faut traverser non-seulement le diaphragme, mais les deux feuillets sus-hépatiques du péritoine, et que malgré l'innocuité apparente de certaines ponctions, il y a toujours à craindre la redoutable complication d'une péritonite. Quoi qu'il en soit, on évitera la lésion du foie en se conformant à la règle que j'ai rappelée plus haut. On peut soupçonner que l'on a atteint le diaphragme lorsque, ainsi que Marrotte l'a remarqué dans le fait que j'ai rappelé tout à l'heure, l'extrémité du trocart est comme immobilisée pendant la ponction. Lorsqu'on pense avoir pénétré dans le foie, on pourrait peut-être s'en assurer en examinant l'extrémité de la canule lorsqu'elle est retirée ; on y retrouve quelquefois des éléments histologiques de l'organe lui-même, ainsi que l'a fait remarquer le Dr Guérard.

Quant à la ponction du poumon, elle est souvent inévitable avec le trocart droit, qui doit être enfoncé assez profondément et assez vivement pour arriver jusqu'à la collection liquide de la plèvre. On ne peut savoir, en effet, quel est le degré d'éloignement du poumon des parois costales, ni quelle est la mobilité de cet organe dans le liquide. La brusquerie nécessaire de la ponction fait que cet organe, lorsqu'il n'est pas encore entièrement refoulé contre le médiastin, ballotte facilement dans le liquide, et se porte au-devant de la pointe résistante du trocart par le fait même de la propulsion. Cette ponction du poumon, plus fréquente qu'on ne le pense, parce quelle est habituellement innocente, ne peut avoir d'effet fâcheux que si elle détermine un pneumo-thorax ; mais cette conséquence est, à mon avis, exceptionnelle. Le plus souvent il n'y a pas pénétration de l'air dans la plèvre par la plaie pulmonaire produite, cette plaie, non béante, se fermant et se cicatrisant facilement.

Il résulte de là que c'est seulement dans les épanchements anciens ou excessifs, ayant aplati et refoulé le poumon contre le médiastin, que l'on est sûr de ne pas atteindre cet organe. Dans les autres cas, il y a beaucoup de ces ponctions du poumon qui échappent à l'attention de l'observateur, et qui sont latents. Mais on pourra facilement reconnaître, dans la plupart des cas, l'existence de la blessure du poumon sans pneumo-thorax, en ayant recours au moyen que j'ai eu l'idée d'employer dans l'observation que je vais rapporter, c'est-à-dire en recueillant les crachats que l'opéré peut rendre quand il est pris des quintes de toux qui accompagnent habituellement la thoracentèse, et en traitant ces crachats, délayés avec un peu d'eau, par l'acide azotique et par la chaleur. Ces crachats contenant du liquide fortement albumineux de l'épanchement qui est passé dans les bronches, il se produit un *précipité très-abondant d'albumine*, résultat que l'on n'obtient jamais avec les crachats provenant des conduits aériens du poumon. Voici le fait dans lequel j'ai eu recours à cette constatation pour la première fois, sans savoir alors que mon excellent collègue, le Dr Ern. Besnier, avait eu la même pensée et l'avait déjà mise en pratique, comme on le verra plus loin.

Obs. LVII. — Un jeune charpentier âgé de 22 ans, d'une forte constitution, entra en 1869 à l'hôpital Lariboisière (salle Saint-Landry, 7) pour une pleurésie gauche arrivée à son 19e jour. Jusqu'à l'apparition de cette maladie, sa santé avait été excellente, sauf que depuis un mois, au moment de l'invasion, il était enrhumé tout en continuant son travail. Il n'avait cessé ses occupations que huit jours avant l'admission, la gêne de la respiration ayant augmenté. La douleur de côté avait été le symptôme principal du début.

Le 20e jour, je constate un pouls fréquent (à 120), mais avec une température thermométrique de 37°,4. La respiration était à 30, un peu haute, avec moins d'expansion du côté gauche que du côté droit. L'épanchement occupait alors tout le côté gauche, refoulait le cœur à droite, et la rate au delà du rebord des fausses côtes gauches. La matité s'étendait jusqu'au bord droit du sternum. En même temps, faiblesse du murmure respiratoire, avec souffle, broncho-égophonie et absence de vibrations thoraciques (*Chiend. nitré, 2 pots; vent. scarif.*).

Les trois jours suivants (21e, 22e et 23e), l'état du malade reste le même en apparence, si ce n'est que le côté gauche paraît dilaté sensiblement à la vue, et que la mensuration indique un progrès de l'épanchement (fig. 70, de A en B), malgré l'emploi d'un drastique et l'augmentation du nitrate de potasse jusqu'à 12 grammes par jour. Une nouvelle application de ventouses scarifiées fut faite le 23e jour, et dès le lendemain la mensuration indiqua une rétrocession sensible.

Cependant malgré cette rémission apparente constatée le 24e jour (fig. 70, de B en C), l'état général et local restait le même : pouls à 116, respiration à 32, matité toujours absolue partout du côté gauche, avec le même refoulement du cœur et de la rate. Seulement la face était pâle, et la nuit précédente il y avait eu un accès de dyspnée avec sentiment de suffocation pendant dix minutes. Je pratiquai la thoracentèse.

Faite le 24e jour avec le trocart ordinaire muni de baudruche, la ponction donna issue à cinq litres et demi (5,500 grammes) d'un liquide séreux d'un jaune verdâtre. Le cœur reprit rapidement sa place à la région précordiale, le murmure respiratoire s'entendit partout à gauche, et la matité se limita au quart inférieur de ce côté.

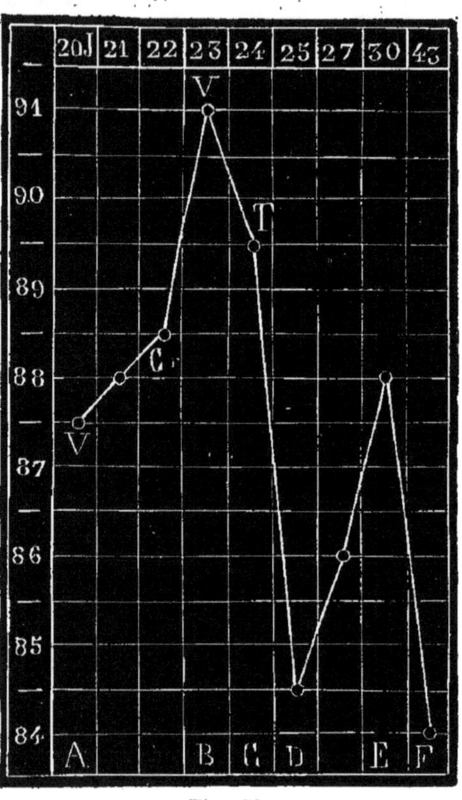

Fig. 70.

Vers la fin de l'opération, il survint une toux quinteuse qui fut suivie de l'expectoration de quelques crachats transparents et jaunâtres. Je me demandai si j'avais perforé le poumon sans qu'il y eût de signes de pneumo-thorax. J'eus l'idée de traiter les crachats, délayés dans de l'eau, par l'acide azotique et par la chaleur; et j'obtins un précipité floconneux abondant d'albumine, qui démontra la réalité du passage du liquide pleurétique dans les bronches, et par conséquent la perforation traumatique du poumon, qui n'eut pas d'ailleurs d'autres suites. Jamais les crachats muqueux ne se troublent par l'action du réactif et de la claleur, ou ils ne se troublent que d'une façon insignifiante.

Fig. 70. — Pleurésie gauche. — AB, ligne d'ascension du périmètre thoracique du 20e au 23e jour. — BC, rémission insuffisante du 23e au 24e jour (T, opération de la thoracentèse). — Rétrocession prononcée (CD) dans les vingt-quatre heures; elle est suivie du retour momentané de l'épanchement du 25e au 30e jour; il est indiqué par une ligne ascendante DE. — Résolution définitive ensuite jusqu'au 43e jour, EF.

Le lendemain, 25e jour, le malade se trouvait très-bien. Il avait dormi toute la nuit et respirait plus librement. En même temps le tracé de mensuration indiquait une rétrocession thoracique très-prononcée (fig. 70, de C en D). Mais le pouls était encore à 96, la respiration à 34; et dès le lendemain, une submatité générale était apparue du côté gauche du haut en bas en avant et en arrière, avec matité absolue à la base, et avec souffle et broncho-égophonie dans le même point.

Ces signes indiquaient un commencement de retour du liquide. En effet, l'épanchement alla en augmentant de nouveau, du 25e jour jusqu'au 30e; cette recrudescence de l'épanchement fut révélée non-seulement par le tracé périmétrique (de D en E), mais encore par le retour graduel de la matité absolue qui se généralisa de nouveau du côté gauche, en même temps que le cœur fut encore repoussé à droite du sternum, et la rate vers l'abdomen. Cependant l'état général restait aussi satisfaisant qu'après la ponction thoracique, et je me contentai de surveiller ce progrès secondaire de l'épanchement, pour revenir au besoin à l'opération. Mais dès le 30e jour, l'épanchement se résorba graduellement, les signes s'amoindrirent ou disparurent, et la ligne de descente du tracé mensurateur s'accentua de plus en plus, du 30e au 43e jour (de E en F).

A ce 43e jour, la matité générale persistait, mais le côté gauche était manifestement rétréci, surtout sous la clavicule; le cœur et la rate étaient revenus à leur place ordinaire, et le bruit respiratoire n'était plus qu'affaibli à gauche. La fréquence du pouls avait aussi disparu.

La guérison était complète depuis assez longtemps quand le malade quitta l'hôpital, après y avoir séjourné pendant deux mois et demi. Il n'y avait prolongé son séjour qu'en raison d'une douleur persistante et rebelle du côté de la pleurésie, comme on l'observe chez un certain nombre de pleurétiques guéris. Dans les six semaines qui suivirent le 43e jour, la mensuration avait indiqué une nouvelle rétrocession thoracique non indiquée dans la figure 70.

En présence de cette intéressante observation et d'un autre fait analogue que j'ai récemment observé (1870), et dans lequel la thoracentèse avait donné issue à cinq litres de liquide séreux, on se demande si, dans les cas si fréquents de toux quinteuse attribuée, pendant la thoracentèse, à la pénétration de l'air dans les anfractuosités des conduits bronchiques, il n'y aurait pas quelquefois blessure du poumon. On s'en assurera en recueillant les crachats et en les traitant comme je l'ai dit plus haut [1]. On était si loin de croire qu'on pouvait léser le poumon sans produire un pneumo-thorax dans les premières années de la pratique de la thoracentèse, qu'un médecin distingué des hôpitaux expliquait par l'*endosmose* le passage dans les bronches d'un liquide expectoré semblable à celui qui sortait de la cavité pleurale par la canule.

En résumé : 1° la blessure du poumon me paraît être plus fréquente qu'on ne l'a cru, parce que cette ponction est le plus souvent latente et sans inconvénient fâcheux; 2° elle peut être constatée indirectement, en recherchant la présence de l'albumine dans les crachats expectorés pendant l'opération, albumine abondamment trouvée dans les cas de ponction du poumon par la canule; 3° enfin dans des cas très-rares il se produit un pneumo-thorax.

On ne confondra pas ce pneumo-thorax traumatique avec celui qui se produit quelquefois après l'opération, par suite de la pénétration dans la plèvre de l'air extérieur, soit à travers la

[1] A mon insu, l'idée de traiter par l'acide azotique le liquide expectoré dans le but de s'assurer s'il provient de la plèvre, était déjà venue, ai-je dit, au Dr Ern. Besnier. Lui ayant fait part récemment des deux faits dont il vient d'être question, il me communiqua une observation de pleurésie inédite et recueillie sous ses yeux à l'Hôtel-Dieu en 1863, dans laquelle deux ou trois verres de sérosité ayant été expectorés par son malade quelques heures après la thoracentèse, il obtint un abondant précipité d'albumine par la chaleur et par l'addition d'acide azotique dans ce liquide. Ici, l'abondance de la sérosité expectorée, qui était semblable au liquide extrait par la ponction, rendait la perforation du poumon évidente; mais c'est dans le cas où l'expectoration est très-peu abondante, et où la perforation peut être considérée comme douteuse ou latente, que j'ai employé et que je recommande ce moyen d'exploration chimique, évidemment utilisé avant moi par le Dr E. Besnier.

plaie de la ponction, soit par une érosion accidentelle de la baudruche. Dans ces dernières conditions, en effet, le passage de l'air dans la plèvre s'accompagne d'un bruit de glou-glou particulier très-distinct, qui avertit l'opérateur.

L'origine du pneumo-thorax par blessure du poumon a été d'abord méconnue, comme l'origine des autres accidents traumatiques de la thoracentèse. Dans un fait exposé en 1850 à la Société médicale des hôpitaux, et dans lequel était signalée la présence de l'air dans la plèvre, à la suite d'une thoracentèse pratiquée par Trousseau avec toutes les précautions possibles, on ne pensa nullement à la ponction du poumon par le trocart. On chercha à expliquer le pneumo-thorax par la fermentation du liquide, ou par la rupture des vésicules pulmonaires.

Comment doit-on agir pour éviter ces différentes lésions viscérales avec le trocart?

Les blessures du foie et du péritoine ayant lieu à travers le diaphragme, c'est la ponction de ce dernier muscle qu'il faut éviter pour ne pas atteindre l'organe hépatique ou la séreuse abdominale. Pour cela il ne faut pas opérer trop bas, et dans ce but considérer seulement le degré d'abondance de l'épanchement. Lorsque la quantité du liquide épanché est considérable, et qu'il y a un refoulement prononcé des organes abdominaux, que le foie est repoussé jusqu'au voisinage de l'ombilic dans les pleurésies droites, que le cœur est refoulé à la droite du sternum, et la rate au delà du rebord des fausses côtes dans les pleurésies gauches, il n'y a pas à redouter d'atteindre le diaphragme, si l'on opère bas, parce qu'il forme alors une concavité du côté du thorax au lieu de sa convexité habituelle. Lors au contraire que l'épanchement ne produit pas de refoulement prononcé des viscères, le diaphragme peut facilement être atteint au niveau du 6e ou du 7e espace intercostal, suivant les sujets. C'est en plongeant le trocart dans le 7e espace intercostal qu'Aran pénétra dans le foie, et que Ch. Bernard atteignit le péritoine. Nous pensons qu'en dehors des faits de refoulement considérable du foie et du cœur par l'épanchement, sur lesquels je viens d'appeler l'attention, le lieu d'élection doit être le *cinquième espace* intercostal à droite, et le *sixième* à gauche, suivant une ligne descendant de l'aisselle. Paul Barbette pensait que le lieu d'élection pour l'empyème et le pneumo-thorax devait être le 5e espace intercostal, pour éviter la lésion du péricarde et du diaphragme, tout en admettant que l'on ne devait pas toujours opérer dans le lieu d'élection (*Chirurgia*, lib. I, Cap. 15). Cruveilhier a conseillé de choisir le 3e ou le 4e espace intercostal, parce que c'est là que surviennent les ouvertures spontanées par abcès pleuro-cutanés dans certaines pleurésies purulentes.

Opportunité et indications de la thoracentèse.

Cette question est des plus délicates à traiter dans l'histoire clinique de la pleurésie. Nous allons chercher à l'élucider au milieu des opinions si diverses dont elle a été l'objet depuis une vingtaine d'années.

Nous trouvons dans le rapport lu à la Société médicale des hôpitaux de Paris en 1853, par Marrotte, rapport dont il a été précédemment question, les premières formules sur l'opportunité de la thoracentèse, depuis que Trousseau avait recommandé de nouveau ce moyen de traitement. La majorité de cette commission considéra la thoracentèse comme opportune lorsqu'il y a épanchement excessif, Gendrin seulement lorsqu'il y a asphyxie imminente : opinions, dit avec raison Marrotte, qui sont l'une et l'autre sans base solide. En effet, qu'est-ce qu'un épanchement excessif ? Les limites en sont nécessairement très-vagues et indéterminées. On ne saurait non plus se baser sur l'intensité de la dyspnée; cette donnée n'est pas plus précise, de l'aveu même de Trousseau qui lui avait accordé d'abord une grande importance, car ses degrés sont très-variables et nullement en rapport avec la gravité de la pleurésie.

Marrotte critiquait ensuite comme un tableau trop sombre celui du danger de mort inopinée que Pidoux avait rattaché à un ensemble de données qu'il regardait comme nécessitant impérieusement la thoracentèse. C'était la matité généralc en avant et en arrière du côté affecté, même avec absence de dilatation visible du thorax, et de refoulement marqué du cœur. Cependant, Marrotte cherchant à se rattacher à quelque signe précis et facile à observer, admit que le déplacement notable des viscères, et celui du cœur principalement, était l'indication principale de la thoracentèse, lorsqu'on avait épuisé les moyens médicaux de traitement. Mais d'un autre côté, à propos de ce traitement médical, il recommandait la patience, et pensait qu'on s'était décidé peut-être un peu trop vite dans les faits qui avaient été publiés. Martin Solon avait vu l'opération retardée dans des cas d'épanchements pleurétiques abondants, et la guérison survenir à la suite d'un traitement énergique par des évacuants. Legroux de son côté avait obtenu la résolution, dans des conditions semblables, avec l'émétique à hautes doses, alors que le cœur était refoulé et qu'il y avait de la cyanose. Guérard, Bourdon, et d'autres de nos collègues, reconnurent aussi que le déplacement des viscères ne pouvait pas être considéré comme une indication impérieuse d'opérer.

Quelle valeur dès lors avaient, comme indications précises de la ponction thoracique : une matité générale du côté affecté, une dyspnée prononcée, et le refoulement des organes voisins et notamment du cœur? Sans nier que ces indications fussent utiles dans une certaine mesure, leur importance était loin d'être absolue. Leur principal mérite était de représenter des particularités cliniques faciles à constater, ce qui n'avait pas lieu pour les autres indications formulées par les auteurs, et qui étaient trop vagues ou même imaginaires.

On conseillait encore d'opérer en effet : 1° quand la résorption paraissait douteuse ; — 2° quand l'épanchement tendait à s'accroître; — 3° quand il y avait dans la plèvre de la sérosité pure ; — 4° lorsque le liquide épanché était au contraire purulent; — 5° pour éviter le passage du liquide à l'état de pus; — 6° pour empêcher le thorax de se déformer; — 7° lorsque les pleurésies aiguës avaient été traitées inutilement pendant longtemps par des moyens médicaux, ; — 8° lorsque la pleurésie était chronique; — 9° lorsqu'elle était au contraire aiguë, dans le but d'accélérer la résorption du liquide épanché.

Il suffit presque d'énoncer ces prétendues indications pour démontrer leur peu de valeur. Comment reconnaître, au lit du malade, que la résorption est douteuse? que l'épanchement tend à s'accroître? que l'épanchement est séreux ou purulent? et dans beaucoup de faits, que le traitement médical est inutile? De plus, il ne paraît pas démontré qu'en opérant on empêche le thorax de se déformer, ni le liquide de passer à l'état de pus, puisque, d'un autre côté, on a reproché à la thoracentèse de favoriser le passage du liquide à la purulence. Enfin les indications fondées, pour les uns sur la chronicité de la maladie, et sur son acuité au contraire pour d'autres, se détruisaient mutuellement.

Il y avait donc alors pénurie d'indications suffisamment nettes, pour la pratique de la thoracentèse dans la pleurésie.

Tel était l'état indécis de la question lorsque j'ai publié, en 1857, mon Mémoire dans lequel je rappelais ces indications insuffisantes, en préconisant la mensuration, dont l'utilité me paraissait incontestable. Ce travail fut inséré dans un recueil peu répandu, et ne parut pas modifier sensiblement les idées reçues. Nous verrons plus loin qu'aujourd'hui, mieux encore qu'en 1857, vu la simplification du procédé, les indications basées sur la mensuration sont les plus légitimes et les plus sûres.

Quoi qu'il en soit, l'indécision sur l'opportunité de la thoracentèse dans la pleurésie persista les années suivantes dans les mêmes errements, comme le prouva la discussion nouvelle qui, en 1864, eut encore lieu dans la Société médicale des hôpitaux de Paris. Elle fut provoquée par une communication d'Archambault.

Cette discussion conduisit à admettre qu'on devait opérer dans les cas compliqués, même avec un épanchement modéré, la thoracentèse étant alors utile comme moyen de dégager la plèvre, et de diminuer ainsi les accidents observés, ce qui faisait rentrer cette condition dans celle des thoracentèses de nécessité. Il fut en outre reconnu, comme Pidoux l'avait avancé, que la diminution de la dyspnée ne devait pas éloigner l'idée de l'aggravation de la pleurésie, et faire ajourner la thoracentèse, si elle était d'ailleurs indiquée. Enfin il fut implicitement admis que cette opération ne saurait plus être employée contre les épanchements simples de moyenne intensité, et que, dans les autres, sans y avoir recours dans la période inflammatoire du début, on devrait l'utiliser toutes les fois que, malgré un traitement sagement dirigé, l'épanchement ferait des progrès exagérés ou rapides, ou bien resterait abondant et stationnaire de façon à gêner la respiration ou la circulation, et menacerait de près ou de loin la vie du malade.

Je fis valoir de nouveau, dans le cours de cette discussion, l'insuffisance fréquente de la percussion et de l'auscultation pour constater la marche de l'épanchement, et j'exposai les raisons qui devaient faire adopter la mensuration comme moyen principal de suivre cette évolution de l'épanchement. Il s'agissait alors de la mensuration à l'aide du cyrtomètre, à l'emploi duquel on fit des objections qui ne peuvent plus s'appliquer au moyen de mensuration si simple que j'ai préconisé récemment, et que j'ai exposé à propos de la congestion pulmonaire. Nous démontrerons plus loin que les tracés de mensuration périmétrique mettent en complète évidence les véritables indications de la thoracentèse.

Il y a d'abord une indication fondamentale, acceptée par la plupart des médecins : c'est l'indication de remédier aux accidents asphyxiques qui menacent la vie de certains pleurétiques, soit par le fait de l'abondance excessive de l'épanchement, soit par la coïncidence d'un épanchement avec d'autres affections thoraciques graves, comme une affection organique du cœur, une pneumonie du côté opposé à la pleurésie, etc. Tout le monde doit être d'accord sur la nécessité d'opérer d'urgence dans les cas de ce genre. C'est la thoracentèse dite *de nécessité*. Elle a pour effet, dans la plupart des cas, un soulagement prononcé, et parfois même la guérison de l'épanchement. Aran obtint cet heureux résultat dans un cas de pleurésie venant compliquer une affection du cœur, comme l'a rappelé Siredey (*Arch. de méd.*, 1864, t. IV). J'ai moi-même pratiqué la ponction pour un épanchement pleurétique survenu dans les mêmes conditions, et qui guérit parfaitement. Béhier a opéré une femme presque mourante, qui était affectée de pleurésie avec bronchite généralisée, et dont la guérison fut très-rapide. Vernay (*Gaz. méd. de Lyon*, 1864) a observé un fait semblable.

Sans qu'il y ait, comme indication de la thoracentèse, asphyxie imminente, il y a des phénomènes symptomatiques assez fréquemment observés dans des épanchements abondants, et qui doivent aussi nécessiter la ponction de la poitrine. Ces phénomènes sont : la *syncope* ou de simples *défaillances* ; des moments de *suffocation passagère*, qui peuvent passer inaperçus si l'on n'interroge pas le malade à ce sujet ; des *arrêts* momentanés des mouvements inspiratoires avec sentiment d'angoisse ; enfin des accès subits, et passagers aussi, de *palpitations* pénibles avec irrégularités des battements du cœur, et parfois légère cyanose. J'ai vu un malade qui éprouvait ces derniers accidents après le repas, sans doute par suite de la gêne occasionnée dans les mouvements du cœur, non-seulement par le fait de l'épanchement, mais encore par suite de la distension du grand cul-de-sac de l'estomac par des aliments.

En dehors de ces conditions, j'ai rappelé l'incertitude qui règne dans la science à propos de l'usage de la thoracentèse dite utile. Il y a encore des médecins qui ne sont pas partisans de la thoracentèse en dehors des cas de nécessité, c'est-à-dire en dehors des cas d'épanchements considérables avec menaces de suffocation. Le professeur Colin, du Val-de-Grâce, par exemple, n'admet pas que le malade soit mis, par la thoracentèse, à l'abri de la mort subite qui est imprévue. Il croit avoir remarqué que ce sont en général les épanchements les plus abondants qui, sous l'influence d'un traitement ordinaire, rétrocèdent avec la plus grande rapidité, sans offrir après cette rétrocession les recrudescences qui sont si fréquentes à la suite des évacuations par la thoracentèse (*Lettre à la Soc. méd. des hôpit.*, mai 1864). Mais la généralité des médecins ne pense pas ainsi.

Dans les considérations qui précèdent, j'en suis venu à conclure, avec la plupart des praticiens, qu'en dehors des thoracentèses dites de nécessité, l'opération est indiquée *lorsque le traitement médical est inutile, et que l'épanchement, abondant, fait des progrès rapides* ou *insolites.* Telle est en peu de mots la règle générale de la conduite à suivre.

Mais comment reconnaître que le traitement médical est insuffisant ? Comment savoir que l'épanchement fait réellement des progrès rapides ? Quand et comment ces progrès sont-ils insolites ou inquiétants ? Ce n'est pas la percussion ni l'auscultation, comme nous l'avons démontré dans ce qui précède, qui fournissent au praticien des données suffisantes à cet égard. La thoracentèse étant la solution d'une question de pronostic, qui est basé lui-même sur la marche ou l'évolution de l'épanchement, c'est au moyen d'investigation qui permet seul de bien suivre cette marche ou cette évolution, c'est à la mensuration en un mot, qu'il faut demander les principales données qui doivent guider le praticien. Nous espérons le démontrer dans ce qui va suivre, grâce aux tracés de mensuration, qui fournissent des preuves palpables de la nécessité de recourir à ce moyen pour résoudre le problème important qui nous occupe.

On a vu plus haut que la mensuration permettait d'abord de reconnaître facilement, jour par jour, l'effet des moyens médicaux de traitement (p. 440). De plus, j'ai démontré que le même moyen d'investigation permettait de suivre exactement les progrès ou la décroissance de tous les épanchements, même de ceux dits latents, et par suite d'en révéler l'évolution favorable ou menaçante.

Voyons maintenant comment les données ainsi obtenues doivent être appliquées à la pratique de la thoracentèse, et d'abord dans la première période, ou période de progrès de l'épanchement.

Il a été bien établi, à propos du pronostic, qu'il existait des pleurésies en apparence très-graves, dans lesquelles les tracés périmétriques suffisaient pour faire annoncer une issue favorable. Les faits sont nombreux dans lesquels l'indication d'opérer, paraissant formelle, a été reconnue inutile du jour au lendemain, grâce à l'emploi de la mensuration qui révélait le début de la résolution. Plusieurs des observations rapportées dans ce chapitre en sont des exemples bien évidents. E. Goupil, qui utilisait la mensuration dans la pleurésie, a recueilli une observation de ce genre à l'hôpital Beaujon, étant médecin du Bureau central. Un malade admis avec un épanchement pleurétique considérable semblait être dans les conditions où l'on pratique la thoracentèse d'après les signes fournis par la percussion et l'auscultation, sans qu'il y eut réellement nécessité pressante. Le lendemain, la mensuration lui révéla une rétrocession manifeste, effectuée depuis la veille, tous les autres signes restant les mêmes. Le malade guérit sans opération.

Certains praticiens trouveront peut-être que la thoracentèse est une opération trop simple pour que l'on n'opère pas dans le cas d'indication douteuse. Mais il y aurait simplement à leur demander si, étant eux-mêmes atteints de pleurésie avec épanchement, il leur serait indifférent de se soumettre à la ponction d'après une indication incertaine, ou seulement d'après une indication précise. La réponse ne saurait être douteuse, ni la conduite à tenir vis-à-vis des malades non plus.

Si nous avons établi qu'à l'aide de la mensuration un épanchement pleurétique en apparence très-grave, peut avoir une issue favorable, d'un autre côté, il a été non moins bien démontré que des pleurésies en apparence bénignes, et comprenant les épanchements pleurétiques *latents* ou *sournois* des auteurs, peuvent offrir aussi à la mensuration une gravité pronostique incontestable. C'est ce que les faits dans lesquels j'ai pratiqué la thoracentèse, et ceux dans lesquels je l'ai évitée, vont mettre plus en lumière.

L'observation suivante nous montre une pleurésie dans laquelle l'inefficacité d'un traitement médical et les progrès rapides de l'épanchemement, nécessitant l'opération de la thoracentèse, ont été révélés par la mensuration.

Obs. LVIII. — Un jeune garçon de magasin, âgé de 18 ans,

bien constitué et toujours très-bien portant antérieurement, fut forcé de prendre le lit le 18 août 1860 par suite d'une pleurésie. Elle fut d'abord caractérisée par des frissons bientôt suivis de chaleur, avec douleur sous le mamelon gauche, toux sèche, et une dyspnée légère d'abord, mais qui alla croissant les jours suivants, tandis que la fièvre au contraire diminua d'intensité.

Je ne vis le malade que le 9e jour de sa pleurésie, dont les caractères étaient d'ailleurs des plus manifestes. Le pouls était à 104, la respiration haute, à 26, la dyspnée cependant modérée, et la toux fréquente, avec expectoration transparente peu abondante. Il y avait une matité occupant la moitié inférieure du côté gauche, avec faiblesse du bruit respiratoire, souffle doux manifeste, une légère égophonie, et diminution des vibrations thoraciques.

Du 9e au 12e jour (fig. 71, de A en B), et surtout du 9e au 10e, les progrès de l'épanchement furent manifestes à la percussion et à l'auscultation de même qu'à la mensuration. Le 12e jour, la matité était devenue générale du côté gauche, en avant comme en arrère, la respiration faible partout ; le souffle bronchique était plus étendu, avec égophonie dans la moitié inférieure, et simple bourdonnement vocal dans la moitié supérieure ; les vibrations thoraciques étaient encore simplement diminuées, mais non abolies. Le cœur donnait une matité à droite de la partie inférieure du sternum, matité au niveau de laquelle étaient perçus les battements de l'organe refoulé. La rate formait aussi une rénitence mate à la percussion sous les fausses côtes gauches. Le pouls était toujours à 104 ou 108 pulsations, et il n'y avait pas plus de sentiment d'oppression que le 9e jour. En un mot, l'état était le même, sauf pour le progrès évident de l'épanchement.

Mais à partir de ce 12e jour, l'épanchement étant complet, la percussion devint impuissante comme l'auscultation pour révéler la marche de l'épanchement. L'état général et local restait le même : l'épanchement était devenu latent, les signes étant stationnaires.

Il en fut ainsi du 12e au 17e jour ; et il aurait été impossible à l'observateur le plus attentionné de savoir, à l'aide des moyens explorateurs habituels, ce que devenait l'évolution de la pleurésie pendant cette période. Et cependant l'épanchement augmentait, et il augmentait rapidement de jour en jour, comme le démontrait la mensuration, qui révélait, pendant ces cinq jours,

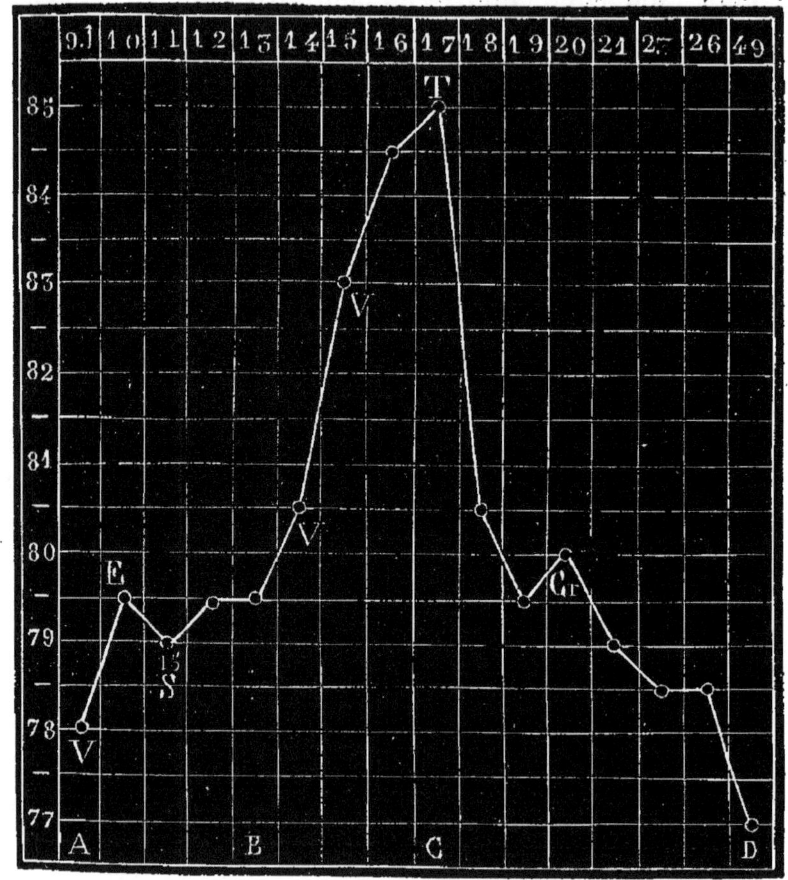

Fig. 71.

5 centimètres 1/2 d'augmentation, dans le périmètre thoracique (fig. 71, de B en C), et près de 3 centimètres d'extension du diamètre vertébro-mammaire gauche (fig. 72, de *a* en *b*).

Ce fut pour moi une indication formelle de thoracentèse, que

Fig. 71. — Pleurésie gauche. — ABC, ligne ascendante du progrès de l'épanchement du 9e au 17e jour. — T, thoracentèse. — CD, ligne de descente de la disparition de l'épanchement, du 17e au 49e jour. — VVV, *ventouses;* E, *tartre stibié;* 15 S, *sangsues;* Cr, *huile de croton.*

je pratiquai le 17e jour. Mais comme cette indication eût été plus nette et plus saisissante si j'eusse eu l'idée de réunir les données de la mensuration en tracés ! C'est ce que montre maintenant la figure 71. On y voit la ligne d'ascension monter rapidement sans interruption du 13e au 17e jour, et représenter le progrès rapide de l'épanchement. De plus, cette ligne d'ascen-

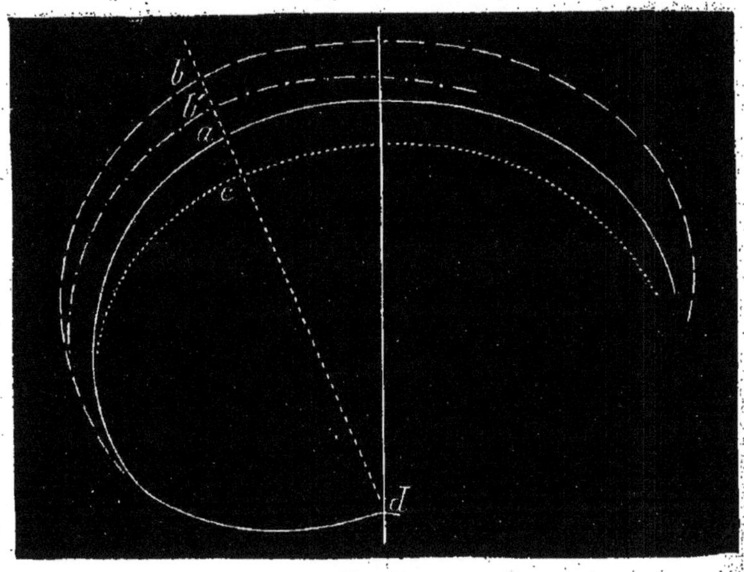

Fig. 72.

sion entière, s'effectuant malgré les moyens nombreux de traitement médical, ventouses répétées, sangsues, émétique à hautes doses, diurétiques, montre bien qu'il s'agissait d'un épanchement rebelle au traitement médical.

La thoracentèse fut pratiquée le 17e jour à l'aide de mon trocart, qui donna d'abord issue à 3 litres de sérosité jaunâtre. Je laissai en place, pendant quarante-huit heures, la canule garnie de baudruche, pour faciliter l'écoulement du reste de l'épanchement ; il s'effectua en effet graduellement, tant par la canule elle-même que par l'orifice fistuleux qui succède habituellement à l'extraction de l'instrument.

Le lendemain de la thoracentèse (18e jour), la rétrocession thoracique est accusée par une ligne de descente rapide

Fig. 72. — Tracés cyrtométriques (même malade). — Courbe *a*, du 9e jour; *b*, du 17e jour, avant la thoracentèse; *b'*, aussitôt après l'opération ; *c*, après la guérison.

(fig. 71) et par le retrait de la courbe cyrtométrique (fig. 72, b'). En même temps, la sonorité du côté gauche est redevenue claire partout en avant à la percussion, où elle est même exagérée sous la clavicule, et la matité persiste en arrière; mais la respiration s'entend nettement partout de ce côté, avec bruit de frottement en avant, ainsi qu'en arrière à la partie moyenne.

A partir de ce 18e jour, la résolution se fit régulièrement, et put être suivie jusqu'au 26e, et même jusqu'au 49e jour. Elle fut marquée par la ligne de descente de la figure 71 (CD), et par le retrait graduel de la courbe cyrtométrique (fig. 72, de b' en c), tandis que les signes de percussion et d'auscultation ne présentèrent aucune modification notable, si ce n'est la disparition du bruit de frottement.

Cette observation me semble montrer à elle seule toute l'importance des indications fournies par la mensuration pour la pratique de la thoracentèse. Des données nettes, précises, sans lacunes pendant l'évolution de l'épanchement, sont ainsi substituées aux données souvent obscures, ou à la marche complétement latente qui s'observent pendant l'emploi des autres moyens explorateurs.

C'est surtout dès que l'épanchement en progrès a occupé tout le côté affecté (à partir du 12e jour), que l'insuffisance de la percussion et de l'auscultation a été ici notoire. Leurs signes n'ont pas varié du 12e au 17e jour, tandis que la mensuration révélait un progrès rapide de l'épanchement (fig. 71, de B en C) démontrant la nécessité de la thoracentèse. Or, cette insuffisance des données de percussion et d'auscultation existe dans tous les cas où l'on a affaire à un épanchement envahissant complétement le côté affecté. Dans les pleurésies de ce genre, qui sont si fréquemment observées, c'est donc en vain que l'on aurait recours à la formule de Trousseau et que voici :

« Une seule chose importe avant tout, c'est de reconnaître l'étendue de l'épanchement, et la percussion et l'auscultation sont là pour nous fournir à cet égard des renseignements qui ne peuvent nous tromper; c'est d'examiner attentivement chaque jour la poitrine des sujets, et lorsqu'à l'aide de cet examen on suit les progrès de l'hydro-thorax, lorsqu'on voit celui-ci augmenter avec une grande rapidité, quel que soit le degré de la dyspnée, que la gêne de la respiration soit nulle ou grande, l'indication est précise : il faut opérer (*Clinique médicale*, t. I, p. 621). »

La supériorité considérable de la mensuration sur la percussion et l'auscultation, dans les faits dont je m'occupe, ne saurait être niée. Elle est bien nette dans les nombreux faits que j'ai recueillis, et sans aucune exception.

Obs. LIX. — La figure 73 donne le tracé périmétrique d'une pleurésie gauche dont se trouvait atteint un ouvrier débardeur, âgé de 49 ans, de forte constitution, et qui fut admis le 8 février 1869 à l'hôpital Lariboisière (salle Saint-Landry, 24). Il toussait assez fréquemment.

Lors de son entrée, il était au 15e jour de sa pleurésie, qui avait débuté par une douleur vive au-dessous du sein gauche, avec dyspnée, toux et expectoration. Ce jour-là et les suivants, le malade avait une fièvre légère, un peu d'oppression, et une toux fréquente qui, par moments, lui causait un sentiment de suffocation.

Le côté gauche donnait un son mat à la percussion en arrière, et seulement une submatité en avant. Le bruit respiratoire était partout très-faible de ce côté, presque nul en arrière, avec un souffle ayant son maximum à l'union des deux tiers supérieurs; la voix était soufflée, et les vibrations thoraciques nulles.

Observée ensuite pendant quelques jours, cette pleurésie était en apparence stationnaire. Mais la mensuration dénonçait un périmètre thoracique de 96 centimètres 1/2, ce qui était considérable, et de plus une augmentation graduelle de la capacité thoracique du 17e au 20e jour (fig. 73, de A en B). La toux continuait d'ailleurs à provoquer une sorte de suffocation passagère qui, jointe aux données que je viens de rappeler, ainsi qu'à l'insuffisance du traitement médical, me parut indiquer la nécessité de l'opération. Une rétrocession eut lieu cependant du 20e au 21e jour ; mais elle était, comme on peut le voir, insignifiante. Aussi la thoracentèse fut-elle pratiquée séance tenante.

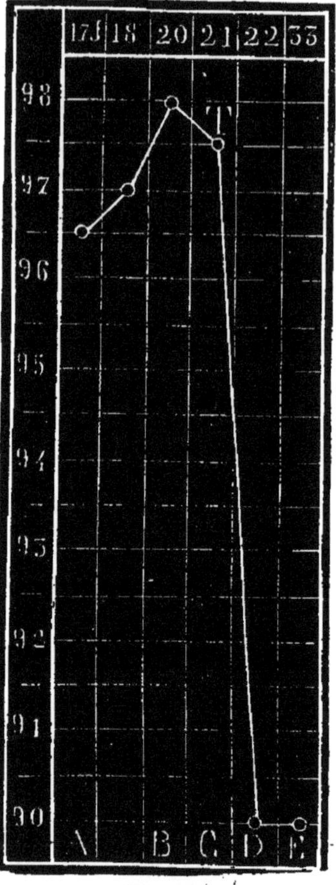

Fig. 73.

Elle fournit 4 litres et demi de liquide séreux. Le tracé de la figure 73 montre bien les progrès latents de l'épanchement du 17e au 20e jour, la rétrocession énorme qui suivit l'opération (de C en D), et qui persistait encore au 33e jour (de D en E). Bientôt après le malade sortait guéri de l'hôpital.

Ici encore, on le voit, la mensuration a tranché tous les doutes relativement à la marche latente de la pleurésie.

Dans l'observation LVIII, que j'ai rapportée avant celle-ci, les résultats de la mensuration ont été encore remarquables. Elle révélait une ampliation prononcée de la poitrine, l'inefficacité du traitement médical, et l'opportunité de la thoracentèse. La mensuration a pu seule y faire suivre l'évolution de la pleurésie, dès que cette évolution est devenue latente par suite de la matité générale dans le côté affecté.

Jusqu'à présent, je me suis occupé de faits dans lesquels la thoracentèse était indiquée par les progrès exagérés de l'épanchement. Il en est dans lesquels il y a une résolution insuffisante ou momentanée, et qui n'en réclament pas moins la ponction thoracique. En voici un exemple que je vais rapporter succinctement.

Fig. 73. — Pleurésie gauche. — AB, progrès de l'épanchement les 17e, 18e et 20e jours ; BC, rétrocession insignifiante du 20e au 21e jour. — T, thoracentèse et rétrocession thoracique prononcée dans les vingt-quatre heures (CD).

Obs. LX. — Il s'agit d'une femme, âgée de 46 ans, domestique, qui fut admise à l'hôpital Cochin le 21 mai 1864 pour une pleurésie gauche arrivée à son 16e jour. Depuis dix mois elle toussait habituellement, et crachait de temps en temps du sang. Sa pleurésie avait débuté subitement dans la nuit du 5 au 6 mai par de la fièvre, une douleur du côté gauche, une augmentation de la toux habituelle, et une oppression croissante qui l'obligea à cesser son travail plusieurs jours après. Elle dut venir en voiture à l'hôpital, quoique habitant dans le voisinage.

A son entrée le 16e jour, la dyspnée était prononcée; c'était le symptôme dont se plaignait surtout la malade. Sa parole était brève, sa respiration haute, à 40, le pouls à 116, peu développé, sans chaleur exagérée de la peau. La matité du côté gauche remontait seulement jusqu'à la 3e côte en avant, et jusqu'à la fosse sus-épineuse en arrière, avec souffle et égophonie. Mais je soupçonnai au sommet du poumon gauche des adhérences empêchant le liquide d'atteindre jusqu'à la clavicule, car le liquide épanché était assez abondant pour refouler le cœur à droite du sternum, et la rate au-dessous des côtes.

Les antécédents de la malade, et l'existence de râles humides au sommet du poumon droit, et d'un souffle localisé en arrière au sommet du poumon gauche démontraient l'existence des tubercules pulmonaires.

Des ventouses scarifiées appliquées le 16e jour, et 15 sangsues le 17e jour, furent suivies d'une rémission indiquée par le tracé de mensuration (fig. 74, de A en B) jusqu'au 20e jour, sans qu'il y eût de changement sensible dans l'état de la malade. Mais le 21e jour, la ligne ascensionnelle du progrès de la pleurésie ayant repris sa marche, l'état de la malade s'aggrava en même temps, et une nouvelle application de ventouses scarifiées fut faite le matin; mais je revis la malade le soir; et il n'y avait pas eu de rétrocession. La physionomie était alors anxieuse, avec une coloration légèrement violacée des lèvres, la respiration laborieus haute, toujours fréquente (à 40), avec expiration plaintive, le pouls était à 124, faible mais régulier, et les signes locaux restaient les mêmes depuis l'admission, si ce n'est que la respiration était plus faible à gauche, avec souffle et égophonie moins prononcés.

En présence de cette résistance de l'épanchement à la résolution, révélée par la mensuration, et de l'aggravation des phénomènes fonctionnels, je pratiquai immédiatement la thoracentèse. Je retirai du côté gauche environ deux litres de sérosité (1,950 grammes); et ce qui fut remarquable, ce fut le changement qui en résulta. La respiration devint facile, et le soulagement fut immédiat. La matité se limita au tiers inférieur du côté gauche, ainsi que l'égophonie; le cœur se retira sous le sternum. Dès le lendemain (22e jour), le cœur était revenu à la région précordiale, et, sauf en arrière à la base, il n'existait plus de traces de l'épanchement. La mensuration indiquait en même temps une rétrocession considérable, qui continua jusqu'au 45e jour, avec une oscillation du 22e au 23e jour (fig. 74).

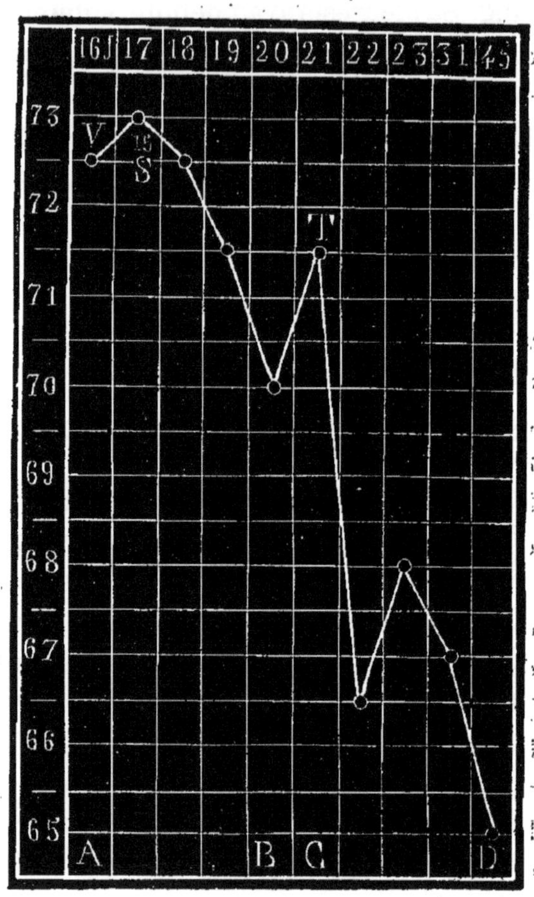

Fig. 74.

La malade sortit bientôt de l'hôpital. Mais quatre mois après, elle y revint mourir par suite des progrès de son affection tu-

Fig. 74. — Pleurésie droite. — État stationnaire du 16e au 18e jour, et résolution incomplète du 18e au 20e jour. — Ascension nouvelle du tracé (BC) nécessitant la thoracentèse le 21e jour. — CD, rétrocession et résolution de l'épanchement, à la suite de la ponction, jusqu'au 45e jour.

berculeuse. *A l'autopsie*, le poumon droit était alors adhérent partout. Une énorme caverne occupait tout le sommet de cet organe, qui était très-volumineux ainsi que le poumon gauche.

Je n'insiste pas sur les données fournies par la mensuration dans ce fait, qui est surtout remarquable par la rapidité de la guérison à la suite de la thoracentèse, quoique la malade fût phthisique. Cette observation démontre qu'il ne faut pas toujours porter un pronostic fâcheux pour les suites de la ponction du thorax dans les pleurésies des tuberculeux. Trousseau avait vu un grand nombre de cas de ce genre suivis de guérison. Poumeyrol a rapporté dans sa thèse (1862) quatre cas de guérison chez des tuberculeux opérés par la thoracentèse, et qu'il avait observés dans la division d'Aran à Saint-Antoine. Siredey (*Mém. cité*) a signalé de son côté la facilité avec laquelle se résorbent les épanchements liés à la diathèse tuberculeuse. Il faut donc admettre que la tuberculisation pulmonaire n'est pas une contre-indication à la ponction du thorax, comme on l'a dit.

On n'a pas été d'accord sur l'époque la plus rapprochée du début de la pleurésie à laquelle on pourrait opérer. La crainte exagérée de la mort subite a fait conseiller d'opérer dès le 4e jour et même dès le 3e, si l'on en reconnaissait la nécessité. Dans les cas les plus ordinaires, le moment préférable serait du 7e au 11e jour pour Moutard-Martin, du 9e au 11e jour pour Béhier, du 10e au 15e pour Archambault, qui serait disposé à admettre comme raisonnable la limite du 15e au 20e jour posée par moi, et adoptée par E. Goupil et par Vernay.

E. Goupil a fort bien fait remarquer, en se ralliant à mon opinion, qu'en dehors des cas d'urgence ou de nécessité, la crainte de la mort subite ne devait pas faire opérer prématurément, puisque cette terminaison funeste de la pleurésie n'avait été observée au plus tôt que le 20e jour (du 20e au 45e jour). Il ajoutait sagement que l'on avait par conséquent tout le temps de faire un traitement médical préalable, et que l'on pouvait attendre, pour opérer, jusque vers le 15e jour au plus tôt.

C'est en se basant sur des faits semblables à ceux que je

viens de passer en revue, et en les rapprochant de ceux qui démontrent la marche naturelle de la pleurésie par les tracés de mensuration, que l'on est autorisé à fixer l'époque la plus favorable de l'opportunité de la thoracentèse, du 15e au 20e ou 23e jour, dans les pleurésies franches, du 25e au 30e jour pour les pleurésies secondaires.

Il résulte de là que si, dans cet intervalle du 15e au 23e jour, au lieu de constater un progrès insolite de l'épanchement, on se trouve en présence d'un état stationnaire consécutif au premier progrès de la pleurésie, état stationnaire qui résiste au traitement médical, l'indication de la thoracentèse existe de même. A plus forte raison est-elle opportune si, au delà de ce terme de vingt-trois jours, les tracés démontrent la résistance stationnaire de l'épanchement. Cette formule des limites dans lequelles la thoracentèse a son opportunité doit être, on le conçoit, subordonnée aux indications d'épanchement abondant rebelle ou résistant dont nous avons précédemment exposé les caractères. Car il ne suffit pas qu'un épanchement pleurétique n'entre pas en résolution dès le 15e jour pour qu'il y ait indication d'opérer. Trop de faits démontrent, comme on l'a vu, que cette résolution peut tarder jusqu'au 20e, même jusqu'au 25e jour, et au delà pour les pleurésies secondaires.

Au delà du 20e jour de la pleurésie, que l'on constate à la mensuration que l'épanchement est stationnaire ou ne varie que par des oscillations peu sensibles, l'indication de la ponction se pose d'elle-même. J'ai rapporté un fait (obs. LVI) dans lequel la marche de la pleurésie, suivie à partir du 23e jour jusqu'au 42e, fut caractérisée par des tracés ayant une direction horizontale modifiée seulement par des oscillations (fig. 64, p. 435). Je proposai la thoracentèse qui était dès lors indiquée; mais le malade s'y refusa et préféra sortir de l'hôpital. Mais bientôt il fut forcé d'y rentrer pour y subir une ponction de nécessité par suite d'une asphyxie imminente produite par les progrès secondaires de l'épanchement. La mensuration avait donc indiqué l'opportunité de la thoracentèse, alors que les autres signes semblaient caractériser un épanchement stationnaire. J'ai pratiqué la ponction thoracique le 36e jour d'un épanchement pleurétique, chez une femme âgée de 34 ans, que je ne pus observer que dès le 30e jour, et qui avait alors un périmètre thoracique considérable (78 cent. 1/2). A partir de cette époque, la mensuration fournit des résultats qui indiquaient un état stationnaire avancé de l'ampliation thoracique (fig. 47, p. 341).

L'épanchement était complet du côté gauche, la dyspnée prononcée, et il y avait quelques légers signes de cyanose. L'indication d'opérer était donc formelle, et basée à la fois sur des données symptomatiques et sur les résultats de la mensuration. Je rapporterai ce fait plus loin (obs. LXVII), à propos de l'opération de l'empyème, cette opération ayant été pratiquée chez la malade le 40e jour.

Au lieu de se baser sur le progrès insolite et rapide de l'épanchement, ou sur l'ampliation thoracique stationnaire qui indique sa résistance à la résolution, on peut être déterminé à pratiquer la thoracentèse par une résolution insuffisante ou incomplète. Cette résolution insuffisante était parfaitement indiquée par la mensuration dans les faits suivants.

Obs. LXI. — Un garçon de café, âgé de 47 ans, d'une bonne santé antérieure et d'une constitution médiocrement forte, fut admis à l'hôpital Necker (salle Saint-Luc, nº 9) pour une pleurésie aiguë droite, le 10 février 1868.

Cette pleurésie avait débuté subitement la nuit, quinze jours auparavant, par une forte douleur sous-mammaire droite, avec des frissons bientôt suivis de chaleur fébrile et de sueurs. Le lendemain, il n'en reprit pas moins son travail, malgré son malaise et une dyspnée assez pénible. Jusqu'à son admission, il éprouva des alternatives de mieux et d'aggravation. Il avait pris plusieurs purgations pour tout traitement.

15e *jour*. — Le malade paraît calme. Décubitus sur le dos, pâleur; pouls à 104, sans chaleur fébrile; pas de dyspnée apparente, malgré l'épanchement étendu du côté droit. La matité y est en effet générale en avant et en arrière, et elle s'étend jusqu'au bord gauche du sternum. Le foie, douloureux à la pression, déborde les fausses côtes de trois travers de doigt, et la pointe du cœur refoulé bat à 5 centimètres en dehors et en bas du mamelon gauche. Le bruit respiratoire est faible partout à droite et un peu soufflant en arrière, avec très-légère égophonie ver la base. Les vibrations thoraciques y sont seulement diminuées, mais non abolies. Du côté gauche, le bruit respira-

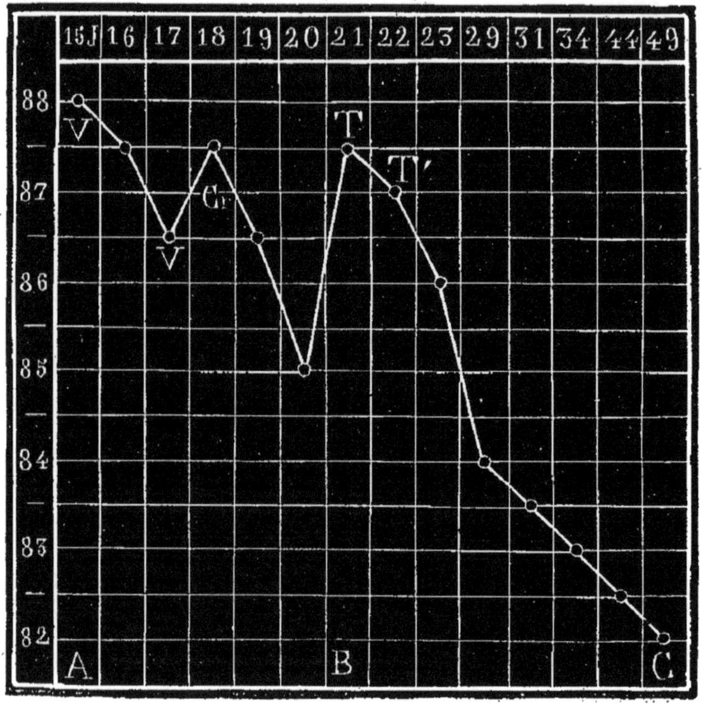

Fig. 75.

toire est exagéré, avec expiration prolongée (*Chiend. nitré; — Vent. scarif., à droite; — Potages et Bouill.*)

Le 16e jour et les jours suivants, état stationnaire. La mensuration seule permet de suivre la marche de l'épanchement (fig. 75). Du 15e au 20e jour, la chute irrégulière du tracé de mensuration semble annoncer un commencement de résolution, surtout à partir du 18e jour, après l'administration d'un drastique (huile de croton). Mais du 20e au 21e jour, une am-

Fig. 75. — Pleurésie droite. — Du 15e au 21e jour, état stationnaire avec rétrocession accidentelle. — T, thoracentèse insuffisante, le 21e jour; plus complète le lendemain T', et suivie de la guérison (ligne de descente du 23e au 49e jour). — VV, *ventouses*. Gr, *huile de croton*.

pliation rapide démontra que l'épanchement était rebelle à l'absorption (fig. 75, de A en B).

Pendant tout ce temps, l'état général et l'état local, au point de vue des symptômes et des signes fournis par la percussion, l'auscultation, et les vibrations thoraciques, restent absolument les mêmes. Mais la thoracentèse, en présence d'un épanchement aussi abondant, et sans tendance apparente franche à la résolution, comme le démontrait la mensuration, me paraissait indiquée, et je la pratiquai immédiatement. Malheureusement, la canule du trocart introduit dans le 6e espace intercostal, au-dessous de l'aisselle, sortit en partie du trajet de la plaie pendant l'écoulement du liquide, et je ne pus retirer que 450 grammes de sérosité transparente.

Le lendemain 22e *jour*, le son était un peu revenu au sommet du poumon droit, et le foie un peu remonté vers l'hypochondre correspondant; mais la mensuration indiquait une capacité thoracique à peu près égale à celle de la veille avant l'opération. Je renouvelai donc la ponction en retirant cette fois près de deux litres de sérosité semblable à celle retirée la veille. Immédiatement après l'opération, la sonorité était claire du haut en bas en avant (mais un peu moins qu'à gauche), tandis qu'en arrière la matité n'occupait que la moitié inférieure droite. Le bruit respiratoire vésiculaire, de plus en plus faible en descendant, s'entendait partout sans souffle, et avec un bourdonnement vocal égal des deux côtés. Enfin il existait en avant du haut en bas, et en arrière inférieurement, un bruit de frottement manifeste. Le pouls était toujours régulier et fréquent (à 120). La respiration était devenue plus libre.

Les suites de l'opération furent fort simples, et la guérison de l'épanchement se fit rapidement. La mensuration fournit une ligne de descente continue jusqu'au 49e jour pour le périmètre thoracique (fig. 75, de B en C). Mais à partir de cette époque, le malade ayant éprouvé un refroidissement, contracta une broncho-pneumonie à laquelle il succomba treize jours après, et dont nous donnerons l'observation dans le chapitre suivant (*Broncho-pneumonie*).

J'appelle l'attention sur cette observation, qui est un exemple bien net de ces épanchements dits latents par les auteurs, et qui ne sauraient fournir, si l'on néglige les signes de mensuration, aucune donnée précise pour pratiquer la thoracentèse. On opère en pareil cas à l'aventure, suivant l'inspiration du moment; tandis que, si l'on utilise le ruban mensurateur, on peut se baser sur la marche exacte de l'épanchement, dont l'évolution permet de trancher la question d'opportunité et d'agir au moment le plus favorable.

Dans l'observation XLVI, que j'ai rapportée à propos du diagnostic (p. 377), il y a eu, comme dans la précédente, une

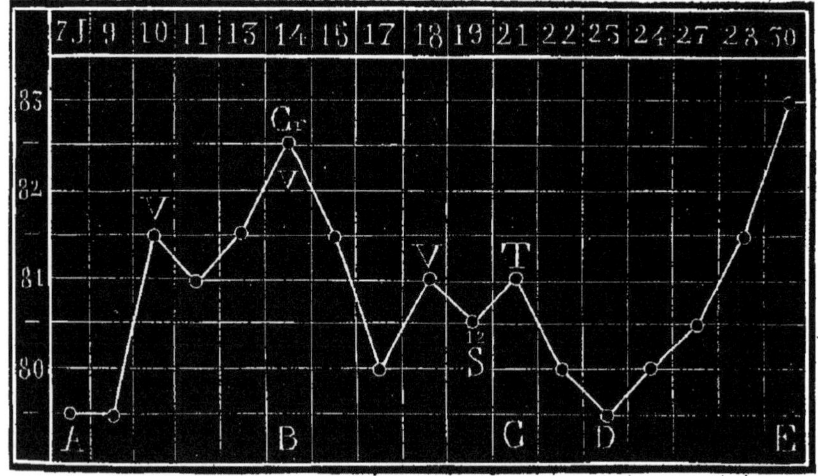

Fig. 76.

résolution incomplète qui m'a conduit à opérer. Mais dans ce cas, le malade avait pu être observé dès le 7e jour, et, avant de constater la résolution incomplète, j'ai pu suivre le progrès ascendant de l'épanchement jusqu'au 14e jour.

Le tracé de mensuration qui se rapporte à ce malade (fig. 76) nous montre d'abord, de A en B, une ampliation thoracique due au progrès de l'épanchement, et indiquée par un tracé ascensionnel du 9e au 14e jour. Puis une ligne de descente oscillante et fort incomplète (de B en C) se remarque jusqu'au 21e jour, époque à laquelle je pratiquai la thoracentèse, les signes de matité générale avec refoulement du foie persistant du côté droit. Après l'écoulement de 1,500 grammes de liquide séreux, la sonorité et le bruit respiratoire revinrent dans tout le côté droit, sauf dans le tiers inférieur en arrière, où la matité persista.

Cet homme paraissait guéri de son épanchement, mais la dyspnée augmenta, et il succomba à une récidive d'épanchement pleural avec *conservation de la sonorité thoracique et du bruit respiratoire*, comme je l'ai montré précédemment (p. 377). Cette reproduction de l'épanchement, si trompeuse en s'en rapportant aux signes de percussion et d'auscultation, n'était cependant pas latente par la mensuration, qui l'annonçait en pouvant fournir un tracé ascendant (de D en E), que je n'utilisais malheureusement pas encore. On a vu que, malgré un traitement médical actif (vésicatoire et deux applications de ventouses), le malade mourut le 31e jour.

Dans les faits essentiellement latents de ce genre que j'ai signalés, avec sonorité claire et bruit respiratoire vésiculaire au niveau de l'épanchement, doit-on toujours méconnaître l'existence de cet épanchement? S'il s'agit d'un pleurétique ayant déjà subi la ponction, et qui est repris plus tard de dyspnée graduellement croissante qu'on ne peut attribuer à aucune complication apparente, je crois que la thoracentèse serait indiquée si, en l'absence des autres signes d'un épanchement abondant, la mensuration fournissait un tracé ascendant secondaire assez rapide, indiquant une ampliation croissante de la poitrine. Je parle d'un progrès rapide, car s'il était très-lent, il pourrait dépendre d'une augmentation de volume du poumon par des tubercules, comme l'a montré une de mes observations.

J'ai exposé les conditions anatomiques avec lesquelles coïncident ces épanchements essentiellement latents; je n'y reviendrai pas ici.

Les avis sont partagés sur l'opportunité de la thoracentèse dans les *épanchements pleurétiques devenus chroniques*. On croit la ponction inutile ou nuisible en pareil cas, parce que le poumon, refoulé et maintenu appliqué contre le médiastin par des fausses membranes épaisses, ne peut plus, en reprenant son volume, remplir le vide laissé par l'écoulement du liquide, qui continue par cela même à être sécrété indéfiniment, ce qui finit par épuiser le malade et amener la mort. Cette explication, vraie dans certains cas, ne l'est pas pour tous. Pour combler le vide dont il vient d'être question et qui résulte de l'évacuation du liquide, il y a, à défaut de l'expansion du poumon refoulé : le rapprochement du médiastin, l'affaissement des parois thoraciques qui peut être considérable, l'ascension du diaphragme et des organes abdominaux vers le thorax, et enfin l'accumulation de fausses membranes parfois très-épaisses. Cette sorte de concentration des parties voisines vers la cavité thoracique, vidée du liquide épanché, me paraît bien plus efficace, pour combler le vide produit, que l'expansion pulmonaire elle-même. Nous en avons recueilli un exemple bien remarquable, dans lequel le foie s'était allongé de bas en haut, et refoulait le diaphragme jusqu'au-dessus de la 4e côte (*Voy.* Obs. LXVII).

Quoi qu'il en soit, s'il est difficile de se prononcer sur l'opération pour certains épanchements chroniques, il en est pour lesquels on ne doit pas hésiter, quand on constate leurs progrès croissants. J'ai à peine besoin de le dire après les faits dont il a été déjà question : la mensuration est le moyen par excellence, le seul bien souvent qui nous mette à même de constater la réalité de ce progrès, ou du moins d'un état stationnaire, qui réclame la thoracentèse comme pouvant amener la solution la moins défavorable. En voici une preuve.

Obs. LXII. — En 1867, le 18 juin, entrait dans mon service de l'hôpital Cochin (salle Saint-Jean, 7) un homme de 35 ans, militaire réformé depuis trois mois pour des symptômes qui pouvaient faire croire à une phthisie pulmonaire. Il n'y avait cependant aucun antécédent héréditaire sous ce rapport, ses père et mère étant morts très-âgés, d'autres maladies.

Un an avant son admission, il avait commencé à tousser, et expectoré des crachats sanguinolents ; il avait fréquemment des sueurs la nuit, et il avait sensiblement maigri. Trois mois plus tard, il eut un point de côté à droite. La toux persista et le dépérissement fit des progrès ; aussi fût-il réformé.

Il y avait neuf mois, comme on le voit, que le point de côté était apparu à droite, lorsque le malade nous arriva; il avait un épanchement pleurétique de ce côté.

Le 18 juin, jour de l'admission, il était pâle, amaigri, et il avait perdu beaucoup de ses forces. Le pouls était à 96; il survenait de la chaleur aux mains après les repas, et il y avait des sueurs abondantes la nuit. L'estomac fonctionnait bien, mais la toux déterminait quelquefois des vomissements. Du côté de la poitrine, il n'existait pas de douleur; la dyspnée était médiocre, et la toux, quinteuse et forte, était suivie de l'expectoration de crachats muqueux peu abondants.

La poitrine était manifestement dilatée dans tout le côté droit, qui était le siége d'une matité générale du haut en bas, moins absolue supérieurement que vers la base, avec rudesse du bruit respiratoire et expiration prolongée au sommet, tandis que, au-dessous, il y avait une faiblesse de la respiration de plus en plus prononcée en descendant, léger souffle vers la partie moyenne sans égophonie, et diminution des vibrations thoraciques. Le foie débordait le rebord des côtes de trois travers de doigt, et la pointe du cœur battait en dehors du mamelon gauche. Vu l'état de dépérissement du malade, la mensuration indiquait une ampliation thoracique prononcée (périmètre de 82 cent. 1/2.)

Ces différents signes restent stationnaires les jours suivants; mais la mensuration révèle, du 22 au 27 juin, une ampliation manifeste (fig. 77), et cette ampliation persiste le lendemain 28 juin, ce qui me fait procéder à la ponction de la poitrine (procédé Reybard). Je retire cinq litres d'un liquide séro-purulent sans fausses membranes. Pendant l'écoulement du liquide, le son revient sous la clavicule dans une hauteur de plus en plus grande, ainsi qu'au sommet en arrière. Le bruit respiratoire, mélangé d'abord de quelques râles humides, s'entend également plus fort et devient plus étendu de haut en bas. Le malade se dit très-soulagé.

Le 29 juin, la respiration est calme, naturelle; il n'y a pas d'oppression, et la toux encore fréquente, quinteuse et pénible la veille, est devenue presque nulle. Le pouls est à 80, régulier. Le tracé sphygmographique (fig. 79), relevé avant la thoracentèse, annonce alors une tension assez grande du système arté-

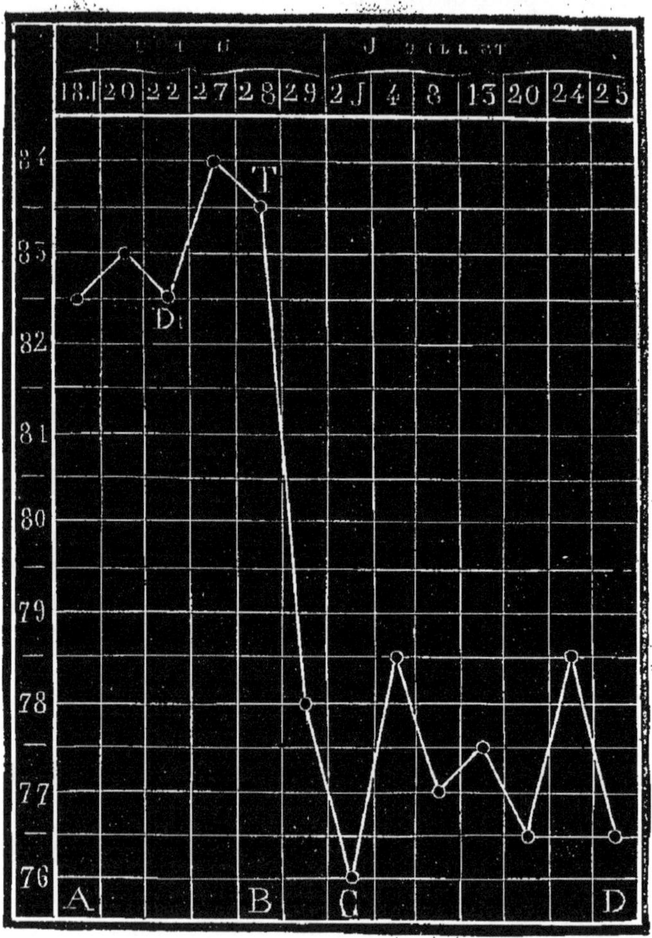

Fig. 77.

riel, et probablement aussi une gêne dans les contractions du cœur. Le pouls est devenu plus ample après l'opération (fig. 80), et un second tracé montre que la tension artérielle est moindre et que le cœur se contracte avec plus de liberté et de force.

La dilatation du côté droit est bien moins prononcée, mais encore évidente, quoique la mensuration indique une rétroces-

Fig. 77. — Épanchement pleurétique du côté droit datant de plusieurs mois. — Pendant dix jours (AB), état stationnaire, puis accroissement manifeste nécessitant la thoracentèse. — BC, rétrocession consécutive rapide, suivie de guérison (CD).

sion considérable : 6 centimètres pour le périmètre (fig. 77), et près de 4 centimètres dans le diamètre vertébro-mammaire droit

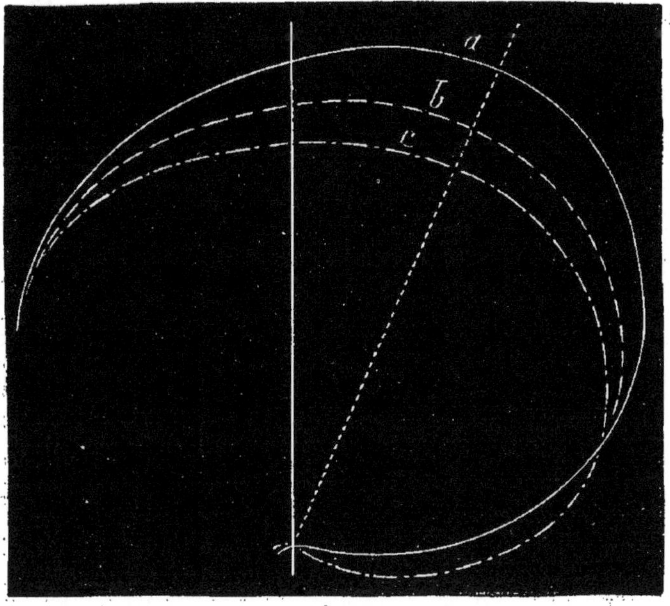

Fig. 78.

(fig. 78, de *a* en *b*). A droite, en avant, son clair à la percussion, respiration vésiculaire du haut en bas ; et en arrière son égale-

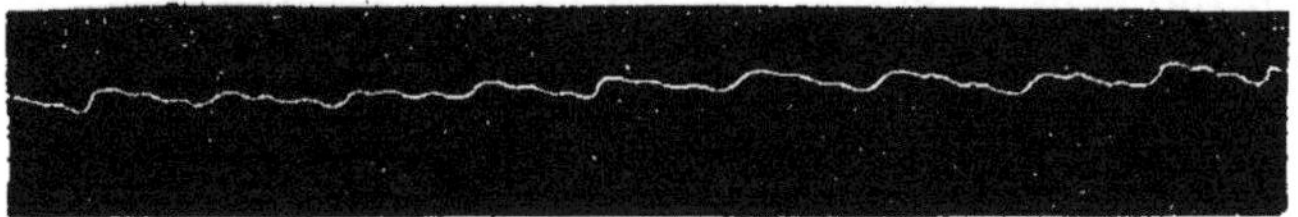

Fig. 79.

ment clair au sommet, avec submatité à la base, et respiration vésiculaire de plus en plus faible en descendant. La respira-

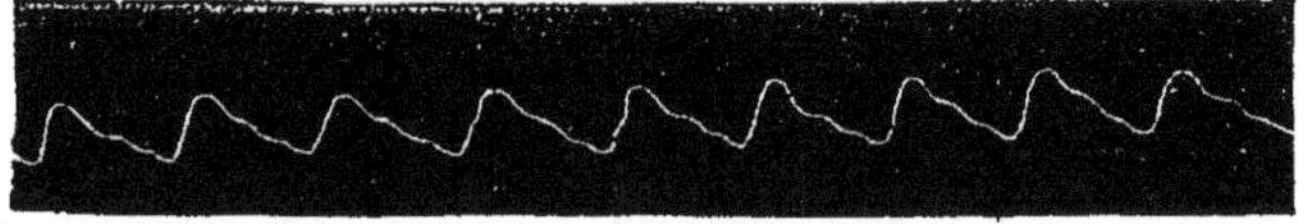

Fig. 80.

tion continue à être forte à gauche, mais sans expiration prolongée. Le foie déborde encore le rebord des côtes de 5 centi-

Fig. 78. — Courbes cyrtométriques du thorax (même malade) : *a*, courbe avec dilatation dans le sens du diamètre vertébro-mammaire droit, au moment de la thoracentèse. — *b*, courbe après l'opération ; *c*, après la guérison de la pleurésie.

Fig. 79 et 80. — Tracés sphygmographiques du pouls avant la thoracentèse (79), et après la thoracentèse (80).

mètres ; mais la pointe du cœur est revenue à sa place ordinaire sous le mamelon gauche.

Les jours suivants, la convalescence marche rapidement. Le pouls est à 80-76 ; l'appétit est excellent, le sommeil calme. Le 9 juillet le malade descend au jardin, et remonte deux étages sans éprouver d'oppression. Même état de la poitrine à la percussion, qui continue à faire constater une matité limitée à la base droite, et une faiblesse relative du bruit respiratoire.

Un bruit de frottement se montre le 20 juillet du haut en bas en avant à droite, et à la base du même côté en arrière, ce qui est la preuve d'une résorption complète de l'épanchement pleurétique. Enfin le 24 juillet, près d'un mois après l'opération de la thoracentèse, non-seulement la saillie visible d'abord du côté droit avait graduellement disparu, mais encore ce côté était manifestement rétréci au sommet, ce que montraient la dépression des côtes entre la clavicule et le mamelon, et l'abaissement de l'épaule correspondante.

La mensuration, pratiquée jusqu'au 25 juillet, démontra qu'après une énorme rétrocession thoracique qui s'était opérée pendant les quatre premiers jours qui suivirent l'opération (et notamment dans les premières vingt-quatre heures), comme on le voit de B et C (fig. 77), cette rétrocession s'est maintenue en offrant des oscillations (de C et D).

Le malade sort de l'hôpital le 20 août, guéri complétement depuis un mois de son épanchement pleurétique.

Voilà un exemple remarquable de guérison d'une pleurésie chronique ancienne, et qui démontre que la thoracentèse ne doit pas être rejetée du traitement, même après plusieurs mois de persistance de l'épanchement. *Celui-ci datait de neuf mois.* Le bruit de frottement, trouvé le 20 juillet à la base du côté affecté, démontrait bien que la résorption avait été complète ; et un mois après, à la sortie de l'hôpital, la guérison s'était parfaitement maintenue. Néanmoins il y eut plus tard un retour de l'épanchement qui fut constaté dans des conditions toutes particulières qui méritent d'être rapportées.

Quatre mois après la sortie du malade de Cochin, il vint me retrouver à l'hôpital Necker. Il paraissait atteint alors d'une phthisie pulmonaire avancée, quoiqu'il n'eût jamais de fièvre le soir. La toux était redevenue plus fréquente après sa sortie de l'hôpital Cochin, l'oppression avait graduellement augmenté aussi, et l'amaigrissement avait fait de nouveaux progrès.

Le côté droit présentait en avant comme en arrière une submatité attribuée à l'infiltration tuberculeuse. Au sommet du poumon droit, sous la clavicule, ainsi que dans la fosse sus-épineuse correspondante, la respiration devenait soufflante par la toux, et en arrière on soupçonnait en même temps l'existence de quelques râles humides obscurs. Le bruit respiratoire était très-faible dans le reste du poumon droit. Du côté gauche, la respiration était forte au sommet du poumon, avec expiration prolongée et retentissement exagéré de la voix. L'expectoration était assez abondante, et composée de mucosités dans lesquelles nageaient des crachats purulents. Le foie débordait un peu les côtes. Le cœur battait à sa place habituelle.

En présence de ces signes et de ceux qui avaient existé dans le principe de la maladie, je dus croire à l'existence d'une phthisie pulmonaire. Les caractères m'en paraissaient si nets que je négligeai par la suite d'explorer assidûment le malade. Je le considérais comme atteint d'une phthisie qui s'était d'abord compliquée d'une pleurésie chronique, guérie par la thoracentèse, phthisie qui se développait comme phase ultime de l'évolution morbide. Mais il n'en était rien. Le malade avait des vomissements fréquents, sans caractère spécial, qui semblaient provoqués par la toux pendant les deux mois qu'il séjourna à Necker. Il y mourut rapidement avec des signes de péritonite par perforation.

A l'autopsie, je constatai que la mort était due à une péritonite suraiguë due à la perforation d'un des *ulcères simples* que présentait la face interne de l'estomac. *Il n'existait aucun tubercule dans les poumons;* mais le poumon droit était refoulé et aplati contre le médiastin par un épanchement purulent qui remplissait la cavité pleurale droite. Antérieurement le poumon adhérait avec les parois thoraciques dans le voisinage du sternum.

Je n'ai pas à insister sur les difficultés de diagnostic qu'a présentées ce malade, ni sur l'erreur inévitable que j'ai commise en le considérant comme tuberculeux. Je veux seulement signaler ce fait comme devant empêcher d'hésiter à opérer les épanchements pleurétiques chroniques. On a voulu indiquer comme limite au-delà de laquelle il y a inopportunité de la ponction, deux ou trois mois. Hérard admet qu'il y a contre-indication quand l'épanchement a six mois et plus. Béhier croit qu'il n'y a jamais guérison dans cette condition (*Soc. des hôpitaux;* 1864). Cette manière de voir se base sur la probabilité d'adhérences solides fixant le poumon comprimé contre le médiastin. Pourquoi cette limite, puisqu'on ne peut jamais savoir, au lit du malade, si le poumon est ou non bridé par des fausses membranes résistantes? De plus, on a vu guérir des épanchements chroniques par une seule ponction à une époque très-éloignée de leur début : au neuvième mois par exemple, comme dans l'observation que je viens de rapporter, et même au quinzième mois de la pleurésie (Aran). Ces motifs doivent autoriser à opérer certains épanchements pleurétiques déjà anciens. D'ailleurs si l'on considère le malade comme destiné fatalement à succomber, la maladie étant abandonnée à elle-même, pourquoi ne tenterait-on pas la ponction thoracique?

Landouzy, avec des doutes sur l'opportunité de la thoracentèse dans les épanchements aigus d'abondance moyenne, n'en conservait aucun sur son utilité dans les épanchements chroniques. Il regardait la thoracentèse comme curative au début de la chronicité ; comme palliative quand la chronicité a anéanti les cellules pulmonaires par sa longue durée ; et enfin comme soulageant momentanément, quand se joint à l'atrophie du poumon une suppuration intarissable. On ne peut à mon avis que se conformer à cette sage manière de voir.

Une remarque à faire au sujet du malade dont j'ai rapporté l'observation tout à l'heure, c'est que, des deux épanchements pleurétiques dont il a été affecté, le premier était séro-purulent, et le second franchement purulent. On ne saurait accuser ici la thoracentèse d'avoir été la cause de la purulence du second épanchement, puisque le premier a été parfaitement guéri, au moins pendant un mois. Mais l'influence fâcheuse de la thoracentèse sur la transformation de l'épanchement séreux en pus, influence qui a été affirmée, est loin d'être démontrée. Comment d'ailleurs concilier cette opinion avec celle-ci exprimée par d'autres observateurs, à savoir : que les ponctions répétées ont pour effet de rendre le pus de plus en plus séreux? Ces transformations me paraissent tenir à d'autres causes, qu'il serait hors de propos de longuement discuter.

Pour terminer cette longue étude sur la thoracentèse, il me reste à parler de son rôle médicateur dans les pleurésies purulentes, des ponctions dites sèches ou sans écoulement de liquide, qui sont pour le praticien une déception des plus pénibles, et enfin de la thoracentèse dans certains cas de pneumo-thorax.

Les *pleurésies purulentes* n'ont pas, comme on a pu le voir, la même évolution que les pleurésies séreuses. Tandis que ces dernières, lorsqu'elles réclament la thoracentèse, guérissent le plus ordinairement à la suite d'une seule ponction, il en est tout autrement des pleurésies purulentes. Les exemples de guérison d'un épanchement purulent par une seule ponction sont en effet très-exceptionnels. Aran a vu un de ces épanchements très-anciens (de 15 à 18 mois) guérir après l'évacuation des deux litres de pus suivie d'une injection iodée (*Bulletin de thérap.*, 1853). Marcowitz a cité deux autres faits de guérison après une seule ponction. Hamilton Roë en a fait connaître un quatrième (*The Lancet*, 1860). Attimont a seulement indiqué dans sa thèse une observation inédite de Marrotte, dans laquelle une seule ponction aurait également suffi. Il en a été de même dans un cas de pleurésie purulente traité par la ponction et par une seule injection iodée par Gintrac [1]. Enfin je rapporte ci-après (p. 504) un fait de pleurésie purulente qui a également guéri à la suite d'une seule ponction. Notons qu'il s'agit dans ces rares observations, les seules connues, je crois, d'une ponction sim-

[1] *Mém. et Bulletins de la Soc. des hôp. de Bordeaux*; 1867, t. II.

ple (suivie ou non d'une injection) et dont la plaie s'est immédiatement et définitivement cicatrisée. On peut rapprocher des observations précédentes celle qui a été rapportée par Manny. Dans une pleurésie datant de quatre mois, une ponction donna d'abord issue à une verrée de pus fétide; une seconde ponction, pratiquée un mois après la première, fut suivie d'une injection d'eau tiède, et la guérison eut lieu (*Thèse*, 1867). Mais il s'agissait probablement ici d'un épanchement limité par des adhérences, et constituant une pleurésie partielle.

Dans la discussion de 1864 à la Société des hôpitaux, dont il a été précédemment question, j'ai fait remarquer pour la première fois, d'après un relevé assez considérable de faits d'épanchements purulents traités par la thoracentèse, que la résorption des épanchements purulents n'avait jamais lieu spontanément, et que le pus, lorsqu'il avait une issue quelconque au dehors, ne pouvait se tarir, dans la presque totalité des faits, qu'à la condition de s'écouler graduellement par une ouverture fistuleuse, soit à travers le poumon perforé spontanément, soit à travers une ouverture des parois thoraciques. Presque toutes les fois en effet que l'orifice de sortie n'est pas resté fistuleux pendant un temps convenable, le pus s'est reproduit, et il a fallu faire incessamment ponction sur ponction (on en a fait jusqu'à vingt-deux), jusqu'à ce qu'une fistule se soit faite à travers un abcès développé au niveau d'une ancienne piqûre de trocart, ou qu'on l'ait établie par l'opération[1].

Dans son procédé opératoire, le praticien doit s'attacher à imiter la nature. Lors donc qu'il sera certain d'avoir affaire à un épanchement purulent, à la suite d'une ponction capillaire par exemple, la thoracentèse sera le plus souvent indiquée. Il devra s'en dispenser seulement dans le cas où le pus de l'épanchement, se faisant jour au dehors à travers les bronches, sera largement expulsé par l'expectoration.

Mais pour que la thoracentèse soit efficace dans les pleuré-

[1] Les recherches d'Attimont, portant sur un plus grand nombre de faits (130), se rapportent, dit-il, en tous points à mes conclusions (*Thèse citée*, p. 32).

sies purulentes, et qu'on ne se voie pas forcé de la répéter plus ou moins fréquemment comme on l'a fait, il faut d'emblée rendre la plaie de la ponction *fistuleuse*, soit à l'aide d'une sonde à demeure simple ou à drainage, qu'on fait pénétrer à travers la canule, soit à l'aide d'un procédé analogue à celui que j'ai imaginé et décrit précédemment (p. 462).

Les tracés des figures 77, 84 et 86 se rapportent à deux malades que j'ai opérés à l'aide de mon procédé.

Obs. LXIII. — Une de ces pleurésies purulentes existait chez une femme dont j'ai rapporté l'observation dans mon Mémoire

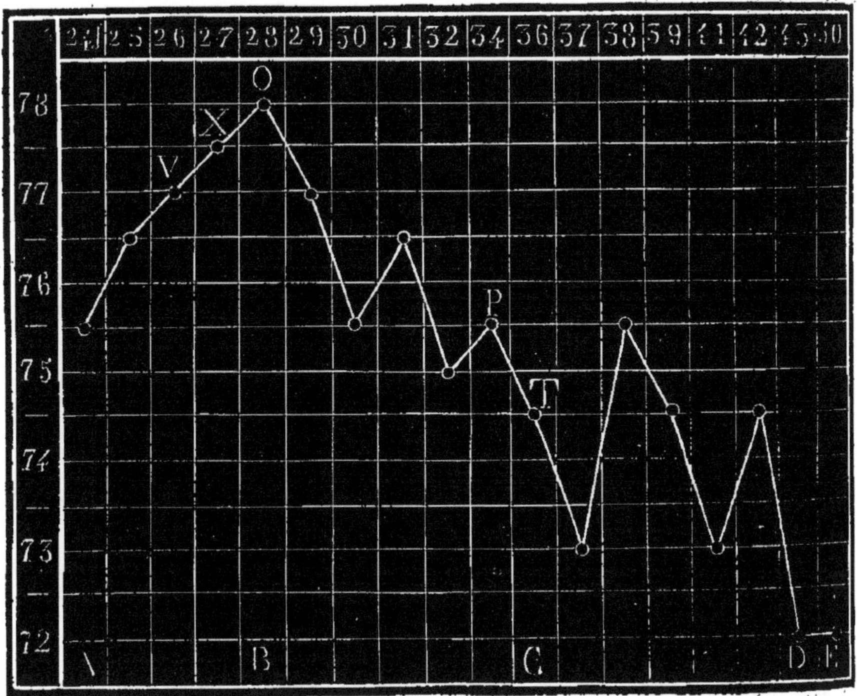

Fig. 81.

de 1857, et que j'observai pour la première fois au 24e jour de sa pleurésie droite. Jusqu'au 28e jour, la mensuration révélait

Fig. 81. — Pleurésie purulente droite. — AB, progrès (ligne ascendante) du 24e au 27e jour. Ce jour-là, X, thoracentèse refusée par la malade. O, perforation pleuro-pulmonaire le lendemain 28e jour, suivie d'une rétrocession thoracique insuffisante (BC). — Thoracentèse acceptée seulement le 36e jour, avec canule à demeure, puis fistule des parois thoraciques. — Guérison dès le 43e jour (DE).

les progrès insolites de l'épanchement (fig. 81, de A en B, et fig. 82, *a*, *b*, *c*). La malade se refusa à la thoracentèse, indiquée par le fait de ce progrès insolite de l'épanchement du 24e au 27e jour. Une perforation pleuro-pulmonaire, survenue le 28e jour avec expulsion de pus, nous fit penser d'abord que la guérison pourrait se faire par l'expectoration graduelle de la matière purulente,

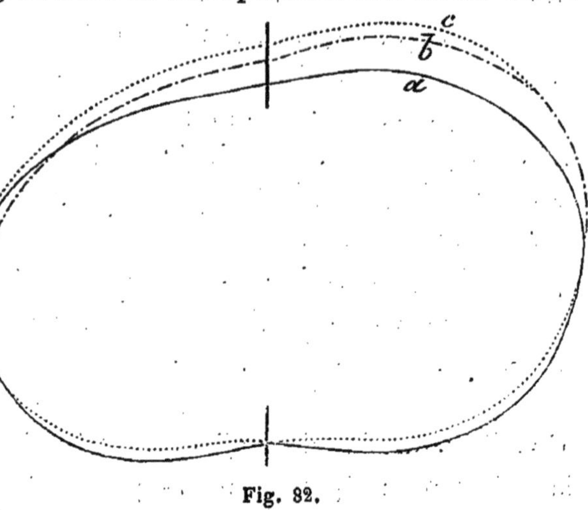

Fig. 82.

d'autant mieux qu'il n'y eut pas de pneumo-thorax, la fistule pulmonaire formant sans doute une soupape empêchant la pénétration de l'air dans la plèvre. Une rétrocession oscillante (fig. 81, de B en C) coïncida avec cette expulsion partielle du pus; mais en somme l'expectoration en fut peu considérable. Et comme

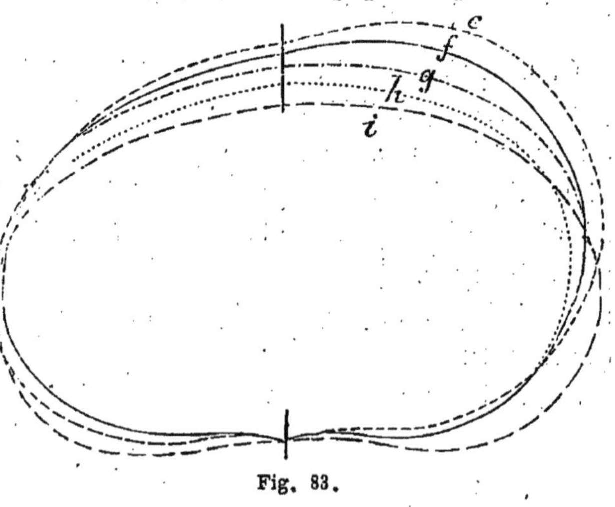

Fig. 83.

des accès de suffocation survinrent, la malade se décida à l'opération, qui donna issue à un litre de pus crémeux, sans

Fig. 82. — Tracés cyrtométriques du thorax pendant le progrès de l'épanchement, les 24e, 26e et 27e jours (*a*, *b*, *c*), avec ampliation suivant le diamètre vertébro-mammaire droit.

Fig. 83. — Tracés cyrtométriques *c*, de la plus grande ampliation; *f*, jour de la thoracentese; *g*, du lendemain (37e jour); *h*, courbe du 43e iour; *i*, courbe des 64e et 77e jours, après la guérison

odeur fétide, qui s'écoula par ma canule courbe munie de baudruche. Je la laissai en place pendant trois jours; puis le pus continua à couler par la fistule cutanée oblique qui s'ensuivit, comme c'est l'ordinaire. Il résulta de cet écoulement graduel une rétrocession irrégulière tenant sans doute à des alternatives de progrès et de diminution de l'épanchement, et qui s'effectua jusqu'au 43e jour (fig. 81, de C et D). La capacité thoracique resta ensuite à peu près stationnaire jusqu'au 77e jour. La malade sortit de l'hôpital quarante-trois jours après l'opération, et guérie depuis longtemps de sa pleurésie purulente. Elle revint plus tard accoucher à terme à l'hôpital, et continua à se bien porter.

Ce fait justifie la loi que j'ai formulée plus haut relativement à la guérison des épanchements purulents, qui n'est pas possible sans un libre écoulement graduel du pus. Malheureusement, telle est la gravité des pleurésies purulentes, qu'il ne faut pas toujours espérer de la voir guérir dans cette condition.

Obs. LXIV. — J'ai opéré en effet à l'hôpital Cochin, en 1863, par le même procédé de canule laissée à demeure pendant deux ou trois jours, avec fistule pleuro-cutanée consécutive, un pleurétique dont l'épanchement datait de trois mois. La figure 84 résume la marche de la maladie à partir du moment où je pus l'observer. L'épanchement était considérable, et la mensuration indiqua un progrès réel de l'épanchement du 4 au 6 juin (de A en B).

Je pratiquai la thoracentèse comme dans le fait précédent, et pendant quarante-trois jours (du 6 juin au 18 juillet) l'écoulement graduel du pus s'effectua, en même temps qu'une rétrocession considérable de la poitrine (de B en C); et tout dans l'état local et l'état général faisait présager la guérison. Mais bientôt le malade s'affaiblit rapidement, le pus ne s'écoulait plus que d'une manière insignifiante par la fistule presque oblitérée. Malgré des injections iodées, la mensuration indiquait un nouveau progrès de l'épanchement (de C en D), ce qui me fit songer à l'opération de l'empyème. Je l'ajournai cependant, vu la faiblesse du malade devenue extrême. Cette opération eût d'ailleurs été inutile; car après le décès du malade, qui eut lieu plus de deux mois et demi après l'opération, je trouvai, outre un épanchement purulent abondant du côté gauche, des côtes dénudées et cariées en plusieurs points, avec destruction des parties molles voisines jusqu'à la peau.

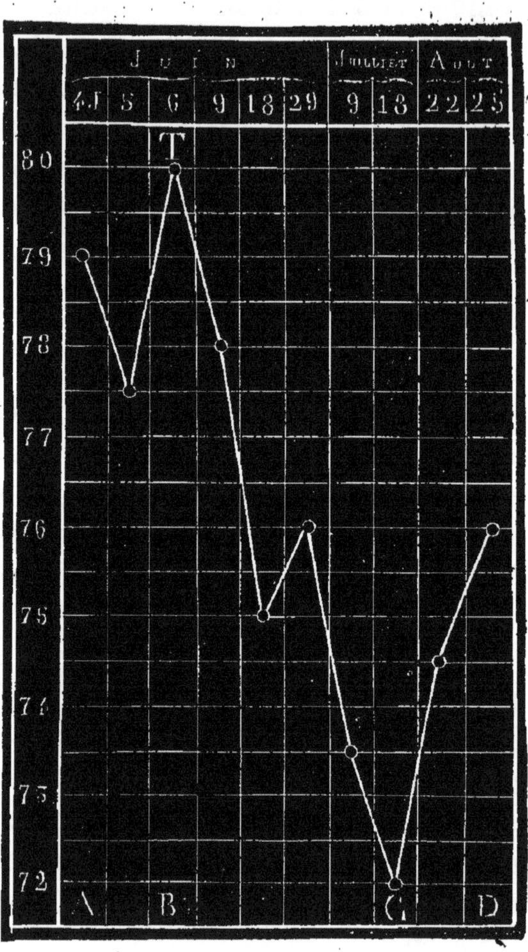

Fig. 84.

Il y a, dans cette observation, à noter une particularité qui mérite d'attirer l'attention; c'est la tendance de la fistule à la cicatrisation et par suite à son rétrécissement graduel. Cet inconvénient grave, qui a été signalé par les auteurs, se montre aussi bien quand la plaie fistuleuse est large ou très-large, comme nous le verrons à propos de l'empyème, que lorsqu'elle est étroite. C'est à cet inconvénient que cherchaient à remédier les anciens à l'aide de canules diverses.

Lorsqu'il se forme un abcès pleuro-intercostal (le plus souvent au bout du 3e ou du 4e espace), il faut l'inciser ou faire la ponction à son niveau. L'écoulement continue ensuite par la plaie qui reste fistuleuse, comme cela arrive toutes les fois que le pus de la plèvre a un libre accès jusqu'à la peau. L'incision au niveau des abcès dont il est question, a été depuis longtemps appelée *empyème de nécessité.*

Ponctions sèches. — Quand on pratique la thoracentèse, il arrive quelquefois que l'on n'obtient pas de liquide, que la ponction est *sèche* en un mot, quoique l'opération ait été faite en apparence dans les conditions les plus régulières. Ce résultat négatif de la thoracentèse tient à cinq conditions différentes qui peuvent se présenter à l'opérateur : 1° à une adhérence insolite du poumon dans le point où l'on plonge le trocart; 2° à l'implantation de l'instrument dans le foie lorsqu'on ponctionne le côté droit trop bas ou dans des fausses membranes très-épaisses à la base de l'épanchement; 3° à l'existence d'une tumeur solide intra-thoracique prise pour un épanchement pleurétique; 4° à l'existence de fausses membranes épaisses qu'on ne dépasse pas, ce qui a fait conseiller à Barth de pousser alors le trocart plus loin; 5° et enfin à des adhérences épaisses faisant croire, après la résorption complète d'un épanchement, à la persistance de cet épanchement.

Dans le relevé statistique que j'ai exposé en 1864 à la Société médicale des hôpitaux, il s'y trouvait compris neuf cas de ponction sèche, malgré l'existence réelle d'un épanchement pleurétique. Je fis remarquer que, dans près de la moitié de ces faits (quatre), la guérison de l'épanchement fut la conséquence de l'opération, quoiqu'il n'en fût résulté aucune extraction de liquide. Comment le fait seul de la pénétration du trocart dans la poitrine a-t-il provoqué chez ces malades la résorption de l'épanchement? On ne peut expliquer facilement le fait, mais on ne doit pas moins admettre comme réelle l'influence favorable de la lésion traumatique sur la guérison. C'est ce qui me paraît donner la raison des guérisons qui surviennent après l'écoulement d'une minime quantité de liquide, comme Moutard Martin en a rapporté un exemple, ou des résorptions qui s'opèrent rapidement à la suite d'une simple application de ventouses scarifiées, comme j'en ai rapporté.

J'ai pratiqué à l'hôpital Saint-Antoine, en 1862, une de ces ponctions sèches dans un cas d'épanchement qui, malgré sa purulence, s'améliora si manifestement après l'opération, qu'il n'y eut aucun doute sur l'influence favorable qui en résulta momentanément.

Obs. LXV. — Le malade était un homme âgé de 39 ans, très-robuste, ancien militaire, et qui était au 9e jour d'une pleurésie gauche, mais chez lequel je n'eus recours à la mensuration qu'à partir du 17e jour. A son admission il présentait, outre son épanchement pleurétique, un état d'embarras gastrique fébrile qui fut traité par les vomitifs.

Jusqu'au 17e jour, la pleurésie s'aggrava. Le décubitus n'était possible que sur le côté gauche; il y avait une douleur en ceinture, plus forte au niveau de l'hypochondre gauche; la dyspnée était prononcée, parfois anxieuse, la fièvre intense, avec exacerbation le soir et sueurs considérables chaque jour. Le côté gauche était mat partout, mais *avec une sonorité profonde* dans toute la hauteur; le bruit respiratoire y était à peine perçu. Le cœur était devié à droite du sternum.

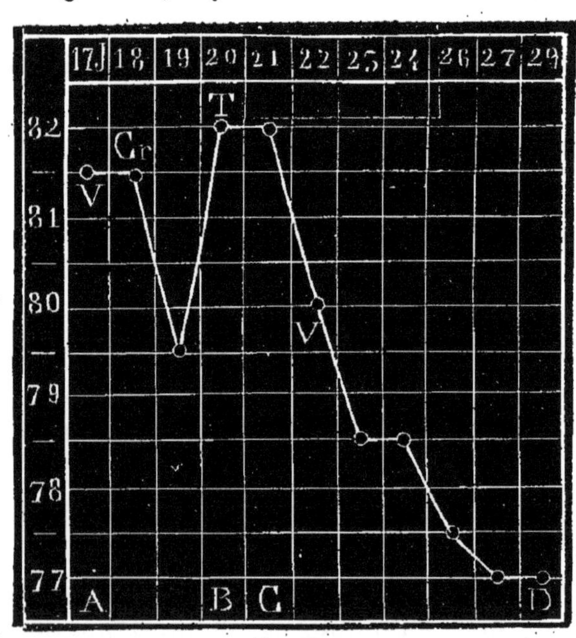

Fig. 85.

L'épanchement sembla diminuer du 18e au 19e jour (fig. 85) sous l'influence d'un drastique (*une goutte d'huile de croton*). Mais le 20e jour, la mensuration annonçait un progrès rapide de

Fig. 85. — Pleurésie purulente gauche. — Aggravation jusqu'au 17e jour. — Du 17e au 20e jour (AB), état stationnaire sauf une rémission de vingt-quatre heures du 18e au 19e jour. — T, thoracentèse sèche le 20e jour, suivie de rétrocession (ligne de descente du 21e au 27e jour).

l'épanchement, et de plus, la veille au soir, il y avait eu une légère défaillance. Aussi je pratiquai immédiatement la thoracentèse au niveau du 5e espace intercostal, suivant une verticale abaissée du creux de l'aisselle. *Aucun liquide ne sortit par la canule*, qui me parut avoir un peu de liberté dans l'intérieur du thorax, ce qui éloignait l'idée de la ponction du diaphragme.

Le malade ne ressentit aucune douleur vive au moment de la ponction, et son état resta le même jusqu'au lendemain, 21e jour. Mais à partir de ce moment, une amélioration sensible eut lieu, et la mensuration annonça la résorption du liquide, au moins jusqu'au 29e jour (fig. 85, de C en D), où je cessai d'observer le malade par suite d'un changement de service. Cependant cette amélioration ne fut que temporaire, et le malade succomba le 44e jour de sa maladie, à la recrudescence de l'épanchement.

Je pus assister à l'autopsie. Elle révéla l'existence d'un épanchement purulent abondant, qui avait considérablement réduit de volume le poumon correspondant. Cet organe formait une sorte de boudin de cinq centimètres environ de diamètre, s'étendant de sa racine à la paroi externe de la poitrine, où il était fixé par des adhérences anciennes et serrées, précisément au niveau de la partie des parois où j'avais pratiqué la ponction pendant la vie. Ainsi s'expliquait l'absence d'écoulement du liquide. Aucune autre adhérence, même en brides, n'existait ailleurs. Le tissu du poumon était d'ailleurs parfaitement sain, de même que le poumon droit et les autres organes.

L'adhérence insolite du poumon qui formait, chez ce malade, une sorte de boudin étendu de la racine de l'organe jusqu'aux côtes en dehors du mamelon, était sans doute la cause de la *sonorité profonde* que je constatai le 17e jour. Si j'eusse continué à voir le malade, j'aurais sans doute constaté la recrudescence de l'épanchement, et tenté de ponctionner une seconde fois la poitrine dans un autre point. Le poumon aurait-il pu se distendre par la guérison ? Cette guérison était-elle possible ? La purulence du liquide et la disposition du poumon démontrent que l'opération n'avait aucune chance de réussite.

Une dernière question à traiter, à propos de la thoracentèse, est l'indication de cette opération dans le *pneumo-thorax*. Il y a plus de deux siècles que la paracentèse thoracique donnant issue à de l'air au lieu de liquide, fut suivie de succès. Riolan, au 17e siècle, cita un fait de ce genre, sans en pénétrer la cause. Combalusier, dans sa *Pneumato-pathologie* (1754), en rapporte un autre. Mais ce fut Monro qui proposa le premier, en 1760, cette opération pour combattre l'*emphysème interne* de la poitrine. Guillaume Hewson (1767) la préconisa comme le seul moyen de *prévenir la suffocation* dans les épanchements d'air dans la poitrine [1]. Kellie en rapporta aussi une observation quelques années plus tard (1775).

On voit qu'on a eu tort de nos jours de considérer la thoracentèse comme nouvelle dans le pneumo-thorax. Elle a d'ailleurs été plusieurs fois pratiquée comme opération de nécessité, réclamée par les accidents asphyxiques qui résultent quelquefois de la distension considérable du côté affecté par l'air épanché dans la plèvre. Cette distension n'arrive, comme l'a fort bien fait remarquer Stokes, que lorsque l'air y pénètre facilement par l'orifice fistuleux de la perforation pulmonaire, tandis qu'il n'en peut sortir qu'avec peine, cet orifice formant alors une sorte de soupape. Cette manière de voir n'est pas une simple vue de l'esprit ; car Oulmont a constaté, après la mort d'un malade atteint de pleurésie purulente compliquée de perforation pleuro-pulmonaire, un repli pseudo-membraneux semi-lunaire pouvant obstruer l'orifice fistuleux de la plèvre ; le canal était étroit et sans sinuosités.

On conçoit qu'avec une telle disposition anatomique de l'orifice fistuleux, il arrive un moment où la distension de la cavité pleurale devient énorme, refoule le médiastin et le diaphragme, et rend l'asphyxie imminente. La thoracentèse, pratiquée dans cette condition, a pu non-seulement prévenir la mort immédiate, mais encore prolonger la vie. C'est ce qui est arrivé pour un malade qui s'est présenté à mon observation à l'hôpital Saint-Antoine. Le pneumo-thorax était cependant dû, non à une

[1] Hewson : *Med. observ. and inquiries*, t. III, p. 372.

perforation suite de pleurésie purulente, mais à une rupture dans la plèvre d'une caverne tuberculeuse.

Obs. LXVI. — C'était un phthisique, ébéniste de profession, et âgé de quarante-deux ans, qui se disait malade depuis trois mois. Quinze jours avant son admission, en se couchant, il avait éprouvé tout à coup en toussant, et dans tout le côté droit de la poitrine, une douleur très-vive et une dyspnée très-intense. Il fut contraint de cesser toute occupation et de prendre le lit, où il se vit forcé de garder la position assise. La dyspnée avait d'abord diminué d'intensité, mais quelques jours après, elle augmenta tellement que le malade dut se faire transporter à l'hôpital sur un brancard.

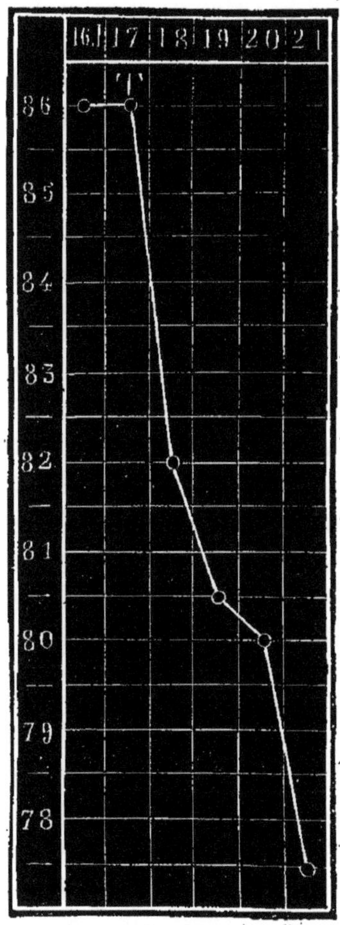

Fig. 86.

Le 3 février, surlendemain de l'admission et 16e jour des accidents de perforation, je trouve le malade couché sur le dos, la tête élevée. La respiration est haute, à 37, la dyspnée prononcée, augmentant beaucoup au moment de la toux; le pouls est à 100. Le côté droit de la poitrine est manifestement distendu, avec les espaces intercostaux moins creux que du côté gauche.

Tout ce côté droit donne à la percussion un son tympanique grave, en arrière comme en avant, où le son clair s'étend inférieurement jusqu'au rebord des fausses côtes, au-dessous des-

Fig. 86. — Hydro-pneumo-thorax, suite de perforation tuberculeuse du poumon. — Thoracentèse de nécessité le 17e jour; canule à demeure. Rétrocession thoracique de 8 cent. 1/2 en quatre jours.

quelles le foie déborde de trois travers de doigt. La pointe du cœur, qui est également refoulé, bat, à trois travers de doigt également, en dehors et en bas du mamelon gauche. On perçoit dans presque tout ce côté les phénomènes amphoro-métalliques et, par les mouvements du tronc, le bruit de flot à timbre argentin, qui ne laissent aucun doute sur le pyo-pneumothorax. Aucun signe de caverne tuberculeuse ne peut se percevoir au sommet du poumon droit. Du côté gauche, la respiration est exagérée, granuleuse par places, avec râles sous-crépitants obcurs à la partie moyenne. (*Vent. scarif. à droite; — Julep kermès; — Bouillons, potages.*)

Le lendemain, 4 février, le malade est assis dans son lit, pâle, anxieux, abattu, avec un pouls petit, concentré, fréquent, et dans un état d'orthopnée prononcée, avec fréquence de la respiration; le matin il a eu des accès de suffocation. La respiration est costale supérieure par suite de l'inertie du diaphragme. Le côté droit continue à être *sonore tout entier*; tous les signes physiques sont d'ailleurs les mêmes, si ce n'est que les signes d'auscultation sont moins nettement accusés.

La thoracentèse est impérieusement réclamée par l'état du malade, pour éviter une suffocation mortelle. Mon ami, le professeur Fonssagrives, présent à ma visite, partage cet avis, et je procède immédiatement à cette opération avec ma canule, que je veux laisser à demeure pour que l'opération n'ait pas seulement pour résultat un soulagement extemporané; je compte d'ailleurs obtenir ensuite un conduit fistuleux qui permettra au fluide gazeux de s'échapper au dehors, s'il tendait à s'accumuler encore outre mesure dans la cavité pleurale.

La peau est maintenue tirée en haut, de manière à ponctionner le 6e espace intercostal au-dessous de l'aisselle. Par une petite boutonnière faite d'abord au tégument à l'aide d'une lancette, je fais pénétrer mon trocart, sa concavité tournée en haut et en avant. La sortie immédiate de l'air qui vient soulever la baudruche mouillée annonce que j'ai pénétré dans la plèvre; et telle est l'impétuosité de la sortie du gaz qu'une fois le trocart retiré de la canule, ce gaz développe complètement la baudruche. Pour remédier à la pénétration de l'air extérieur dans la plèvre par la canule, je fixe l'extrémité libre de la baudruche autour d'un tube en caoutchouc qui lui-même est garni d'une autre baudruche à son extrémité libre plongeant dans une cuvette contenant de l'eau.

Après la brusque sortie des premières quantités d'air, je ne fus pas peu surpris de voir un liquide séro-purulent sortir avec les gaz, vu la position assise du malade, la hauteur à laquelle j'avais fait la ponction, et la sonorité tympanique de la poitrine s'étendant en bas jusqu'au rebord des côtes. La quantité de ce liquide, rendue surtout au moment des quintes de toux, fut plus surprenante encore, puisqu'il s'en écoula environ deux litres. Le foie était dès lors remonté à sa place habituelle, et la pointe du cœur était revenue battre auprès du mamelon gauche. Le malade, très-soulagé, nous remerciait avec effusion.

Le 5 février, il est calme et se trouve bien; son pouls est à 90, et moins faible; il a dormi plusieurs heures dans la nuit. Des gaz et du liquide purulent se sont écoulés en quantité indéterminée, pendant les expirations et surtout par la toux. Les deux côtés du thorax sont symétriques; la respiration encore assez haute, mais moins fréquente, égale des deux côtés, est à la fois diaphragmatique et costale, ce qui n'avait pas lieu avant l'opération. Le périmètre de la poitrine a subi une rétrocession considérable (fig. 86, du 17e au 18e jour), ainsi que le diamètre vertébro-mammaire droit. La percussion continue à donner un son clair à droite, excepté au niveau du foie qui reste à sa place ordinaire ainsi que le cœur. A l'auscultation, *le bruit respiratoire* est vésiculaire, mais faible, avec expiration prolongée, et l'on n'entend qu'à peine un bruit amphoro-métallique lointain après la toux. Du côté gauche, la respiration est forte, et les râles sous-crépitants ont disparu.

Les jours suivants, la rétrocession thoracique fait de nouveaux progrès (fig. 86), en même temps que les gaz et le liquide purulent continuent à s'écouler au dehors. L'amélioration éprouvée par le malade est des plus manifestes; l'appétit revient, la respiration n'est qu'à 24, elle est plus facile. Même résultat de la percussion; à l'auscultation, le bruit respiratoire est faible, mais *vésiculaire du haut en bas* du côté droit, en avant comme en arrière; au sommet, on entend des râles humides qui n'ont pas été entendus précédemment; on ne les perçoit pas à gauche. De plus, au niveau du mamelon droit, la respiration est ronflante, et enfin on n'entend plus nulle part de signes amphoro-métalliques dès le 7 février, en même temps que les vibrations thoraciques sont égales des deux côtés. Il semble en un mot que le poumon se soit développé et ait repris en grande partie sa place ordinaire du côté droit de la poitrine.

La canule est retirée trois jours après la ponction; la peau est ramenée en même temps sur la plaie intercostale, et une lame de baudruche, laissée libre inférieurement, est fixée devant la plaie cutanée. Il s'établit une fistule qui fournit une quantité de liquide purulent assez considérable pour humecter plusieurs alèzes par vingt-quatre heures. Enfin dans le but de favoriser l'accolement du poumon droit aux parois thoraciques en diminuant les mouvements d'expansion de ce côté, je le recouvre de bandelettes de sparadrap, et je recommande au malade de se coucher de préférence sur son côté droit.

Malheureusement l'amélioration obtenue n'arrêta pas la maladie dans sa marche. La fièvre s'aggrava, il survint des sueurs abondantes la nuit; la suppuration de la fistule, par où s'échappent encore de temps en temps des gaz, devint dès le 10 février beaucoup plus abondante; la faiblesse fit des progrès rapides, et le malade succomba le 16, sans éprouver de difficulté plus grande de la respiration.

Par un malentendu déplorable, le garçon d'amphithéâtre avait retiré les organes thoraciques de la poitrine lorsque nous nous présentâmes pour faire l'autopsie. Je ne pus constater que les déchirures nombreuses de la partie supérieure du poumon (arrachement des adhérences) dont plusieurs avaient ouvert des cavernes; en sorte qu'il fut impossible de se rendre compte du point primitivement perforé. La partie inférieure du poumon n'était pas, à ce qu'il parut, adhérente, mais dans quelle hauteur? C'est ce qu'il fut impossible d'établir. Il y avait du pus dans la plèvre à la base. — Des tubercules existaient dans le poumon gauche, mais bien moins nombreux qu'à droite. Il y avait aussi quelques petites cavernes.

Les autres organes n'ont offert rien de particulier.

Sans m'arrêter aux particularités intéressantes de cette observation en dehors de la question que j'ai en vue en l'exposant, je me contente de signaler l'influence favorable de la thoracentèse, qui, dans ce cas, a d'abord conjuré la mort imminente que faisaient présager les accidents asphyxiques, puis prolongé la vie en améliorant la situation du malade et en la rendant plus supportable[1].

Ici la gravité de la perforation pulmonaire, due à la rupture d'une caverne tuberculeuse, était extrême, et l'on ne pouvait compter sur la guérison en pratiquant la thoracentèse. Il n'en est pas heureusement toujours de même. Quand la perforation pulmonaire est l'accident d'une pleurésie purulente simple, la ponction peut contribuer à la guérison, soit comme opération de nécessité, soit pour donner à l'épanchement purulent un écoulement fistuleux suffisant pour la guérison. C'est dans cette dernière condition que j'ai opéré et guéri avec une seule ponction la femme de l'observation LXIII.

La thoracentèse a été à la fois la cause puis le moyen de guérison d'un pyo-pneumo-thorax observé par Labric et Voyet, chez un enfant âgé de sept ans, et atteint de pleurésie purulente. La ponction fut pratiquée, et donna lieu à un pneumo-thorax; le drainage de la plèvre et des injections iodées amenèrent une guérison complète (Voyet, *Thèse citée*).

Contre-indications de la thoracentèse. — Après m'être longuement étendu sur les indications de la thoracentèse, dont l'importance pratique justifie les détails dans lesquels je suis entré, il me reste à dire quelques mots de ses contre-indications. Ma tâche se trouve très-simplifiée par l'exposé que j'ai

[1] Hayem a vu la thoracentèse produire un soulagement notable, et prolonger la vie pendant plusieurs mois, dans un cas de pneumo-thorax également d'origine tuberculeuse.

fait des indications de cette opération, beaucoup d'entre elles étant discutées de façon à être des indications pour les uns, et des contre-indications pour les autres. Les contre-indications dont il n'a pas été parlé dans le cours de ce qui précède sont peu nombreuses.

L'intensité du mouvement fébrile a été considérée comme un obstacle à l'opération ; mais cette opinion a été combattue avec raison par E. Barthez. La goutte et l'existence d'une maladie du cœur sont aussi pour quelques observateurs des contre-indications formelles. Cette opinion, basée sur quelques faits particuliers, est trop absolue, du moins dans les cas d'affection cardiaque, où la nécessité d'opérer peut être urgente. On pourrait croire qu'il n'y a pas opportunité ou qu'il y a danger à opérer les jeunes enfants. Mais il n'en est rien, comme l'a démontré le Dr Guinier, de Montpellier, qui a opéré avec succès un enfant d'un an (*Bull. de thérapeut.*, 1866, t. LXX). Il n'y a donc pas de contre-indication chez les enfants très-jeunes.

Résumé. — On peut grouper en quelques propositions les principales indications pratiques de la thoracentèse.

A. *Thoracentèse de nécessité.* — Tout le monde considère la thoracentèse comme une opération *de nécessité*, dans les cas d'épanchement pleurétique, lorsque le malade est menacé de mourir d'asphyxie : soit que l'épanchement très-abondant produise une dyspnée excessive, avec ou sans cyanose, avec des défaillances et des syncopes ; soit que l'épanchement, médiocrement abondant, s'accompagne des mêmes phénomènes menaçants, par suite de la coexistence d'affections cardiaques ou pulmonaires.

B. *Thoracentèse d'opportunité.* — Elle peut être soumise à des indications précises.

1°. Hors les cas de nécessité que je viens de rappeler, il n'y a jamais indication de ponctionner la poitrine pour des épanchements de médiocre abondance.

2°. Il en est de même en présence des troubles fonctionnels, et principalement de la dyspnée, qui sont insuffisants pour autoriser par eux-mêmes, en dehors des cas de nécessité, à pratiquer la ponction.

3°. Tout le monde est d'accord pour opérer quand un épanchement abondant résiste au traitement médical et par conséquent à l'absorption, ou lorsqu'il fait des progrès insolites, et par suite inquiétants.

4°. L'abondance de l'épanchement, annoncée par une matité généralisée, et par le refoulement des organes, n'est pas une indication suffisante, à elle seule, pour opérer ; car on s'expose à pratiquer, dans ce cas, la thoracentèse alors que l'épanchement a de la tendance à se résoudre bientôt, ou même lorsque le liquide est complétement résorbé.

5°. L'indication de la ponction thoracique ne peut être fournie par la percussion ou l'auscultation seules, parce qu'elles ne font juger que de l'abondance de l'épanchement et non de son évolution réelle.

6°. L'indication de la thoracentèse est une question d'évolution et de pronostic de l'épanchement, l'opportunité consistant à n'agir ni trop tôt ni trop tard : trop tôt on s'expose à agir inutilement, quand le traitement médical aurait pu suffire à la guérison ; trop tard, on laisse passer le moment le plus favorable, et l'on compromet la situation du malade.

7°. La mensuration est le guide le plus sûr pour juger de cette opportunité, en faisant suivre jour par jour, à l'aide des tracés qu'elle fournit, l'évolution de l'épanchement pleurétique, même dans les cas dits latents, et en permettant de juger parfaitement de l'insuffisance du traitement médical.

8°. En règle générale, les progrès de l'épanchement jusqu'au 15e ou 20e jour, suivis à l'aide de la mensuration, ne doivent pas suffire pour provoquer la thoracentèse.

9°. Tout épanchement qui fait des progrès rapides et inquiétants, peut être opéré du 15e au 20e jour si l'état général du malade l'exige, et quoiqu'il n'y ait pas d'asphyxie menaçante.

10°. Il faut opérer tout épanchement qui, à partir du 20e au 25e jour, continue à faire des progrès croissants révélés par les tracés périmétriques, ou qui reste généralisé et stationnaire, sans indice de résorption, ou enfin tout épanchement dont la résolution est insuffisante, ce dont on peut juger à l'aide des tracés de mensuration.

11°. Tout épanchement abondant de ce genre, généralisé et abondant, vu pour la première fois après 20 ou 25 jours de durée, ne doit jamais être opéré le jour même, hors les cas dits de nécessité. Il faut relever le périmètre de la poitrine, et s'abstenir d'opérer si, dès le lendemain ou le surlendemain, une ligne de descente annonce la résorption latente de l'épanchement, qui se prononce bientôt davantage. On fera la ponction, au contraire, si le tracé de mensuration révèle un progrès latent ou un état stationnaire.

12°. Dans les épanchements pleurétiques chroniques, il ne peut y avoir de contre-indication d'opérer les épanchements abondants, quelle que soit leur ancienneté, si la mensuration indique leur permanence ou leur progrès; car y renoncer serait priver le patient de quelques chances de guérison, et l'abandonner d'une manière certaine à une terminaison fatale.

13°. La simplicité de l'opération ne doit pas déterminer le praticien à opérer dans les cas douteux, car il peut redouter deux complications de l'opération : la congestion pulmonaire, ou la reproduction rapide et mortelle du liquide, complications très-rares sans doute, mais qui ne le sont pas plus que la syncope mortelle, trop redoutée comme cause éventuelle de mort avant la ponction, par des opérateurs trop empressés.

14°. La nature de l'épanchement doit guider le praticien dans la conduite à suivre, une seule ponction simple suffisant habituellement à la guérison d'un épanchement séreux, tandis qu'un écoulement fistuleux facile du pus au dehors, pendant un temps plus ou moins long, est presque, dans tous les cas, indispensable à la guérison de la pleurésie purulente.

15°. Les ponctions sèches, malgré l'existence réelle d'un épanchement, ne doivent pas être jugées inutiles, la lésion traumatique suffisant assez souvent pour provoquer la résorption du liquide épanché dans la plèvre et qu'on n'a pu atteindre.

16°. La thoracentèse, pratiquée comme opération de nécessité dans le pneumo-thorax avec sortie difficile de l'air par la fistule pulmonaire, peut être suivie de guérison, et le plus souvent elle prolonge au moins la vie des malades pendant un temps quelquefois très-long, même lorsque la perforation est d'origine tuberculeuse.

17°. Il n'y a pas de raison pour s'abstenir d'opérer les très-jeunes enfants, s'il y a réellement indication, l'opération ayant été suivie de guérison chez un enfant d'un an.

2° Empyème.

J'entends ici par empyème l'opération par incision, plus ou moins large, du thorax au niveau d'un espace intercostal. Cette opération, ainsi entendue, a été pratiquée dès la plus haute antiquité. Elle a donné lieu à toutes les époques à des dissidences sur son utilité. On peut dire que les mêmes incertitudes ont existé dans le cours du siècle présent, comme l'a montré la discussion provoquée, en 1835, par le Mémoire du Dr Faure, à l'Académie de médecine.

Je renvoie aux traités de chirurgie pour l'exécution pratique de cette opération, dont je ne veux examiner que les indications et l'opportunité au point de vue de la pleurésie. On sait que les anciens appelaient empyème *de nécessité* l'opération faite au niveau d'un abcès intercostal extérieur communiquant avec la collection purulente intra-pleurale. Dans les autres cas, ils opéraient d'emblée, ou bien ils appliquaient des cataplasmes sur la poitrine pour provoquer la formation de ces abcès, afin d'opérer à leur niveau comme dans le point le plus favorable.

On ne songe plus aujourd'hui à pratiquer l'opération de l'empyème par incision dans les cas d'épanchement séreux même considérable. Elle favorise d'ailleurs en pareils cas la transformation de la sérosité en pus. Mais dans les épanchements purulents, on doit considérer cette opération comme préférable à la thoracentèse, surtout lorsque ces épanchements sont chroniques. Tel est l'avis de Marrotte, qui lui voit comme avantages l'évacuation complète de la plèvre, l'issue journalière des produits de suppuration, et la facilité de faire des injections de bonne heure (*Rapport cité*). Telle est aussi l'opinion de Sédillot, qui conseille d'opérer par incision les épanchements pleurétiques réfractaires à la ponction, en ménageant au pus une issue facile et un écoulement continuel, soit par une canule à demeure, soit par les tubes à drainage de Chassaignac. Des lavages détersifs, des injections médicamenteuses, compléteraient le traitement.

Quand nous voyons en effet les épanchements purulents ne guérir qu'à la condition de la sortie prolongée du pus par un orifice fistuleux quelconque, quand nous ne pouvons empêcher les plaies fistuleuses de se rétrécir de plus en plus, ce qui s'oppose à une expulsion suffisante du pus au dehors, nous sommes entraînés à considérer une large ouverture du thorax comme la plus profitable.

En empêchant, aussitôt après l'incision, une large pénétration de l'air dans la plèvre par l'application sur la plaie d'une double baudruche que l'on fixe aux trois quarts supérieurs de son pourtour avec du collodion ou du sparadrap, comme je l'ai fait dans le fait que je rapporterai tout à l'heure, on remédie, à mon avis, aux inconvénients de cette pénétration, et l'on peut facilement avoir recours à des injections désinfectantes et détersives avec la plus grande facilité. La pénétration de l'air n'a lieu en effet qu'au moment de l'opération ou des injections, car dans les intervalles, loin de s'accumuler dans la cavité pleurale par l'occlusion de la baudruche, il en est expulsé graduellement pendant l'expiration ou par la toux, sans pouvoir y rentrer de nouveau. En un mot, l'emploi de la baudruche peut rendre ici, dans l'opération de l'empyème, le même service que dans la ponction par le trocart.

Le désavantage que présentent quelquefois les fistules étroites dans la pleurésie purulente m'a porté à conseiller l'empyème par incision dans toute pleurésie reconnue purulente; mais, par ce procédé même, on ne remédie pas à la tendance de la plaie à se rétrécir et à se cicatriser. Les anciens chirurgiens, se conformant au conseil d'Hippocrate d'obtenir par l'art que les abcès de l'empyème soient rendus longtemps fistuleux, ont eu recours à des canules métalliques laissées à demeure. Fréteau en a maintenu une en place pendant cinq mois, jusqu'à la guérison. Cependant on a reproché à ces canules à demeure de nuire à la guérison en la retardant. Nous croyons qu'on ne saurait faire le même reproche aux tubes en caoutchouc que l'on emploie aujourd'hui. Ces tubes, garnis de baudruche, peuvent être maintenus en place à l'aide d'un fil passé dans l'épaisseur de leur paroi, fil dont les bouts sont fixés sur la peau avec du collodion et du sparadrap. L'emploi de ces tubes est indiqué toutes les fois que la plaie rétrécie menace de se fermer.

Quel que soit le mode de pansement consécutif adopté, l'opération de l'empyème a l'immense avantage de permettre au liquide purulent de s'écouler plus longtemps, et de mettre le malade dans les conditions de guérison les meilleures. Sans doute on ne réussit pas toujours à guérir le malade ; mais dans ces cas malheureux, on le soulage, et l'on prolonge certainement sa vie. J'ai été bien près d'obtenir la guérison dans le fait suivant, recueilli par M. Lefeuvre, alors mon interne.

Obs. LXVII. — Une femme âgée de 34 ans, d'une constitution forte d'abord, mais très-affaiblie par cinq grossesses successives et par l'allaitement de cinq nourrissons, était à Paris depuis deux ans. Elle toussait habituellement, manquait d'appétit, et se trouvait très-faible, lorsque, en voulant éteindre un feu de cheminée à l'aide d'un seau d'eau, elle se trouva très-mouillée. Dès le soir, elle éprouva de violents frissons avec courbature et céphalalgie. Trois jours après il survint une douleur du côté droit, et des crachats sanguinolents. Un médecin la saigna et lui dit qu'elle avait une fluxion de poitrine. Quinze jours après le début, elle eut un avortement au septième mois, avec perte assez considérable de sang. Le point de côté diminua, mais la toux et l'oppression augmentèrent.

C'est dans ces mauvaises conditions qu'elle fut admise à l'hôpital Cochin le 23 janvier 1866, le 30e jour à partir du début de la pneumonie.

Elle présente alors un épanchement abondant du côté droit avec une dyspnée apparente considérable. La respiration est fréquente et suspirieuse, à 48, le pouls à 116, très-faible ; il y a de l'anxiété respiratoire, augmentée encore par la fréquence de la toux et par l'expectoration abondante de crachats muqueux. Tout le côté droit donne un son mat à la percussion, sauf sous la clavicule, où existe un son tympanique aigu. Le bruit respiratoire est extrêmement faible, excepté au sommet du poumon, où il est soufflant en avant comme en arrière. Le foie déborde le rebord des côtes de trois travers de doigt.

Une amélioration sensible de l'oppression et de l'état général se manifeste pendant trois jours, après deux applications de ventouses sèches, le pouls conservant cependant sa fréquence. Mais les jours suivants, l'oppression redevient plus forte, et l'état de la malade s'aggrave rapidement. La respiration devint plus fréquente, haletante et anxieuse par moments, parfois avec sentiment de suffocation et pâleur de la face. En même temps les signes physiques restaient les mêmes et la mensuration révélait un état stationnaire d'ampliation (fig. 87, de A en B), le périmètre thoracique étant de 78 centimètres 1/2.

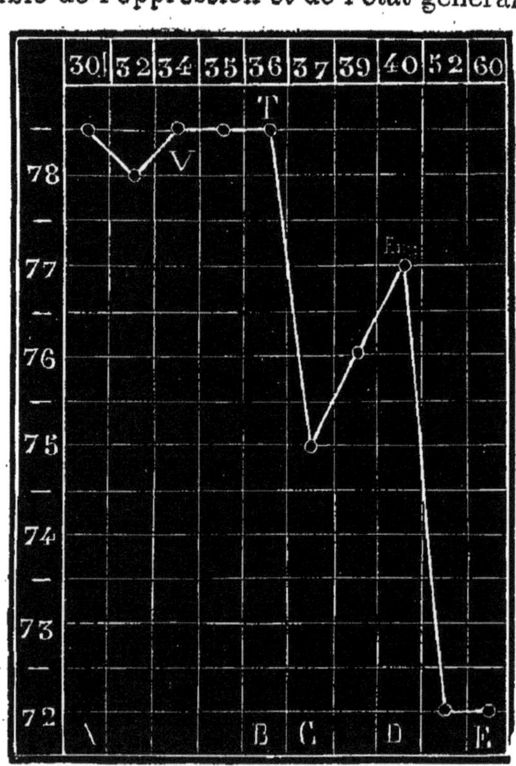

Fig. 87.

Six jours s'étaient ainsi écoulés depuis l'admission. L'abondance de l'épanchement étant persistante et manifeste, malgré

Fig. 87. — Pleurésie purulente droite. Ampliation stationnaire du 30e au 36e jour (AB). Thoracentèse le 36e jour (T). Reproduction de l'épanchement du 37e au 40e jour. Emp., opération de l'empyème, suivie d'amélioration DE.

le son clair sous-claviculaire, provenant sans doute d'adhérences au sommet du poumon ; des accès de suffocation étant survenus, le pouls étant devenu très-fréquent et très-faible, et enfin la pleurésie étant arrivée à son 36e jour sans signes de résolution, la thoracentèse par le procédé ordinaire fut pratiquée au niveau du septième espace intercostal.

Il s'écoula par la canule 3 litres d'un liquide purulent, crémeux, jaune verdâtre, d'une odeur fade, mais sans fétidité. A mesure que le liquide s'écoulait, le foie remontait presque à sa place habituelle. Cependant le son sous-claviculaire ne reprenait son timbre normal qu'à la fin de l'écoulement du liquide, et la matité thoracique ne diminuait qu'au sommet en arrière, tandis que son niveau antérieur restait fixé à la troisième côte.

Le lendemain, la mensuration démontre que la poitrine a subi une rétrocession sensible par le fait de l'écoulement du liquide (fig. 87, de B en C). L'état général est très-bon; la malade a dormi la nuit, et se dit satisfaite. Le pouls est à 116, régulier, petit, mais moins faible qu'avant la ponction. L'oppression est bien moindre, la toux moins fréquente et par suite l'expectoration moindre; mais la matité du côté droit n'a diminué, par le fait de la thoracentèse, qu'au niveau de la fosse sus-épineuse. La sonorité est naturelle sous la clavicule jusqu'à la troisième côte, et le bruit respiratoire est affaibli de plus en plus du haut en bas, en avant comme en arrière; il est un peu soufflant au niveau de la fosse sus-épineuse. La voix, non égophonique, est comme très-éloignée vers la base. (*Limonade vineuse. — Bouillons et potages.*)

Cependant l'amélioration produite par la thoracentèse ne se prolonge pas. Le 3e jour après l'opération (39e jour), l'état de la malade s'est aggravé de nouveau. Elle se plaint de fatigue, de malaise, d'oppression, puis du retour des accès de suffocation, pendant lesquels la face devient violette. Le pouls est à 120, petit ; la toux persiste ainsi que l'expectoration. Les signes locaux restent cependant les mêmes.

Le lendemain (40e jour), je trouve que la matité est redevenue générale en arrière, que le foie est presque autant refoulé vers l'abdomen qu'avant la ponction, et de plus la mensuration démontre que depuis trois jours (de C en D) l'épanchement a fait de notables progrès Ces signes, joints au retour des accès passagers de suffocation, me déterminent à donner issue de nouveau au liquide épanché, mais cette fois par l'incision des parois thoraciques, pour obtenir un écoulement continu du pus.

L'opération est pratiquée par Follin. Après avoir anesthésié la peau avec de l'éther pulvérisé, il pénètre dans la plèvre par une incision de deux centimètres faite au même point que la première ponction. Il s'écoule un litre et demi de pus, dont les dernières portions sont mêlées de sérosité. Il ne pénètre qu'une très-petite quantité d'air. Je fixe une baudruche sur la plaie avec du collodion au pourtour, de façon que cette membrane forme soupape et empêche l'air de pénétrer de nouveau, tout en permettant la sortie du pus.

Les résultats de cette opération furent remarquables. Comme conséquence rapide, il y eut un soulagement immédiat. Le lendemain la figure était calme, la respiration seulement un peu haute encore, à 30; le pouls à 96, médiocrement développé, sans chaleur anomale de la peau. A la percussion, la sonorité n'était tympanique nulle part; elle était égale en avant des deux côtés, et en arrière il n'y avait plus de matité à droite que dans le tiers inférieur; le foie débordait à peine les fausses côtes. Le bruit respiratoire était très-affaibli de ce côté, mais vésiculaire et pur du haut en bas, presque nul en bas, et avec expiration prolongée au sommet. A gauche, respiration puérile comme précédemment.

La très-petite quantité d'air qui a pénétré dans la plèvre pendant l'opération n'a eu aucun effet appréciable, ni sur les signes perçus ni sur l'épanchement, qui a fourni une assez grande quantité de pus sans fétidité, condition favorable qui a persisté pendant toute la maladie. Trois alèzes et deux bandages de corps imbibés du liquide purulent écoulé ont dû être renouvelés depuis la veille; l'évacuation a lieu principalement au moment de la toux. (*Eau vineuse*; — *Vin de Bordeaux*; — *Julep diac. avec alcoolat. d'aconit*, 1 *gr.*; — *Bouil. et potages.*)

Cette amélioration persiste et fait des progrès pendant un mois. La physionomie est bonne, la respiration de moins en moins fréquente ; elle est à 20, quatre jours après l'opération. La toux diminue également, ainsi que l'expectoration. Le pouls, resté d'abord à 96-100, descend à 88, l'appétit revient, ainsi que les forces, car la malade a commencé à se lever douze jours après. Dans la position assise, le pus s'écoule en plus grande abondance ; on est toujours obligé de renouveler plusieurs fois par jour les compresses et les alèzes, qui sont imbibées d'un pus sans la moindre fétidité. On est obligé plusieurs fois de remplacer la baudruche qui se déchire par suite de son imbibition constante; mais cette rupture n'a aucun inconvénient, les lèvres accolées de la plaie s'opposant à l'introduction de l'air extérieur. Pendant tout ce temps, la malade a repris de la gaieté et se félicite de sa situation. Les signes physiques perçus le lendemain de l'opération de l'empyème sont toujours les mêmes, si ce n'est qu'il se montre accidentellement des râles sonores dans les deux poumons sans doute par suite d'une congestion temporaire.

Cependant la figure était toujours restée très-pâle et amaigrie, lorsque, dès la fin de juillet, l'appétit se perdit de nouveau, et la toux devint plus fréquente. Le dépérissement était manifeste dans la première quinzaine d'août, et le pus continuait à s'écouler au dehors, ce qui me fit recourir à des injections iodées (formule de Trousseau), dans le but de diminuer et de modifier cet écoulement, source manifeste du dépérissement de la malade. Mais après trois injections, faites à plusieurs jours d'intervalle, on fut forcé de les interrompre; chacune d'elles en effet donnait lieu à beaucoup de suffocation : immédiatement après l'injection, la malade se relevait sur son lit, haletante, toussant, crachant beaucoup, et se plaignant d'une sensation de sécheresse et de brûlure à la gorge, où elle conservait toute la journée le goût de la teinture d'iode.

Dans la seconde quinzaine de ce mois d'août, l'état général empira, quoique le liquide s'écoulant par la plaie fût devenu de moins en moins abondant, au point de ne consister vers la fin qu'en quelques gouttes d'un *liquide séreux;* bientôt enfin la plaie se ferma complétement. Mais en même temps la malade s'affaiblissait de plus en plus; l'œdème envahit ses membres inférieurs, gagna le ventre, et elle dut garder constamment le lit, ce qui la mettait au désespoir. La toux redoubla, ainsi que l'expectoration, qui était jaunâtre; nous crûmes à l'existence de tubercules, d'autant plus que les signes thoraciques restaient stationnaires depuis la dernière opération, en même temps que le son s'obscurcissait évidemment sous la clavicule droite, qu'il survenait des râles sonores bruyants des deux côtés de la poitrine, et qu'il existait des frissons, principalement le soir. Des frissons intermittents combattus par le sulfate de quinine s'étaient également manifestés peu après l'opération, et avaient paru céder au sulfate de quinine.

Mais après la mort, survenue par épuisement malgré l'emploi de toniques énergiques, l'autopsie démontra qu'il n'y avait pas de traces de tubercules. Voici ce qui fut constaté.

A l'autopsie : cadavre amaigri; ventre et membres inférieurs infiltrés. Signes de percussion du côté droit les mêmes que pendant la vie : matité à la base en arrière diminuant en remontant, et sonorité à peu près normale dans la fosse sus-épineuse; en avant, sonorité du haut en bas, avec submatité sous la clavicule. Le cinquième espace intercostal est ouvert avec précaution sous l'eau sans qu'il sorte aucun gaz.

Le poumon droit est refoulé de bas en haut de façon à être réduit au tiers de son volume normal. Il adhère partout à la plèvre costale, sauf par sa face inférieure, qui est en contact avec un épanchement semblant être de la sérosité jaunâtre au premier aspect, mais qui est presque entièrement composé de pus concret, en flocons crémeux demi-solides. Cet épanchement tendait manifestement à une résorption complète. Elle avait été favorisée par l'ascension du diaphragme et du foie, qui étaient remontés vers la cavité thoracique jusqu'au niveau du troisième espace intercostal, en formant une sorte de bouchon conique, comme acuminé, et s'élevant bien au-dessus de la voussure du côté gauche du diaphragme. Le poumon droit n'offrait aucune autre altération que le tassement de son tissu.

Le poumon gauche, également sans lésion tuberculeuse, était fortement congestionné, ce qui expliquait les râles sonores constatés pendant les derniers jours; et de plus il existait un épanchement séreux assez considérable de la plèvre correspondante, ce qui, joint à l'hyperémie pulmonaire et à la fièvre hectique, explique suffisamment la mort.

Il n'existait dans les autres organes *aucune autre lésion*, si ce n'est que le foie, très-congestionné et volumineux, avait un diamètre vertical très-développé. Il n'y avait de coagulations sanguines ni dans le cœur, ni dans l'artère pulmonaire.

Voilà un fait qui me semble démontrer l'efficacité de l'opération de l'empyème dans les épanchements purulents. Pratiquée ici au 40e jour de la maladie, alors qu'une thoracentèse avait été inefficace, elle aurait certainement guéri la malade, si celle-ci n'avait été dans des conditions de dépérissement si profond au moment de l'invasion de la pleurésie. Je ne doute pas non plus que le soin que j'ai pris d'empêcher, autant que possible, la pénétration de l'air dans la plèvre, tandis que le pus s'écoulait par la plaie fistuleuse, n'ait contribué à favoriser la tendance de l'épanchement à la guérison.

Une autre circonstance remarquable qui a eu sa large part d'influence favorable dans ce cas de refoulement du poumon bridé par des adhérences, c'est l'ascension du foie vers cet organe, et son allongement vertical tendant à combler le vide dû à la résorption de l'épanchement.

Malgré cette ascension du foie au-dessus de la quatrième côte, et la présence d'un reste d'épanchement jusqu'au niveau de la troisième côte, la sonorité de ce côté droit était complète *jusqu'au rebord des fausses côtes correspondantes*. Ce fait doit donc être rapproché de ceux dont il a été question à propos des difficultés du diagnostic de certains épanchements pleurétiques et dont les conditions anatomiques étaient analogues à celles que l'on retrouve ici.

Je pourrais insister encore sur d'autres particularités très-intéressantes de cette observation, sur les signes trompeurs de tuberculisation pulmonaire qui existaient pendant la vie, comme chez le malade de notre observation LXII, sur les accidents déterminés par les injections iodées, et enfin sur les accès intermittents survenus à deux reprises, accès qui ont été signalés par Landouzy dans le cours des épanchements purulents. Mais il me suffit d'indiquer ces particularités ; je reviens à la question de l'opération de l'empyème.

Son opportunité et son indication me semblent hors de contestation dans les cas de pleurésies purulentes, même chroniques, parce qu'on ne peut pas limiter les ressources naturelles de la guérison. C'est ce que démontrent dans la précédente observation cet allongement en hauteur et cette ascension du foie comblant le vide de la cavité pleurale. En recouvrant la plaie de baudruche, comme ici j'en ai eu l'idée, on simplifie les suites de l'opération. Seulement la baudruche, constamment humectée par le pus, se déchire avec facilité, et si la plaie restait béante, la pénétration de l'air ne serait plus empêchée. Il serait donc nécessaire en pareil cas de remplacer la baudruche par une membrane plus résistante, en caoutchouc par exemple ; mais il faudrait que ce tissu fût d'une minceur et d'une transparence que je n'ai pu trouver encore dans le commerce.

Quelques praticiens, Landouzy par exemple, conseillent de n'ouvrir largement la poitrine que dans le cas où le pus est devenu fétide. Mais il faut supposer que cette fétidité a été reconnue par suite de ponctions antérieures plus ou moins nombreuses. Or avant de s'exposer à la nécessité de faire ces ponctions répétées, il me semble plus rationnel de pratiquer l'incision de l'empyème dès que l'on a constaté la purulence de l'épanchement par une première ponction. On gagne ainsi un temps précieux ; car moins on tarde à donner une large issue fistuleuse à l'épanchement purulent, plus on a de chances d'obtenir la guérison. Cette manière d'agir, sauf dans le fait que j'ai rapporté en dernier lieu, n'est pas celle à laquelle je me suis conformé dans toutes les pleurésies purulentes que j'ai exposées dans cet ouvrage ; mais c'est justement l'expérience que j'ai acquise en les observant, qui me fait formuler le précepte de ne pas traiter les épanchements purulents par des ponctions multipliées, mais, la première ponction donnant écoulement à du pus phlegmoneux, d'avoir recours à l'empyème proprement dit aussitôt que se reproduit le liquide.

C'est ainsi que j'ai agi récemment chez un jeune zouave, atteint d'une pleurésie datant de trois mois, et qui ne me présenta d'abord qu'une matité circonscrite au niveau et au pourtour du mamelon droit, avec saillie, effacement des creux intercostaux malgré la maigreur, et avec empâtement œdémateux localisé dans la même partie, qui était très-douloureuse à la pression, et où le bruit respiratoire était nul. Je diagnostiquai une pleurésie partielle circonscrite par des adhérences, et probablement purulente. Mais le 29 juillet, la matité s'étant généralisée du côté droit, je fis une ponction avec le trocart capillaire, dont la canule donna issue à du pus, ce qui me fit recourir à l'opération de l'empyème. Elle fut pratiquée deux jours après par le professeur Verneuil, et eut les suites les plus heureuses. J'évitai la fétidité du pus, malgré la pénétration d'une certaine quantité d'air par la plaie, en employant la baudruche comme dans le cas précédent. Quand la plaie se fut rétrécie, je pratiquai des irrigations à l'aide du tube bifurqué de Potain (p. 461), avec de l'eau phéniquée (*au millième*), puis des injections de même nature. Aujourd'hui, après six semaines de ce traitement, la guérison s'annonce comme devant être prochaine.

Larrey conseillait de ne pas pratiquer l'empyème chez les sujets ayant dépassé 30 ans; d'autres ont admis 40 ans comme la limite au delà de laquelle la réussite est rare. Mais il ne faut pas oublier que les conditions de l'opération ne sont plus les mêmes qu'autrefois, sans que je prétende trancher la question de l'opportunité dans la seconde moitié de la vie. On sait d'ailleurs combien les pleurésies avec épanchement, et principalement le pyo-thorax, sont rares à un âge avancé.

CHAPITRE V

MALADIES AIGUES MIXTES, OU HYBRIDES.

Jusqu'à présent nous avons exposé l'étude clinique des types principaux des maladies aiguës des organes respiratoires intra-thoraciques. Nous avons fait remarquer qu'ils constituaient des maladies bien déterminées et bien distinctes, en faisant prendre rang à la congestion pulmonaire simple parmi ces maladies.

Il nous reste maintenant à montrer qu'en dehors de ces affections typiques, la congestion, la bronchite, la pneumonie, la pleurésie, il se présente fréquemment, dans la pratique, des affections mixtes, ou intermédiaires, ressortissant à plusieurs d'entre elles. Leurs caractères sont confondus et moins nettement accusés; cependant il est facile de les déterminer en tenant compte des signes que l'on rencontre dans les maladies que nous avons précédemment décrites. L'étude de la congestion pulmonaire jette principalement un jour tout nouveau sur les affections hybrides dont il va être question. Ces affections démontrent l'enchaînement des maladies aiguës spontanées des organes respiratoires considérées dans leur ensemble, si on les étudie, non sur un individu isolé, mais dans la masse des individus qui en sont affectés.

Cet enchaînement va jusqu'à la confusion chez les enfants. En dehors de la pneumonie franche et de la pleurésie, Barthez et Rilliet comprennent, en effet, toutes les autres maladies aiguës intra-thoraciques sous la dénomination d'inflammations catarrhales. Ce qui les a porté à faire cette distinction, c'est que l'on ne peut le plus souvent discerner, dans ces maladies, ce qui appartient à la congestion, à la bronchite et à la forme de pneumonie que l'on a appelée lobulaire. De là de nombreuses discussions anatomo-pathologiques au sujet de la prééminence de tel ou tel autre de ces éléments. La trachéite se détache seule de l'ensemble au point de vue symptomatique Quant à la bronchite simple et à la bronchite suffocante, à la pneumonie catarrhale, dite aussi pneumonie lobulaire, broncho-pneumonie, c'est surtout au point de vue anatomique qu'on les a étudiées chez les enfants, les mêmes caractères séméiologiques plus ou moins prédominants pouvant se rencontrer, chez eux, dans ces différentes conditions pathologiques.

Chez l'adulte, il n'en est pas de même. Je l'ai déjà fait remarquer : la congestion pulmonaire a, comme maladie spéciale, des signes caractéristiques qu'on chercherait peut-être en vain dans l'enfance ; et il en est de même de la bronchite. Aussi, dans l'expression symptomatique des maladies aiguës qui ne rentrent pas dans l'une des maladies typiques précédemment décrites, peut-on mieux saisir, chez l'adulte, les caractères que l'on trouve dans ces types, caractères qui se combinent entre eux en plus ou moins grand nombre.

Parmi ces affections mixtes, ou hybrides, il y a d'abord un premier groupe dans lequel la prédominance des phénomènes hyperémiques imprime à la maladie une physionomie particulière qui doit faire classer ce groupe à part. Nous avons vu que la congestion pulmonaire existait comme un élément constant de la bronchite et de la pneumonie. Or, il y a des bronchites et des pneumonies à peine reconnaissables, tant leurs caractères spéciaux sont peu accusés, tandis que les phénomènes de l'hyperémie prédominent manifestement. Il en résulte ce que j'appelle des *Hémo-bronchites* et des *Hémo-pneumonies*, dont l'étude comprend plusieurs affections diversement dénommées et mal formulées, comme on le verra tout à l'heure.

Le second groupe de maladies mixtes se compose de celles qui consistent dans la fusion ou la succession de deux autres maladies typiques. Ici encore il résulte de cette combinaison des affections qui ont une physionomie à part, comme nous espérons le démontrer. Ce sont les *Broncho-pneumonies* et les *Pneumo-pleurésies*.

ARTICLE I.

Hémo-bronchites.

En exposant nos recherches sur la congestion pulmonaire, nous avons rappelé plusieurs fois que la bronchite était la maladie type qui s'accompagnait ordinairement de l'hyperémie pulmonaire la plus considérable, et que cette hyperémie était constante dans la bronchite aiguë. Quoi d'étonnant dès lors que l'on rencontre des bronchites dans lesquelles la congestion prédomine comme élément principal de la maladie, en lui imprimant une physionomie particulière?

Cette prédominance, facile à reconnaître au lit du malade quand on est familiarisé avec l'hyperémie pulmonaire simple, a pour principale conséquence une dyspnée plus ou moins intense, d'où résulte une forme bénigne et une forme grave de la maladie. Cette influence de l'hyperémie n'a pas été suffisamment déterminée par les auteurs.

§ 1. — Hémo-bronchites bénignes.

Parmi les faits de ce premier groupe que j'ai recueillis, voici une observation, dans laquelle l'influence de l'hyperémie sur la dyspnée a été incontestable.

Obs. LXVIII. — Un jeune homme âgé de 20 ans, maçon, d'une constitution assez bonne, avait été atteint de la rougeole un mois avant son admission à l'hôpital Necker, qui eut lieu le 7 mai 1868. Depuis quinze jours il avait éprouvé une difficulté croissante de respiration, avec toux et expectoration abondante.

Le lendemain de son entrée, le 8 mai, nous trouvons le malade couché, la tête haute, en proie à une dyspnée considérable, à une toux fréquente avec expectoration abondante de mucus transparent, dans lequel nagent des crachats muco-purulents; il existe une prostration et une anxiété prononcées; le visage est pâle, les traits sont altérés, la peau humectée de sueur, mais sans cyanose. Le pouls est faible et fréquent, à 140;

La percussion de la poitrine donne un son normal partout, excepté à la base du côté droit en arrière, où existe de la submatité. L'auscultation fait constater en avant une respiration ronflante généralisée des deux côtés, et en arrière une respiration sifflante et ronflante mélangée de râles humides à petites bulles, disséminés dans les deux poumons, mais plus fins du côté droit. (*Gom. suc.*; — *Poudre d'ipéca* 1 *gr.* 50 *et tartre stibié* 0 *gr.* 05; — *Bouillons.*)

Sous l'influence de cette médication, nous constatons le jour suivant, 9 mai, une amélioration des plus notables. Le malade se sent lui-même beaucoup mieux. Sa dyspnée est infiniment moindre, quoique l'expectoration n'ait pas sensiblement diminué. Sa physionomie est plus naturelle, l'abattement et l'indifférence sont moins prononcés, et les râles sont bien moins nombreux. Néanmoins le pouls conserve la même fréquence. (*G. s.*; — *Julep avec poudre d'ipéca*, 2 *gr.*; — *Bouillons.*)

Les quatre jours suivants, non-seulement cette amélioration se soutient, mais encore elle fait des progrès rapides. Le pouls perd de sa fréquence, la respiration devient de plus en plus facile; la respiration sifflante et ronflante disparaît peu à peu pour devenir vésiculaire, et les râles humides, moins nombreux, se concentrent vers les deux bases; on ne les retrouve plus ailleurs. (*Jul. kermès* 0 *gr.* 25; — *Bouill. et potages.*)

Le 14 mai, six jours après l'admission, le bruit respiratoire est vésiculaire partout, en avant comme en arrière, excepté aux deux bases en arrière, où sont limités des râles sous-crépitants devenus gros. L'expectoration, de même nature qu'à l'admission, continue à être assez abondante. L'état général est d'ailleurs très-bon. Il n'y a plus de fièvre, mais seulement une assez grande faiblesse.

A partir de ce moment, la toux devient de plus en plus rare, les râles humides sont de moins en moins gros et plus limités; l'expectoration diminue de quantité. L'appétit est bon. On donne des aliments solides au malade.

Le 23 mai, la convalescence est complète. L'état général et l'état local sont excellents. Il faut de l'attention pour retrouver quelques râles sous-crépitants aux deux bases. Ces râles se montrent et disparaissent tour à tour jusqu'au 29 mai; un *julep avec extrait de ratanhia* (2 gr.), puis 4 *pilules de tannin* (de 0 gr. 15 chaque) par jour, font définitivement disparaître ces râles, et presque entièrement la toux. En même temps le malade reprend rapidement ses forces, sous l'influence d'une alimentation plus abondante.

La guérison est complète dès le 29 mai, vingt-deux jours après l'admission du malade à l'hôpital. Il a presque repris toutes ses forces lorsqu'il va à l'Asile de convalescence de Vincennes le 8 juin. La respiration est alors vésiculaire partout; elle est seulement plus forte et accompagnée d'expiration prolongée aux deux bases des poumons en arrière, et sans râles.

Telle est l'hémo-bronchite bénigne. Nous voyons ici un malade qui était entré à l'hôpital pour une affection fébrile datant de quinze jours, et s'accompagnant d'une grande dyspnée avec toux et expectoration muco-purulente abondante. Nous devions immédiatement rejeter l'existence d'une congestion simple, vu la persistance de la fièvre, et éloigner la supposition d'une pneumonie ou d'une pleurésie, dont les signes faisaient défaut, pour admettre, par voie d'exclusion, l'existence d'une bronchite. Nous n'avons pas trouvé, il est vrai, lors de l'admission, des râles humides localisés à la base des deux poumons, et ce n'est que six jours après l'entrée du malade que cette localisation caractéristique de la bronchite a eu lieu. Mais les crachats muco-purulents se sont montrés dès l'admission, et l'existence de râles humides disséminés et de la respiration sifflante et ronflante, suffisait pour faire reconnaître une bronchite compliquée, coïncidant, comme toujours, avec une congestion pulmonaire.

La dyspnée, qui était d'abord considérable sans être excessive, donnait à la bronchite une physionomie particulière. Quelle était la cause de cette dyspnée ? En ayant égard aux trois éléments de la bronchite que j'ai précédemment rappelés, était-elle produite par l'intensité de l'élément inflammatoire des bronches, épaississant la muqueuse de ces conduits? Était-elle due à l'encombrement des conduits bronchiques par les mucosités, causes que l'on invoque en pareille circonstance? Ou bien cette dyspnée dépendait-elle d'une hyperémie pulmonaire exagérée? Les résultats de l'éméto-cathartique donné au lendemain de l'admission ont tranché la question. Sous l'influence de cette médication, une amélioration très-considérable fut constatée dans les vingt-quatre heures. On ne pouvait admettre que l'inflammation se fût aussi rapidement amendée.

On ne devait pas croire non plus que la dyspnée disparue eût été produite par l'accumulation, dans les bronches, de crachats qui en auraient été expulsés, puisque l'expectoration continuait à présenter les mêmes caractères, la même facilité et la même abondance. Il restait donc l'hyperémie, dont la prédominance avait déterminé les phénomènes dyspnéiques constatés à l'admission, et dont la diminution rapide, sous l'influence du vomitif, expliquait très-bien, seule, l'amélioration survenue. Cette explication est d'autant plus vraie que la fièvre persista, et que la bronchite n'en continua pas moins ensuite sa marche, se révélant dès les jours suivants par la concentration des râles aux bases des deux poumons.

Ce fait d'hémo-bronchite était peu grave. Mais il n'en est pas toujours ainsi à beaucoup près, car la maladie est souvent mortelle par l'asphyxie plus ou moins rapide qu'elle détermine. C'est là l'*hémo-bronchite grave*, qui mérite une description spéciale, parce qu'elle met en lumière, mieux encore que la précédente, le rôle important de l'hyperémie dans les bronchites.

§ 2. — HÉMO-BRONCHITES GRAVES.

Ici toute sa gravité dépend des troubles profonds de l'hématose. Il y a une dyspnée parfois extrême, avec anxiété, pâleur plombée du visage, cyanose principalement aux lèvres et aux extrémités; les veines du cou sont parfois gonflées, les yeux injectés; la respiration est haute, laborieuse, fréquente, parfois plaintive et singultueuse, avec des inspirations rapides, suivies d'expirations prolongées, épuisées en quelque sorte ; aussi la voix est-elle affaiblie, la parole écourtée. La toux est pénible, suivie d'expectoration difficile de mucosités fluides et muco-purulentes. La prostration est extrême, le pouls petit, fréquent et irrégulier. La poitrine percutée rend une sonorité souvent exagérée presque partout ; l'auscultation y fait constater l'absence du murmure vésiculaire, qui est remplacé par des sifflements, des ronflements, mélangés de râles humides disséminés. Tout, en un mot, annonce un enrayement profond de la circulation cardio-pulmonaire qui se termine fréquemment par la mort.

Lorsque le malade doit guérir, une amélioration graduelle se déclare. La dyspnée diminue, la toux devient moins pénible, l'expectoration plus facile et plus fluide, l'expiration moins prolongée ; aux sifflements et aux ronflements perçus par l'auscultation se mêle le bruit de la respiration vésiculaire ; les râles deviennent plus humides, puis plus rares, et se limitent aux deux bases. Enfin la guérison a lieu après une durée variable, et le malade entre assez rapidement en convalescence.

Il est facile de reconnaître à cette description la bronchite dite *capillaire suffocante* par les auteurs modernes. C'est qu'en effet l'hémo-bronchite grave n'est autre chose qu'une de ses principales formes. Nous disons une forme, car nous ne pouvons considérer cette affection hybride comme une maladie unique, ainsi qu'on l'a fait.

Signalée déjà par les observateurs du dernier siècle, Sydenham, Boerrhaave, Van Swieten, Cullen, qui l'appelaient fausse péripneumonie (*peripneumonia notha*), par Sauvage qui la dénommait *peripneumonia catarrhalis*, et Morgagni *catarrhe suffocant*, c'était un état pathologique complexe, comprenant des affections diverses.

Laennec, qu'il faut toujours citer le premier parmi les auteurs de notre siècle, lorsqu'il s'agit des maladies des organes respiratoires, a décrit cette affection, non comme une espèce particulière, mais comme un accident qui peut arriver dans plusieurs cas très-divers, accident caractérisé, selon lui, par une sécrétion muqueuse tellement abondante dans les bronches, que les poumons ne peuvent s'en débarrasser.

Les signes donnés par Laennec sont : une respiration fréquente, avec mouvements du thorax plus étendus ; une sonorité claire de la poitrine, si ce n'est aux approches de la mort, un râle trachéal et laryngé très-fort, entendu quelquefois à distance ; un ronchus muqueux dont les bulles sont, les unes grosses , les autres petites, dans toute l'étendue de la poitrine ; rarement un ronchus sibilant devenant humide par la toux. Laennec est porté à croire que, dans cette affection, il y a paralysie de quelqu'une des puissances qui, dans l'état naturel, produisent l'expulsion du mucus pulmonaire, et il pense qu'il faut rechercher le siége de cet affaiblissement dans les bronches ou le tissu pulmonaire lui-même. C'est ce qu'a fait William Stokes plus tard, en attribuant la stase du mucus dans les bronches à la paralysie des muscles de Reissessen.

Il y a certainement toute une catégorie de faits dans lesquels la bronchite dite capillaire suffocante doit en partie sa gravité à l'encombrement des bronches par du mucus. Mais on en restreint beaucoup le nombre en éliminant l'asphyxie des agonisants due à la paralysie ultime des muscles lisses des bronches plus ou moins volumineuses, où s'accumulent des mucosités qui ne peuvent être expulsées : c'est l'asphyxie par écume bronchique de Piorry, et qui donne lieu au râle des mourants.

Cependant l'élément catarrhal est loin d'être le seul à considérer dans la maladie complexe dont je m'occupe ; il y a aussi, et même principalement, l'inflammation et l'hyperémie.

Ces éléments divers, inflammation, congestion, sécrétion catarrhale, sont causes, selon leur prédominance réciproque, ou par leur réunion même, du défaut d'unité que présentent les travaux de plusieurs observateurs qui se sont occupés de cette affection. L'idée de l'inflammation y prend une importance exclusive, tandis que l'hyperémie est considérée comme très-secondaire, comme la sécrétion catarrhale.

Andral, dans sa *Clinique médicale* et son *Anatomie pathologique*, attribuait la gravité des phénomènes observés à l'inflammation des petites bronches, et à leur gonflement hyperémique. Les auteurs du *Compendium de médecine* insistaient sur l'inflammation de la muqueuse bronchique comme cause anatomique de la maladie, chez les enfants comme chez les adultes. De La Berge décrivait les noyaux de pneumonie lobulaire comme une des conséquences de l'inflammation bronchique (*Journ. hebdom.*, 1834). Mais c'est au Dr Fauvel que l'on doit la description la plus complète de la maladie [1]. Il critique l'opinion des auteurs sur l'hyperémie comme lésion anatomique; cependant il reconnaît que, chez deux malades qu'il a observés, et qui étaient en proie à des symptômes de suffocation dès le début, le retard de l'expectoration semblait prouver que la congestion sanguine déterminait ces symptômes en constituant la première période anatomique de la maladie. Presque en même temps furent publiées les recherches de Legendre et Bailly *Sur quelques maladies du poumon chez les enfants*, recherches dans lesquelles je dois constater l'importance anatomique qu'ils ont donnée à l'hyperémie pulmonaire, en la dégageant et en la distinguant de l'hépatisation. Barthez et Rilliet, de leur côté, démontrèrent, en 1851, la part qu'il faut attribuer à la congestion pulmonaire dans la bronchite et la broncho-pneumonie (*Loc. cit.*). Pour eux, la bronchite capillaire suffocante débute souvent, sinon toujours, par une congestion pulmonaire, et les faits leur démontrent que la maladie guérit parfois trop rapidement pour qu'on puisse nier sa nature congestive. Contrairement à l'opinion de Legendre et Bailly, ils ont observé que cette congestion n'est pas toujours lente et une conséquence de la faiblesse, mais qu'elle survient aussi chez les sujets robustes. Enfin Béhier et Hardy, dans leur excellent chapitre relatif à la bronchite capillaire, démontrèrent, dans leur *Traité de pathologie interne*, la nature congestive des lésions qui la compliquent, comme on le verra plus loin.

[1] La thèse de Fauvel en 1840, son Mémoire dans les *Archives de médecine* en 1841, et surtout son grand travail sur la *bronchite capillaire suffocante*, publié dans les *Mémoires de la Société d'observation de Paris* (t. II, 1844), comprennent l'ensemble de ses consciencieuses recherches sur ce sujet.

Cet aperçu historique était nécessaire pour montrer à quelles dissidences avait donné lieu l'étude de la maladie dénommée bronchite capillaire suffocante, ou bronchite capillaire généralisée.

En étudiant de près les faits que l'on a réunis sous ce titre, on reconnaît d'abord qu'ils ont un caractère général commun : celui d'une dyspnée excessive, suffocante, qui doit être attribuée à l'insuffisance de l'hématose par suite d'*obstacles divers à la pénétration suffisante de l'air dans les dernières divisions des conduits aériens*. Ces obstacles sont divers, et ne dépendent pas seulement, comme on paraît l'admettre, de la bronchite occupant la généralité des petites bronches, mais encore de l'encombrement des bronches par les mucosités, cause du catarrhe suffocant de Morgagni et de Laennec, et enfin de l'hyperémie pulmonaire et bronchique.

L'étude de l'hyperémie pulmonaire démontre ici que ce n'est pas aux extrémités des divisions bronchiques que réside seulement l'obstacle à la pénétration de l'air. Si cet obstacle y était exclusivement, le fluide aérien, circulant dans les bronches jusqu'à leurs dernières divisions, produirait certainement un bruit de souffle en amont de ces divisions extrêmes. Or on sait combien le souffle bronchique est rare dans la bronchite capillaire, tandis que les bruits respiratoires accusent une gêne de la circulation de l'air dans toute l'étendue des poumons. Ces inspirations courtes, ces expirations si prolongées, ces efforts musculaires d'expiration cherchant à vider les bronches, et ne parvenant qu'à produire des sifflements de bise disséminés, ainsi que des râles sous-crépitants obscurs : tout dénote que la gêne est universelle dans les conduits aériens, et qu'une cause générale, comme la congestion, peut seule expliquer l'ensemble de ces signes.

L'hyperémie pulmonaire gêne la pénétration de l'air dans les conduits aériens en augmentant le volume du poumon, en refoulant la muqueuse des bronches en dedans de ces conduits, ce qui en diminue le calibre, et en empêchant la béance continue de l'arbre aérien. Mais de plus, elle gêne l'hématose en faisant obstacle à la petite circulation, en faisant stagner le sang dans les cavités droites du cœur. Cette hyperémie est donc la cause qui explique le mieux les phénomènes asphyxiques. La preuve en est dans l'apaisement presque immédiat de ces troubles asphyxiques dès qu'on parvient à diminuer la congestion, alors que les deux éléments, inflammatoire et catarrhal, restent les mêmes.

Nous croyons être par conséquent dans le vrai en attribuant une influence prépondérante à l'hyperémie dans certaines bronchites suffocantes, et en les dénommant *hémo-bronchites graves*. Les observations de ce genre sont bien connues ; mais comme on les interprète d'une manière différente de celle que j'expose ici, je crois devoir rappeler la suivante, que j'ai recueillie à l'hôpital Cochin.

Obs. LXIX. — La femme qui est le sujet de cette observation était âgée de 21 ans et avait toujours joui d'une bonne santé antérieurement à la maladie qui l'amenait à l'hôpital. Elle était accouchée quatre mois auparavant, et elle nourrissait son enfant depuis cette époque, lorsqu'elle tomba malade le 23 décembre 1864.

Ce jour-là il survint des frissons suivis de chaleur, de l'inappétence, de la toux et une grande gêne de la respiration ; elle dut prendre le lit et cesser d'allaiter son enfant.

9e *jour*. — A son admission à l'hôpital Cochin le 1er janvier 1865, elle présentait l'état suivant : oppression prononcée, anxieuse, respiration fréquente (à 45) ; toux fréquente, expectoration muco-purulente peu abondante. Pouls à 108, peau chaude. A la percussion de la poitrine, pas de diminution de la sonorité ; à l'auscultation, respiration sibilante et ronflante généralisée en avant comme en arrière, et surtout prononcée du côté droit, sans autre signe. L'état général et local reste le même jusqu'au 5 janvier, malgré l'emploi d'un vomitif (poudre d'ipéca et tartre stibié) comme médication principale.

Le 5 janvier, un vésicatoire est appliqué sur le côté droit de la poitrine, et les jours suivants l'oppression diminue, la respiration descendant à 32, et le pouls diminue de fréquence (à 80-84), mais des râles humides disséminés se perçoivent avec la respiration sibilante et ronflante, et les crachats sont plus abondants.

Malheureusement cette atténuation des symptômes ne persiste pas : le 10 janvier, la maladie se complique d'un *érysipèle de la face*, qui débute par le nez. En même temps l'état général s'aggrave de plus en plus, ainsi que les phénomènes thoraciques.

Le 11 janvier, en effet, le pouls est à 125. L'oppression est redevenue considérable, la toux plus fréquemment répétée, l'expectoration muco-purulente plus abondante et avec quelques filets de sang. L'érysipèle gagne la joue droite. Il y a moins de sonorité à la base du poumon gauche, avec souffle tubaire et râles crépitants très-limités dans le même point, où de plus la voix est franchement bronchophonique. J'administre une potion avec l'émétique à hautes doses (0^{gr},30).

Même état le 12 janvier, si ce n'est que l'érysipèle a gagné les deux joues.

Le 13, l'érysipèle reste stationnaire. Il n'y a plus de matité sensible à la base du poumon gauche, où le souffle et les râles crépitants ont aussi disparu. Il y a des râles sonores et humides disséminés, ces derniers plus abondants du côté droit de la poitrine. L'oppression semble moins vive. Le pouls est à 124, la respiration à 32.

Le 14, une matité légère se montre de nouveau à la base du poumon gauche, avec léger souffle mélangé de râles sous-crépitants très-gros ; des râles humides se constatent aussi à la base droite, tandis qu'il existe ailleurs une respiration sifflante et ronflante avec quelques bulles humides en avant, oppression persistante, expectoration toujours abondante. Même état d'ailleurs.

15 janvier : érysipèle restant limité aux joues. Pouls à 128, respiration à 38 ; oppression vive, anxiété, toux fatigante suivie d'expectoration très-abondante et d'aspect tout à fait purulent. Le souffle est de nouveau disparu, et l'on ne trouve partout que des râles sonores mélangés de râles humides.

Dès le 16, l'état devient d'une extrême gravité. Le pouls est très-fréquent, irrégulier, très-faible, impossible même à compter, en même temps que les phénomènes respiratoires s'aggravent encore. Aussi est-on surpris de voir la vie se prolonger jusqu'au 20 janvier. Jusqu'à la fin, la pauvre malade continue à expectorer des crachats puriformes; il y a toujours des râles sonores et humides en avant, tandis que la respiration s'entend à peine en arrière, où l'on ne perçoit plus de râles à l'auscultation. L'expiration est prolongée aux deux sommets et, la veille de la mort, il existe de gros râles sous la clavicule droite.

A l'*autopsie*, on constate les particularités suivantes :

Plèvres. Du côté gauche de la poitrine, la plèvre contient une sérosité louche assez abondante, dans laquelle nagent des lambeaux de pseudo-membranes. A la partie supérieure, adhérences molles et faciles à détacher; il en existe de solides à la base en arrière. Dans le reste de l'étendue de la plèvre costale, pulmonaire et même interlobaire, il y a de nombreuses concrétions pseudo-membraneuses jaunâtres, molles, peu adhérentes et disposées par plaques. — Quelques adhérences existent à la base du poumon droit.

Le *poumon gauche* offre à sa base une induration de tout son lobe inférieur, qui a extérieurement une couleur rougeâtre. A la coupe il s'écoule de cette partie un liquide muco-purulent; le tissu pulmonaire y est dense, mais non granuleux. Dans toute la hauteur de ce poumon, la coupe est d'un rouge brunâtre, et l'on en voit sourdre en grand nombre, à la pression, surtout près de la périphérie, des noyaux purulents provenant des petites bronches. Les tuyaux bronchiques sont partout très-injectés, comme le tissu pulmonaire lui-même.

Le *poumon droit* a son tissu également très-injecté; il est assez dense à la coupe, surtout au niveau de sa base, d'où l'on fait sourdre aussi des gouttelettes purulentes. Le sommet de ce poumon est encore crépitant.

Tous les conduits respiratoires sont comme gorgés d'un liquide purulent ou muco-purulent jusqu'au niveau du larynx.

Il n'y avait rien de particulier dans les autres organes.

La fièvre et la dypsnée suffocante, qui ont principalement caractérisé la maladie de cette femme, ont toujours été de plus en plus prononcées pendant les vingt jours de séjour à l'hôpital, et l'expectoration muco-purulente, franchement purulente vers la fin, a été assez abondante. De plus, parmi les signes physiques principaux constatés au niveau de la poitrine, les plus persistants ont été une respiration sibilante et ronflante, et des râles sous-crépitants disséminés. Mais il y a eu d'autres signes mobiles et fugaces, comme la submatité, le souffle, la bronchophonie localisée, la limitation des râles sous-crépitants à la base des deux poumons.

Cet ensemble de phénomènes devait être attribué à l'hyperémie et à la bronchite, et non à une pneumonie, comme auraient pu le faire croire la bronchophonie, le souffle et la matité, apparus à la base du poumon gauche. L'autopsie est venue démontrer en effet qu'il n'y avait pas d'hépatisation de cette base, mais une forte congestion constituant dans ce point une induration qui semblait être la même lésion que les noyaux de la pneumonie dite lobulaire ou broncho-pneumonie. La congestion s'étendait aux deux poumons tout entiers, sans autres indurations de leur tissu. On constatait en outre une bronchite capillaire avec du pus dans les plus petites bronches. En un mot, c'était une véritable bronchite capillaire suffocante, dans laquelle le rôle anatomique et symptomatique de l'hyperémie pulmonaire était en évidence.

A propos de ces lésions anatomiques, il est intéressant de rappeler les altérations du tissu pulmonaire que l'on a regardées comme des conséquences de la bronchite capillaire suffocante. Elles ont été depuis longtemps attribuées à l'inflammation des artères bronchiques, tandis que l'hépatisation vraie a été considérée comme ayant son point de départ dans les divisions de l'artère pulmonaire. Telle était l'opinion de Van Swieten. Elle a été soutenue dans ces derniers temps par le professeur Robin, qui admet l'indépendance anatomique et le défaut d'anastomoses des capillaires des deux ordres de vaisseaux; mais d'autres observateurs, Adriani, Rossignol et Kolliker, admettent, contrairement à cette opinion, la réalité de ces anastomoses. Ce n'est donc pas encore une question résolue.

Si nous limitons la question à l'anatomie vulgaire, nous trouvons que les altérations anatomiques de la bronchite suffocante ou de l'hémo-bronchite grave, qui m'occupe, comprennent, outre l'emphysème et la dilatation des bronches, dont il a été question à propos de la bronchite aiguë (p. 111), et que l'on trouve plus fréquemment ici comme conséquences de la maladie, trois autres espèces de lésions consécutives. Ce sont : 1° des granulations purulentes; 2° des vacuoles pulmonaires; 3° des noyaux d'induration du poumon, compris à tort sous la dénomination de pneumonie lobulaire. Béhier et Hardy ont insisté sur la nature non-inflammatoire de ces lésions, qui ne sont que des conséquences médiates de la bronchite des petites bronches.

Les *granulations purulentes* (grains jaunes, granules gris de Béhier et Hardy) forment des petites saillies globuleuses qui ont été décrites par Barrier, et considérées comme des vésicules pulmonaires dilatées et enflammées (pneumonie dite *vésiculaire*). Béhier et Hardy ont admis au contraire, avec Berton et Fauvel, que ces granulations résultaient de la vacuité préalable de vésicules à la suite d'expirations forcées, puis du refoulement dans leur intérieur, par les fortes inspirations, de la matière exsudée dans les petites bronches (cellules épithéliales et globules de pus).

Les *vacuoles*, du volume d'un pois ou d'une amande, ont l'aspect d'une petite vessie transparente, s'affaissant par leur piqûre. Elles sont sous-pleurales ou voisines des tuyaux bronchiques. Elles sont diversement expliquées : par des dilatations termicales des bronches (Barthez et Rilliet); par la fonte purulente des vésicules d'un ou de plusieurs lobules (Barrier, Legendre et Bailly); et enfin par la dilatation de la bronche d'un lobule et un emphysème de ses subdivisions terminales (Le Fort, Hardy et Béhier).

Les *noyaux d'induration pulmonaires*, non inflammatoires, constituent les lésions diverses attribuées à la pneumonie lobulaire. Ils sont limités ou étendus; tantôt formant une masse indurée, violacée, au milieu du tissu pulmonaire, qui alors a été comparé par Rufz au tissu pulmonaire fœtal (état fœtal, collapsus pulmonaire, carnification des auteurs); tantôt constitués par des lobules durs, d'un rouge foncé, parfois noirâtres comme les noyaux d'apoplexie pulmonaire, allant au fond de l'eau, non crépitants, assez friables, et à coupe lisse, non grenue. Etendue à un plus ou moins grand nombre de lobules, la lésion peut former une masse plus ou moins considérable, comme on l'a vu chez la femme de l'observation précédente.

Ces indurations lobulaires, qui ont reçu une foule de dénominations différentes, et qui ont été rattachées à tort à l'inflammation, puisqu'elles se produisent dans la simple hyperémie de l'asphyxie [1], sont toutes regardées comme non inflammatoires par Béhier et Hardy, et seulement comme des évolutions différentes d'une seule lésion dont l'état fœtal est le point de départ, lésion qui est de nature congestive. Nous nous rattachons à cette manière de voir, en faisant remarquer qu'elle doit être complétée. On doit se demander, en effet, si une oblitération vasculaire locale (un infarctus) ne pourrait pas suffire pour entraîner une congestion limitée en noyau, et si la turgescence des vaisseaux ne pourrait pas alors chasser l'air des vésicules voisines, et rendre le tissu compacte en le privant d'air. Rien en effet ne ressemble plus aux noyaux d'induration dont nous venons de parler que la lésion d'un infarctus du poumon, comme nous le verrons plus loin.

Quoi qu'il en soit, ces lésions anatomiques, qui se présentent souvent à l'observation, ont été l'objet d'interprétations variées qui ont définitivement abouti à les faire considérer comme étant de nature congestive. C'est le point capital sur lequel j'insiste, parce qu'il justifie anatomiquement la qualification d'hémobronchite que j'ai donnée aux affections aiguës que j'ai comprises sous ce titre, et dans lesquelles, je le répète, l'hyperémie

[1] Faure a publié des cas d'asphyxie dans lesquels les poumons étaient volumineux, d'un rouge brun ou noir, durs à la base, comme hépatisés dans une certaine étendue. (*Arch. de méd.*, 1856, t. VII, p. 46.)

peut seule expliquer la généralisation des signes perçus au niveau de la poitrine.

Cette manière d'envisager la question a l'avantage de comprendre dans un cadre unique tout un ensemble de lésions en apparence diverses, mais reliées entre elles par des symptômes ou signes communs. Il en résulte en définitive une bronchite remarquable par la prédominance des lésions et des symptômes d'une hyperémie pulmonaire prédominante.

Telle est en résumé l'hémo-bronchite, qui est tantôt primitive et tantôt secondaire. Nous avons vu ce qu'elle était dans sa forme primitive; il nous reste à la montrer comme affection secondaire. Dans cette dernière condition, l'hémo-bronchite est fréquente, soit dans sa forme bénigne, soit dans sa forme grave.

On la rencontre comme affection secondaire de la bronchite chronique elle-même. En voici un exemple remarquable, observé chez un sujet atteint de bronchite chronique.

Obs. LXX. — C'était un peintre de tableaux, âgé de 67 ans, qui vint mourir en 1864 à l'hôpital Cochin, après un séjour très-court dans la salle Saint-Jean (nº 12). Admis le 2 juin, il succombait le 5 du même mois.

Sa constitution était très-chétive. Il menait une existence bizarre, retirée, misérable; ses facultés intellectuelles, comme on l'apprit d'un parent, étaient altérées depuis vingt années par des conceptions délirantes qui lui faisaient croire qu'il était en butte à des complots révolutionnaires, parce qu'il veillait à la sûreté de l'Empereur. Depuis longtemps il avait une toux habituelle avec expectoration, et huit jours avant son entrée, il avait été pris de diarrhée, ce qui avait motivé son admission. Les renseignements, obtenus difficilement, étaient d'ailleurs contradictoires, et le début approximatif de sa maladie fut impossible à fixer, ses facultés intellectuelles étant altérées.

Le 3 juin, je constate un amaigrissement considérable du malade, une faiblesse extrême; il a un aspect cachectique, et ses membres inférieurs sont le siége d'un œdème avec des excoriations superficielles et des taches de purpura. Le pouls est à 75, très-faible ; anorexie complète, soif intense. La diarrhée persiste, avec une incontinence des matières fécales et même des urines, sans que le malade en ait conscience.

Il ne paraît pas souffrir de la poitrine, mais la dyspnée est considérable ; il y a de la toux et une expectoration de crachats épais, homogènes, purulents. Les membres inférieurs sont œdématiés sans que les urines soient albumineuses.

A la percussion de la poitrine, sonorité exagérée des deux côtés en arrière, sans aucun point de matité. Partout en avant comme en arrière, le bruit respiratoire est remplacé par des sifflements et des ronflements, dans l'inspiration comme dans l'expiration, avec un mélange de râles sous-crépitants disséminés, mais plus nombreux aux deux bases qu'ailleurs. Aucun retentissement anomal de la voix. Les bruits du cœur sont sourds et masqués par les bruits respiratoires qui se font entendre à son niveau.

Le malade ne se doute pas de la gravité de sa situation, qui s'accroît jusqu'à la mort, survenue le 5 juin.

Quoique les renseignements aient fait défaut, et nous aient laissé ignorer les particularités du début de la maladie, il est clair qu'il s'agissait ici d'une affection ancienne des organes respiratoires, dans le cours de laquelle il s'était développé une bronchite capillaire accidentelle. La généralisation des signes bronchiques, avec prédominance des râles humides vers les bases, et l'intensité de la dyspnée démontraient suffisamment l'existence de cette bronchite capillaire.

C'est ce que l'*autopsie* permit de vérifier, en faisant constater toutes les lésions de cette affection. La muqueuse des bronches était en effet très-épaissie partout, friable, très-congestionnée comme le reste du tissu pulmonaire, congestion qui ne diminua pas très-sensiblement par la macération dans l'eau. En même temps les bronches étaient indurées dans leur tissu fibreux et dilatées inégalement par places, jusqu'au niveau des petites bronches. La trachée et les deux bronches principales présentaient, au niveau de leur muqueuse, des stries longitudinales d'épaississement, et les bronches plus petites des stries transversales du même genre. Enfin toutes les divisions dilatées des bronches se terminaient en culs-de-sac coniques très-remarquables (*Voy.* planche IV).

Cette observation ne peut être donnée comme un exemple d'hémo-bronchite simple. Il y a eu d'abord évidemment une bronchite chronique liée à une dilatation remarquable des bronches, et secondairement une hémo-bronchite aiguë avec dyspnée considérable qui est venue se greffer sur l'ancienne affection.

Le traitement de l'hémo-bronchite doit varier suivant la bénignité ou la gravité de la maladie. En général, on devra se baser, comme pour la bronchite franche, sur les indications qui résultent de la prédominance de l'élément inflammatoire, catarrhal ou congestif. La prédominance bien manifeste de l'hyperémie s'imposera nécessairement au praticien comme objectif principal de ses formules. Aussi les vomitifs sont-ils ici la médication par excellence.

Dans nos observations LXVIII et LXIX nous avons vu ce traitement, qui a l'avantage d'agir non-seulement en provoquant la diminution de l'hyperémie, mais encore en favorisant l'expulsion des mucosités intra-bronchiques, amener d'abord une amélioration très-sensible, ce qui est le caractère propre de toute médication anti-hyperémique. C'est surtout chez les enfants que cette médication, à l'aide de l'ipécacuanha principalement, a été reconnue utile dans les affections aiguës de ce genre. Dans notre observation LXIX l'amélioration n'a été malheureusement que temporaire, et n'a pu empêcher la mort, qui est trop fréquemment la terminaison des hémo-bronchites graves, mêmes simples, mais surtout la terminaison des hémo-bronchites compliquées, comme le montre l'observation LXX.

A propos des complications aiguës de l'emphysème pulmonaire (SECONDE PARTIE), nous justifierons la réserve que nous avons dû faire ici, en considérant l'hémo-bronchite grave comme une simple forme de l'affection dite catarrhe suffocant.

ARTICLE II.

Hémo-pneumonies.

Je donne ce nom à des affections aiguës qui se caractérisent par les signes prépondérants de l'hyperémie et des signes à peine accusés de la pneumonie. La distinction que j'établis ici est basée sur le même principe que les hémo-bronchites, mais les caractères des hémo-pneumonies sont beaucoup plus simples, parce qu'il s'agit ici d'une affection qui est bénigne dans la très-grande majorité des cas. L'observation suivante en est un remarquable exemple, parmi les faits semblables qu'il est commun de rencontrer dans la pratique.

Obs. LXXI. — Un homme de constitution assez forte, âgé de 31 ans, ouvrier amidonnier, fut admis le 22 septembre 1867 à l'hôpital Cochin. Il vivait dans de bonnes conditions hygiéniques et n'avait jamais eu précédemment de maladie sérieuse.

Le 19 septembre, trois jours seulement avant son entrée à l'hôpital, il travaillait près d'un grand fourneau de sa fabrique, et se trouvait en grande transpiration, lorsqu'il but de l'eau froide. La nuit suivante, il eut des frissons avec tremblements, et en même temps un point de côté sous le mamelon droit, avec de la toux et de l'oppression. Les frissons s'étant répétés plusieurs fois le 20 et le 21, et les symptômes thoraciques persistant, il se décida à entrer à l'hôpital.

Nous le voyons le jour de son admission au matin. Il est couché dans son lit sur le dos, la tête élevée, dans un grand état d'abattement, et en proie à une dyspnée prononcée. La respiration est haute, laborieuse, à 36; le pouls est à 96, avec chaleur sèche de la peau. La douleur de côté persiste, ainsi que la toux, qui est d'ailleurs peu fréquente. Les crachats sont rouillés, visqueux, adhérents et recouvrent le fond du crachoir; ils sont aérés en partie, et quelques-uns sont comme salivaires.

En arrière du côté droit, il existe une submatité à limites vagues, dans la partie la plus inférieure, et au même niveau il y a une diminution du bruit respiratoire avec broncho-égophonie. En avant du même côté, il y a aussi une submatité inférieure à partir de la quatrième côte. Le bruit respiratoire y est fort, avec expiration prolongée aussi intense que l'inspiration. (*Gomme suc.; — Saignée de 500 gr.; — Jul. kermès* 0gr,25; — *Diète.*)

Le lendemain 23 septembre, qui était le 4e jour de la maladie, il y a une véritable transformation dans l'état du malade, tant l'amélioration est considérable. La physionomie est naturelle, calme; il n'y a plus de dyspnée; la respiration est facile, à 24. Le pouls est descendu de 96 à 72; il n'y a plus de chaleur anomale à la peau. La sonorité du côté droit est redevenue normale en avant comme en arrière; la respiration y est pure et vésiculaire en arrière du haut en bas; mais en avant je perçois, en dedans du mamelon, quelques bulles de râle crépitant ou sous-crépitant à la fin de l'inspiration. L'expiration est bien moins prolongée sous la clavicule du même côté. Il existe un seul crachat rouillé au fond du crachoir; les autres sont blanchâtres, aérés, non visqueux. (*Continuation de la potion; — Potages et bouillons.*)

Le jour suivant, le bruit respiratoire est naturel partout, même là où s'entendait le râle en avant. Les crachats sont un peu plus abondants, entièrement blancs, très-aérés et diffluents. L'appétit est revenu et l'état général excellent. Le malade *est guéri* et demande sa sortie, quatre jours après l'invasion de la maladie, et deux jours seulement après son admission.

Nous trouvons dans ce fait la cause commune à presque toutes les variétés de maladies aiguës des organes respiratoires : l'influence d'un refroidissement, le corps étant en sueur. Comment se fait-il que cet homme, atteint dans les meilleures conditions de santé habituelle, n'ait pas eu simplement une congestion ou une pneumonie simple, mais qu'il ait offert une affection aiguë bâtarde en quelque sorte, qui n'est ni l'une ni l'autre, et qui est toutes les deux à la fois? Il y a eu évidemment, dans l'action réflexe du froid qui a déterminé le développement de cette affection, des conditions d'évolution et de prédisposition individuelle qui nous échappent.

Quoi qu'il en soit, nous voyons ce malade dès le 3e jour de son affection avec de la fièvre, une douleur du côté droit de la poitrine, une dyspnée notable, et ayant expectoré quelques mucosités comme salivaires, mélangées de crachats manifestement rouillés, visqueux, et adhérant aux parois du crachoir, comme ceux qui caractérisent une pneumonie franche. Nous devions, à la vue de ces crachats caractéristiques, penser à l'existence d'une pneumonie de cette espèce; mais l'exploration ne fournissait pas de signes en rapport avec l'existence de la pneumonie, rendue cependant certaine par la nature de l'expectoration.

Au sommet du poumon droit, côté de la douleur, il n'y avait que des signes d'hyperémie, c'est-à-dire une respiration exagérée avec expiration prolongée. Mais on doit aussi rattacher à la congestion pulmonaire la matité postérieure et antérieure de la base du poumon droit, le retentissement exagéré de la voix, et la faiblesse du bruit respiratoire au même niveau.

Les signes que j'attribue à l'hyperémie étaient si bien sous sa dépendance, qu'ils disparurent dans les vingt-quatre heures, sous l'influence manifeste d'une saignée. Dès le lendemain, je constate ici, comme chez le malade de l'observation LXVIII, atteint d'hémo-bronchite, une véritable transformation. Il est devenu calme, sans dyspnée et sans fièvre, quoiqu'il ne soit qu'au 4e jour de sa maladie. La défervescence est notoire, bien que le thermomètre n'ait pas été appliqué. En même temps, la matité a disparu en arrière comme en avant, et la respiration est devenue vésiculaire et naturelle du haut en bas du poumon. Il y a de plus, comme témoignage du point limité du poumon touché par l'inflammation du parenchyme pulmonaire, quelques bulles de râle crépitant humide qui se montrent un jour (le 4e), et très-limitées dans le voisinage du mamelon. Le point pneumonique se révèle encore au dehors par un seul crachat rouillé. Enfin le jour suivant (5e jour), ces râles et les crachats pneumoniques disparaissent, et le malade est revenu à son état de santé habituel. Il se trouve si bien guéri qu'il exige sa sortie le jour même. Les crachats sont tous blanchâtres et aérés.

La prédominance de la congestion est encore évidente, dans ce fait, par la disparition en moins de vingt-quatre heures des signes qui la caractérisent, et par la cessation aussi rapide de la dyspnée et de la fièvre. La pneumonie, révélée par les crachats caractéristiques, n'a eu pour signe local que le râle crépitant fugace et très-limité qui a été constaté le 4e jour de la maladie, près du mamelon droit.

Je n'ai pas à insister sur ce fait intéressant. Il s'agit bien ici d'une hémo-pneumonie, caractérisée par la prédominance de l'hyperémie avec une très-légère atteinte de pneumonie ou de pleuro-pneumonie. C'est un exemple remarquable des affections hybrides que je réunis dans ce chapitre, et qui empruntent aux différents types précédemment décrits les caractères les plus variés. Dans une foule d'autres cas analogues, la pneumonie ne s'accuse ainsi que par des signes insuffisants, tandis que l'hyperémie occupe presque seule la scène. Toutes les pneumonies de très-courte durée rapportées par les auteurs, la fièvre dite *synoque péripneumonique*, des pneumonies dites *bâtardes*, *fausses*, *catarrhales*, etc., sont en bon nombre des hémo-pneumonies dans le genre de celle que je viens de rappeler, de même que nous y avons trouvé des hémo-bronchites.

Les hémo-pneumonies sont des affections qui sont loin d'être rares, surtout dans le cours de certaines épidémies de grippe, ou dans la saison du printemps, lorsqu'il est plus commun d'observer des hyperémies pulmonaires simples et des pneumonies. Il me paraît inutile, vu l'analogie des observations, d'en rapporter d'autres que la suivante.

Obs. LXXII. — Un terrassier âgé de 45 ans, d'une forte constitution, ayant eu une pneumonie du côté gauche à l'âge de 20 ans, est pris, le 1er novembre 1868, de courbature, de céphalalgie, et d'un point de côté gauche qui le forcent à prendre le lit. Il entre le lendemain à l'hôpital Necker.

Le 3e jour, il y a de la fièvre, la peau est chaude et moite, le pouls est à 84 (il était à 100 la veille au soir); la douleur de côté persiste; la respiration est haute, la toux peu fréquente; et le crachoir contient quelques crachats spumeux, liquides, blanchâtres, auxquels sont mélangés trois crachats de pneumonie : jaunâtres, visqueux, demi-transparents et en partie aérés. En avant des deux côtés, la poitrine a un son et un bruit respiratoire normaux. En arrière à gauche, côté de la douleur, il y a une submatité légère dans la moitié inférieure, avec bruit respiratoire vésiculaire très-faible du haut en bas de ce côté, expiration prolongée, et retentissement un peu *moindre* de la voix, sans autre signe. (*Gom. suc.*; — *Ipéca* 1 *gr.* 50 *et tart. stib.* 0 *gr.* 05; — *Bouillons.*)

Le lendemain, 4e jour de la maladie, l'état général est excellent : le pouls n'est qu'à 64, la peau est moite, mais sans chaleur, la respiration est calme. Les crachats ont les mêmes caractères que la veille, avec quelques crachats évidemment pneumoniques. Même signes également à la percussion et à l'auscultation; mais de plus, il existe au tiers moyen du côté gauche en arrière, une fusée de légers râles crépitants, fins, apparaissant seulement à la fin des grandes inspirations. Il n'y a dans ce point ni retentissement exagéré de la voix, ni augmentation des vibrations thoraciques. (*Jul. kermès* 0 *gr.* 25; — *Potages.*)

Le jour suivant (5e jour), pouls à 56; le malade se dit guéri. Les crachats sont plus liquides, sans trace d'exsudat pneumonique; le son est égal des deux côtés de la poitrine. Du côté gauche en arrière, la voix est *moins retentissante* qu'à droite, et les vibrations thoraciques y sont moindres en même temps. A l'union des deux tiers inférieurs, il y a encore des bulles fines de râle crépitant limité, au moment de la toux, et qui cessent après elle. (*On augmente l'alimentation.*)

Le malade reste ensuite quelques jours en convalescence à l'hôpital. Je constate encore, comme unique signe anomal d'auscultation, quelques bulles du râle déjà perçu, mais seulement à la fin de certaines inspirations très-profondes.

Cette observation offre, comme on le voit, une grande analogie avec la précédente. L'affection était caractérisée ici encore par un état fébrile fugace, après lequel est survenue une amélioration dans les vingt-quatre heures qui ont suivi le traitement, avec la disparition rapide des signes de la congestion pulmonaire, comme dans les faits d'hyperémie simple. Une expectoration de quelques crachats de pneumonie, et quelques râles crépitants fins localisés, ont été les signes d'une lésion inflammatoire du poumon, mais sans bronchophonie et sans augmentation des vibrations thoraciques de la voix. Il est évident qu'ici le poumon a été comme touché seulement par l'inflammation; car on ne saurait admettre, en présence d'une durée si courte de la maladie, qu'il y ait eu, chez ce malade, une pneumonie de quelque étendue. Je sais bien que certains observateurs ont expliqué les faits de ce genre, ainsi que toutes les pneumonies sans signes caractéristiques, par le siége de l'inflammation aux parties centrales de l'organe de la respiration. Mais c'est là une explication qui ne me paraît guère admissible chez les sujets qui nous occupent, l'état fébrile avortant à son début, pour ainsi dire, vers le 4e jour, au lieu de persister au moins jusqu'aux 7e, 8e ou 9e jours, comme dans la pneumonie franche. L'hyperémie pulmonaire, avec une légère atteinte de pneumonie, me semble donner meilleure raison de l'insuffisance des phénomènes [1].

Quoi qu'il en soit, les faits d'hémo-pneumonie que j'ai rapportés font comprendre qu'il est facile de les confondre avec des congestions pulmonaires simples. La confusion est surtout facile si l'on néglige d'examiner les crachats, qui sont parfois, en pareil cas, le seul indice de la pneumonie, ainsi que j'en ai vu des exemples. Même avec la constatation de ces crachats, on peut commettre cette erreur, d'ailleurs peu sérieuse, de diagnostic.

Dans tous les faits de ce genre, la maladie est plus courte que la pneumonie franche, et la défervescence est plus hâtive. Aussi la maladie se termine-t-elle rapidement par la guérison, et

[1] Voyez aussi au sujet de cette insuffisance des signes de la pneumonie ce que nous en avons dit précédemment, p. 229.

peut-on établir que toute pneumonie guérie avant le 7e jour n'est pas une pneumonie franche, mais une affection du groupe des hémo-pneumonies qui m'occupent.

Cette bénignité du pronostic autorise à ne prescrire aucun traitement actif lorsque l'hémo-pneumonie a quelques jours de durée. La guérison peut se faire en effet spontanément; et c'est ce qui explique que l'on ait préconisé l'expectation dans le traitement de la pneumonie en général, en présence de faits de ce genre. On comprend aussi qu'en considérant ces faits comme des pneumonies, on ait affirmé qu'on jugulait cette maladie par des saignées, comme l'a fait en apparence la saignée chez le malade de l'observation LXXI.

Si l'on voit le malade assez à temps, il est cependant indiqué, de même que dans la pneumonie franche, de ne pas s'abstenir de tout traitement. Dans ce cas, la principale ou plutôt l'unique indication est d'agir pour diminuer l'hyperémie, la guérison de la lésion pneumonique si limitée devant s'ensuivre. Un vomitif est la médication par excellence à utiliser. On peut cependant avoir recours à des ventouses scarifiées ou bien à des émissions sanguines modérées pour traiter ces sortes de pneumonies ébauchées à leur début. Il faut d'ailleurs avoir égard, pour le traitement, aux conditions dans lesquelles se trouve le malade, et relever ses forces au lieu de le débiliter, s'il est affaibli par des excès ou par de mauvaises conditions hygiéniques, surtout si l'hémo pneumonie est secondaire. On peut la rencontrer en effet dans le cours de certaines maladies plus ou moins graves, comme dans la fièvre typhoïde, ou comme complications de fièvres éruptives.

ARTICLE III.

Broncho-pneumonies.

Les auteurs qui ont décrit la broncho-pneumonie ont évidemment compris sous ce titre des maladies diverses, en même temps qu'ils ne me paraissent pas avoir décrit la broncho-pneumonie vraie. Cette confusion a fait souvent considérer comme des broncho-pneumonies soit des hémo-bronchites avec souffle hyperémique, soit des hémo-pneumonies, que je viens de décrire. C'est l'ensemble de ces faits que Legendre et Bailly ont compris sous la dénomination de pneumonies catarrhales chez les enfants.

Parmi les faits de véritables broncho-pneumonies que j'ai observés chez l'adulte, j'en ai rencontré de deux sortes. Les unes, dans lesquelles la bronchite était dominante et la pneumonie très-légère; les autres, où ces deux éléments pathologiques étaient complétement confondus en apparence. Parmi les broncho-pneumonies du premier ordre, les plus légères, je puis rappeler le fait suivant, observé chez un individu qui avait été jusqu'alors très-bien portant.

Obs. LXXIII. — Un peintre en voitures, d'une bonne constitution et d'une excellente santé habituelle, était malade pour la première fois, quand il se présenta à Necker le 4 avril 1868.

Huit jours avant son admission, il s'était subitement refroidi étant en sueur; et dès le soir, il avait eu des frissons suivis de chaleur fébrile, et de la toux. Le lendemain et les jours suivants, il se livra à son travail avec peine; mais le quatrième jour, la fièvre augmenta, s'accompagnant de courbature et d'une douleur du côté droit de la poitrine, ce qui le força à prendre le lit.

Le lendemain de son entrée, 9e jour de son affection, le malade se plaint surtout de sa douleur du côté droit. L'abattement est prononcé; le pouls est à 104, la respiration à 32. La dyspnée est assez intense, et la toux est suivie, pendant l'examen, de l'expectoration de quelques crachats d'un jaune ambré, demi-transparents, visqueux, qui apparaissent pour la première fois. Le côté droit, douloureux à la percussion, offre en arrière une matité qui occupe les deux tiers inférieurs, tandis qu'en avant le son est exagéré et plus grave qu'à gauche, entre la clavicule et le mamelon. Le bruit respiratoire, vésiculaire et naturel en avant du même côté, est ronflant du haut en bas en arrière, avec mélange de râles humides obscurs dans l'expiration; il y a en même temps une légère bronchophonie, sans souffle, qui occupe toute la hauteur, et une augmentation des vibrations thoraciques de ce côté. Du côté gauche, la respiration est également ronflante et sibilante en arrière, avec quelques râles humides par places, et elle est ronflante aussi en avant. (*Gom. suc.*; — *Julep. avec 2 gr. d'ipéca et sir. diac. 15 gr.*; — *Saignée de 300 gr.*; — *6 vent. scarif. à droite*; — *Bouillons.*)

10e *jour.* — Le traitement prescrit a été exécuté. Pas de vomissement à la suite du julep. Le malade se trouve soulagé. Il a expectoré environ 100 grammes de mucosités transparentes dans lesquelles se trouvent quelques crachats visqueux et d'un jaune rougeâtre, les râles sonores ont presque disparu, tandis que les râles humides, crépitants fins à droite au niveau de la matité, et sous-crépitants à gauche, sont devenus très-nets aux bases des poumons. Le pouls conserve sa fréquence (100), ainsi que la respiration.

11e *jour.* — Depuis la veille au soir, l'oppression a augmenté, en même temps que la respiration ronflante s'est généralisée de nouveau. Il y a des râles *sous-crépitants* aux deux bases des poumons en arrière, plus abondants du côté droit. Encore quelques crachats pneumoniques dans les mucosités expectorées. (Continuation du *julep avec 2 gr. d'ipéca*, qui est parfaitement toléré; — 6 *vent. scarif.* à droite, et *vent. sèches* à gauche; — *Lav. purg.*)

12e *jour.* — La fièvre est tombée; pouls à 88 sans chaleur de la peau, qui est un peu moite; appétit; quelques crachats en partie opaques, mais sans caractère pneumonique. Le côté droit est encore un peu obscur à la percussion en arrière, où la respiration est assez pure au sommet, avec râles humides sous-crépitants inférieurement; bourdonnement vocal plus fort de ce côté, et vibrations thoraciques augmentées, mais toujours sans souffle. Les râles humides existent toujours aussi à la base du côté gauche. En avant, à droite et à gauche, la sonorité est égale, et la respiration vésiculaire avec expiration prolongée. (*Jul. avec kermès 0 gr. 25 et sir. diac. 15 gr.*; 1 *degré d'aliments.*)

Le 13e *jour*, l'amélioration a fait de nouveaux progrès. Il ne reste plus, comme signes physiques, au niveau du thorax, qu'une submatité légère du côté droit, des râles sous-crépitants aux deux bases, et une expiration un peu ronflante au niveau des râles du côté gauche. On augmente les aliments d'un degré.

Les 14e et 15e jours, les râles diminuent d'intensité et d'étendue, mais il survient un très-léger souffle au niveau de la partie moyenne du côté droit en arrière. L'expectoration transparente et opaque en partie (muco-purulente) continue à être assez abondante. L'état général est d'ailleurs excellent.

Le 16e jour, le malade se trouve toujours très-bien; il demande sa sortie. On entend toujours aux deux bases les râles sous-crépitants de la bronchite, mais sans aucun autre signe.

Nous trouvons dans ce fait les caractères incomplets de la pneumonie avec ceux de plus en plus accentués de la bronchite, et par suite de l'hyperémie pulmonaire qu'il accompagne. Il est curieux que la pneumonie ne se soit révélée pour ainsi dire que par ses crachats caractéristiques, par une bronchophonie légère, le râle crépitant fin ne s'étant montré que le 10e jour, et le souffle seulement les 14e et 15e jours; mais souffle de congestion bien certainement, puisque les signes de la pneumonie avaient disparu, pour laisser la place à ceux de la bronchite.

La persistance des râles humides aux parties inférieures des deux poumons, et celle de crachats muco-purulents pendant tout le temps du séjour du malade à l'hôpital, montrent que la bronchite était la base de la maladie. Quant à l'hyperémie pulmonaire concomitante, elle a eu pour signes principaux la respiration sifflante et ronflante plus ou moins généralisée, et les crachats muqueux transparents.

Je pourrais rapprocher de cette observation un fait de bronchite bien net, avec râles aux deux bases, et dans le cours de laquelle apparut, au quinzième jour, une expectoration de quelques crachats caractéristiques de pneumonie mélangés à ceux de la bronchite. Il n'y eut, comme autre signe de cette pneumonie accidentelle, que des râles devenus momentanément plus fins à la base du poumon droit, en même temps qu'étaient apparus les crachats demi-transparents et visqueux.

De l'ensemble des caractères hybrides de la maladie dont j'ai rapporté l'observation tout à l'heure, me semble résulter la preuve de l'existence d'une broncho-pneumonie, quoique la vérification anatomique n'en ait pas été faite. Cette vérification a eu lieu dans le fait suivant, qui est un exemple complet de la broncho-pneumonie que l'on observe chez l'adulte. Les faits de cette espèce, plus graves que celui qui vient d'être rapporté, sont plus rares chez les adultes que chez les enfants.

Obs. LXXIV. — Il s'agit ici du sujet de l'observation LXI déjà rapportée à propos de la thoracentèse (*Voy.* p. 490). Cette opération avait été pratiquée au 22e jour d'une pleurésie droite avec succès, puisque la guérison fut démontrée, dès le 25e jour, par un bruit de frottement persistant à la base postérieure du côté droit, et que cette preuve de guérison existait encore au 42e jour.

A cette date, l'état du convalescent était satisfaisant. Cependant, malgré la convalescence la plus franche en apparence, le pouls conservait la même fréquence depuis l'admission du malade à Necker. Il était à 108, très-petit, en apparence régulier, mais donnant au sphygmographe, sans aucun signe anomal au cœur, un tracé ondulé.

Tel était l'état de cet homme lorsque, peu de jours après, il éprouva un refroidissement, à la suite duquel il se vit forcé de garder le lit de nouveau. Le 17 mars, il était dans l'état suivant :

Face pâle, nuit précédente passée dans l'insommie ; respiration haute, à 32 ; pouls très-faible, à 116 ; son clair à la région précordiale, mais battements du cœur faibles, à peine perçus par l'auscultation, qui ne fait entendre qu'un seul bruit cardiaque, comme voilé. La toux est fréquente, et l'expectoration assez abondante, en partie transparente, et en partie opaque et muco-purulente. Du côté droit, la percussion fait entendre, en avant, un bruit de pot fêlé au niveau du troisième espace intercostal, où existent des râles sous-crépitants qui s'étendent jusqu'en bas. En arrière, on constate une matité du haut en bas, avec râles sous-crépitants s'étendant de la base à la partie moyenne, et bruit respiratoire très-faible au-dessus. Du côté gauche, au contraire, la respiration est forte, avec expiration prolongée; elle est soufflante à la racine des bronches.

Le lendemain, 18 mars, l'état du malade s'est beaucoup aggravé, depuis que, la veille au soir, la dyspnée s'est accompagnée de cyanose. Cette cyanose a disparu. Il y a une prostration considérable, et le malade n'a pas conscience de la situation où il se trouve. La face est très-pâle; les extrémités sont froides; la parole est difficile et la respiration fréquente (à 40); le pouls, à 124, est très-petit et dépressible. La toux n'est pas très-fréquente : il n'a été expectoré depuis la veille qu'une dizaine de crachats d'un jaune verdâtre, non pneumoniques. Cependant le côté droit est le siége, en avant, de râles crépitants bien nets remplaçant le bruit respiratoire, et en arrière, à la partie moyenne et au-dessus, d'un souffle bronchique dur, avec bronchophonie; la matité persiste de ce côté; de plus, le foie déborde les côtes de trois travers de doigt, refoulé sans doute par le poumon augmenté de volume. Du côté gauche, le son est normal; mais on constate en avant comme en arrière des râles sous-crépitants disséminés. (6 *vent. scarif. à droite*, 6 *vent. sèches à gauche*; — *Jul. kermès* 0 *gr.* 25 *et eau de cannelle* 10 *gr.*; — *Bouillons.*)

Cette aggravation se rattache au développement d'une broncho-pneumonie qui est devenue manifeste.

Le 19 mars, ce diagnostic se confirme par la mobilité des signes thoraciques. L'état général est toujours grave, le pouls à 128, la respiration toujours haute, et à 44; le malade divague, se dit guéri et veut sortir. La matité du côté droit est devenue générale en avant comme en arrière; mais *il n'y a plus de râles humides ni de bronchophonie*, et le souffle a été remplacé en arrière par une respiration très-faible, pour se montrer très-atténué en avant du même côté. Du côté gauche, les râles humides se sont également dissipés, et le bruit respiratoire y est seulement faible et sifflant. Il apparaît pour la première fois quelques crachats visqueux non aérés, transparents, évidemment pneumoniques. (*Même traitement ;* de plus, application d'un *vésicatoire du côté droit.*)

Du 20 au 24 mars, il survient une amélioration sensible. La physionomie devient meilleure, la prostration est moindre, la chaleur revient un peu aux extrémités ; le pouls est toujours faible, mais il descend à 104 ; les mouvements respiratoires sont à 28. Les râles crépitants, le souffle tubaire et la bronchophonie reparaissent d'abord à droite d'une manière fugace, puis ils font place à des râles sous-crépitants qui s'établissent à la base des deux poumons en arrière. Partout ailleurs le bruit respiratoire est faible et sifflant par places ; la voix bourdonne également des deux côtés. En même temps la matité du côté droit a diminué en hauteur, et les crachats, assez abondants, sont devenus en partie muco-purulents et en partie liquides et transparents.

Malheureusement cette amélioration ne persiste pas. Le soir du 24 mars, la situation s'aggrave rapidement ; le 25 au matin, le malade présente une pâleur cadavérique, un œil éteint et une prostration extrême ; le pouls est presque insensible. La mort survient dans la journée.

Autopsie le 27, quarante heures après la mort. — A l'ouverture du thorax, on constate que les deux poumons sont assez volumineux.

Le *poumon droit* présente des adhérences générales, excepté au niveau de sa surface antérieure. Elles sont très-solides et ont lieu par l'intermédiaire d'une fausse membrane, très-résistante à la base. En arrière, ces adhérences circonscrivent un petit espace rempli par une substance à demi coagulée de sérum jaunâtre. Quelques cuillerées de sérosité de même couleur occupent la partie antérieure. Le tissu pulmonaire de ce côté est congestionné, non emphysémateux ; il offre au palper quelques noyaux d'induration, dont l'un occupe au sommet le voisinage de la plèvre. Ces noyaux offrent à la coupe une surface uniforme, non granulée, d'un rouge violacé, avec deux ou trois petits points blanchâtres dus à des gouttelettes de pus épais (grains jaunes). Les bronches de ce poumon contiennent peu de liquide ; leur membrane muqueuse est tomenteuse, violacée, et manifestement épaissie. Elles ne sont dilatées nulle part.

Poumon gauche. Il n'existe aucune adhérence pleurale à son niveau. Ce poumon est compacte au toucher, et fortement congestionné ; il crépite finement sous la pression, mais sans se déformer; son tissu n'offre pas une dureté uniforme, mais par places une résistance plus grande, comme si des noyaux plus durs s'y fussent formés. Des fragments des portions indurées ne gagnent pas le fond de l'eau. Malgré sa compacité variable, le tissu de ce poumon est d'un rouge foncé uniforme à la coupe ; la surface incisée présente en quelques points seulement, par la pression, des gouttelettes de muco-pus. De plus, les bronches sont remplies de muco-pus spumeux jusqu'à la bronche principale. Elles sont dilatées dans presque toute leur étendue, et leur muqueuse est d'un rouge violacé, épaissie, tomenteuse, et ramollie par places, mais sans ulcérations.

Le *péricarde* est opaque et inégal en plusieurs points, principalement au voisinage de la base du cœur.

Le *cœur* est assez volumineux, flasque, pâle, ce qui tient à ce que son tissu a subi une dégénérescence graisseuse manifeste. Les orifices sont sains; la valvule mitrale est épaissie et opaque, les autres valvules sont normales. Les cavités droites sont gorgées de sang noir à moitié diffluent, sans coagulation sanguine dans l'artère pulmonaire. Les cavités gauches contiennent un caillot à moitié blanc-jaunâtre, surtout dans le ventricule, caillot se prolongeant d'une part dans l'oreillette gauche, et d'autre part dans l'aorte jusqu'au niveau de sa courbure supérieure.

Rien à noter dans les autres organes, qui étaient sains.

La symptomatologie a offert ceci de remarquable, dans l'observation que je viens de rapporter, que la pneumonie s'est révélée par des signes physiques aussi fugaces qu'irréguliers, et que la bronchite elle-même a été d'abord mal accentuée. La généralisation des signes perçus dans les deux poumons et l'état général indiquaient de prime abord une maladie grave qui ne pouvait être une hyperémie idiopathique, vu la persistance de la fièvre et des phénomènes thoraciques, ni une hémopneumonie simple, affection remarquable par sa bénignité. C'était évidemment une broncho-pneumonie comme celles décrites par les auteurs sous les noms de pneumonies lobulaires, de pneumonies catarrhales graves. La nécropsie est venue démontrer qu'il ne s'agissait pas, en effet, d'une pneumonie franche. Nous avons trouvé ici les indurations lobulaires ou diffuses qui sont considérées comme la lésion habituelle de la pneumonie dite bâtarde, et qui semblent être la lésion intermédiaire entre la bronchite, qui existait d'ailleurs ici, et l'hépatisation. On voit, à mesure que nous avançons dans ce chapitre, que toutes les lésions y sont évidemment des degrés divers et variés d'un même ensemble pathologique.

Comme dans la plupart des cas graves, la broncho-pneumonie du sujet de notre observation a été une maladie secondaire. Elle est survenue ici dans la convalescence d'une pleurésie droite traitée avec succès par la thoracentèse. Cette condition de maladie secondaire, que présente si fréquemment la broncho-pneumonie chez les enfants, en rend le pronostic très-grave. Il l'est surtout par le fait de la congestion pulmonaire, par l'engorgement catarrhal des bronches, par le gonflement de leur muqueuse et par l'imperméabilité absolue du poumon au niveau des lobules indurés, d'où résultent les troubles profonds de l'hématose que j'ai rappelés à propos de l'hémobronchite. Seulement les causes de l'enrayement de la circulation cardio-pulmonaire sont ici multiples, et la gravité de la maladie en est accrue d'autant plus que les sujets atteints sont plus profondément débilités. La mort est quelquefois hâtée par des influences particulières, comme par la transformation graisseuse du cœur chez notre malade.

Quant au traitement, je n'ai qu'à renvoyer à ce que j'ai dit à propos de la bronchite et des affections dont il a été d'abord question dans ce chapitre.

ARTICLE IV.

Pneumo-Pleurésies.

La pleurésie a été considérée anatomiquement comme constante dans le cours de la pneumonie aiguë. Mais il s'en faut de beaucoup que cette pleurésie concomitante puisse être toujours reconnue pendant la vie. Dans certains cas seulement, la percussion et l'auscultation peuvent révéler l'existence d'exsudats inflammatoires intra-pleurétiques, soit demi-solides soit liquides (épanchements). Dans les faits de ce genre, les seuls qui intéressent le praticien, trois conditions peuvent se présenter :

1° La pleurésie accompagne la pneumonie et se dissipe avec elle, en se caractérisant tantôt par un véritable épanchement, dont les signes viennent s'ajouter à ceux de la pneumonie, tantôt par un exsudat pseudo-membraneux donnant lieu à un simple bruit de frottement.

2° Une pleurésie locale, limitée par des adhérences, comme nous en avons rapporté un exemple (Voy. *Pneumonies,* Obs. XXXI, p. 236), survient dans le cours de la pneumonie.

3° Enfin la pleurésie se révèle après la pneumonie, et se développe consécutivement.

Dans les deux premières de ces conditions, on a affaire à des pleuro-pneumonies qui sont bien connues. J'en ai parlé précédemment (*Voy*. p. 251), et je n'ai pas à y revenir. Mais quant au troisième ordre de faits, celui dans lequel une pleurésie bien caractérisée survit pour ainsi dire à la pneumonie, et se développe alors que cette dernière est résolue, il forme un groupe spécial, sur lequel je crois devoir attirer l'attention, et que je désigne par la dénomination de *pneumo-pleurésies.*

Ici la pleurésie se développe à la suite de la pneumonie, d'abord comme maladie latente, puis comme pleurésie grave avec épanchement rebelle.

Dans ces pneumo-pleurésies, la pleurésie est d'abord latente, comme je viens de le dire, ce qui est une première particularité importante de la maladie. L'épanchement pleurétique qui se manifeste dans la convalescence de la pneumonie, est caractérisé, il est vrai, par de la matité, par la faiblesse du bruit respiratoire et même par du souffle bronchique; mais ces signes peuvent être attribués à une condensation persistante du poumon à la suite de la pneumonie, comme cela s'observe si fréquemment, et non à un épanchement pleurétique. Aussi arrive-t-il souvent que l'on néglige de suivre et d'examiner suffisamment le malade, en le considérant comme un convalescent de pneumonie. Ce n'est que lorsque la matité prend une extension manifestement plus considérable, ainsi que l'oppression, et que les signes de l'épanchement sont devenus incontestables, que l'on fait attention à la pleurésie. Or, en pareils cas, il est d'autant plus nécessaire de ne pas négliger le malade, que l'épanchement est le plus souvent rebelle.

La résistance à la résorption de l'épanchement tient alors à cette condition capitale : l'*épanchement est purulent*. Les observations LXIII et LXIV, que j'ai rapportées, en sont des exemples. C'est la connaissance de ces cas particuliers qui m'a fait signaler comme purulentes les pleurésies rebelles que j'ai rencontrées, et qui avaient été précédées récemment de pneumonie.

Sans doute on pourrait ne voir dans les faits de ce genre que des pneumonies compliquées de pleurésie consécutive; mais il nous a semblé que le développement insidieux de la pleurésie à la suite d'une pneumonie aiguë, et la purulence habituelle de l'épanchement, devaient en faire une variété particulière de maladie aiguë des organes respiratoires. Je tiens peu d'ailleurs au choix que l'on pourra faire de l'une ou de l'autre de ces manières de voir. L'essentiel est que l'attention soit éveillée, d'abord sur la possibilité de l'apparition d'une pleurésie avec épanchement de plus en plus considérable, comme continuation latente de certaines pneumonies, et ensuite sur la purulence habituelle de cet épanchement.

Je ne veux pas dire, qu'on le remarque bien, que cette purulence, qui fait résister la maladie à tout traitement médical, soit constante en pareille circonstance. Elle est la règle générale, avec de rares exceptions. J'ai rencontré une de ces exceptions récemment (la première) à l'hôpital Lariboisière, chez un homme admis comme convalescent de pneumonie, et qui eut une pleurésie consécutive, avec matité générale du côté affecté; la résolution par un traitement médical s'est faite rapidement. Dans tous les autres faits, la résistance à un traitement de ce genre a été remarquable. Mon excellent collègue, le docteur Besnier, à qui je faisais part dernièrement de l'évolution spéciale de ces pleurésies purulentes, m'a dit en avoir rencontré un exemple, dans lequel il avait été surpris de rencontrer cette ténacité de l'épanchement à la résolution, et de le voir suivi de mort.

En cherchant dans les annales de la science, on trouverait facilement, je crois, un assez grand nombre de cas de pleurésies purulentes funestes ayant succédé à des pneumonies. Dans un relevé des pleuro-pneumonies observées à l'hôpital Cochin par le docteur Briquet, de 1836 à 1839 (*Arch. de méd.*, 1840, t. IX, p. 26), je trouve mentionnés quatre cas de pleurésies mortelles succédant à des pneumonies. Dans le mémoire de Hirtz, cité précédemment à propos de la pleurésie, on trouve également une observation, la première, que l'on doit ranger parmi les pneumo-pleurésies, et qui a été également suivie de mort; un énorme épanchement pleurétique purulent avait produit cette terminaison fatale, après huit semaines de la maladie, qui avait débuté par une pneumonie.

Et cependant la gravité exceptionnelle de la pleurésie, dans les conditions que je viens de rappeler, n'a pas encore été signalée. Elle mérite l'attention du praticien, dont le pronostic doit être extrêmement réservé, lorsqu'il s'agit d'une pleurésie succédant à une pneumonie, puisque cette pleurésie est habituellement purulente et le plus souvent mortelle.

Le traitement ne diffère pas ici de celui de la pleurésie purulente primitive, dont il a été question au chapitre IV de cette PREMIÈRE PARTIE.

SECONDE PARTIE.

MALADIES AIGUES ACCIDENTELLES, ET PRIMITIVEMENT AIGUES.

Pour compléter l'étude des maladies aiguës que nous avons entreprise, il nous reste à traiter de plusieurs affections qui ne méritent pas toutes la dénomination d'aiguës, si l'on a égard à la longue durée de plusieurs d'entre elles, mais qui doivent être comprises dans notre cadre, si l'on considère leur invasion rapide.

Après les maladies aiguës par excellence qui ont été passées en revue, dont l'évolution spontanée est le caractère fondamental, et qui se groupent si bien en un tout compréhensible, nous n'avons à parler ici que d'affections disparates, qui constituent des unités isolées, sans autres liens de ressemblance les unes avec les autres que l'acuité de leur invasion, et leur caractère accidentel dans certaines conditions déterminées.

C'est ce qui ressort de leur simple énumération. Je vais traiter successivement : des complications aiguës de l'emphysème du poumon ; de l'apoplexie de cet organe ; des obstructions sanguines de l'artère pulmonaire ; des infarctus du poumon ; de sa gangrène ; des corps étrangers dans les bronches, et enfin des perforations pulmonaires. Je ne traiterai ces différents sujets que d'une manière sommaire, au point de vue clinique, malgré le grand intérêt que plusieurs présentent. Je prendrai pour base les faits que j'ai observés, et dont la plupart m'ont fourni le sujet de conférences cliniques, faites à diverses époques à l'hôpital Cochin.

CHAPITRE I

DES COMPLICATIONS AIGUES DE L'EMPHYSÈME DU POUMON.

Quoi qu'en ait dit Beau, l'emphysème du poumon est une maladie chronique bien réelle. On s'étonne que cet ingénieux observateur ait contesté l'existence de cette affection comme maladie chronique. Pour lui c'était un simple état passager des poumons, se manifestant dans le cours de la bronchite, et disparaissant avec elle. Cependant, comme toutes les descriptions bien faites sur nature, celle de l'emphysème due à Laennec et à Louis subsistera comme le tableau vrai de l'emphysème-maladie, malgré les théories contraires et les interprétations nouvelles dont il a été l'objet. On trouve, en effet, ici toutes les conditions d'une affection bien nettement caractérisée, tant par ses manifestations symptomatiques particulières et son évolution, que par ses lésions concordantes spéciales.

Une dyspnée habituelle, très-lentement croissante, datant parfois de la plus tendre enfance, caractérisée par la *courte haleine*, présentant des exacerbations plus ou moins fréquentes, et des signes physiques formant un groupe de données caractéristiques: tels sont les signes qui se rattachent à une lésion bien définie, la dilatation forcée permanente des vacuoles pulmonaires.

L'évolution de cette lésion pulmonaire a été diversement comprise. Ce n'est pas ici le lieu de traiter à fond cette question ; mais je ne saurais m'empêcher de faire remarquer que, dans l'étude de l'évolution pathologique de cette lésion, et de ses conséquences pathologiques, notamment de la production de la dyspnée et des signes physiques qui ont été constatés, on a négligé ou plutôt effleuré seulement une condition anatomique très-importante, dont l'étude simplifie singulièrement les explications, et qui, au point de vue des complications aiguës que j'ai à exposer, fait parfaitement comprendre l'évolution de ces complications.

La dyspnée habituelle et continue des sujets emphysémateux a été attribuée à des causes diverses. Il est évident d'abord que cette dyspnée, étant continue, doit avoir une cause permanente, et qu'il faut la chercher dans la lésion même, ou dans ses conséquences anatomiques et physiologiques. On a invoqué la diminution du champ de l'hématose, par suite de la raréfaction du tissu pulmonaire, de l'altération des cloisons, de la perte de leur élasticité, de la diminution des capillaires due au développement hypertrophique des noyaux intercapillaires (A. Villemin), par suite enfin de la difficulté d'action des puissances motrices respiratoires, le diaphragme étant abaissé, l'expiration toujours incomplète, et l'inspiration nécessairement plus laborieuse que dans l'état normal, par suite de la perte de l'élasticité du poumon. En résumé, c'est dans les modifications anatomiques intimes d'une part, et dans la fonction des mouvements respiratoires d'autre part, qu'on a cherché les causes de la dyspnée, en négligeant comme origine la condition particulière où se trouve le poumon tout entier par le fait de l'emphysème, et qui est son accroissement de volume.

Le poumon emphysémateux, en effet, est à l'étroit dans la cavité qui lui est destinée, au lieu d'y être distendu, comme dans l'état sain, par suite de son extension forcée ou hallérienne, et d'être soumis à la tendance au vide qui existe dans cette cavité. Il résulte de cet accroissement de volume le relâchement des parois des conduits aériens, le défaut de béance continue de ces conduits, béance qui leur fait contenir ce que j'ai appelé un *arbre d'air* chez l'homme sain (*Mémoire sur l'auscultation*). Qu'en résulte-t-il ? C'est que l'inspiration la plus laborieuse ne peut amener le poumon à un degré de dilatation suffisant pour que l'air pénètre d'emblée de la glotte vers les vésicules. Les parois des bronches, relâchées, sont rapprochées ou accolées en une foule de points, et laissent par suite pénétrer moins d'air que dans l'état normal. De cette étroitesse, de cette flaccidité des conduits, et de leurs interruptions de continuité résultent cette faiblesse du bruit respiratoire, ces sifflements et ces ronflements intra-pulmonaires, qui sont les signes habituels, permanents, de la maladie. De là principalement aussi la dyspnée, permanente également, qui la caractérise.

Si j'insiste sur ce point de physiologie pathologique, c'est que toutes les complications qui surviennent accidentellement et si fréquemment, dans le cours de l'emphysème, se caractérisent surtout par l'aggravation de cette dyspnée.

En dehors de la dyspnée continue habituelle, on peut admettre deux formes d'exacerbation : 1° les accès essentiellement transitoires que les malades qualifient d'*étouffements*, qui surviennent la nuit en interrompant tout à coup le sommeil, ou le jour sous l'influence d'une marche rapide, d'une ascension, ou de l'inspiration de vapeurs, d'odeurs ou de poussières excitantes; 2° les attaques plus prolongées que l'on a qualifiées d'accès d'*asthme* et de *bronchites*.

Dans les conditions où se trouvent les poumons des sujets atteints d'emphysème pulmonaire, et que j'ai rappelées plus haut, on comprend l'apparition fréquente des exacerbations dyspnéiques les plus courtes, qui font nécessairement partie de l'ensemble des phénomènes syptomatiques de l'emphysème. De ces accès transitoires, les uns sont diurnes, les autres nocturnes. Les accès diurnes sont dus à toutes les causes qui accélèrent momentanément la circulation, ou qui altèrent la composition de l'air respirable. Les accès nocturnes qui réveillent subitement le malade en sursaut et le font rechercher avec angoisse l'air du dehors, s'expliquent, selon moi, par l'atténuation des mouvements respiratoires qui résulte du sommeil lui-même.

On ne doit considérer comme complications réelles que les attaques plus durables, dans lesquelles il y a une dyspnée paroxystique qui se prolonge pendant un ou plusieurs jours au moins. Ce sont celles dont il va être question et qui tiennent à deux causes : à l'hyperémie pulmonaire et à la bronchite.

I. Hyperémie pulmonaire compliquant l'emphysème pulmonaire.

Les pathologistes n'ont pas décrit cette hyperémie aiguë comme complication de l'emphysème, la rangeant parmi les bronchites, et les confondant, les unes et les autres, dans une description commune. On va voir que cette confusion n'est nullement légitime.

L'hyperémie pulmonaire n'est pas ici une complication exceptionnelle, comme le défaut de description que je signale pourrait le faire croire; car elle est au moins aussi fréquemment observée que la bronchite vraie. Elle est bénigne ou grave, comme le montrent les deux faits suivants.

Obs. LXXV. — Un fort de la halle âgé de 27 ans, et d'une robuste constitution, fut admis le 11 octobre 1869 à l'hôpital Lariboisière (salle Saint-Landry, n° 9). Tous ses parents étaient bien portants, et lui-même n'avait jamais été malade, lorsque, un an avant son entrée, il commença à tousser et à expectorer des crachats muqueux. Depuis cette époque, il a continué à tousser, surtout le matin; sa respiration est devenue courte, et des accès subits d'oppression sont survenus la nuit, le forçant à se mettre momentanément sur son séant, ou même à gagner sa fenêtre ouverte pour respirer plus librement.

Ces accès, revenant à plusieurs jours d'intervalle dans les derniers temps, le forcent depuis plusieurs mois à se reposer de son travail le lendemain de chaque accès.

Dix jours avant son admission, il fut pris d'une dyspnée nouvelle, dont l'intensité et la continuité le forcèrent à suspendre ses occupations, et enfin à entrer à l'hôpital.

Le 12 octobre, je le trouve couché, la tête élevée et en proie à une dyspnée considérable, avec respiration haute, laborieuse et fréquente; la peau est chaude, le pouls fréquent. Il n'y a ni cyanose, ni congestion de la face.

Le thorax est bien conformé, sans saillies sus ou sous-claviculaire. A la percussion, son tympanique en arrière comme en avant, même au niveau du foie et du cœur. L'auscultation fait aussi percevoir, dans toute l'étendue de la poitrine, surtout en avant, une respiration sibilante et ronflante extrêmement intense pendant les deux temps de la respiration, et surtout pendant l'expiration, qui est très-prolongée. Il n'y a pas de râles humides, et l'expectoration est insignifiante. (*Gomme suc.*; — *Ipéca et Tartre stib.*; — *Jul. sir. tolu*; — *Bouillons.*)

Le lendemain 13, j'apprends qu'il y a eu une amélioration marquée après les évacuations produites par l'éméto-cathartique. Le malade n'est plus reconnaissable : il est devenu très-calme et ne paraît plus oppressé; la respiration n'est plus fréquente, le pouls n'est qu'à 72, sans chaleur à la peau; en un mot le changement en bien est complet depuis la veille. Le son tympanique est à peu près disparu, et l'auscultation ne fait plus entendre qu'une respiration affaiblie partout, et à peine sibilante par places, principalement du côté droit. L'appétit est revenu.

La faiblesse du bruit respiratoire persiste, ainsi qu'un peu de sibilance légère et rare, pendant les jours suivants et jusqu'à la sortie, ce qui démontre que ces signes sont ceux de l'emphysème habituel dont cet homme est affecté.

Il ne peut y avoir de doute, dans ce fait, sur l'existence d'une hyperémie accidentelle des poumons. La douleur de côté a manqué, il est vrai, comme dans la plupart des congestions pulmonaires secondaires; mais l'hyperémie a été manifeste, d'abord par une dyspnée très-prononcée, par le son tympanique du thorax, par la respiration sibilante et ronflante généralisée, par l'expiration prolongée, et ensuite par la rapidité de la guérison du jour au lendemain, due à un éméto-cathartique, et par la disparition connexe des signes physiques.

Il faut remarquer que les signes de la congestion n'ont été ici qu'une exagération des signes de percussion et d'auscultation qui caractérisaient aussi l'emphysème chez ce malade. Après la guérison de l'hyperémie en effet, il offrait une faiblesse du bruit respiratoire avec quelques sibilances discrètes et disséminées comme la plupart des emphysémateux en dehors des complications. Ces mêmes signes de l'hyperémie et de l'emphysème, très-accentués dans le premier cas et très-peu accusés dans le second, s'expliquent de part et d'autre par l'exagération de volume du poumon rappelée précédemment, ou plutôt par le défaut de béance complète des conduits respiratoires qui en résulte. Peu prononcés dans l'emphysème, ces signes sont devenus beaucoup plus prononcés avec l'hyperémie intercurrente, parce que, le poumon augmentant encore plus de volume par le fait de son engorgement sanguin, la circulation de l'air y est devenue plus embarrassée et plus difficile : d'où cette absence de respiration vésiculaire, ces sifflements, ces ronflements généralisés, et ces expirations si prolongées.

L'hyperémie est aussi incontestable dans une foule de faits que je pourrais rapporter, et dans lesquels la complication a tous les caractères de l'hyperémie simple, jusqu'à la douleur de côté [1]. J'ai vu à Cochin, en 1866, un emphysémateux âgé de 52 ans, se disant très-oppressé depuis quelques jours à son admission et présentant alors : un son tympanique de la poitrine, une respiration sifflante ou ronflante, généralisée des deux côtés, une expectoration de mucosités transparentes, et chez lequel ces signes d'hyperémie disparurent dans les vingt-quatre heures par l'emploi d'un éméto-cathartique, comme dans l'observation précédente. Si j'ajoute que, dans les faits de ce genre, la mensuration démontre qu'avec la disparition rapide de ces signes, la poitrine subit une rétrocession notable, succédant nécessairement à une ampliation préalable due à la congestion accidentelle, on n'interprètera pas cet ensemble de données pratiques autrement que je ne l'ai fait [2].

[1] La confusion avec l'hyperémie simple est facilement faite si l'on ne tient pas compte de l'emphysème. L'observation XIII de la thèse du Dr Bourgeois est une hyperémie de ce genre chez un emphysémateux.

[2] Beaucoup d'accès d'asthme ne sont pas autre chose que des hyperémies pulmonaires accidentelles de ce genre. Beau, en effet, a constaté que les accès qu'il qualifie d'asthme s'accompagnaient d'une dilatation thoracique. Je ne nie pas l'asthme nerveux, mais il me paraît beaucoup plus rare qu'on ne pense. Telle est aussi l'opinion de G. Sée (*Nouv. Dict. de méd. et de chirurgie pratiques*, art. ASTHME).

Tous les faits d'hyperémie accidentelle survenant dans le cours de l'emphysème pulmonaire ont la plus grande analogie. Le début s'annonce par un accroissement rapide de la dyspnée et de la toux, avec ou sans fièvre, et la terminaison est brusque et rapide sous l'influence du traitement, comme cela s'observe dans l'hyperémie simple.

Les hyperémies pulmonaires dont il vient d'être question, et qui cèdent si brusquement à une médication appropriée, sont des complications peu graves ou bénignes de l'emphysème. Mais il n'en est pas toujours ainsi. La congestion pulmonaire peut affecter ici la forme asphyxique, et entraîner la mort. Ces hyperémies graves du poumon ont été considérées à tort par les observateurs comme des *bronchites capillaires suffocantes*, avec lesquelles elles ont été confondues. Elles en ont en effet la physionomie symptomatique, mais non les lésions inflammatoires. Dans les cas de mort, on ne trouve en effet qu'un engorgement sanguin considérable des poumons emphysémateux, sans épaississement ni ramollissement de la muqueuse bronchique, et sans lésions inflammatoires des bronches, c'est ce que nous avons constaté dans l'observation LXXXII, rapportée au chapitre des INFARCTUS DU POUMON.

On conçoit d'autant mieux que la congestion pulmonaire ait ce degré d'intensité dans le cours de l'emphysème du poumon, que déjà, par le fait de cette maladie, il y a diminution de l'hématose, et enrayement plus ou moins prononcé de la circulation cardio-pulmonaire.

On a prétendu que lorsque, à l'autopsie des individus atteints de bronchite capillaire suffocante, on ne trouvait pas d'inflammation de la muqueuse bronchique, et simplement de l'hyperémie, c'est que l'inflammation n'avait pas eu un temps suffisant pour se produire, la mort étant survenue dès les premiers jours. Mais j'ai vu un malade chez lequel l'inflammation de la muqueuse bronchique faisait absolument défaut, quoique cette inflammation eût eu amplement le temps de se développer, le malade offrant une dyspnée avec cyanose depuis dix jours lors de son entrée à l'hôpital, et les mêmes phénomènes s'étant prolongés dix jours encore avant la mort. L'hyperémie pulmonaire, qui fut constatée à l'autopsie avec l'emphysème, pouvait seule, en l'absence de lésions du cœur ou des gros vaisseaux, expliquer la dyspnée considérable et les signes thoraciques observés.

Il peut donc survenir dans le cours de l'emphysème, non-seulement une hyperémie pulmonaire qui donne lieu à une attaque de dyspnée de plusieurs jours, dont on peut avoir facilement raison, mais encore des hyperémies plus graves, résistant au traitement, et entraînant la mort, hyperémies qui simulent complétement l'affection dite bronchite capillaire suffocante.

II. Bronchite aiguë compliquant l'emphysème des poumons.

Les bronchites vraies, avec lesquelles on a depuis longtemps confondu les hyperémies qui compliquent l'emphysème pulmonaire, sont observées dans les mêmes conditions, et constituent le plus souvent une affection plus durable et plus résistante que l'hyperémie. Ces bronchites sont, par cela même, fréquemment observées dans les hôpitaux.

Pour en bien exposer les caractères, il me suffira d'en rapporter deux exemples, qui établiront la différence qu'ils présentent avec les hyperémies, tout en montrant le rôle important de l'hyperémie concomitante de la bronchite elle-même.

Obs. LXXVI. — Une marchande de papier sur la voie publique, âgée de 66 ans, fut admise à l'hôpital Cochin, le 22 janvier 1866. Elle se disait asthmatique depuis au moins vingt ans, c'est-à-dire qu'elle avait la respiration courte, et que cette dyspnée habituelle augmentait par la marche et pouvait devenir un sentiment de suffocation lorsqu'elle inspirait de la fumée, certaines odeurs fortes, la poussière, le brouillard, etc. Des accès momentanés de dyspnée survenaient assez souvent la nuit. Elle avait aussi des palpitations depuis quelques années. Enfin, de temps en temps, il est survenu des affections intercurrentes qui ont été qualifiées de fluxions de poitrine par les médecins, mais qui ressemblaient, dit la malade, aux accidents qu'elle présentait depuis trois semaines, lors de son admission, et qui étaient les suivants :

Depuis ces trois semaines, elle éprouvait une dyspnée qui avait été croissant, et pour laquelle elle gardait le lit depuis. Cette dyspnée était considérable; la respiration haute, laborieuse, fréquente (à 48); la face était cyanosée, la toux fréquente, pénible, et l'expectoration muco-purulente assez abondante; le pouls était médiocrement fréquent, et la prostration prononcée. Il n'y avait pas d'œdème aux membres inférieurs. A la percussion, le thorax ne donnait pas de sonorité tympanique, tandis que l'auscultation faisait entendre partout une respiration très-faible, mélangée de râles sonores très-nombreux, dans les deux temps de la respiration, avec des râles sous-crépitants occupant la base des deux poumons en arrière, mais plus nombreux du côté gauche.

Une amélioration survint les jours suivants, par l'emploi d'un vomitif, de ventouses scarifiées, et d'une potion kermétisée. Le 26, quatre jours après l'admission, la malade se trouvait beaucoup mieux ; la respiration, encore laborieuse et dyspnéique, continuait à être fréquente; mais la cyanose avait disparu. La malade était couchée la tête médiocrement élevée, le pouls était presque naturel, la peau sans chaleur, la toux moins fréquente. Tout, en un mot, dans l'aspect de la malade, comme dans les phénomènes fonctionnels, indiquait une facilité plus grande de la fonction respiratoire. Les signes physiques, de leur côté, dénotaient la même amélioration. Le bruit respiratoire était faible, avec un caractère manifeste de sécheresse; mais il n'y avait plus que très-peu de sibilance du côté gauche, et les râles humides des deux bases ne se percevaient plus que dans une très-petite étendue. Le *julep avec kermès* fut continué avec *vin de Bordeaux, potages et bouillons.*

Cet état satisfaisant fit de nouveaux progrès les jours suivants, et la malade revint, dans les premiers jours de février, à son état de santé habituel antérieurement à la complication aiguë qui avait nécessité son admission. Le 17 février, en effet, elle éprouvait une légère dyspnée habituelle, avec le cortége des exacerbations qui caractérisent l'emphysème; la toux était rare, sans expectoration. La poitrine restait comme globuleuse, avec espaces intercostaux non déprimés, malgré la maigreur; la sonorité thoracique était claire, le bruit respiratoire généralement très-faible, surtout en arrière, granuleux sous les clavicules, et encore mélangé aux deux bases de quelques gros râles sous-crépitants. La respiration s'entendait au niveau du cœur, dont les battements étaient réguliers, sans bruit anomal, avec battement de sa pointe au-delà de son siége habituel, ce qui indiquait une hypertrophie de l'organe, qui complique si souvent l'emphysème.

La complication de bronchite aiguë était, dans cette observation, des plus manifestes, et caractérisée par ses signes ordinaires. Son apparition s'explique d'autant plus aisément que la persistance des râles humides aux deux bases des poumons, après la guérison, semble démontrer que cette bronchite aiguë n'a été que l'exacerbation d'une bronchite chronique préexistante, comme on la rencontre fréquemment chez les anciens emphysémateux.

Ici encore nous trouvons que l'hyperémie qui accompagne la bronchite est la cause principale de la dyspnée accidentelle survenue chez cette femme; car, malgré la persistance de la bronchite, la respiration est devenue plus facile, et la cyanose a disparu sous l'influence du traitement qui a rapidement agi sur l'hyperémie. Comme on l'a vu pour la pneumonie (p. 265, fig. 30, 31), les tracés de mensuration périmétriques démontrent ici que le traitement, par son action sur l'hyperémie, peut être favorable dès les pemiers jours, et jusqu'à la fin de la bronchite compliquant l'emphysème, lorsque cette bronchite doit guérir.

Cette guérison n'est pas, à beaucoup près, aussi souvent observée dans la bronchite qui nous occupe que dans l'hyperémie. Voici un de ces cas mortels.

Obs. LXXVII. — Au nº 6 de la salle Sainte-Marie (hôpital Cochin), était admise, le 20 décembre, une vieille domestique, âgée de 72 ans, et qui mourut le 8 janvier suivant.

Cette femme, d'une constitution assez forte, avait habituellement une bonne santé avant les douze dernières années; elle avait eu seulement un accouchement difficile à l'âge de 30 ans, et une fluxion de poitrine à 52 ans. Depuis une douzaine d'années, oppression habituelle lentement croissante avec accès passagers de dyspnée de temps en temps; elle était sujette en même temps à des rhumes fréquents et prolongés. Aucun de ses parents n'avait été asthmatique. Elle avait en outre beaucoup souffert de la misère, et son alimentation avait été longtemps insuffisante.

Au commencement de l'hiver, elle avait souffert du froid et avait éprouvé plus de toux et d'oppression. A son admission, il y avait une dyspnée considérable, avec un sentiment de grande faiblesse; la respiration était laborieuse, à 48, le pouls à 104; la face était cyanosée, les extrémités étaient fraîches. La poitrine était endolorie, la toux fréquente et pénible, suivie d'expectoration muco-purulente. La forme du thorax était globuleuse en avant, avec effacement des espaces intercostaux; la percussion, douloureuse, produisait un son tympanique très-prononcé en avant, ainsi qu'en arrière aux deux bases; le bruit respiratoire était faible, avec expiration prolongée, et principalement constitué par des bruits sifflants ou ronflants, mélangés de râles sous-crépitants disséminés, mais beaucoup plus nombreux aux deux bases en arrière.

Gom. sucrée; — poudre d'ipéca 2 gr.; — 2 pilules de tannin; — bouillons : tels furent les premiers moyens de traitement.

Pendant les huit jours qui suivirent, il n'y eut pas d'amélioration sensible et les signes locaux restèrent les mêmes, si ce n'est qu'il fut perçu, deux jours de suite, une respiration soufflante du côté gauche, avec exagération du retentissement de la voix. Du vin de Bordeaux fut donné pour relever les forces de la malade, qui s'affaiblit néanmoins de plus en plus jusqu'à la mort, survenue le 8 janvier.

A l'autopsie, outre les signes d'emphysème et de congestion pulmonaire que présentèrent les deux poumons, les bronches étaient le siége d'une hyperémie notable ; leur muqueuse était tuméfiée, épaissie, ramollie et comme tomenteuse, jusque dans les dernières divisions bronchiques. Nulle part, même dans le point au niveau duquel il avait été perçu du souffle pendant la vie, il n'y avait d'hépatisation, ni d'autre condensation du tissu pulmonaire que l'hyperémie.

Cette dyspnée, survenant comme effet d'une bronchite prolongée, peut être excessive. Elle semble alors se rattacher à une bronchite suffocante chronique, et l'ensemble des phénomènes peut simuler, par l'engorgement des dépendances de la veine cave supérieure, les accidents asphyxiques dus à une tumeur développée dans le médiastin. Cette dernière difficulté de diagnostic n'a pas, que je sache, été signalée. J'en ai recueilli deux exemples. L'autopsie seule fit reconnaître l'erreur de diagnostic. Voici une de ces observations.

Obs. LXXVIII. — Ce malade était un ancien militaire âgé de 42 ans et d'une forte constitution. Depuis quatre ans seulement, sa respiration était devenue de plus en plus courte, avec des exacerbations dont la durée était de huit à quinze jours. Pendant ces accès, survenant à des intervalles variables, il y avait des paroxysmes, principalement la nuit, qui l'obligeaient à aller respirer l'air extérieur. Il lui est arrivé de casser une vitre de la fenêtre pour aspirer plus vite l'air du dehors.

Plusieurs jours après le retour d'un de ces paroxysmes de dyspnée, le malade entre à l'hôpital Cochin, le 27 octobre 1867.

Nous le trouvâmes, le lendemain 28, assis sur son lit, les bras appuyés en avant et écartés pour respirer moins difficilement. La face était plombée, anxieuse ; les yeux étaient caves, les lèvres, la langue et les ongles cyanosés; les extrémités refroidies. Les narines se dilataient à chaque inspiration, qui se faisait sans sifflement. La voix était faible et entrecoupée, la toux médiocrement fréquente et l'expectoration muqueuse, peu abondante. Pouls fréquent, petit et faible. Pas d'œdème aux membres inférieurs.

La poitrine était sonore partout et la respiration très-faible dans toute l'étendue de la poitrine; il y avait de plus, çà et là, en avant seulement, quelques râles sous-crépitants et sonores. Les battements du cœur étaient énergiques, mais masqués par le poumon, qui envahissait la région précordiale. Les bruits cardiaques étaient réguliers, sans aucun souffle ni frottement.

Pendant les six jours qui suivirent (jusqu'au 3 novembre), la dyspnée fut persistante et grave, en présentant des exacerbations pendant lesquelles le malade semblait prêt à succomber. Il était alors momentanément soulagé par l'emploi des ventouses sèches, qui furent appliquées à différentes reprises. On eut recours aussi à des *sinapismes*, à un *vésicatoire* et au *bromure de potassium* à l'intérieur.

Cependant du 4 au 7 novembre, il y eut ensuite une amélioration qui paraissait être réelle : le pouls s'était un peu relevé, les exacerbations étaient moins fréquentes et moins fortes, le bruit respiratoire était mieux entendu; mais la face était plus altérée, et il y avait une somnolence habituelle qu'on faisait cesser en interrogeant le malade, dont les réponses étaient lentes.

C'est dans ces conditions que la mort survint le 8 novembre au soir, sans que rien de particulier en ait annoncé l'approche.

Avant d'exposer les résultats de la nécropsie, voyons rapidement comment on pouvait interpréter les phénomènes observés pendant la vie.

La dyspnée, symptôme auquel tous les autres phénomènes forment cortége, ne ressemblait nullement à la dyspnée de l'emphysème. L'absence presque absolue de râles dans les douze jours de séjour du malade à l'hôpital, éloignait aussi la supposition d'une bronchite capillaire.

Quant à la supposition d'une affection cardiaque, il est vrai que l'accroissement graduel de la dyspnée, et ses exacerbations excessives et prolongées pouvaient s'y rapporter; mais ces phénomènes pouvaient plutôt faire penser à l'existence d'une tumeur du médiastin. Les battements du cœur étaient en effet réguliers, sans aucun bruit anomal; les exacerbations de dyspnée ne s'accompagnaient pas de palpitations, et d'ailleurs jamais les affections cardiaques ne sont *par elles-mêmes* l'origine de paroxysmes aussi violents et aussi prolongés que chez notre malade. Nous devions donc rejeter l'existence d'une affection cardiaque comme cause des accidents observés. Nous arrivâmes ainsi, par voie d'exclusion, à considérer les signes de compression de la veine cave supérieure, la dyspnée continue excessive, et la faiblesse extrême du bruit respiratoire, comme produits par une tumeur du médiastin, et, parmi elles, par la plus communément observée, une tumeur anévrysmale latente de l'aorte.

Combien nous étions loin de nous douter qu'il s'agissait simplement d'un emphysème pulmonaire considérable avec bronchite prolongée!

A l'autopsie, en effet, nous trouvâmes les poumons extrêmement volumineux, s'échappant de la cavité thoracique; nous dûmes les maintenir écartés avec des érygnes pour pouvoir examiner le médiastin; mais il n'y existait aucune tumeur. Un ganglion noirâtre, volumineux, se montrait bien à la bifurcation des bronches, mais il était incapable de les comprimer. Les poumons, emphysémateux à un haut degré, étaient en même temps congestionnés, et la muqueuse des bronches, tapissée çà et là de muco-pus, était partout très-injectée, épaissie, et par places ramollie. Le cœur, médiocrement augmenté de volume, offrait bien un léger épaississement de la plupart de ses valvules, mais cet épaississement ne nuisait pas à leur souplesse. Quelques caillots mous et récents occupaient les cavités droites sans obstruer l'artère pulmonaire. La veine cave supérieure était distendue par du sang de même nature. Les autres organes étaient sains.

Nous pensons avoir démontré dans ce qui précède que la congestion et la bronchite aiguë doivent être considérées comme deux complications aiguës de l'emphysème. On a signalé une autre complication rare, à invasion aiguë et même subite, qui a été affirmée par les uns et niée par les autres : je veux parler de la perforation des vésicules pulmonaires, occasionnant un pneumo-thorax. Le fait est rare, mais incontestable, comme le démontrent plusieurs observations, et notamment celle que je rapporterai à propos du pneumo-thorax (p. 645).

J'ai peu de mots à dire du traitement. C'est celui de la bronchite et de l'hémo-bronchite graves, dont la gravité est augmentée par la coexistence de l'emphysème du poumon, cause d'une gêne plus grande de la petite circulation. Cette condition particulière provoque une action musculaire exagérée du cœur, et par suite l'asystolie. Il en résulte qu'il faut être réservé dans l'emploi des émissions sanguines, et avoir recours aux toniques associés aux alcooliques, qui produisent de si fréquentes améliorations dans les affections organiques du cœur.

CHAPITRE II

APOPLEXIE PULMONAIRE.

L'hémorrhagie apoplectiforme du poumon est une affection qui survient accidentellement dans une foule de maladies, principalement dans celles qui s'accompagnent d'une congestion du poumon, ou d'un enrayement de la circulation cardio-pulmonaire, soit général, soit local. Dans ce dernier cas, elle serait la conséquence habituelle des infarctus pulmonaires. Comme suite de l'enrayement général de la circulation cardio-pulmonaire, elle est une complication fréquente des maladies du cœur.

Elle est due aussi à l'hyperémie pulmonaire exagérée, dans les maladies aiguës spontanées dont je me suis occupé dans la première partie de cet ouvrage, surtout avec la congestion du poumon qui est secondaire, avec celle qui complique par exception la thoracentèse, comme l'ont observé Legroux et Vidal, et enfin au niveau de ces indurations congestives du tissu pulmonaire qui accompagnent certaines bronchites graves, dont il a été précédemment question, et qui constituent les prétendues pneumonies lobulaires, fausses, bâtardes, etc.

L'apoplexie pulmonaire est donc secondaire dans la plupart des cas. Mais elle est aussi parfois primitive, et due alors à une cause traumatique : une violence extérieure. Le choc éprouvé en pareils cas par le thorax s'accompagne d'hémorrhagie intra-bronchique (hémoptysie) et d'hémorrhagie intra-pulmonaire. Cette origine de l'apoplexie pulmonaire a été signalée, mais elle est rare. Je n'en connais pas d'exemple plus remarquable que le fait suivant, que j'ai recueilli en 1868, à l'hôpital Necker, et dont je communiquai la pièce anatomique à la Société médicale des Hôpitaux.

Obs. LXXIX. — Le nommé Robineau, terrassier, âgé de 58 ans, était d'une très-bonne santé habituelle lorsque, dans le commencement du mois de mai 1868, il reçut un coup violent de timon de voiture dans le côté gauche de la poitrine, en dehors et au-dessous du mamelon. Il survint immédiatement un crachement de sang pur abondant, sans qu'il se déclarât ensuite ni frisson ni fièvre. Mais à partir de ce moment, la toux persista, ainsi que l'expectoration, qui resta sanguinolente.

Pendant les trois premiers mois qui suivirent, le malade resta chez lui, conservant son appétit, ne gardant pas le lit, mais ne pouvant travailler. Les nuits étaient pénibles, ce qui tenait uniquement au retour de la toux, et à l'expectoration qui était abondante. Le 8 août 1868, il se décida à entrer à l'hôpital Necker.

A son admission, je constatai que son état général était assez bon, l'appétit assez bien conservé; il y avait un peu d'amaigrissement depuis le début, mais pas de fièvre. La toux se montrait principalement le matin et le soir; elle était suivie d'une expectoration abondante (plus de deux crachoirs par vingt-quatre heures), composée de mucosités aérées en partie, toujours sanguinolente et d'un rouge un peu brunâtre, uniforme, sans caillots.

A la percussion, il y avait généralement peu de son en arrière des deux côtés; la respiration était forte, avec souffle localisé *à la base droite* en arrière, sans bronchophonie; il n'y avait quelques râles humides que par intervalles. Ce n'est que quelques jours après que ce souffle disparut pour ne plus revenir, mais il fut bientôt remplacé par un autre souffle bronchique à l'union des deux tiers inférieurs du poumon gauche en arrière, avec matité étendue, et plus prononcée que précédemment.

Jusqu'à la moitié du mois de novembre, pendant trois mois par conséquent, l'état général était resté stationnaire, à part un amaigrissement assez sensible; et l'expectoration était restée la même, toujours abondante, toujours sanguinolente, mais sans aucune odeur fétide. Le souffle persistait en arrière à gauche, où il était devenu franchement caverneux, et le côté droit ne présentait plus rien d'anomal.

A partir de cette époque, la situation changea. Un jour, vers la mi-novembre, au moment de la visite, il fut expectoré un premier crachat très-fétide, un peu brunâtre, et dès lors l'expectoration, de plus en plus abondante, de rouge devint d'un gris couleur café au lait, et son odeur resta constamment fétide.

Dès lors le malade garda le lit, son appétit se perdit, la fièvre revint chaque soir, l'affaiblissement fut rapide; enfin le 6 décembre, il apparut des taches de purpura, la dyspnée augmenta, et la mort survint le lendemain.

A l'autopsie, on trouve le poumon gauche très-adhérent partout, et difficile à détacher. Sa moitié inférieure est indurée et compacte extérieurement; mais dans cette partie, son tissu est comme détruit au centre, où il est remplacé par une sorte de bouillie fétide, d'un gris rougeâtre, qui remplit une cavité irrégulière pouvant loger une petite orange. Les parois de cette cavité sont constituées par une sorte de coque en partie détruite, d'une dureté semblable à du carton, d'une épaisseur de 2 à 5 millimètres, d'une couleur noire rougeâtre, et assez fortement adhérente au tissu pulmonaire, dont on peut pourtant l'énucléer sans trop d'efforts. Quelques rameaux bronchiques s'ouvrent dans cette cavité, là où cette coque fait défaut. Celle-ci est constituée manifestement par du sang coagulé, sans que l'examen microscopique ait pu être fait, la pièce anatomique ayant été communiquée à la Société médicale des Hôpitaux, puis égarée, après toutefois que j'en eus pris un dessin (Planche V).

Le poumon droit était sain, de même que le cœur, les gros vaisseaux, et tous les autres organes.

Je ne connais pas dans la science d'exemple d'apoplexie pulmonaire traumatique semblable à celui-ci. Le sang avait été collecté en foyer, et l'étendue de la déchirure du tissu pulmonaire, l'évolution symptomatique de la lésion apoplectique, et les modifications remarquables qu'avait subies la masse sanguine épanchée, dont les parties extérieures s'étaient concrétées en coque dure, en font un fait exceptionnel.

Toute apoplexie pulmonaire un peu étendue s'accompagne d'expectoration sanguinolente, tantôt très-abondante, et tantôt peu; mais cette expectoration me paraît avoir pour caractère de se prolonger pendant un certain temps, plusieurs semaines, ou même plusieurs mois. L'étendue et la gravité de la lésion ne sont nullement en rapport avec l'abondance de ces crachats sanguins, comme le prouve notre observation; mais peut-être la durée de l'expectoration sanguinolente est-elle en rapport avec l'étendue de la lésion hémorrhagique. Cette expectoration n'a pas été, en effet, immédiatement considérable chez mon malade, mais elle a persisté pendant six mois, ayant une coloration d'un rouge brunâtre, qui était un très-bon signe diagnostique, avec la matité et le souffle localisés au niveau de la partie du poumon gauche, qui précisément avait subi l'action de la cause vulnérante. L'altération putride du foyer sanguin n'a pas été moins remarquable, cette altération du sang épanché ayant, après six mois de durée seulement, alors sans doute que l'air a pu pénétrer dans son intérieur ramolli, simulé une gangrène pulmonaire.

Le sang, subissant ainsi un ramollissement putride par le contact de l'air qui le pénètre par les bronches avec lesquelles il est en rapport, a pris, dans le fait que je viens de rapporter, une coloration grisâtre, tout en conservant dans ses parties concrètes sa couleur rouge noirâtre. Dans les faits que j'ai observés, le sang expectoré a pris cette teinte brunâtre, qui a été signalée par les auteurs, et qui tiendrait, d'après Lebert (de Breslau), à des cristaux d'hématoïdine visibles au microscope. Ces cristaux proviendraient de la transformation des globules sanguins, qui font alors défaut dans les crachats.

Une expectoration subite de sang plus ou moins abondante, survenant dans les conditions que j'ai rappelées plus haut, avec une dyspnée ou une orthopnée prononcées, un pouls petit et fréquent, une grande anxiété, avec un bruit respiratoire affaibli et obscur, ou remplacé par un souffle bronchique et des râles humides, fins ou gros, constatés au niveau d'un des poumons, dans un point où existe ou non une sonorité obscure ou au contraire tympanique à la percussion : tels sont les signes qui doivent faire soupçonner l'existence d'une apoplexie pulmonaire. Mais ces signes ne se montrent pas avec cet ensemble caractéristique dans tous les cas d'apoplexie du poumon. Il en est beaucoup de latents, pendant l'évolution des maladies qui sont le point de départ de cette complication hémorrhagique. Les hémoptysies abondantes, considérées d'abord par Laennec comme un signe important de cette apoplexie, n'ont pas la valeur diagnostique qui leur a été attribuée. Les phthisiques présentent assez fréquemment de ces hémoptysies abondantes et répétées, qu'on pourrait être tenté de rapporter à une apoplexie pulmonaire. On a invoqué, pour les expliquer, des varices artérielles des parois des cavernes du poumon ; mais il peut n'y avoir aucune lésion de cette espèce. J'ai vu, chez un phthisique, une hémoptysie grave par son abondance et son retour répété à quelques jours d'intervalle, être due à une petite branche artérielle aboutissant perpendiculairement à la paroi d'une caverne tuberculeuse qui, par ses progrès, avait rendu cette artériole béante dans sa cavité. De là des hémorrhagies considérables, ne s'arrêtant que par la formation d'un caillot sanguin, lequel, se détachant bientôt, donnait lieu à une nouvelle hémorrhagie. Je pus constater un de ces caillots protecteurs encore en place, après la mort du malade.

Le sang, en s'épanchant dans le poumon pour produire l'apoplexie qui m'occupe, ou s'infiltre dans la trame du tissu de l'organe, ou la déchire pour s'y épancher. Dans les deux cas, le sang, chassé hors des vaisseaux, se coagule et forme des noyaux plus ou moins considérables, qui constituent l'état habituel de cette lésion.

Mais que devient le sang ainsi épanché ? Il peut subir une transformation putride, et, s'il est infiltré, donner lieu à une gangrène pulmonaire, ou bien la matière colorante du sang peut disparaître entièrement de la lésion hémorrhagique, et celle-ci prendra alors l'apparence d'une masse tuberculeuse ou crétacée, ou même ressembler à un abcès pulmonaire, si elle dépend d'un infarctus.

J'ai constaté cette apparence tuberculeuse ou caséeuse de la lésion chez une femme dont j'ai déjà rapporté l'observation. Elle était atteinte d'une pleurésie purulente à laquelle elle a succombé (Obs. XLVII, p. 380).

Cette malade, avant sa pleurésie, n'avait eu qu'une seule maladie pendant laquelle elle avait toussé et expectoré des crachats infects. Sans vouloir établir une connexion entre cet accident et les lésions qu'elle présenta après sa mort, je signale comme le résultat d'un épanchement sanguin intra-pulmonaire le noyau caséeux qui se trouvait à la base du poumon gauche (p. 381). Cette masse caséeuse, entourée de tissu pulmonaire sain auquel elle adhérait médiocrement, présentait à la coupe (fig. 88) un centre composé d'une substance demi-transparente, rosée, formant une sorte de gelée et disposée par couches. Vue au microscope par M. Lefeuvre, alors interne du service, cette substance centrale s'est montrée à lui comme de la fibrine, contenant encore quelques globules sanguins intacts, d'autres déformés (fig. 89), et enfin des amas de pigment assez considérables, résultant de la désorganisation

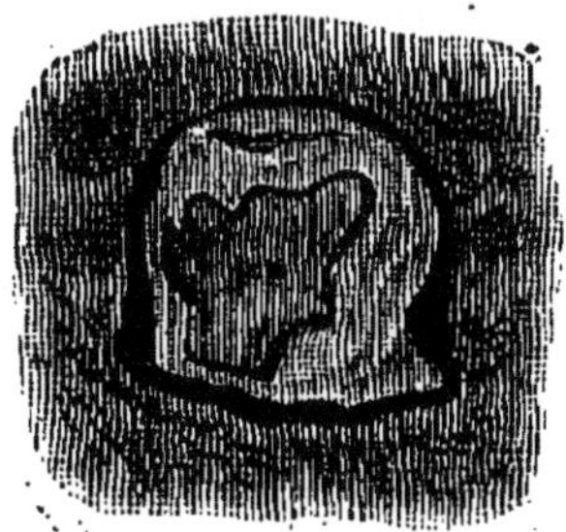

Fig. 88.

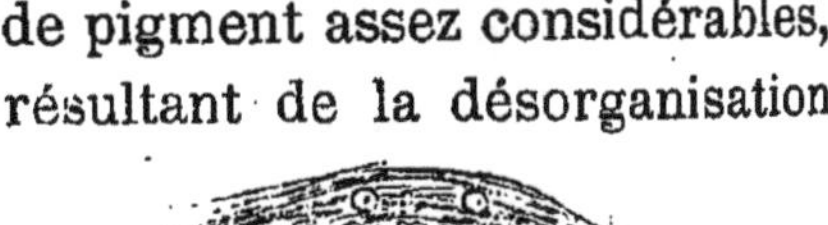

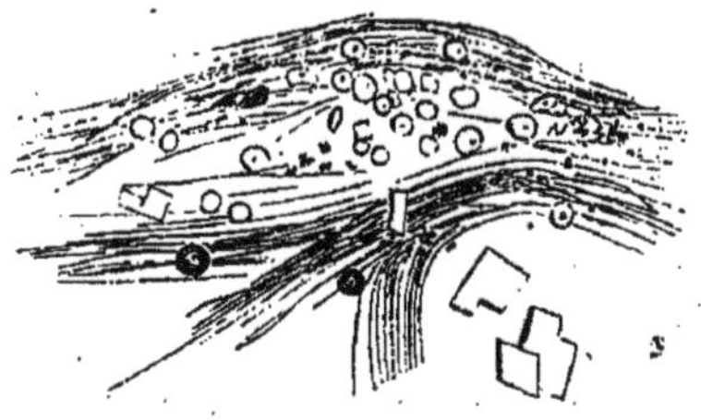

Fig. 89.

des corpuscules du sang. Le reste était de la graisse, des cristaux de cholestérine, et de la matière calcaire amorphe.

L'épanchement sanguin, dans ce cas, dépendait sans doute d'un infarctus pulmonaire. En tout cas, sa transformation a été la même que celle des noyaux qui constituent les infarctus du poumon, et à laquelle se rattache la pathogénie si complexe et si controversée des tubercules. Nous en reparlerons à propos des infarctus du poumon.

La masse sanguine, ainsi transformée en matière caséeuse, peut subir une régression nouvelle et se ramollir de manière à simuler un abcès inflammatoire : c'est encore là un nouveau rapprochement des foyers hémorrhagiques du poumon avec les infarctus que je viens de rappeler, et à propos desquels je reviendrai sur cette question de l'apoplexie.

Quelque interprétation que l'on adopte au point de vue de la pathogénie de l'apoplexie pulmonaire, il y a le fait de l'épanchement sanguin qui constitue une affection particulière dont le pronostic est variable suivant son évolution. Cette affection peut guérir par résolution, ou par transformation en masse caséeuse ou crétacée, ou bien entraîner la mort par gangrène du poumon ou par perforation de cet organe.

Le traitement de l'apoplexie pulmonaire comprend trois indications principales : combattre l'hémorrhagie, en traiter la cause, et remédier à ses suites. Les astringents sous toutes les formes, les révulsifs, la glace à l'intérieur, et les moyens hémostatiques variés qui ont été préconisés contre les hémorrhagies remplissent la première de ces indications. La deuxième provoque des médications variables comme la cause qui a produit l'accident, que l'on sait être principalement dû à une hyperémie pulmonaire secondaire, qui est elle-même le plus souvent sous la dépendance d'un enrayement de la circulation cardio-pulmonaire. Enfin la troisième indication, non moins importante, consiste à relever les forces du malade. Le traitement tonique est ici doublement utile puisque, en agissant sur le cœur, il active cette circulation dont la gêne prédispose au retour de l'hémorrhagie.

CHAPITRE III

OBLITÉRATIONS SANGUINES DE L'ARTÈRE PULMONAIRE.

Mon intention n'est pas d'exposer ici l'histoire clinique complète des oblitérations sanguines de l'artère pulmonaire, étude à laquelle se rattachent les questions d'embolie et d'infarctus pulmonaires. Il est admis aujourd'hui que les embolies proprement dites obstruent les artères d'un certain calibre, et que les infarctus sont des embolies capillaires.

Les oblitérations par embolie sont maintenant bien connues; mais leur étude laisse encore dans l'indécision et le vague plusieurs points de la question des thromboses, ou coagulations du sang sur place dans les vaisseaux pulmonaires. Déjà le jour se fait sur certains faits de thromboses dues à des embolies capillaires ; mais ce serait aller trop loin que d'attribuer cette origine à toutes les coagulations sanguines de l'artère pulmonaire indépendantes de l'embolie des grosses bronches de cette artère. Ces coagulations du sang sur place, dites autochthones, peuvent dépendre aussi, comme dans les autres vaisseaux, du ralentissement de la circulation, et de l'affaiblissement de l'action du cœur. Ces influences ont agi dans le fait suivant, qui a présenté des phénomènes symptomatiques remarquables.

Obs. LXXX. — Agée de vingt et un ans, domestique, cette malade était depuis deux ans à Paris. D'une assez frêle constitution, elle n'avait été réglée qu'à l'âge de dix-sept ans. Son père était mort après avoir toussé pendant une année; sa mère, un frère et des sœurs étaient très-bien portants. Ses règles, depuis leur apparition, avaient toujours été irrégulières; elle avait eu des signes de chlorose, des épistaxis fréquentes, et des pertes répétées depuis quatre mois, lorsqu'elle était entrée à Cochin.

L'affaiblissement général avait augmenté, et la peau s'était décolorée davantage depuis son arrivée à Paris.

Depuis quatre mois, que les règles étaient devenues plus abondantes et même plus fréquentes (tous les quinze jours), elle avait ressenti d'abord de la roideur dans le bas-ventre, et quelquefois une sensation de craquement en montant les escaliers. Peu à peu le ventre était devenu plus gros, ce qu'elle attribuait aux troubles menstruels.

Elle fut admise le 16 janvier 1866, pour des symptômes de chloro-anémie, et principalement pour des douleurs névralgiques et des palpitations. La peau et les muqueuses étaient très-pâles, et il existait un souffle doux au premier bruit à la base du cœur. De plus, l'abdomen était distendu par une tumeur volumineuse, débordant supérieurement l'ombilic de trois travers de doigt, arrondie, et simulant une grossesse de huit mois environ.

Ma première pensée fut qu'il existait une grossesse; mais l'existence de l'hymen, qui empêchait de pratiquer le toucher, contredisait presque absolument ce diagnostic, qui dut être abandonné, l'auscultation n'ayant pu faire constater ni le souffle placentaire ni les battements du cœur d'un fœtus. Les pertes de sang, fréquentes depuis plusieurs mois, éloignaient également de l'idée d'une grossesse; ces pertes se faisaient sans douleur.

Un traitement tonique et réconfortant fut prescrit.

Bientôt un nouveau signe fut remarqué au niveau de la tumeur : c'était une sensation de frottement saccadé à la palpation, se produisant profondément, dans l'intérieur de la tumeur, signe qui me fit admettre l'existence d'un kyste hydatique. Telle fut aussi l'opinion de Follin qui, sur ma demande, visita cette malade.

Tel était l'état de cette jeune fille lorsque, un mois après l'admission, le 15 février, il apparut des accidents nouveaux. En allant aux lieux d'aisances, la malade éprouva une syncope prolongée qui occasionna une chute. Je crus d'abord à une syncope anémique, et j'attribuai le même caractère à quelques défaillances qui survinrent dans les quatre jours suivants. Mais le 20, cinq jours après la première syncope, il se manifesta subitement, à 3 heures de l'après-midi, un malaise indéfinissable, une dyspnée considérable, de la pâleur, puis de l'injection de la face, sans aucun signe particulier à l'auscultation. La mort eut lieu après une demi-heure de durée de ces accidents.

Le lendemain, en apprenant ces particularités, j'annonçai l'existence d'une coagulation du sang dans l'artère pulmonaire comme cause des accidents ultimes, ce que l'on vérifia à l'*autopsie*, faite 40 heures après la mort.

D'abord il fut constaté que la tumeur abdominale était un kyste multiloculaire de l'ovaire, contenant des masses encéphaloïdes et de la matière colloïde dues à une prolifération des éléments de l'ovaire. J'aurai à revenir sur l'influence qu'a pu avoir cette tumeur pour la production de la lésion observée au niveau de l'artère pulmonaire.

Le diagnostic avait été exact. Le tronc principal et toutes les divisions de l'artère pulmonaire, jusqu'aux dernières ramifications, étaient complétement obstrués par un caillot continu, distendant partout les conduits artériels, partout assez résistant, d'un blanc jaunâtre par places, sans portion isolée (embolus) qui semblât être étrangère au caillot formé dans l'intérieur des vaisseaux. Ce caillot put être extrait par traction presque en entier des deux poumons.

Rien de particulier ne fut noté dans les autres organes, notamment dans l'intérieur des veines, qui ne contenaient aucun caillot, même celles qui subissaient la pression de la tumeur de l'ovaire.

. . . .

La coagulation du sang dans l'artère pulmonaire a été annoncée pendant la vie, chez cette malade, par des signes positifs. Je veux parler de l'angoisse subite survenue le jour de la mort, avec dyspnée, sentiment de suffocation, pâleur puis congestion de la face, pouls insensible : accidents suivis de mort après une demi-heure de durée, quoique la percussion et l'auscultation de la poitrine n'aient indiqué aucun obstacle à la circulation de l'air dans les bronches. Mais avant ces phénomènes ultimes, pendant les cinq jours qui ont précédé, il était survenu des défaillances et une syncope avec de la dyspnée, qui n'étaient certainement pas étrangères à la lésion qui a entraîné la mort. Les phénomènes de la dernière heure sont sans doute survenus lorsque l'imperméabilité de l'artère pulmonaire a été à peu près complète.

Il y a des malades chez lesquels la mort est à peu près subite. Il survient inopinément une angoisse et une oppression extrêmes de quelques secondes, et c'est tout.

Les phénomènes rapides qui s'observent pendant la vie, quelle que soit leur durée, sont facilement attribués à leur véritable cause : l'obstruction sanguine de l'artère pulmonaire; mais il est extrêmement difficile de se prononcer alors sur l'existence ou l'absence d'une embolie, lorsqu'il ne préexiste pas une affection, une phlegmatia par exemple, qui puisse en être le point de départ. On a cherché à surmonter ces difficultés de diagnostic. Pendant la vie, a-t-on dit, les accidents produits par un caillot migratoire sont plus rapides ; ils sont plus lents ou graduels pour les caillots autochthones. Ils sont plus lents surtout pour les caillots formés d'abord dans le cœur droit.

Les accidents ont été graduels chez notre malade. Chez elle, on ne pouvait admettre l'invasion brusque d'une embolie dans l'artère pulmonaire, les phénomènes observés pendant la vie ayant duré plusieurs jours. J'ai pensé que cette oblitération dépendait des causes générales que j'ai rappelées plus haut : le ralentissement du cours du sang, et l'affaiblissement du cœur. Mais n'aurait-il pas existé dans les veines voisines de la tumeur de l'ovaire des concrétions en corpuscules plus fins, comme on en a constaté dans le voisinage de certaines tumeurs cancéreuses, et qui auraient été obstruer les capillaires de l'artère pulmonaire ? La réponse reste douteuse, parce que l'on n'a examiné que les troncs veineux aboutissant à la veine cave inférieure et cette veine elle-même, que la tumeur aurait pu comprimer, et dans lesquelles il n'existait aucune coagulation. J'ai donc dû admettre, chez cette femme débilitée si profondément, l'action des causes rappelées tout à l'heure.

Il y a pour l'artère pulmonaire, outre ces conditions générales qui favorisent la formation des thromboses, des conditions pathogéniques locales particulières. Ce sont les obstacles au cours du sang dans la zone cardio-pulmonaire, et en particulier dans le poumon, comme on le voit dans la pneumonie. On conçoit qu'il puisse en être de même dans l'emphysème pulmonaire avancé, ainsi que dans la pleurésie. Dans la pneumonie, la fibrine exsudée est une cause manifeste d'obstacle au cours régulier du sang, et une cause évidente de ralentissement du sang et de sa coagulation dans les capillaires de l'artère pulmonaire, comme chez le malade suivant.

Obs. LXXXI. — C'était un homme vigoureux, âgé de quarante-sept ans, carrier de profession, qui fut admis le 2 octobre 1866, au 4e jour d'une pneumonie droite, dont il mourut le soir même. Peu d'heures avant sa mort, au milieu des phénomènes habituels de la pneumonie, il survint tout à coup une asphyxie imminente. Le pouls petit, dépressible, était à 124, la respiration à 50, la face était pâle et mouillée par une sueur froide, les extrémités étaient fraîches, et des râles trachéaux s'entendaient à distance. L'invasion soudaine et le défaut de rapport entre l'intensité de la dyspnée et la liberté de la respiration dans une très-grande étendue des poumons, en dehors de la partie hépatisée, purent me faire diagnostiquer une coagulation du sang dans l'artère pulmonaire.

A l'autopsie, les cavités droites et gauches du cœur sont distendues par un énorme caillot noir, gelée de groseille, de récente formation. A droite, où il est plus volumineux et plus ferme, il envoie des prolongements dans les veines caves supérieure et inférieure, et dans toute l'artère pulmonaire. Cette artère est comme distendue par ce coagulum, qui a pris l'empreinte de ses valvules sigmoïdes, et qui s'étend jusqu'aux divisions les plus fines de l'un et de l'autre poumon. La coupe du poumon droit, qui est énorme et envahi, sauf à son sommet et à sa base, par une hépatisation grise, est remarquable par une multitude de points noirs qui correspondent aux coagulations sanguines des fines divisions de l'artère pulmonaire de

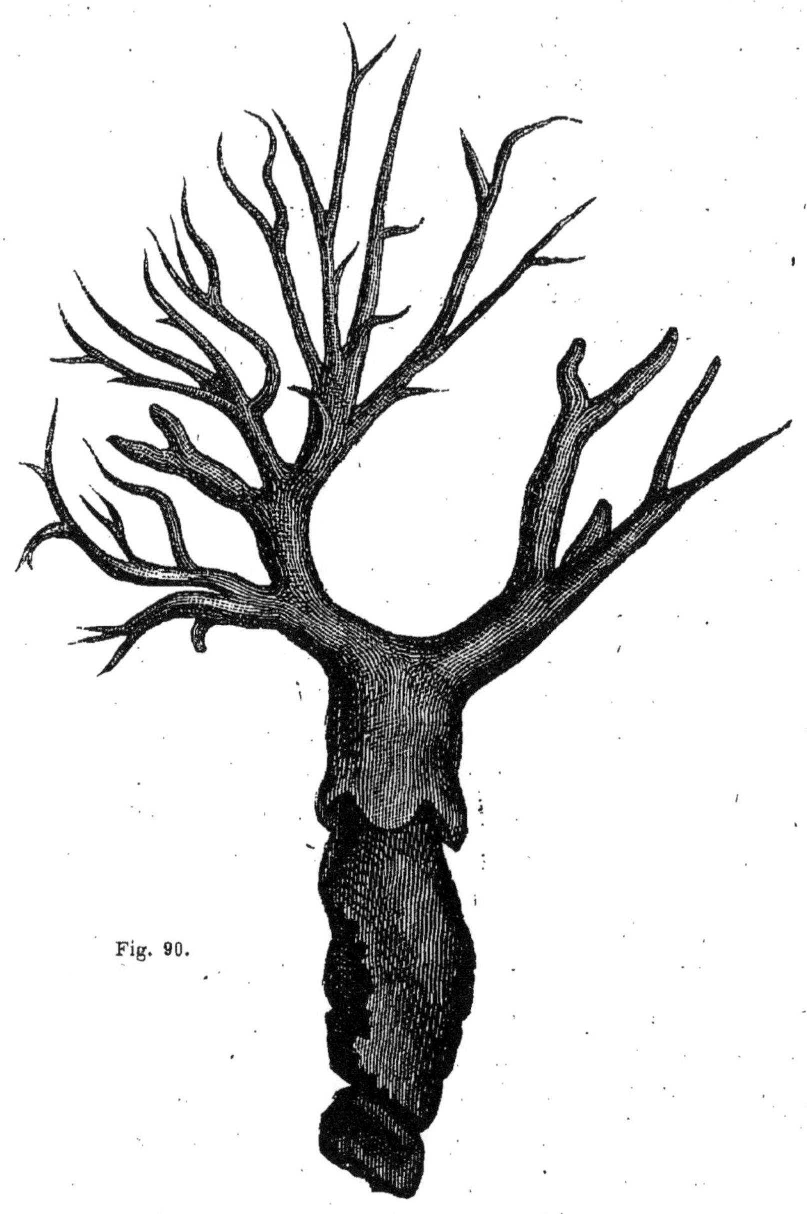

Fig. 90.

Fig. 91 (*réduction de 1/3*). — Coagulum sanguin extrait du ventricule droit du cœur et de l'artère pulmonaire; il conserve l'empreinte des cavités des valvules sigmoïdes de cette artère. Les arborisations sont moins complètes au niveau de celle de ses branches qui correspond au poumon droit, parce que le caillot s'est brisé.

ce côté. La coupe des petites bronches contient, en outre, des petits cylindres fibrineux qu'on peut en extraire, et qui se ramifient jusqu'aux cellules aériennes, qui sont distendues par le même exsudat plastique, comme le montre l'examen microscopique. — Le poumon gauche n'est que congestionné; mais les mêmes coagulations sanguines y ont envahi, de proche en proche sans doute, les divisions de l'artère pulmonaire. M. Ch. Lefeuvre a pu retirer le coagulum sanguin presque entier hors de l'artère pulmonaire, et il en a pris le dessin, que nous reproduisons ci-dessus (fig. 90).

Le cœur était d'ailleurs parfaitement sain, et son endocarde souple et lisse partout.

Rien de particulier n'était à noter dans les autres organes.

La coagulation du sang dans l'artère pulmonaire qui s'est effectuée dans ce cas, a évidemment débuté par les plus petites divisions de l'artère, pour gagner ensuite le tronc de l'artère, le ventricule droit et l'oreillette correspondante, en s'effilant dans les deux veines caves. C'est ce que prouvent la continuité et la résistance du coagulum, et le moulage parfait des valvules sigmoïdes [1]. Les faits de ce genre sont bien manifestement des exemples de coagulations sans embolie et sans infarctus, dont la production présente toujours une certaine obscurité.

Mais si les causes intimes des thromboses de l'artère pulmonaire sont obscures, il n'en est pas de même des embolies veineuses qui provoquent les coagulations du sang dans cette artère. L'état puerpéral, la phlegmatia, une vraie phlébite comme celle qui s'observe lorsque des varices s'enflamment, le cancer, les lésions traumatiques résultant des opérations chirurgicales, les maladies du cœur droit, des kystes hydatiques ouverts dans la veine cave inférieure : telles sont les causes des embolies qui ont été observées.

On a assigné deux formes principales aux signes de l'affection

[1] Nous avons observé un fait analogue de coagulation sanguine avec moulage des cavités valvulaires chez un homme atteint de pneumonie.

qui m'occupe : une forme syncopale et une forme asphyxique Chez le malade de l'observation LXXXI, que je viens de rapporter, la première forme a été caractérisée par la syncope et les défaillances des premiers jours, puis les accidents asphyxiques sont apparus, de sorte que les deux formes se sont succédé chez cette femme. Les syncopes et les défaillances, jointes à une dyspnée persistante, en l'absence de signes anomaux de percussion ou d'auscultation, doivent donc donner l'éveil sur l'imminence de phénomènes ultimes plus graves, qui annoncent l'obstruction complète de l'artère pulmonaire.

Quand la coagulation n'est pas générale, le pronostic peut-il ne pas être fatal? Cela nous paraît certain, l'oblitération des petites subdivisions de l'artère pulmonaire qui a lieu par des embolies capillaires constituant des infarctus qui guérissent fréquemment.

En présence des accidents si graves et si rapides qui résultent des oblitérations sanguines étendues de l'artère pulmonaire, n'est-il pas inutile de parler du traitement à leur opposer? Le précepte qui a été formulé, de chercher à rétablir le cours du sang par les collatérales, de diminuer les congestions locales, de favoriser la résorption de l'obstacle, ne saurait s'appliquer qu'aux faits de quelque durée. La première de ces indications, celle de rétablir le cours du sang par les collatérales, est impossible à remplir. Pour satisfaire à la seconde, de diminuer la congestion locale, les déplétions sanguines ne sauraient agir en rien sur l'obstacle. Aussi la troisième indication, celle de favoriser la résorption du caillot obturateur, est-elle la seule sérieuse. On cherche à obtenir cette résorption par l'emploi du bi-carbonate de soude, de l'eau de Vichy, du sesqui-carbonate d'ammoniaque, conseillé par Richardson. Mais a-t-on réellement le temps d'agir efficacement? Le plus souvent, non; car les accidents surviennent inopinément, et la mort est trop rapide, lorsqu'elle n'est pas subite.

CHAPITRE IV

INFARCTUS DES POUMONS.

Dans le précédent chapitre, à propos des oblitérations sanguines de l'artère pulmonaire, j'ai rappelé que ces oblitérations vasculaires prenaient le nom d'infarctus pulmonaires quand elles étaient limitées aux plus petits vaisseaux, et produites par des embolies capillaires.

Les infarctus ont été, dans les derniers temps, le sujet de travaux nombreux qui permettent aujourd'hui, non-seulement d'affirmer la réalité de ces lésions, avec les observateurs qui s'appuient à la fois sur des expérimentations d'une grande valeur et sur des observations cliniques, mais encore de leur faire prendre place parmi les affections du poumon. Sans rappeler les travaux partiels antérieurs à ceux de Virchow, c'est à lui qu'il faut attribuer le point de départ scientifique des recherches qui ont été faites depuis sur les embolies capillaires ou infarctus. Je me contente de citer celles de Senhouse-Kirkes, Traube, Wagner, Panum, Cohn, etc., en Angleterre et en Allemagne, et les travaux français de Schützemberger, Michel (de Strasbourg), Charcot, Fritz, Dumont-Pallier, Ehrmann, Ball, Vulpian, Prévost et Cotard, etc., et principalement, au point de vue des infarctus pulmonaires, l'excellente thèse de Ch. Lefeuvre, et l'ouvrage important de Feltz sur les embolies capillaires [1].

Les recherches expérimentales dans le cours desquelles on a vu pour ainsi dire se développer les infarctus dans la rate et les reins, peu après l'introduction de graines ou de poussières

[1] Ch. Lefeuvre : *Etude physiologique et pathologique sur les infarctus viscéraux* (Thèse de Paris, 1867). — Feltz : *Traité clinique et expérimental des embolies capillaires*, 2e édit., 1870.

fines dans le torrent circulatoire artériel des chiens, ont permis de connaître plus particulièrement les infarctus de ces organes. Ils forment d'abord une masse rouge, turgescente, qui se transforme assez rapidement en infarctus jaune, lequel subit un ramollissement (par régression graisseuse) qui peut les faire ressembler à des abcès, ou à des tubercules à leurs divers degrés d'évolution; ou bien ils sont résorbés et remplacés par des cicatrices déprimées.

Les infarctus pulmonaires forment d'abord des masses ou noyaux durs, du volume d'une noisette à celui d'une noix, bruns, semblables à des foyers d'apoplexie capillaire; ils sont même toujours, au début, des lésions hémorrhagiques, suivant Feltz. Dans leur évolution, ces masses se ramollissent, contiennent une bouillie couleur chocolat, ou bien leur centre est grisâtre, presque purulent (Ch. Lefeuvre). Enfin la collection ramollie ressemble tout à fait à du véritable pus, et les parois de la cavité se tapissent d'une fausse membrane. On a considéré les abcès dits métastatiques comme des lésions de cette nature. C'est surtout dans les poumons qu'on observe au début la forme hémorrhagique de la lésion, qui n'a pas, aussi souvent que dans la rate et les reins, la forme conique à base occupant la surface de l'organe, et qui est si remarquable, au niveau de la rate par exemple.

Il est remarquable que les corpuscules divers qui ont été introduits dans les vaisseaux *artériels* à sang rouge, aient si facilement produit chez les animaux des infarctus dans la plupart des organes, dans le cerveau, dans la rate, les reins, les intestins, les muscles, et même dans le cœur, et que le poumon, à de très-rares exceptions près, dans lesquelles la lésion n'a été pour ainsi dire qu'ébauchée, échappe à la pénétration de ces corpuscules dans les artères bronchiques. Par l'artère pulmonaire, au contraire, les infarctus sont des plus fréquents, et ils n'ont été décrits et étudiés par les auteurs qu'à ce point de vue.

On peut expliquer la facilité de production des infarctus par l'artère pulmonaire, et la difficulté de cette production par les artères bronchiques, par ce double fait que l'artère pulmonaire est un chemin largement ouvert, on peut même dire une sorte d'entonnoir vasculaire, au fond duquel les contractions cardiaques, qui agissent à son origine, font pénétrer avec la plus grande facilité les corpuscules migrateurs; tandis que le sang n'arrive dans les subdivisions des artères bronchiques que par une voie étroite et non immédiate. Il résulte même de l'arrivée indirecte du sang dans les artères bronchiques (par l'aorte), que le liquide sanguin doit éprouver une sorte de résistance de la part du sang envoyé plus hâtivement par l'artère pulmonaire dans le poumon, le chemin parcouru par le sang étant ici plus court.

Quoi qu'il en soit, on a signalé ces infarctus comme produits par la propulsion, dans les artérioles pulmonaires, de corpuscules provenant des sources diverses suivantes : de la destruction ulcéreuse de la valvule tricuspide, de petites concrétions emboliques traversant l'artère pulmonaire, et provenant du système veineux général, ou du chevelu de caillots anciens formés dans le cœur, de corpuscules sanguins desséchés et altérés par des brûlures, ou coagulés par une congélation des membres, et qui sont charriés par les veines vers le cœur, comme l'a observé Feltz. Cet ingénieux observateur admet aussi des infarctus du poumon par embolies capillaires graisseuses (fractures compliquées, ictère grave), par des leucocytes (dans la leucémie), et enfin par de l'air, la mort subite par pénétration de l'air dans les veines paraissant produite par des petites colonnettes de fluide aérien, jouant le rôle d'embolies capillaires, suivant le professeur Michel (de Strasbourg).

On peut donc craindre la production de ces infarctus, quand il existe une des conditions pathologiques qui peuvent les engendrer. « Les accès de dyspnée, fréquemment répétés, dit Feltz, survenant tout à coup chez des individus atteints de thromboses périphériques, de tumeurs malignes envahissant rapidement les tissus ambiants, de maladies entraînant une très-grande coagulabilité du sang, de phlébite traumatique ou de dégénérescence graisseuse du cœur, permettent l'hypothèse d'embolies capillaires dans les voies circulatoires du poumon. La mort, survenant dans un accès de suffocation déjà précédé d'autres accès de dyspnée plus ou moins forts, est un signe presque certain de migrations emboliques successives vers le poumon. Les embolies des premières voies, c'est-à-dire les caillots migrateurs considérables, tuent du coup dans le premier accès de suffocation, ou bien ils entraînent d'autres accidents graves, faciles à reconnaître par la percussion et l'auscultation, tels que l'œdème du poumon, la pneumonie, la gangrène et l'hydro-pneumo-thorax; souvent enfin elles terminent la scène asphyxique commencée par les embolies capillaires. » (*Ouv. cité*, p. 41.)

La connaissance de l'évolution de ces infarctus permet d'expliquer des faits d'anatomie pathologique qui resteraient incertains ou obscurs si cette évolution était ignorée. Nous avons vu plus haut que ces infarctus, produits dans les dépendances capillaires de l'artère pulmonaire, constituaient d'abord des foyers parenchymateux, se ramollissant ensuite en une bouillie brune, et que parfois il se produit une gangrène partielle. Voici une observation qui me paraît rentrer dans cet ordre de faits, quoiqu'elle ait été recueillie à une époque où les infarctus n'étaient pas encore connus.

Obs. LXXXII. — Un carrier de profession, âgé de 59 ans, d'une bonne constitution, fut admis le 4 février 1854 à l'hôpital Cochin, pour une dyspnée considérable qui se prolongeait depuis dix jours. Il avait auparavant la respiration habituellement courte, et tous les symptômes fonctionnels de l'emphysème pulmonaire.

Le lendemain de son admission, 5 février : Abattement, dyspnée prononcée, face légèrement cyanosée, pouls à 84, sans chaleur à la peau, langue blanche, inappétence; toux suivie de l'expectoration de crachats muco-purulents peu aérés, ayant une odeur fétide; respiration fréquente, anxieuse, diaphragmatique et costale.

Poitrine saillante au niveau de la partie supérieure du sternum et des régions mammaires. Sonorité de percussion tympanique sous les deux clavicules et à la base des deux poumons en arrière. Le bruit respiratoire est partout très-faible en avant, où il est mélangé de sibilances dans les inspirations, tandis qu'en arrière ces sibilances, qui sont entendues partout, sont mélangées de nombreux râles humides, sous-crépitants, occupant les deux tiers inférieurs des deux côtés. (*Gom. suc.; — Ipéca et tart. stib.; — Jul. diac.; — Potages et bouillons.*)

Les jours suivants, malgré un traitement actif, il n'y a qu'un soulagement momentané. L'expectoration reste fétide, et la dyspnée persiste avec la même intensité jusqu'à la mort, qui survient assez rapidement le 15 février, onze jours après l'admission.

A l'autopsie, je trouve les poumons volumineux, à la fois emphysémateux et très-congestionnés. Celui de gauche présente à sa base une induration compacte, luisante à la coupe, d'un gris rougeâtre, évidemment ancienne, et au centre de laquelle se trouve une cavité inégale, répandant une odeur infecte, pouvant contenir une aveline, à parois inégales recouvertes d'une fausse membrane jaunâtre, et contenant un peu de liquide semblable à celui de l'expectoration; une petite bronche y débouchait. Ouverts dans toute leur étendue, les conduits bronchiques sont trouvés congestionnés, mais dans aucun d'eux la muqueuse ne paraît épaissie et tomenteuse comme dans la bronchite.

Le cœur était volumineux, mais sans aucune lésion valvulaire. Il n'y avait rien de particulier dans les autres organes. L'état des veines périphériques n'a pas été recherché.

Je ferai d'abord remarquer que cet homme est un emphysémateux, qui a succombé à une congestion pulmonaire survenue comme complication aiguë, et que j'ai décrite au chapitre I de cette seconde partie. C'est une observation démonstrative de l'existence de l'hyperémie, sans traces de bronchite à l'autopsie.

Mais la lésion qui nous intéresse principalement ici, c'est la cavité accidentelle circonscrite, inégale, contenant un liquide brunâtre infect, tapissée par une fausse membrane jaunâtre, et qui occupait le centre d'une induration d'un gris rougeâtre. Cette lésion ne pouvait être qu'un infarctus en voie de ramollissement gangréneux. C'est aux études expérimentales et chimiques faites dans les dernières années, que l'on doit l'explication des faits de ce genre. Il en est de même de certains abcès pulmonaires jusque-là inexplicables, et qui se comprendraient de la façon suivante.

Après avoir constitué des indurations hémorrhagiques, les infarctus deviennent jaunes par la disparition de la matière colorante des globules du sang (suite de leur altération), en même temps que les épithéliums des vésicules pulmonaires deviennent graisseux. Ce foyer provoque une irritation caractérisée par une exsudation séro-albumineuse, qui tient ces produits transformés en suspension ; il en résulte un liquide blanchâtre ressemblant à du pus, et qui n'est qu'une émulsion susceptible de se résorber. Avant cette résorption (qui est suivie de cicatrice), la lésion ressemble à un abcès (Feltz, *ouv. cité*, p. 98). Voici, dans l'observation qui suit, des abcès qui me paraissent s'expliquer par cette cause.

Obs. LXXXIII. — Un homme robuste, âgé de 65 ans, admis à l'hôpital Cochin, le 15 juin 1867, se disait malade depuis un an au moins. D'abord pendant neuf mois sa respiration était devenue de plus en plus courte pendant la marche et l'ascension des escaliers, et il avait de temps en temps des palpitations. Mais trois mois avant son admission, cet état s'était compliqué subitement d'accidents aigus. La dyspnée était devenue beaucoup plus forte, et il avait éprouvé de la toux suivie de crachements de sang répétés, assez considérables. Les mêmes accidents, avec une douleur à la région du cœur, se reproduisirent six semaines après, et furent également passagers. Mais ce qui persistait, c'était l'oppression, les palpitations fréquentes, l'œdème des membres inférieurs, et une toux fréquente, suivie de crachats muco-purulents abondants.

A son admission, palpitations fréquentes, coïncidant le plus souvent avec les étouffements ; œdème prononcé des membres inférieurs, sans albumine dans les urines. Matité cardiaque exagérée d'étendue; cœur volumineux, la pointe battant visiblement au niveau du sixième espace intercostal, bien en dehors du mamelon, sans impulsion énergique; on perçoit un souffle râpeux au niveau de la pointe pendant le premier bruit du cœur. Il n'y a pas de souffle vasculaire. Le pouls est petit, irrégulier, médiocrement fréquent.

La respiration est fréquente, un peu haute. Il existe une submatité dans la moitié inférieure gauche en arrière de la poitrine, et, au même niveau, un gargouillement étendu. La toux est assez fréquente, et l'expectoration muco-purulente toujours abondante.

Pendant les trois mois qui suivent, cet état persiste sans grande modification, si ce n'est que l'anasarque fait des progrès de plus en plus considérables, en même temps qu'il survient, dans les accidents, des exacerbations qui cèdent tantôt à l'application de vésicatoires volants, tantôt à des ventouses sèches ou à des purgatifs drastiques.

Enfin, en octobre, on cède aux instances du malade qui réclame un traitement actif contre son œdème des membres inférieurs : on y fait, le 16 octobre, quelques piqûres, qui soulagent le malade en déterminant un écoulement abondant de sérosité; mais il survient un érysipèle qui hâte la mort.

A l'autopsie : péricarde distendu par une grande quantité de sérosité; cœur très-volumineux; valvule mitrale épaissie, inégalement opaque, sans incrustations calcaires; orifice auriculo-ventriculaire ne paraissant pas rétréci, sans autre lésion.

Poumons très-congestionnés, le droit principalement. Le poumon gauche présente en outre un épaississement notable et une dilatation des principales bronches, dont la muqueuse est rouge, épaissie, tomenteuse, et qui contiennent un liquide puriforme. Il existe en outre, dans ce poumon, des abcès véritables (Planche VI) plus ou moins considérables, la plupart arrondis, d'autres anfractueux, tapissés par une fausse membrane rouge assez épaisse, et contenant du pus semblable à celui des crachats expectorés pendant la vie. De ces abcès, les uns communiquent avec les bronches et sont presque vides; les autres, remplis de pus, n'ont aucun orifice bronchique à leur intérieur. L'un d'eux présente deux petits pertuis qui se terminent en cul-de-sac au voisinage de la plèvre.

Le foie est volumineux, ferme, gorgé de sang noir, ainsi que les reins, qui n'ont pas d'autre altération. Les autres organes sont sains, à part les épanchements dans les séreuses.

Comment ces abcès peuvent-ils s'être produits? Les bronches étant dilatées chez ce malade, on se demande si l'on n'a pas eu affaire à ces abcès, signalés par Andral, qui résultent d'une dilatation bronchique en ampoule. Mais en pareil cas, l'intérieur de ces abcès communique largement avec une bronche. C'est ce qui avait lieu dans mon observation pour plusieurs des abcès qui étaient, pendant la vie, le siége d'un gargouillement caractéristique; mais d'autres abcès, constatés sur le cadavre, étaient entièrement clos, remplis de pus et par conséquent sans aucune communication avec les bronches, ce qui excluait toute idée de dilatation de ces conduits pour la production de ces collections purulentes. Des crachements de sang abondants ayant eu lieu à deux reprises, un mois et demi et trois mois avant l'entrée du malade à l'hôpital, il est probable qu'il y a eu à ce moment production de noyaux d'infarctus qui ont ensuite subi un ramollissement, et qui se sont ensuite transformés en abcès : les uns s'étant ouverts dans les bronches voisines, les autres étant restés confinés dans le tissu pulmonaire. En dehors de cette explication, il faudrait admettre qu'il y a eu ici des abcès produits par une inflammation latente, à laquelle la bronchite chronique, qui accompagnait la dilatation des bronches, comme c'est l'ordinaire, n'aurait pas été étrangère.

Ces transformations des infarctus de l'artère pulmonaire sont importantes à connaître ; mais elles ne sont pas moins importantes pour les infarctus dépendant des artères bronchiques. Ces derniers ont été, en effet, plutôt déclarés probables ou possibles, que décrits comme réalité bien connue. Or, j'ai eu la chance d'observer un cas [remarquable de cette espèce chez un jeune homme atteint d'endocardite ulcéreuse des valvules sigmoïdes de l'aorte, sans aucune lésion qui ait pu fournir des corpuscules au courant sanguin de l'artère pulmonaire.

Voici cette observation importante, qui est jusqu'à présent, je crois, unique dans la science.

Obs. LXXXIV. — Un jeune charretier de 24 ans, auparavant bien portant et d'une bonne constitution, se disait malade depuis deux mois lorsqu'il fut admis à l'hôpital Necker (salle Saint-Luc, nº 1) le 18 février 1868. Depuis la fin de décembre il éprouvait de l'oppression, surtout par les mouvements et la marche, ce qui l'empêcha de continuer ses occupations, toutes les fois qu'il voulut les reprendre. La veille de son admission encore, il ne put conduire ses chevaux que pendant la moitié de la journée, il eut froid, fut obligé de retourner chez lui, et se décida à entrer à l'hôpital. Ses antécédents pathologiques ont uniquement consisté dans cet état de dyspnée.

Le soir de son admission, on constate une dyspnée extrême, avec toux suivie de crachats abondants ressemblant à une solution de gomme; pouls à 132, soif excessive, langue blanchâtre, haleine très-fétide mais dont l'odeur ne ressemble nullement à celle de la gangrène.

Le lendemain, 19 février, cet état général s'était amendé; le pouls, régulier, était à 84, la respiration à 28; les crachats étaient de même. L'état local, comme la veille, était le suivant :

Au niveau du cœur, il existait une submatité manifeste, qui s'étendait de la deuxième côte au mamelon gauche, avec bruit de frottement superficiel dans la même étendue. Au niveau de la pointe du cœur, on percevait aussi un double souffle obscur, le premier plus marqué, double souffle perçu également dans la carotide. Le bruit respiratoire, qui faisait défaut au niveau du cœur, était vésiculaire à droite et à gauche, excepté à la base du poumon gauche, où existaient quelques râles sous-crépitants et un son exagéré à la percussion; enfin il existait un retentissement de la voix plus prononcé du côté droit que du côté gauche en arrière. (*Gom. suc.*; — *Vent. scarif. à la région précord.*; — *Potages.*)

Le 20 au soir, l'interne du service, M. G. Bouchard, constatait des râles sous-crépitants généralisés en arrière, plus nombreux à gauche, où était survenue une douleur au-dessous de l'aisselle, avec augmentation de la dyspnée; le pouls était à 120.

Le 21, le pouls est à 104; la dyspnée est toujours prononcée. Je ne retrouve plus les râles sous-crépitants qu'aux bases des deux poumons en arrière; ils sont assez nombreux, mais peu intenses, et se manifestent surtout dans les inspirations. Il y a de plus aux deux sommets une respiration très-forte avec expiration soufflante, sans bronchophonie. Les crachats sont toujours transparents, sauf quelques-uns composés en grande partie de sang pur, sans viscosité. Du côté du cœur, même matité, mais diminution d'intensité du bruit de frottement, en même temps qu'on entend, au niveau de l'organe, le bruit respiratoire, mélangé de râles sous-crépitants fins. Le double bruit de souffle persiste. (*Gom. suc.*; — *Julep kermès* 0gr,25 *et sir. diac.* 15 *gr.*; — *Potages.*)

Le 22, à cinq heures du matin, il survient une aggravation notable dans les symptômes fébriles. A la visite, nous constatons un abattement plus grand du malade, qui est couché la tête élevée. La peau est chaude et sèche; la respiration haute, à 36; le pouls à 120, très-vif, plus développé à gauche qu'à droite, et donnant par le sphygmographe (fig. 91) le tracé du

Fig. 91.

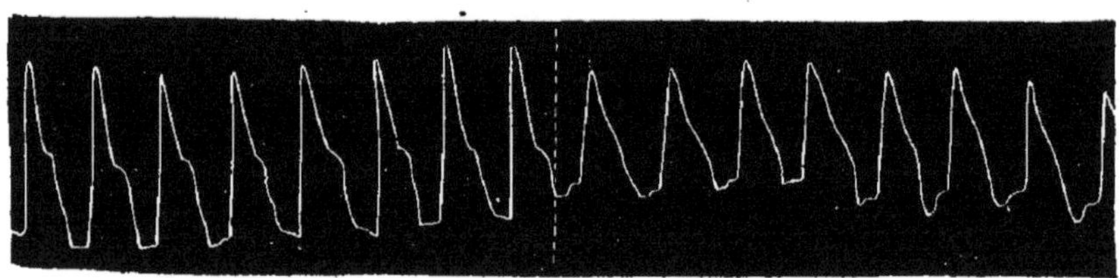

Artère radiale gauche. Radiale droite.

pouls de l'insuffisance aortique; la soif est vive, l'anorexie complète, la langue humide.

Les signes perçus la veille du côté des poumons n'ont pas sensiblement varié; mais du côté du cœur il en est tout autrement. Au niveau de la matité précordiale, on ne perçoit plus rien de net à l'auscultation. De la clavicule à la pointe du cœur, il existe un simple murmure ou bourdonnement continu, avec renforcement au moment de la systole. Il en est de même dans la carotide gauche. Les crachats sont toujours en partie teints de sang, mais sans avoir le caractère pneumonique. (*Chiend.*; *solut. gom. suc.*; — *Jul. kermès*; — *Saignée du bras de* 300 *gr.*; — *Diète.*)

Quoique le malade se dise mieux le lendemain 23, depuis la saignée, son état est toujours aussi grave. Le pouls, à 116, continue à être vif, la respiration à être haute et gênée (à 40), l'haleine fétide. La prostration est considérable, la face pâle; il est survenu de l'œdème aux membres inférieurs et aux paupières. Mêmes bruits tumultueux peu distincts au niveau du cœur. On entend cependant les battements du cœur retentissants et assez nets *sous la partie interne de la clavicule droite*, le premier bruit à peine sensible, et le second remplacé par un souffle très-fort; il n'y a pas de matité dans ce point.

Au niveau du poumon gauche, le bruit respiratoire est très-affaibli sous la clavicule, avec quelques râles sous-crépitants, tandis qu'il est soufflant en arrière au sommet, avec des râles humides fins et de la submatité; les râles persistent à la base du même côté, où ils sont plus gros. Du côté droit, le souffle persiste au niveau de la racine des bronches, et la respiration est partout vésiculaire ailleurs.

L'état général s'aggrave les jours suivants. Les phénomènes circulatoires restent les mêmes, mais le 26, il survient au niveau du poumon gauche une matité dans la région sous-claviculaire, comme elle existait déjà au sommet en arrière; la respiration soufflante y devient plus forte, et les râles humides qui s'étaient montrés sous la clavicule envahissent tout ce poumon gauche. Cependant la voix ne retentit pas plus fortement que du côté droit, où le souffle persiste au sommet avec respiration ronflante au-dessous. L'haleine continue à être fétide, et le sang à colorer quelques crachats.

Telle était la situation du malade lorsque, le 27 au soir, il est pris d'un étouffement subit, avec râles humides généralisés, orthopnée, anxiété extrême, et peu de temps après il rend le dernier soupir conservant sa connaissance jusqu'à la fin.

Autopsie. — A l'ouverture de la poitrine, je constate les lésions suivantes :

Le *péricarde,* au niveau duquel on ne trouve aucune fausse membrane, est intact, et contient environ 60 grammes de sérosité citrine. Le *cœur* est volumineux et arrondi, ce qui tient à la distension de toutes ses cavités par des caillots consistants.

Dans les *cavités droites*, dont toutes les valvules sont intactes, ces caillots obstruent complétement l'oreillette et se prolongent dans le ventricule où ils sont intriqués entre les colonnes charnues ; ils sont compactes et en partie blanchâtres. Du ventricule droit, les concrétions sanguines s'étendent sans interruption en un caillot mou et noir dans le tronc de l'artère pulmonaire, sans envahir ses ramifications dans l'intérieur des poumons.

Les *cavités gauches* du cœur présentent des lésions remarquables. Des caillots, plus condensés que dans les cavités droites, occupent aussi de ce côté l'oreillette, le ventricule et l'origine de l'aorte. En passant de l'oreillette dans le ventricule, le caillot arrondi maintient soulevée la valvule mitrale, qui est épaissie et opaque, mais sans ulcération. Les valvules sigmoïdes de l'aorte présentent, de leur côté, des lésions profondes. Elles sont toutes les trois détruites aux deux tiers, et ce qui en reste est opaque, légèrement épaissi et induré, avec des bords déchiquetés. Sur le bord de l'une d'elles s'insère un caillot de la grosseur d'une plume à écrire, très-résistant et très-adhérent, au point qu'il faut le rompre pour le détacher. D'une part ce caillot se prolonge en liberté vers l'aorte dans une longueur d'environ trois centimètres, sans extrémité rompue, et d'autre part se continue avec les caillots du ventricule. La concrétion sanguine est plus organisée, plus compacte au niveau de son point d'attache valvulaire, où elle s'est évidemment formée d'abord, pour envahir de là le ventricule et l'oreillette gauches.

Il me paraît certain que ces coagulations sanguines se sont formées le 22 février, six jours avant la mort, lorsque les bruits du cœur se sont transformés en un murmure continu, renforcé seulement pendant la systole du cœur.

Les *poumons* présentaient des altérations qui nous intéressent ici plus particulièrement. Le poumon *droit*, qui a été le siége d'une respiration soufflante au sommet, n'offrait qu'une congestion sanguine considérable. Mais du côté du poumon *gauche*, on trouvait des lésions très-remarquables.

Son lobe supérieur, compacte et comme hépatisé (*Voy.* Planche VII, fig. 1), était entouré d'une plèvre de 1 à 2 millimètres d'épaisseur, sans adhérences avec la plèvre pariétale. Ce lobe était réuni au lobe inférieur par une adhérence interlobaire dure, fibreuse, également très-épaisse. Sa coupe avait à peu près la couleur du poumon sain un peu injectée; elle était ferme, finement granulée, sans ressembler exactement à l'hépatisation ordinaire. Le tissu n'en était nullement crépitant, et la pression en faisait sourdre un peu de liquide opaque, rougeâtre, très-peu aéré; un fragment mis dans l'eau gagnait lentement le fond du vase. La coupe de ce lobe supérieur montre cinq masses jaunâtres de petit volume qui ressemblent à des tubercules, mais qui ont une certaine élasticité. De nouvelles incisions me montrent, d'abord vers le sommet (planche VII, fig. 2), une masse jaune semblable, du volume d'un gros pois, et, un peu au-dessous, un corps analogue, mais ramolli en grande partie à son centre en un liquide jaune opaque; ensuite deux autres petites masses analogues offrant, l'une un petit ramollissement central (*ibid.*, fig. 3), l'autre enfin une transformation crétacée analogue à du plâtre jaune humide.

J'avais considéré ces lésions singulières comme la conséquence d'infarctus pulmonaires dus au transport dans le poumon gauche des particules valvulaires aortiques par l'artère bronchique, et non comme une hépatisation inflammatoire franche.

Le professeur Vulpian, à qui un fragment de la pièce anatomique fut soumis, sans aucun détail sur la maladie, fut également de cet avis, et rejeta l'existence d'une hépatisation.

Vu au microscope, le tissu pulmonaire induré était en effet

sans traces de fibrine ; il contenait principalement des cellules à noyaux multiples et des leucocytes. Le liquide de la masse ramollie offrait, avec des granulations moléculaires très-nombreuses, des leucocytes, des cellules en grand nombre et des globules graisseux. Les corps jaune solides avaient des éléments analogues, avec des fibrilles fines de tissu conjonctif (fig. 92); enfin, la petite masse crétacée offrait en plus des petits corps amorphes irréguliers.

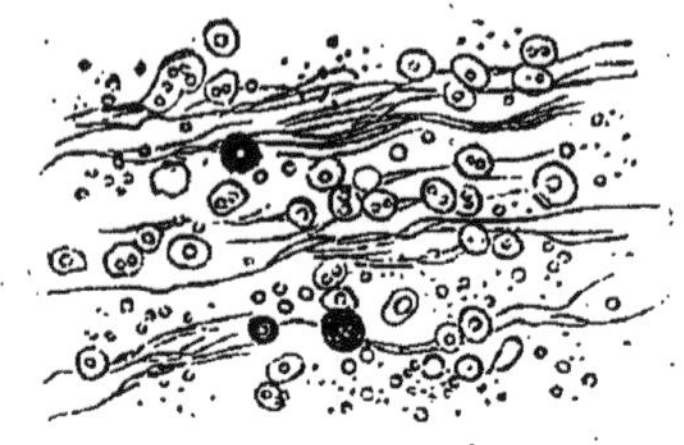
Fig. 92.

Le lobe inférieur de ce poumon gauche était sain. Il en était de même des autres organes ; on ne retrouvait d'infarctus ni dans le foie, ni dans la rate, ni dans les reins.

Dans cette observation remarquable, nous trouvons, outre les lésions de l'endocardite ulcéreuse[1], une induration insolite du lobe supérieur du poumon gauche. C'est une sorte d'hépatisation bâtardé que j'ai essayé de reproduire dans la planche VII, et qui était due à une prolifération cellulaire, et non à une accumulation de fibrine dans les alvéoles pulmonaires. Ce qui démontre sa nature particulière, ce sont ces amas pseudo-tuberculeux qui s'y sont développés à l'exclusion de toutes les autres parties du tissu pulmonaire, amas y offrant, comme les tubercules vrais, la crudité, le ramollissement, et la transformation crétacée, qui constituent bien l'ensemble de l'évolution des infarctus en général.

Cette observation, comme une foule d'autres relatives aux

[1] Nous disons qu'il y a, dans cette observation, une *endocardite ulcéreuse*, sans ignorer qu'on a contesté la nature inflammatoire de la lésion qui produit, en pareils cas, la destruction des valvules sigmoïdes. Cette interprétation ne peut se fonder sur l'absence de globules pyoïdes au niveau de l'ulcération, attendu que celle-ci est débarrassée énergiquement, par le courant sanguin, à chaque systole cardiaque, des corpuscules qui résultent des progrès de la lésion.

Fig. 92. — Éléments microscopiques d'un infarctus pulmonaire : cellules à noyaux multiples, leucocytes, granulations moléculaires nombreuses, et globules graisseux. Ces éléments sont mélangés de fibrilles fines de tissu conjonctif.

infarctus artériels, soulève la question, si controversée de nos jours, de la pathogénie des tubercules. Depuis longtemps on avait constaté des petits groupes de tubercules dans le poumon, sans pouvoir s'expliquer cette limitation irrégulière si bornée de la tuberculisation. Ces groupes de petits tubercules ressemblent complétement aux petits noyaux pseudo-tuberculeux des infarctus produits par l'expérimentation. Ils se rencontrent assez fréquemment sur des cadavres, et précisément dans le voisinage de lésions plus graves et plus avancées qui peuvent être de nature embolique, ce qui peut faire présumer qu'ils sont de même nature. Tels sont les pseudo-tubercules que nous avons trouvés et figurés sur la planche VI, dans le voisinage d'abcès de nature embolique probable; tels sont en-

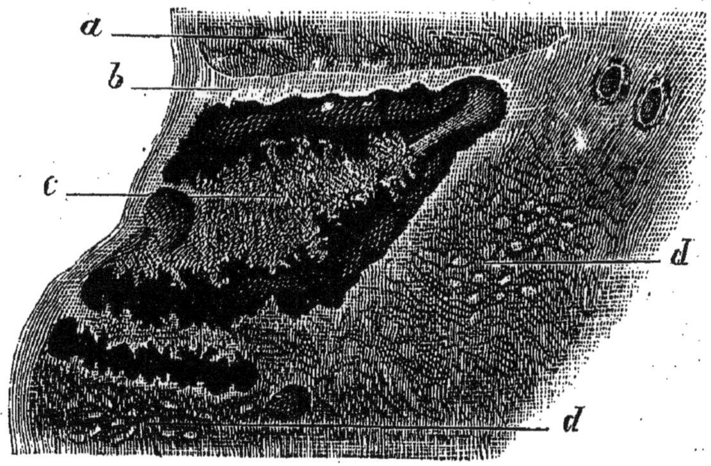

Fig. 93.

core ceux qui accompagnaient une caverne du lobe inférieur d'un poumon (fig. 93, *dd*) due probablement aussi à la fonte d'un infarctus.

On en est à croire que le tubercule, l'infarctus, et certains produits inflammatoires ne peuvent se distinguer les uns des au-

Fig. 93. — Cavité accidentelle occupant la partie supérieure du lobe inférieur d'un poumon gauche, le lobe supérieur et le poumon droit étant parfaitement sains. Cette cavité, traversée par une bronche *c* restée intacte, est due probablement à un infarctus. *a*, lobe supérieur du poumon; *b*, adhérence interlobaire très-épaissie; *dd*, corpuscules d'aspect tuberculeux.

tres qu'au début de leur évolution. Aussi peut-on se demander, en présence de cette confusion, si les petits groupes de pseudo-tubercules dont je viens de parler ne seraient pas le résultat de l'irritation inflammatoire du tissu pulmonaire dans le voisinage d'un infarctus plus avancé dans son évolution.

Andral a signalé il y a longtemps un fait de corpuscules miliaires, considérés par lui comme des tubercules, au niveau d'un point de pneumonie chronique. J'ai moi-même rencontré de ces productions au niveau du sommet induré de poumons anciennement affectés de pneumonie chronique et offrant, outre ces quelques corpuscules miliaires, des agrégats crétacés. On pourrait sans doute objecter que l'induration du tissu pulmonaire primitivement inflammatoire a été l'effet plutôt que la cause des productions pseudo-tuberculeuses, ce qui démontre la difficulté d'interprétation des faits de ce genre, qui se rattachent à la question, si difficile à bien élucider, de la pneumonie caséeuse. On peut dire que toutes les difficultés de solution du problème moderne de la tuberculisation pulmonaire, résident dans les interprétations diverses que l'on peut formuler en présence des faits observés. La plus nette de ces interprétations, jusqu'à présent, est celle qui établit l'existence des pseudo-tubercules dus aux infarctus pulmonaires, dans les deux systèmes artériels du poumon. . . . .

J'appelle l'attention sur les crachats sanglants et sur la fétidité de l'haleine survenus chez le dernier malade, au moment de la formation des infarctus pulmonaires. Ces deux symptômes doivent, il me semble, leur être attribués.

Cette lésion pulmonaire peut guérir, comme nous l'avons dit. Notre planche I doit être considérée comme un exemple de ces infarctus (abcès dits métastatiques) en voie de réparation. Ils peuvent cependant occasionner la mort, mais bien plus rarement que les embolies du tronc ou des grosses branches de l'artère pulmonaire.

Pour leur traitement, je n'ai qu'à renvoyer à ce que j'ai dit de celui des embolies de l'artère pulmonaire (p. 599).

CHAPITRE V

GANGRÈNE PULMONAIRE.

Dans le poumon, comme dans les autres organes, la mortification du tissu qui caractérise la gangrène est la conséquence de l'interruption complète de la nutrition dans la partie atteinte. Malgré la netteté apparente avec laquelle on a formulé les causes intimes de cette grave lésion, elles restent obscures, sauf dans quelques conditions particulières que je rappellerai.

La gangrène du poumon ne peut être considérée comme chronique que par sa longue durée habituelle. A son début, elle a le plus souvent les allures d'une maladie aiguë, sans qu'on puisse bien comprendre le travail pathogénique à ce début fébrile ; car il est difficile d'admettre que l'eschare soit dès lors formée et que l'inflammation éliminatoire commence. Dans un des faits que j'ai observés, et que je rapporterai plus loin, il y eut une invasion tout à fait semblable à celle des maladies typiques les plus franches ; il est survenu dans les vingt-quatre heures qui ont suivi un refroidissement, un frisson fébrile intense avec dypsnée, et bientôt un point de côté au niveau du poumon affecté. Cette douleur n'a pas été constante chez le petit nombre de malades dont j'ai recueilli les observations. Mais chez tous il y eut une invasion aiguë, caractérisée par une fièvre plus ou moins intense ou par une dyspnée subite et de la toux; huit, dix jours ou trois semaines après ce début, la toux augmentait et les crachats prenaient la fétidité particulière qu'on leur connaît.

La maladie s'observe presque toujours comme affection secondaire, et par conséquent associée à des phénomènes pathologiques étrangers qui en compliquent l'étude.

J'ai rencontré deux faits de gangrène pulmonaire qui méritent d'être rapportés : l'un de gangrène survenue comme maladie primitivement et franchement aiguë à son début ; le second qui est un exemple de guérison complète, malgré une perte considérable de substance subie par le poumon.

Obs. LXXXV. — Notre premier malade était âgé de trente-cinq ans. C'était un homme brun, de taille moyenne et d'un embonpoint modéré, d'une forte constitution, mais affaiblie par un travail forcé de journalier dans l'abattoir du Roule. Sa santé habituelle était bonne auparavant ; il dit n'avoir jamais fait d'excès alcooliques, et paraît sincère. Il a d'ailleurs toujours assez gagné pour vivre convenablement, et surtout sans privations.

Sa maladie avait débuté subitement dans les premiers jours du mois de mars, deux mois et demi environ avant son admission. Il avait éprouvé alors un frisson et de la courbature, de l'oppression, une toux fréquente, suivie de crachats blancs et d'abord sans aucune odeur désagréable. Il perdit aussitôt l'appétit, sans avoir ni vomissements ni diarrhée.

Huit jours après l'invasion, il se manifesta une douleur du côté droit de la poitrine au niveau de l'hypochondre, douleur augmentant par les inspirations et par la toux, et s'accompagnant d'une expectoration en partie sanguinolente, mais principalement muqueuse et sans odeur. Quoiqu'il y eût des frissons irréguliers persistants, plus d'oppression et de toux que les premiers jours, il continua courageusement son travail. Les forces cependant diminuaient sensiblement.

Ce n'est que trois semaines avant l'admission que l'haleine est devenue fétide, et qu'il y eut expectoration d'un liquide purulent et infect, qui était craché par crises, deux ou trois fois par jour, sans vomissement. Il prit de l'eau de Sedlitz et, la douleur étant persistante, il alla à la consultation de l'hôpital Lariboisière, où il lui fut fait une application de ventouses scarifiées sur l'hypochondre droit.

Le 26 avril, lendemain de son admission, il était dans l'état suivant : forces très-déprimées sans qu'il y ait cependant une véritable prostration. Pouls à 100, avec sentiment de courbature, mais sans chaleur à la peau. Respiration à 28, oppression sans dyspnée apparente, physionomie naturelle.

L'odeur infecte des crachats attire tout d'abord l'attention. La douleur persiste, les crachats muco-purulents remplissent la moitié d'un crachoir. Leur odeur nous oblige à faire ouvrir la fenêtre pour explorer le malade.

Matité occupant le tiers moyen du côté droit de la poitrine en arrière, avec du son au-dessus et au-dessous; au niveau de la matité, expiration prolongée et râles sous-crépitants sans souffle. Je prescris des *vent. scarif.*, *du vin de quinquina*, 2 *portions d'aliments*, *et vin de Bordeaux*.

Les jours suivants les signes locaux ont été variables. Leur siége est devenu plus précis, occupant une sorte de zone transversale ; la matité a persisté, ainsi que des alternatives de râles et de souffle à son niveau. Le souffle, toujours doux, est devenu de plus en plus marqué, et souvent il a été mélangé de râles sous-crépitants. La voix devient bronchophonique et soufflée, surtout quand le malade parle à voix basse.

L'oppression est actuellement toujours médiocre, et la toux survient par crises, plusieurs fois par jour ; elles sont accompagnées de crachats purulents rendus en bavant. Ces crises sont devenues plus fréquentes que précédemment. Il y a plus de fièvre le soir, la peau est chaude, il y a de la soif, peu d'appétit, sans diarrhée.

Pendant vingt jours, l'état du malade s'est aggravé, l'affaiblissement a été rapide, sans phénomènes locaux nouveaux, et la mort est survenue le 9 juin.

A l'autopsie, le poumon gauche, sain d'ailleurs, présentait quelques adhérences isolées. — Le poumon droit était adhérent partout. Détaché des parois costales en avant, il offrait à sa surface une infiltration comme œdémateuse ; son volume était considérable. Il s'est rompu en arrière quand on a voulu le détacher entièrement des côtes, en donnant issue à une matière putrilagineuse épaisse, purulente, d'une odeur infecte. Le poumon est incisé dans toute sa hauteur ; la scissure interlobaire supérieure est effacée par des adhérences, et les deux lobes inférieurs sont ramollis et creusés de cavités anfractueuses et irrégulières, remplies de liquide purulent sanieux, contenant en suspension des parcelles de tissu pulmonaire putréfié, avec des parois en bouillie. En arrière, la cavité principale était voisine de la plèvre, qui restait seule en ce point. La muqueuse des bronches était très-rouge, épaissie, enflammée dans les bronches qui aboutissaient brusquement aux lobes inférieurs droits, dans la bronche principale droite et dans la trachée ; la muqueuse y présentait des stries épaisses. La muqueuse était bien moins rouge et moins épaisse dans les autres bronches.

Le cœur contenait un caillot dans les cavités droites, d'où il s'effilait dans le tronc de l'artère pulmonaire, sans aller loin.

Dans la cavité gangréneuse, il n'y avait pour ainsi dire pas de parois délimitées. On n'y voyait pas de fausses membranes organisées, excepté dans quelques points rares, et encore y étaient-elles mal dessinées, molles, minces, friables.

Voilà un homme qui a été pris, au milieu d'une bonne santé, de fièvre avec toux, puis d'une douleur du côté droit de la poitrine avec plus de toux, de l'oppression et des crachats sanguinolents. Avec la persistance de la plupart de ces symptômes sont survenus, quelque temps après, une haleine et des crachats infects qui ont persisté depuis.

Ces crachats, qui étaient diffluents, purulents, et d'une odeur pénétrante fétide particulière, constituaient, par le fait surtout de cette fétidité, le signe le plus important de la maladie. Sans cette odeur caractéristique, le diagnostic serait impossible. Il suffit d'ailleurs de l'avoir sentie une fois pour la reconnaître aussitôt lorsqu'on la rencontre de nouveau. Elle a été comparée à l'odeur du vieux plâtre humide, de la paille pourrie, des matières fécales (Louis). Elle s'étend au loin autour du malade, qui l'exhale non-seulement par ses crachats, mais par son haleine.

Mais cette odeur, quoique particulière, ne se distingue pas

toujours facilement de la fétidité que l'on constate dans d'autres affections, ainsi que Stokes en a fait la remarque. Chez un malade qui tousse, il peut se produire une odeur fétide de l'haleine par suite d'un ozène, de certaines caries dentaires, de la stomatite, de la diphthérie, de la gangrène buccale ou du pharynx, d'une otite, comme je l'ai constaté chez un phthisique. Dans la ditatation des bronches et dans la phthisie, la fétidité peut se rencontrer par suite du séjour prolongé des crachats dans les vides aériens, et il en est de même dans les abcès communiquant avec les bronches.

On voit combien sont nombreuses les conditions de la fétidité de l'haleine. Pour formuler le diagnostic de la gangrène pulmonaire, il faut donc ne pas les perdre de vue, et ne se prononcer qu'après avoir bien examiné le malade.

Les crachats, outre leur odeur, ont souvent un aspect qui confirme le diagnostic ; c'est lorsqu'ils sont sanieux, verdâtres, brunâtres, ce qui a lieu quand la maladie est avancée. Ces crachats sont précédés de toux, mais cette toux peut manquer dans des cas exceptionnels, ainsi que Guislain l'a vu chez des aliénés.

L'exploration physique de la poitrine a fourni, chez notre malade, des signes importants de cette affection. La matité à la percussion, les râles humides, le souffle, la bronchophonie, la voix soufflée, sont venus confirmer le diagnostic. Il en a été de même des symptômes généraux et de la fièvre, qui étaient la conséquence de l'inflammation éliminatoire de la portion gangrénée du tissu pulmonaire.

La gangrène, dans ce cas, a été spontanée. Le plus ordinairement, en effet, elle survient dans le cours d'une autre maladie. D'abord dans le cours de la pneumonie, ce qui est rare ; il faut, quand existe cette coïncidence, se demander si la pneumonie n'a pas été consécutive à la gangrène, comme il a paru en survenir une chez notre malade, qui n'a eu que huit jours après l'invasion de sa maladie un point de côté et des crachats sanguinolents, dus sans doute à une inflammation consécutive à la gangrène.

L'apoplexie pulmonaire, la résorption purulente (Genest), la cachexie des aliénés par abstinence (Guislain), les cavernes tuberculeuses, la dilatation des bronches (Briquet), les corps étrangers dans le poumon, la compression ou l'obturation d'un tronc vasculaire, sont autant de causes auxquelles on a rattaché le développement de la gangrène du poumon à des degrés variables.

A propos des obturations vasculaires comme cause de cette gangrène, je dois rappeler que cette question touche à celle des embolies pulmonaires. Il ne faut pas oublier qu'il en est de deux sortes relativement à leur volume, comme on l'a vu précédemment. Les unes, constituées par un caillot assez volumineux pour s'arrêter dans des troncs vasculaires, sont charriées par les veines des parties éloignées du cœur vers les cavités droites de cet organe, et vont par suite obstruer l'artère pulmonaire en produisant des accidents asphyxiques rapides ; les autres sont granuleuses, fines, formées de petits caillots fragmentés ou de détritus organiques ; et il en résulte des infarctus pulmonaires qui pourraient occasionner la gangrène partielle du poumon. C'est ainsi que l'on a expliqué qu'une gangrène éloignée pouvait donner lieu à la production d'une gangrène pulmonaire si elle fournit des matériaux granuleux solides charriés jusque dans les divisions de l'artère pulmonaire.

Quoi qu'il en soit, une oblitération vasculaire doit être, comme dans les autres parties du corps, l'origine de la gangrène pulmonaire, et un certain nombre de cas doivent s'expliquer par des infarctus de diverses provenances.

Chez notre malade, aucune lésion n'a paru avoir été le point de départ d'une gangrène de cette espèce. Il travaillait avec excès dans un milieu infect, il séjournait presque constamment dans un air profondément vicié par des poussières infectes et par des gaz résultant de la fermentation putride de matières animales. Cette influence a-t-elle pu n'être pas inactive pour la production de sa gangrène pulmonaire ? C'est une question que nous devons nous faire, sans pouvoir malheureusement la résoudre dans l'état actuel de nos connaissances.

Pour le diagnostic différentiel, comme pour le diagnostic direct de la gangrène pulmonaire, c'est l'odeur des crachats qui doit être la base, le point de départ du diagnostic. Si, en effet, l'odeur fétide n'existe pas, il est de toute impossibilité de distinguer la gangrène pulmonaire des autres affections qui lui ressemblent.

J'ai rappelé précédemment toutes les affections qui s'accompagnent de la fétidité de l'haleine et des crachats. La plupart ne méritent que la mention que j'en ai faite. La distinction est cependant moins facile entre les abcès intra-pulmonaires non gangréneux et ceux qui sont dus véritablement à la gangrène, que dans les autres cas, où la source de la fétidité est dans les fosses nasales, la cavité buccale ou pharyngienne.

J'ai vu des excavations pulmonaires tuberculeuses fournir des crachats infects qui m'avaient fait croire à une complication de gangrène de la lésion pulmonaire, tandis que cette gangrène faisait absolument défaut, ainsi que le démontra la nécropsie.

Les abcès intra-thoraciques ouverts dans les voies aériennes en imposent plus facilement pour une vraie gangrène. Le malade de notre observation LXXXV présentait une particularité remarquable qui pouvait faire croire à un abcès pleural : c'étaient les crises d'expectoration avec sortie du pus en bavant hors de la bouche, signe observé par Barth dans des abcès pleurétiques circonscrits et ouverts dans les bronches. Mais l'ensemble des symptômes chez le sujet de notre observation, et l'odeur excessive et caractéristique de l'haleine et des crachats ont levé tous les doutes.

Il est essentiel toutefois de faire remarquer que la fétidité des crachats est la source de l'erreur comme de la certitude, dans le diagnostic de la gangrène pulmonaire.

On ne doit pas oublier, dans l'étude clinique de la gangrène pulmonaire, que cette lésion, circonscrite ou diffuse, présente trois degrés distincts : 1° il y a d'abord une masse de tissu mortifié qui provoque autour d'elle une inflammation éliminatoire du tissu pulmonaire; 2° la partie mortifiée se ramollit et se dissocie; 3° elle est complétement désagrégée et expulsée en grande partie, sinon entièrement, laissant à sa place une cavité qui peut se cicatriser, si la lésion n'a pas envahi une trop grande partie du poumon.

On a établi deux formes de gangrène pulmonaire au point de vue des symptômes, ou plutôt de la marche des symptômes, en admettant une forme rapide ou lente de la maladie. Stokes a vu la mort survenir le 4e jour, et la gangrène constituer une maladie aiguë rapide. L'affection était lente chez notre homme de l'observation précédente, qui était malade depuis environ deux mois et demi. Cette lenteur est la condition la plus ordinaire.

On a observé des complications graves de la gangrène pulmonaire. D'abord c'est la perforation du poumon, par suite de l'érosion de l'excavation accidentelle jusqu'à la plèvre. Une autre complication non moins grave et plus intime a été signalée par Schutzemberger. Elle consiste dans la phlébite gangréneuse des *veines* pulmonaires, qui peuvent ainsi laisser entraîner vers le cœur gauche, l'aorte et ses divisions des embolies artérielles vers un des membres, où elles produisent la gangrène, ou vers la tête, d'où résulte une hémiplégie subite du côté opposé à l'obturation artérielle. C'est ce qui se passe dans les embolies artérielles en général, qui se portent du centre à la circonférence de l'organisme.

Le pronostic que nous devons porter sur l'affection qui nous occupe est fort grave. Mais il n'est pas nécessairement fatal. Laennec, Louis, Lasègue, Briquet et d'autres auteurs en ont cité des exemples. Mais en l'absence de la vérification anatomique de la guérison sur le cadavre, il faut se prononcer avec une certaine réserve, car on peut avoir eu affaire à d'autres causes d'infection des crachats que la gangrène, si l'on n'a pu en faire plus tard la vérification anatomique. Je suis loin cependant de nier la guérison réelle de la gangrène pulmonaire, puisque j'en rapporterai tout à l'heure un exemple des plus remarquables. Le Dr Briquet, puis Lasègue, ont observé des faits importants de guérison, dans lesquels il ne s'agissait que de la gangrène superficielle de la muqueuse bronchique, dans des cas de dilatation des bronches. Cette espèce de gangrène peut cependant être mortelle, comme j'en ai vu un exemple à Lariboisière en 1869. C'était une jeune femme âgée de 29 ans, d'une belle constitution, et qui, après trois mois environ de séjour à l'hôpital, mourut épuisée par l'expectoration purulente très-abondante, occasionnée par des dilatations bronchiques généralisées, et qui s'étaient compliquées de gangrène pulmonaire. Cette lésion, limitée en des points nombreux au niveau de la muqueuse bronchique, ne s'étendait pas au delà.

Il peut donc arriver que la gangrène superficielle qui se produit quelquefois dans la dilatation des bronches soit mortelle. D'un autre côté, il peut arriver au contraire que la gangrène pulmonaire franche, qui entraîne habituellement la mort, guérisse complétement, comme on le voit dans l'observation suivante.

Obs. LXXXVI. — Un charretier, âgé de 53 ans, qui avait été ouvrier sur les ports dans sa jeunesse, puis qui avait longtemps travaillé dans les carrières de Montrouge, fut admis à l'hôpital Cochin le 25 juin 1864. C'était un homme très-robuste, qui avait eu, dès l'âge de 13 ans, la petite vérole, et plus tard, à 41 ans, une pneumonie dont il rappelait très-bien les principaux caractères. A la suite de cette maladie, il était resté sujet à s'enrhumer, sans courte haleine habituelle.

Dans les premiers jours du mois de son admission, étant jusque-là très-bien portant, il fut pris, au lendemain d'un refroidissement occasionné par la pluie, d'un frisson violent de deux heures de durée, suivi de chaleur fébrile avec un peu de gêne de la respiration, sans autre particularité. Mais le lendemain, la fièvre persistant, sans frissons nouveaux, il s'y joignit plus d'oppression, une toux fréquente et quinteuse très-pénible, suivie d'expectoration peu abondante, blanchâtre, inodore. Cette situation resta la même pendant une dizaine de jours, jusqu'au 15 ou 16 juin.

A cette dernière date, il avait pris un vomitif énergique que lui avait prescrit un médecin, et le lendemain il avait eu, à deux reprises différentes, une hémoptysie d'un sang rouge, expulsé par la toux, et qui aurait pu remplir un crachoir. Dès lors, l'expectoration devint de plus en plus abondante; les crachats étaient rendus par crises, presque sans efforts de toux, d'un jaune grisâtre, quelquefois brunâtre, nageant dans une sérosité sanieuse, et exhalant une odeur infecte. En même temps, les forces ont diminué sensiblement.

Je vois ce malade le 26 juin. Il n'a pas de fièvre, le pouls est à 76, régulier, médiocrement fort, sans chaleur de la peau; l'appétit est modéré. Il n'a plus d'oppression ni de point de côté; mais la toux est toujours très-fréquente, et l'expectoration infecte et abondante.

A la percussion, la poitrine est sonore des deux côtés, mais il y a exagération de sonorité à la base du côté gauche en arrière. Le bruit respiratoire est vésiculaire et normal partout dans le poumon droit. Au niveau du poumon gauche, en avant : expiration prolongée et un peu soufflante du haut en bas, sans râles ni retentissement exagéré de la voix; en arrière, respiration soufflante dans le tiers supérieur, et naturelle au-dessous, où la toux fait apparaître des ronflements passagers. (*Eau vineuse; — Vin de quinq.* 120 *gr.; — Jul. diac. et chlor. sodium; — Deux portions d'aliments.*)

Dix jours plus tard, le 5 juillet, le malade se trouve mieux. Il a de l'appétit, il se trouve plus fort, et se promène toute la journée. Ses crachats sont moins abondants, moins sanieux, moins purulents, et il trouve qu'ils sont aussi moins fétides; ils sont expulsés en trois crises dans les vingt-quatre heures, chacune d'environ dix minutes. Les crachats nous paraissent encore très-fétides. L'exploration de la poitrine donne les mêmes résultats, si ce n'est que la toux fait apparaître par places, du côté gauche, quelques râles sous-crépitants obscurs. La lésion gangréneuse paraît occuper la partie supérieure de ce poumon. (*Même traitement.*)

Tel fut l'état du malade pendant tout le mois de juillet. Il persistait à se dire de mieux en mieux du côté des phénomènes thoraciques, lorsque le 5 août, sans qu'il y ait eu précédemment de céphalalgie, il éprouva dans la journée, à trois reprises différentes, un tremblement et de vrais mouvements convulsifs bornés au bras droit; l'intelligence resta intacte. Ces phénomènes se répétèrent les jours suivants en même temps qu'il survint un affaiblissement de tout le côté droit du corps. Le 15 août, les convulsions devinrent violentes, épileptiformes, envahissant tout le côté droit, puis, dans les quinze jours qui suivirent, elles devinrent générales, avec prédominance à droite, et bientôt une hémiplégie complète avec contracture et obtusion de la sensibilité occupa tout le côté droit. Enfin l'intelligence, jusque-là intacte, fut atteinte, et il y eut jusqu'à la mort, qui survint le 30 août, un état demi-comateux dont il était difficile de tirer le malade.

Pendant tout ce mois d'août, la toux quinteuse devint de plus en plus rare; elle était suivie quelquefois de crachats purulents d'une fétidité presque nulle, difficiles à expectorer, les mucosités restant accumulées dans les bronches, où elles produisaient de gros râles humides entendus à distance.

L'autopsie, faite 26 heures après la mort, montre le poumon droit parfaitement sain. Le poumon gauche au contraire offre des lésions remarquables. Son sommet est fixé à la plèvre pariétale par des adhérences tellement fortes et intimes qu'on est forcé de les détruire à l'aide du bistouri. Ce lobe supérieur présente à la coupe une excavation allongée (Planche VIII), anfractueuse, traversée par quelques tractus, avec un peu de mucus sans odeur, et qui aurait pu contenir 60 à 80 grammes de liquide. Ses parois sont tapissées par une fausse membrane cicatricielle d'un blanc bleuâtre, dense, adhérente, soulevée par des tractus simulant assez bien les colonnes charnues de troisième ordre du cœur. Le lobe inférieur est simplement congestionné.

La trachée est légèrement injectée ainsi que la bronche gauche, d'où partent plusieurs ramifications dilatées, qui se dirigent en haut pour s'ouvrir dans la cavité anomale; l'une d'elles traverse intacte la partie supérieure de la caverne. Ces bronches sont manifestement enflammées, leur muqueuse est épaissie et friable, et d'une coloration rouge foncée qui se continue jusqu'à la trachée. Le poumon est congestionné et dur autour de ces lésions; il ne présente aucune trace de tubercules, pas plus que le poumon droit.

Le cœur, examiné avec soin, ne présente aucune lésion. Il en est de même des organes abdominaux, et des veines périphériques.

Quant au cerveau, il était congestionné. Ses circonvolutions étaient aplaties au niveau de l'hémisphère gauche, qui présentait à sa partie médiane supérieure une saillie mamelonnée, fluctuante et verdâtre au niveau d'un abcès phlegmoneux d'où l'incision fit échapper environ 40 grammes d'un pus épais, jaune, crémeux, bien lié. Cet abcès, contenu dans la substance blanche de l'hémisphère, était limité par une sorte de coque de tissu induré, verdâtre, adhérant à la pie-mère supérieurement, et au plafond du troisième ventricule inférieurement. Toutes les autres parties de l'encéphale étaient saines.

Il n'y a aucun doute ici sur l'existence d'une gangrène pulmonaire, qui a duré près de trois mois, et qui s'est terminée par la guérison de la caverne résultant de la fonte des parties gangrénées. C'est ce que nous avons pu constater, par suite des accidents cérébraux qui ont occasionné la mort et empêché ce malheureux de profiter de cette cicatrisation, si rarement obtenue. Cette guérison a évidemment correspondu à l'amélioration graduelle qui a été notée pendant la vie, soit dans l'état général, soit dans l'expectoration devenant de moins en moins abondante, et de moins en moins fétide. Cette fétidité avait totalement disparu, même après la mort, dans la caverne, qui était parfaitement cicatrisée, comme le montre notre Planche VIII.

Nous ne connaissons pas dans la science de fait analogue.

Nous trouvons ici, comme dans les abcès pulmonaires de toute espèce que nous avons rappelés précédemment, une résistance remarquable de certains tuyaux bronchiques qui traversent intacts le vide intérieur de la cavité accidentelle (*Voy.* Planche III, et fig. 94, p. 614) [1].

[1] Si ce fait avait été observé plus récemment, on aurait recherché si, dans les artères du cerveau, il n'existait pas d'oblitération vasculaire

Le traitement qui a été suivi dans ce fait a-t-il influé sur la terminaison favorable qui a été constatée? ou bien la guérison a-t-elle été spontanée? Cette guérison a probablement été favorisée par le régime tonique auquel a été soumis le malade. Il est important, en effet, en pareils cas, de relever les forces, comme l'a recommandé Stokes. On met ainsi le patient à même de résister à une longue et abondante suppuration, et l'on favorise la tendance à la réparation de la lésion si grave que l'on a à traiter. Les astringents, et les désinfectants comme le chlorure de sodium que j'ai donné à l'intérieur à mon malade, pourraient avoir aussi leur utilité, de même que des inhalations balsamiques ou de vapeurs de goudron. L'odeur fétide est parfois incommode pour les malades au point de diminuer leur appétit; c'est un point secondaire qui peut réclamer une médication spéciale.

constituant une embolie ou un infarctus, donnant souvent lieu au ramollissement cérébral. Quoique cette recherche n'ait pas malheureusement été faite, on doit admettre la possibilité d'embolies capillaires provenant de l'eschare pulmonaire non encore guérie, et ayant gagné les artères du cerveau, comme nous l'avons rappelé plus haut.

CHAPITRE VI

DES CORPS ÉTRANGERS DANS LES BRONCHES.

Les corps étrangers accidentellement introduits dans les bronches produisent des accidents aigus trop peu connus; car dans les faits observés, les phénomènes qui en résultent ont été fréquemment mal interprétés, en donnant lieu à des erreurs de diagnostic plus ou moins importantes. Les accidents que produisent ces corps étrangers sont multiples : les uns, immédiats, consistent en accès de suffocation produits par le contact de la glotte par le corps étranger; les autres, qui sont plus tardifs, peuvent d'autant plus facilement ne pas être attribués à leur véritable cause, que les phénomènes de suffocation cessent dès que le corps étranger a dépassé le larynx; cela fait croire habituellement alors à l'expulsion inaperçue de ce corps hors des voies aériennes, ou à son passage dans les voies digestives.

Les accidents aigus qui suivent la pénétration des corps étrangers dans une bronche, sont des accidents inflammatoires, qui font suppurer le poumon, et qui se manifestent à l'observateur par des signes qui peuvent faire diagnostiquer la nature de ces accidents. J'ai observé en 1865 le fait suivant, qui vient à l'appui de cette assertion.

Obs. LXXXVII. — Une jeune fille, âgée de 17 ans, blanchisseuse, d'une bonne constitution, réglée régulièrement depuis l'âge de 13 ans, avait une bonne santé habituelle.

Le 21 novembre 1865, étant à déjeuner, elle fut prise d'un rire subit au moment où elle mangeait des haricots. Elle sentit tout à coup qu'elle *avalait de travers*. Immédiatement, toux quinteuse, violente, avec sentiment de suffocation, congestion violacée de la face. Les accidents diminuèrent peu après, mais les quintes de toux persistèrent, et le soir il survint trois vomissements et une douleur au niveau des fausses côtes gauches.

Le lendemain sa situation n'était pas améliorée, il y avait de la fièvre : le médecin crut à une pneumonie. Elle fut admise le jour suivant à l'hôpital Cochin, environ quarante-huit heures après le début.

Nous la vîmes à son entrée. La respiration était haute et laborieuse, à 36, le pouls à 108, la peau chaude. La dyspnée était vive, la toux forte, quinteuse, amenant des crachats transparents, muqueux. La douleur persistait sous le sein gauche.

A l'exploration de la poitrine, il n'y avait rien à noter du côté droit à la percussion ou à l'auscultation. Du côté gauche, le son était plus aigu qu'à droite sous la clavicule, et obscur en arrière à la partie moyenne. Le bruit respiratoire était seulement très-faible de ce côté sans autre signe anomal. (*Gomme suc.*; — *Poudre d'ipéca* 2 *gr.*; — 6 *vent. scar.*)

Le 24 novembre (4e jour), je constate une fièvre plus forte avec plus de chaleur (pouls, 128), mais les ventouses et l'ipéca, qui a produit quelques vomissements, paraissent avoir diminué la douleur, la dyspnée et la toux. Les signes locaux sont les mêmes qu'hier, mais il y a de plus un souffle net au niveau de la racine de la bronche gauche, avec résonnance de la voix, qui n'a pas de retentissement ailleurs à gauche. Par la toux, dans le même point, à l'auscultation, on a la sensation d'un corps mobile qui se déplace, avec bruit de cuir neuf et quelques bulles de râle humide; puis ces signes s'atténuent et disparaissent jusqu'à ce que la toux recommence.

Les dix jours suivants (jusqu'au 5 décembre) il y eut des oscillations dans la fièvre. Les signes fonctionnels restèrent les mêmes, ainsi que les crachats transparents. Les signes physiques varièrent peu : il survint une submatité dans la moitié inférieure gauche, et qui s'étendit manifestement en hauteur; mais le bruit respiratoire continuait à être presque nul de ce côté gauche, surtout inférieurement, à l'exception du souffle persistant aux deux temps au niveau de la bronche principale gauche, avec bronchophonie, et avec absence du retentissement de la voix et des vibrations thoraciques partout ailleurs, du même côté. Par la toux, il y avait toujours le bruit de gargouillement limité au même point; c'était le bruit d'un corps agité dans du mucus pendant le passage de l'air.

Je diagnostiquai la présence d'un corps étranger (un haricot probablement) dans une bronche située vers la partie moyenne du poumon gauche, là où se produisait le gargouillement, dans le voisinage de la colonne vertébrale, avec une pneumonie localisée.

Ce diagnostic se trouva vérifié le 5 décembre. Pendant la visite, une secousse de toux lança sur le lit les deux tiers d'un haricot qui ne paraissait pas récemment rompu. Aussitôt après il survint une quinte avec expectoration de véritable pus en assez grande quantité. A l'auscultation, je constatai qu'il existait en même temps vers l'union des deux tiers inférieurs du côté gauche en arrière un gargouillement considérable, avec bronchophonie intense et augmentation notable des vibrations thoraciques dans le même point, par rapport au côté droit.

A partir de ce moment, l'amélioration alla croissant, mais le souffle persista jusqu'à la sortie, qui eut lieu le 23 décembre, dix-huit jours après l'expulsion du corps étranger.

Les signes de la présence du corps étranger (un haricot) dans les conduits aériens ont été remarquables dans ce fait. Les premiers accidents, suffocants, asphyxiques, avec toux répétée, ayant bientôt cessé, et la jeune fille n'ayant ensuite éprouvé que de la toux et de la dyspnée, on crut à une suffocation passagère. Le médecin qui fut appelé bientôt après s'y trompa lui-même, parce que l'on ne sait pas assez que les corps étrangers pénétrant au delà du larynx, n'ont plus la même action irritative qu'au niveau de la glotte; il y a une toux fatigante, mais il n'y a plus d'accès de suffocation. Il crut à une pneumonie ordinaire, à laquelle semblait se rapporter la fièvre, le point de côté, la toux et la dyspnée. Avec ces symptômes, je pus constater, le 3e jour, un son obscur à la partie moyenne du côté gauche de la poitrine en arrière, et une faiblesse du murmure respiratoire partout de ce côté. Le 4e jour, il s'y joignait du souffle au niveau de la bronche principale gauche contre la colonne vertébrale, et, dans le même point, un retentissement anomal de la voix; de plus, au moment de la toux seulement, il se produisait un bruit de gargouillement intense. Les jours suivants, la matité s'étendit en bas, et le bruit respiratoire devint à peu près nul au-dessous du souffle.

Ces signes, joints aux renseignements obtenus sur l'invasion, me suffirent pour diagnostiquer la présence d'un haricot dans une des grosses bronches du poumon gauche. L'expulsion du haricot justifia le diagnostic, et les phénomènes qui suivirent cette expulsion, crachats purulents, souffle et gargouillement là où le bruit respiratoire avait été jusque-là silencieux, démontrèrent que le corps étranger avait provoqué la formation d'un abcès dans le poumon gauche.

A l'époque où je recueillis cette observation, l'important Mémoire du Dr Bertholle *sur les corps étrangers dans les voies aériennes*, Mémoire couronné par l'Académie de médecine en 1865, n'avait pas encore été publié. En le lisant, on n'est plus surpris de la cessation des accidents de suffocation lorsque le corps étranger a pénétré dans les bronches : des faits nombreux y démontrent que c'est la règle.

Bertholle, qui a rapporté deux faits qui lui sont propres, décrit comme signes résultant de la présence des corps étrangers dans les voies aériennes : la toux convulsive initiale, les accès de suffocation avec des intermittences trompeuses auxquelles il attache avec raison beaucoup d'importance. Ces intermittences doivent se rapporter aux faits dans lesquels le corps étranger est mobile, et remonte momentanément dans le larynx au moment des accès de suffocation. Comme autres signes, il indique le point douloureux au niveau du corps étranger, le bruit de choc, de grelot, de clapotement ou de soupape, l'affaiblissement du bruit respiratoire accompagné de râles ronflants et de respiration supplémentaire du côté opposé, et enfin des signes négatifs fournis par la percussion. Il rappelle, comme succession de phénomènes mixtes de la deuxième période, ceux de l'inflammation du poumon observés par les auteurs : la douleur, les crachats rouillés, les râles crépitants, la respiration bronchique, l'expectoration purulente, les signes caverneux et la bronchophonie. Il fait remarquer que ces signes occupent avec fixité le côté où siége le corps étranger, et enfin il conseille l'emploi du laryngoscope comme pouvant, dans certains cas, donner quelque précieux renseignement.

On voit que les phénomènes que j'ai constatés chez la jeune fille dont j'ai rapporté plus haut l'observation, sans avoir eu connaissance de l'intéressant travail dont je viens de parler, sont analogues à ceux qui ont été notés par les autres observateurs. Je ne le fais remarquer que pour donner plus de valeur aux signes vraiment caractéristiques qu'ils ont constatés séparément.

Mon observation a présenté ceci de remarquable qu'il y a eu un ensemble de signes caractéristiques. Le haricot ayant obturé assez complétement la bronche où il s'est fixé, a rendu le bruit respiratoire à peu près nul au-dessous, et a pu empêcher d'abord la sortie du pus. Ce pus, accumulé derrière l'obstacle, n'a fait irruption qu'aussitôt après l'expulsion du corps étranger hors des voies respiratoires. C'est alors seulement que les bruits caverneux sont apparus et ont persisté jusqu'à la guérison.

Je n'ai pas constaté les ronflements respiratoires notés par Bertholle, qui ne sait comment les expliquer. Ils me paraissent être la conséquence naturelle de l'hyperémie pulmonaire qui précède et accompagne la pneumonie consécutive, et qui explique la respiration puérile dans le poumon du côté opposé, comme pour la pneumonie spontanée (*Voy.* p. 221).

Les accès de suffocation subite au début constituent un anamnestique excellent pour le diagnostic. Mais il faut savoir que la cause de l'introduction du corps étranger peut échapper à l'attention. Tels sont des noyaux de cerise, des grains de café, etc., qui peuvent pénétrer dans les bronches après avoir produit un étouffement passager, auquel on n'attache d'importance que lorsque ces corps sont expulsés après avoir produit des phénomènes dont la signification était restée obscure jusque-là. Mais c'est surtout pour les accidents chroniques, dont je n'ai pas à m'occuper ici, que les difficultés du diagnostic sont grandes.

Nous ne croyons pas devoir insister sur le diagnostic différentiel des corps étrangers des voies aériennes avec la présence de corps étrangers dans l'œsophage, avec le spasme de la glotte, le spasme rabique, l'œdème de la glotte, le croup ou le faux croup. Les caractères de ces différentes affections sont trop distincts pour pouvoir être confondus avec les caractères de l'affection qui m'occupe.

Les terminaisons et les complications méritent une mention particulière. La mort peut avoir lieu par suffocation, par le marasme résultant de la suppuration ou de la gangrène consécutive du poumon, ou par une pleurésie purulente. Le corps étranger ou l'abcès qu'il produit peut aussi perforer le poumon. Ou bien le corps étranger, cheminant vers l'extérieur, détermine l'adhérence des feuillets de la plèvre, et se fait jour au dehors en provoquant la formation d'un abcès intercostal. Ce sont surtout des épis d'orge ou de fausse avoine qui ont cette évolution, comme Hévin, de l'Académie de chirurgie, et qui n'a pas été cité par Bertholle, en a rapporté de nombreux exemples dans son Mémoire sur les corps étrangers dans l'œsophage (*Mém. de l'Acad. de chirurgie*, t. III).

L'étude de la question du traitement a conduit le Dr Bertholle à conseiller les moyens suivants de traitement, lorsqu'un corps étranger a pénétré dans les voies aériennes.

« Si le corps introduit est de petit volume ou capable de se désagréger, on peut attendre les efforts de la nature, à moins que les accès de suffocation ou l'apparition des phénomènes inflammatoires ne forcent à opérer ; si le corps est dense, on tentera l'inclinaison du tronc, avec application d'un coup dans la région dorsale ; si cette tentative est sans succès, et que le corps menace de causer la suffocation, il faudra ouvrir la trachée ; si, la trachée ouverte, le corps n'est pas expulsé, on devra exciter l'éternument ou la toux, au moyen du chatouillement pratiqué légèrement dans la plaie par l'introduction du dilatateur; si cette manœuvre échoue, et que le corps soit dense, on pourra de nouveau et sans danger employer l'inclinaison du tronc, avec ou sans application d'un coup dans la région dorsale ; enfin si le corps est léger, ou qu'il ne sorte pas par l'emploi de ces moyens combinés, le chirurgien ou son aide devront surveiller le début des accès de suffocation, pour plonger aussitôt le dilatateur dans la plaie, afin de l'entr'ouvrir et de donner une large issue au corps étranger. » (*Mém. cité*, p. 118.)

CHAPITRE VII

PERFORATIONS PULMONAIRES, ET PNEUMO-THORAX.

La perforation du poumon de cause interne est une affection accidentelle à invasion aiguë, et qui doit par conséquent trouver ici sa place. Par ses signes et ses lésions, par son évolution et par son origine, elle donne lieu à des inductions de la plus grande importance pour le praticien. C'est à ces divers points de vue que je vais m'en occuper.

Lorsque la perforation pulmonaire se produit, dans des conditions que je rappellerai tout à l'heure, il survient, dans l'immense majorité des cas, une douleur subite remarquable, qui est un des principaux signes de l'affection. Mais, ainsi que depuis longtemps le professeur Andral l'a fait remarquer, cette douleur peut faire défaut. J'ai rencontré plus d'un fait de ce genre, et cette absence de douleur vive initiale m'a mis dans l'embarras au lit du malade, les signes physiques observés pouvant alors s'appliquer aussi bien à une vaste caverne tuberculeuse qu'à une perforation pulmonaire. Cette confusion se présente d'autant plus facilement à l'esprit, que c'est presque toujours chez des tuberculeux que se rencontrent l'une comme l'autre de ces lésions. C'est à ce point de vue que le fait suivant offre de l'intérêt.

Obs. LXXXVIII. — Une jeune fleuriste, âgée de dix-huit ans, d'une constitution chétive, non encore réglée, fut admise à l'hôpital Cochin le 21 février 1866. Elle était pâle, très-amaigrie, et au troisième degré d'une phthisie pulmonaire.

Sa mère était morte poitrinaire, disait la malade. Son père était vivant, d'une santé faible, mais ne toussant pas. Elle avait en outre deux frères bien portants.

L'interrogatoire était difficile par suite d'une surdité contractée par la malade dans le cours d'une fièvre typhoïde dont elle avait été atteinte dans son enfance.

Elle toussait depuis cinq mois au moins, et dépérissait graduellement, lorsqu'elle devint plus malade quinze jours environ avant son admission. Elle avait continué son travail de fleuriste *jusqu'au moment de son entrée à l'hôpital*, sans avoir ressenti de douleur subite et vive dans la poitrine.

Le 22 février, lendemain de l'admission, elle est dans l'état suivant : teint d'un blanc mat, maigreur ; dypsnée apparente prononcée, pouls à 140, très-faible. Elle tousse par quintes semblables à celles de la coqueluche, mais non suivies de vomissement. L'inspiration est bruyante et sifflante, en effet, puis l'expiration toussée se fait par saccades répétées. Les crachats sont assez abondants, les uns transparents, les autres d'un jaune opaque et muco-purulents.

La poitrine est grêle et le sternum saillant. La percussion, douloureuse en avant comme en arrière, ne fournit aucun signe anomal. L'auscultation révèle à gauche sous la clavicule une respiration caverneuse avec râles humides, et retentissement exagéré de la voix ; et en arrière, du même côté, des râles sibitants et sous-crépitants augmentant de bas en haut jusqu'au sommet, où existe une respiration amphorique avec du gargouillement.

Du côté droit, la respiration est puérile en avant, et faible en arrière, où elle est mélangée de sibilance et de râles sous-crépitants.

Le membre inférieur gauche est le siége d'un œdème généralisé et douloureux jusqu'à l'arcade crurale. (*Jul. diac.* ; — *Vin de Bord.* 150 gr. ; — 1 *portion d'aliments.*)

Jusqu'à la mort, survenue le 5 mars, l'affaiblissement fait des progrès de plus en plus marqués ; le pouls reste à 140, la dyspnée est toujours forte (respiration à 40) ; mais la toux est devenue moins quinteuse, quoique les crachats soient restés les mêmes.

La percussion reste toujours douloureuse des deux côtés et

fait constater, *du côté droit*, un son obscur en avant, et au contraire du tympanisme dans la moitié postéro-inférieure. L'auscultation montre que les bruits respiratoires manquent quelquefois en avant à gauche, tandis que d'autres fois il existe du gargouillement sous les deux clavicules. En arrière, du côté gauche, il existe toujours du gargouillement en haut, des craquements et une respiration amphorique avec tintement métallique accompagnant ces craquements. Enfin dans les derniers jours, les signes amphoro-métalliques s'étendirent en hauteur, et occupèrent les trois quarts supérieurs de ce côté. J'hésitais jusque-là dans mon diagnostic entre une caverne très-vaste ou un pneumo-thorax par perforation d'une caverne tuberculeuse. Mais cette augmentation rapide en hauteur des signes amphoro-métalliques, qui survenait dans les derniers jours, me fit croire plutôt à une perforation qu'à une simple caverne de grande dimension.

A l'autopsie, une très-petite ponction faite au niveau d'un espace intercostal du côté gauche permet à une assez grande quantité d'air de sortir en sifflant. Il existait un pneumo-thorax avec un épanchement purulent, au niveau duquel l'insufflation des poumons faite sur place produisit un bouillonnement qui dura tant que l'insufflation eut lieu. La perforatien existait au niveau d'une des cavernes tuberculeuses qui occupaient le poumon de ce côté. Le poumon du côté droit était également le siége de cavernes analogues, et d'une infiltration de tubercules. Les caillots qui obstruaient les veines du membre inférieur gauche œdématié, étaient ramollis, mais sans solution apparente de continuité.

On le voit, cette observation soulève la question diagnostique intéressante de la distinction de la perforation pulmonaire et des vastes cavernes tuberculeuses, par le seul fait de l'absence de toute douleur initiale.

On sait que Laennec a signalé les bruits respiratoires amphoriques et le tintement métallique comme étant dus au pneumo-thorax ou à une vaste caverne. En tenant compte de sa description et des travaux nombreux sur le pneumo-thorax qui ont été publiés depuis, tant en France qu'à l'étranger, voici les symptômes et les signes qui ont été notés : une dyspnée intense, avec dilatation du thorax et un effacement des espaces intercostaux pouvant même faire saillie au dehors ; le refoulement des organes tels que le cœur, la rate, le foie ; un son tympanique du côté dilaté ; la fluctuation hippocratique si du liquide est également épanché dans la plèvre ; un claquement costo-hépatique suivant Saussier [1] si, du côté droit, on percute en avant vers les attaches du diaphragme, claquement qui résulterait du refoulement brusque de l'air interposé entre la paroi thoracique et le foie recouvert par le diaphragme. Enfin Aran a perçu chez un malade une sensation de choc contre la paroi thoracique du poumon non adhérent et comme flottant dans l'air épanché.

Cet ensemble de signes ne peut être rapporté qu'à un épanchement d'air dans la plèvre ; il ne peut y avoir à cet égard aucune équivoque ; mais chez notre malade, l'absence de ces différents éléments diagnostiques, à part la dyspnée, ne pouvait pas d'abord donner l'idée d'un pneumo-thorax. Je dois dire cependant que la succussion hippocratique ne fut pas pratiquée, vu l'état grave dans lequel se trouvait la malade. La douleur subite, vive, du côté de la poitrine où s'opère la perforation, manquait chez notre jeune fille. Il n'y avait eu précédemment aucune douleur vive, aucune invasion subite d'accidents dyspnéiques ; et, comme elle était affectée d'une phthisie pulmonaire avancée, et qu'il existait chez elle des bruits amphoro-métalliques peu étendus, je dus penser d'abord à l'existence d'une vaste caverne. Ce n'est que dans les derniers jours de la vie que l'étendue rapidement plus considérable des bruits amphoro-métalliques, qui excluait l'idée d'une vaste caverne, put me faire penser à une perforation. Malheureusement, comme je l'ai dit tout à l'heure, la fluctuation hippocratique, qu'on ne doit pas négliger dans les cas de ce genre, n'avait pas été recherchée.

[1] Saussier : *Recherches sur le pneumo-thorax et les maladies qui le produisent, les perforations pulmonaires en particulier*. Thèse de Paris, 1841.

L'autopsie est venue trancher la question et confirmer l'opinion dernière, celle de l'existence d'une perforation pulmonaire.

Les signes stéthoscopiques de cette perforation sont importants à bien connaître au point de vue clinique. D'abord il ne faut pas perdre de vue que la respiration amphorique, considérée à part, est un signe très-incertain de perforation pulmonaire. On la rencontre, en effet, non-seulement avec cette lésion, mais encore au niveau du poumon refoulé par un épanchement, et adhérent aux parois thoraciques dans le point où l'on explore. J'ai encore rencontré la respiration amphorique au niveau d'une tumeur intra-pulmonaire peu éloignée de la plèvre, sans qu'il m'ait été possible de bien m'expliquer cette coïncidence. Enfin, dans d'autres circonstances, un simple souffle tubaire peut prendre l'intensité d'un bruit respiratoire amphorique sans que ce bruit se produise dans une cavité accidentelle.

Dans ces conditions différentes, il n'y a pas de bruits métalliques (tintement ou consonnances). Aussi lorsque l'on constate d'une manière permanente l'absence de ces derniers signes, il y a lieu de rejeter l'idée d'une perforation pulmonaire ou d'une vaste caverne.

Mais il en est tout autrement si l'auscultation révèle non-seulement la respiration amphorique, mais aussi les bruits métalliques : ce sont alors le plus souvent des signes de perforation pulmonaire; mais il ne faut pas oublier qu'ils peuvent annoncer aussi une caverne considérable. L'ensemble des signes perçus au moment de la respiration, de la production de la voix ou de la toux, ainsi que par le retentissement dans la cavité anomale de bruits produits dans le voisinage, m'a engagé à les désigner tous par la dénomination de bruits *amphoro-métalliques* (Dict. de diagn.).

Je ne rappellerai pas ici les théories diverses qui ont été proposées pour expliquer la production de ces bruits anomaux. L'auteur de la plus radicale de ces théories, Skoda, affirme que ces bruits amphoro-métalliques ne sont tous que des consonnances, dans la cavité anomale, des bruits qui se produisent dans le voisinage et qui viennent y retentir indépendamment de l'ouverture anomale du poumon, en prenant un timbre métallique. Le bruit respiratoire et les râles, se passant en dehors de cette cavité, seraient les points de départ principaux de ces consonnances.

Cette théorie de la consonnance a du vrai, comme toutes les autres : mais comme explication exclusive, ainsi que la formule Skoda, elle est insuffisante. On a beaucoup exalté l'ingéniosité de cette opinion dite allemande, mais on a trop oublié qu'elle est française, moins l'exagération. Elle se trouve exactement formulée dans la thèse de Saussier en 1841.

Les bruits consonnants ne sont pas constants, quoi qu'en dise Skoda. Le bruit de déglutition de l'œsophage, les bruits de cœur, comme l'a signalé Barth, le gargouillement se passant dans l'estomac ou dans le gros intestin, comme j'en ai observé un exemple à l'Hôtel-Dieu en 1852, produisent les consonnances le plus avérées. Mais le bruit respiratoire ou les râles qui se produisent au niveau de la fistule sont manifestement la principale origine des bruits amphoro-métalliques, comme le démontre d'abord l'exagération de ces bruits au moment de la toux.

Si ces bruits étaient tous consonnants, comment expliquer le fait suivant ? Je donnais des soins à un malade tuberculeux chez lequel il n'y avait d'abord aucun signe qui révélât une perforation pulmonaire ou un pneumo-thorax, lorsqu'un jour, pendant que je l'auscultais du côté droit, un mouvement de déglutition dans l'œsophage retentit sous mon oreille en tintement métallique bien distinct. Ayant fait boire le malade, le même phénomène se reproduisit *sans qu'il y ait eu aucune autre consonnance amphoro-métallique* en ce moment. Ce ne fut que les jours suivants qu'apparurent les signes caractéristiques : son tympanique du côté droit affecté, du haut en bas en avant ; respiration amphorique avec timbre argentin ; tintement métallique bien net, et enfin bruit de succussion hippocratique. Le claquement costo-hépatique recherché par moi avec soin faisait défaut. Quelques jours après, tous les signes avaient disparu momentanément, puis étaient revenus pour ne plus cesser ensuite.

C'est là un fait plein d'enseignements. Il démontre la réalité de la consonnance, mais pour certains bruits seulement, car si le bruit de déglutition retentit en bruit métallique, le bruit respiratoire et les râles intra-bronchiques n'ont pas été consonnants. La disparition momentanée des signes, qui est survenue, démontre combien ils sont variables quelquefois dans leur manifestation, ce qui ne devrait pas avoir lieu si l'ouverture accidentelle, et son obstruction qui explique si bien leur disparition, n'y étaient pour rien. Chez ce dernier malade, l'orifice anomal n'était sans doute pas largement ouvert, et le passage de l'air dans la cavité pleurale y était difficile, ce qui expliquait l'absence momentanée de la respiration amphorique et du tintement métallique entendus ensuite. Aucune suspension semblable n'a été remarquée chez notre malade de l'observation LXXXVIII, parce que les deux orifices de la perforation pneumo-pleurale étaient toujours béants et comme faits par un emporte-pièce, ainsi que le montra l'autopsie.

Les faits de guérison des perforations pulmonaires, après lesquelles l'air reste confiné dans la plèvre après l'obturation de la fistule, en même temps que toute respiration amphorique cesse de se faire entendre, sont des preuves irréfragables de l'exagération de la théorie exclusive de Skoda. Je puis rappeler, comme preuve à l'appui, l'observation Ire de mon Mémoire sur la guérison des perforations pulmonaires [1], dans laquelle on voit que, le bruit de flot persistant, tous les bruits amphoro-métalliques cessèrent de se faire entendre dans les derniers temps de la vie. Il est clair que s'il n'y avait eu que des consonnances, elles auraient continué à se produire après comme avant l'obturation de la fistule pulmonaire, puisque la succussion, en produisant le bruit de flot jusqu'à la fin, était la preuve irrécusable de la présence de l'air dans la plèvre après la cicatrisation.

On a cru, il est vrai, trouver un argument vainqueur en faveur de la consonnance dans le pneumo-thorax sans perforation, dans ce fait, que l'on aurait constaté un tintement métal-

[1] Mémoire sur la guérison des perforations pulmonaires d'origine tuberculeuse. (*Arch. de méd.*, 1853.)

lique à la suite d'une opération de thoracocentèse. On a supposé qu'alors il y avait eu pénétration accidentelle de l'air dans la plèvre par l'ouverture de pénétration de la canule, sans ouverture accidentelle au poumon. Mais dans ce cas, il y a eu tout simplement perforation du poumon par le trocart, complication que j'ai démontrée être beaucoup plus fréquente qu'on ne le croit communément, et qui explique les faits, en apparence inexplicables, dans lesquels le liquide de la plèvre était passé dans les crachats (*Voy.* PLEURÉSIE, p. 278).

Il faut donc en définitive admettre la production de bruits amphoro-métalliques par pénétration de l'air dans la plèvre ou dans une vaste caverne à travers l'ouverture ou le conduit de pénétration, et, comme exception, les consonnances amphoro-métalliques des bruits voisins, et cela dans des conditions encore mal déterminées.

Le diagnostic de la perforation est variable suivant l'état de la fistule. C'est avec raison que Stokes a insisté sur ce point. Si l'ouverture est large, il y a pénétration et sortie facile de l'air dans la plèvre, et par suite de cette circulation facile de l'air dans les mouvements d'inspiration et d'expiration, la dyspnée n'est pas extrême, et il n'y a pas de dilatation de la poitrine. On peut ajouter que la respiration amphorique est alors le signe principal de la perforation, et que le tintement métallique est peu accusé, à moins que des râles ne se produisent, ce qui arrive s'il y a un conduit au lieu d'une simple ouverture. Si au contraire l'entrée de l'air est facile et sa sortie difficile, par suite de la disposition de l'ouverture en soupape, l'air s'accumule dans la cavité pleurale, le thorax est très-distendu et saillant, et la dyspnée extrême.

Aucun signe de pneumo-thorax n'est pathognomonique. La fluctuation hippocratique même, qui n'existe pas ordinairement avec une vaste caverne tuberculeuse, peut être simulée par le bruit de flot stomacal. Il n'y aurait que le claquement costo-hépatique de Saussier qui pourrait être un signe spécial de pneumo-thorax; mais pour le rechercher il faudrait déjà soupçonner l'existence de cette affection.

Faut-il admettre un pneumo-thorax essentiel? Et dès lors faut-il chercher à établir le diagnostic différentiel du pneumo-thorax avec ou sans perforation? Je ne le pense pas; car à mon avis il n'a été publié aucun fait probant de pneumo-thorax essentiel et spontané. Dans aucun on ne me paraît avoir suffisamment recherché sur le cadavre s'il n'existait pas de cicatrisation de perforation ancienne, comme je le montrerai tout à l'heure. Puis on a considéré comme pneumo-thorax essentiels des pneumo-thorax par perforation qui ont guéri, et dont par conséquent on n'a pas pu faire la vérification anatomique.

Quand on veut remonter aux causes des perforations pulmonaires, on trouve que les cavernes tuberculeuses en sont évidemment l'origine la plus fréquente. On peut en rapprocher les perforations dues à l'empyème qui s'ouvre dans les bronches. Dans les cas de tubercules, une douleur de poitrine brusque, ordinairement très-vive, avec dyspnée plus ou moins intense, indique le plus souvent, avons-nous dit, le moment où se fait la perforation; dans le second cas, c'est une expectoration surabondante de pus, avec toux quinteuse et sentiment de suffocation, qui annonce la perforation qui se fait ici de la plèvre au poumon, tandis que, dans les cas de caverne, elle se fait du poumon vers la plèvre.

La gangrène du poumon, par suite de la désorganisation du tissu de l'organe, n'est pas une cause extrêmement rare de perforations du poumon; mais les suivantes doivent être considérées comme exceptionnelles.

Je dois rappeler ici, tout en mettant de côté les causes traumatiques : certains noyaux d'apoplexie pulmonaire, la rupture d'ampoules ou de vésicules emphysémateuses du poumon, comme l'a signalé Stokes, et dont je rapporterai tout à l'heure une observation, le cancer ulcéré du poumon, une tumeur hydatique s'ouvrant dans la plèvre et dans les bronches, un abcès des ganglions bronchiques ouvert à la fois dans la plèvre et dans les conduits respiratoires, comme autant de causes observées de pneumo-thorax par perforation. Trousseau a rapporté un fait de pneumonie terminée par un abcès qui s'est ouvert dans la cavité pleurale et a produit un pneumo-thorax. Graves a vu un cas dans lequel, à la suite d'une pneumonie, il y eut une dilatation visible de la poitrine, un souffle amphorique, du tintement métallique, et qui fut suivi de guérison. Mais ici l'on peut croire qu'il s'agit d'une pneumo-pleurésie, et que le foyer purulent de la plèvre s'est ouvert dans les bronches, condition dans laquelle la guérison est fréquente.

Une autre cause, dans laquelle l'abcès pulmonaire est encore la condition intermédiaire de la perforation, ce sont les corps étrangers qui ont pénétré dans le poumon par les bronches, et dont nous avons parlé dans le précédent chapitre.

Enfin, on a rencontré des pneumo-thorax sans perforation pulmonaire, et produits par la rupture de l'œsophage, par un abcès des parois thoraciques ouvert à la fois au dehors et dans la plèvre, par un cancer ulcéré de l'estomac pénétrant dans la plèvre, et y faisant arriver les gaz contenus dans la cavité stomacale.

Les perforations dues à la rupture de cellules emphysémateuses du poumon ont été à tort mises en doute par certains observateurs, parce qu'il n'est pas toujours facile de constater l'ouverture accidentelle sur le cadavre. Laennec a signalé la possibilité de cette forme de pneumo-thorax. Cruveilhier (*Anat. pathol.*, t. I, p. 161) a cité un fait dans lequel, la plèvre restant intacte, la rupture des vésicules sous la plèvre donna lieu à un emphysème du cou, des aisselles, et du thorax. Le Dr Devilliers (*Thèse* de Paris, 1826) a rapporté un cas dans lequel il y eut perforation complète, et un pneumo-thorax considérable qui causa la mort en quelques heures. Deux autres faits analogues ont été observés par Andral, et un autre par Stokes, qui put constater le point perforé.

Voici l'observation que j'ai recueillie à l'hôpital Cochin.

Obs. LXXXIX. — Un ouvrier imprimeur, très-robuste, âgé de 42 ans, éprouvait depuis plusieurs années une oppression habituelle, augmentant par la marche, l'ascension des escaliers, par l'inspiration des odeurs fortes, de la poussière, etc. Il a éprouvé de plus, de temps en temps, depuis lors, des accès de dyspnée la nuit, qui le forcent quelquefois à se lever. Il tousse habituellement, et il est sujet à contracter des bronchites l'hiver.

Trois semaines avant son admission à l'hôpital Cochin, qui eut lieu le 11 février 1867, il survint tout à coup le soir, pendant un violent effort de toux, une douleur vive au niveau du mamelon gauche. Cette douleur vive persista, et l'obligea à suspendre ses occupations. Il survint en même temps des frissons qui durèrent deux heures dans la même soirée. La douleur était exaspérée par les mouvements respiratoires, et surtout par la toux, qui était fréquente.

Le 12 février, lendemain de l'admission, peu de changements depuis le début. Pouls à 100, chaleur médiocre; un peu d'agitation avec anxiété. Douleur persistante sous le mamelon gauche; elle est intense et gêne jusqu'à un certain point les mouvements du tronc. La respiration est haute, fréquente, à 44. Cette dyspnée semble plus forte par moments. La toux est pénible, fréquente, et suivie d'expectoration muco-purulente; elle empêche le sommeil et provoque des nausées, sans vomissements.

Du côté gauche de la poitrine où siége la douleur, un peu d'exagération de sonorité en avant, et matité en arrière dans le quart inférieur, avec diminution du bruit respiratoire et absence de vibrations thoraciques au même niveau. Bruit respiratoire partout affaibli. (*Ventouses scarifiées.*)

Croyant à une pleurésie compliquant l'emphysème, j'examine rapidement ce malade les jours suivants, et les signes de la perforation pulmonaire ne sont pas constatés d'abord. C'est seulement le 18 février, devant la persistance non interrompue de la fièvre et de la dyspnée, que je procédai à une exploration plus complète. Au-dessus de la matité postérieure du côté gauche, qui restait la même, j'entendis un souffle amphorique doux, à timbre métallique, qui me fit pratiquer la succussion. Le bruit de flot à consonnance argentine qui en résulta, me démontra qu'il existait un hydro-pneumo-thorax.

C'étaient d'ailleurs les seuls signes de cette affection, que je considérai comme la conséquence d'une rupture de vésicules emphysémateuses, vu l'invasion subite des accidents au début.

Le 20 février, le pouls est à 116, la respiration à 36. Mêmes signes du côté gauche en arrière, si ce n'est que la matité est plus élevée en hauteur. De plus, sous la clavicule du même côté, on perçoit en avant un tintement métallique semblable au bruit que produirait la chute successive de gouttes de liquide tombant dans une cruche à moitié remplie.

Le 21, on entend moins bien les signes amphoro-métalliques, et la matité est un peu plus remontée. Le lendemain 22, on n'entend plus ni respiration amphorique, ni consonnances métalliques; le bruit respiratoire est obscur et très-affaibli partout du côté gauche; il est moins faible à droite. La succussion produit toujours le bruit de flot. La prostration fait des progrès notables.

Les trois jours suivants, l'état du malade est de plus en plus grave, et l'état local reste le même, si ce n'est que le bruit respiratoire cesse complétement de se faire entendre du côté gauche, où la matité est devenue presque générale. La mort survient le 25 février.

A l'autopsie, on détache les parties molles de la poitrine, du côté gauche, de manière à leur faire contenir de l'eau versée sur les parois thoraciques. On incise un espace intercostal sous le liquide, et aussitôt des gaz fétides s'échappent de l'incision en grande quantité.

A l'ouverture du côté gauche du thorax, on trouve la plèvre presque remplie de pus verdâtre d'une odeur infecte; le poumon correspondant, ayant la grosseur des deux poings, est refoulé vers le médiastin, recouvert de fausses membranes épaisses, verdâtres et molles, que l'on détache facilement. On ne découvre pas de perforation à sa surface, ce qui vient de ce que le poumon ayant été incisé par mégarde au moment de l'ouverture de la poitrine, on ne peut avoir recours à l'insufflation pour découvrir la rupture. Il peut y avoir eu, d'ailleurs, une cicatrisation de la fistule par suite de son envahissement par le pus de l'épanchement, et de la stratification des fausses membranes qui recouvraient le poumon, comme j'en ai rappelé des exemples dans mon Mémoire. Rien de particulier d'ailleurs à la coupe du poumon, qui ne contient ni cavernes ni tubercules, et dont l'état emphysémateux ne peut être constaté, par suite de la compression de son tissu par l'épanchement. — Le poumon droit est volumineux, manifestement emphysémateux et médiocrement congestionné.

Les autres organes sont sains.

Quoique je n'aie pu constater directement la perforation du poumon par rupture des vésicules emphysémateuses chez ce malade, cette rupture n'en était pas moins évidente. L'existence de l'emphysème était incontestable. La douleur et la dyspnée survenues subitement au moment d'un effort de toux, comme on l'a constaté dans d'autres observations, et la constatation des signes caractéristiques du pneumo-thorax, dont l'existence a été d'ailleurs vérifiée après la mort, ne laissent aucun doute, il me semble, sur l'interprétation de pneumo-thorax par rupture du poumon emphysémateux qui a été formulée.

Saussier (*Thèse citée*), qui a réuni 81 cas de perforation pulmonaire, a trouvé que, dans la pleurésie purulente, il y avait eu guérison dans la moitié des cas (15 sur 29), tandis que, chez les phthisiques, la perforation avait été toujours mortelle. C'est cette opinion qui prévalait dans la science lorsque je publiai mon Mémoire dans lequel j'ai démontré que la guérison chez les tuberculeux était non-seulement possible, mais qu'elle n'était pas aussi rare qu'on aurait pu le croire. Dans son rapport à la Société des hôpitaux sur mon travail, Valleix en rapportait un nouvel exemple ; et, bientôt après, Géry fils et Legendre en firent connaître deux autres qu'ils observèrent.

Il y a, dans la guérison de ces perforations d'origine tuberculeuse, trois conditions, ai-je dit, qui favorisent la cicatrisation ou l'obturation de l'ouverture fistuleuse :

1° Des adhérences existant très-fréquemment au sommet des poumons tuberculeux, la perforation qui a lieu dans leur voisinage peut s'obturer par le rapprochement facile des deux feuillets de la plèvre entre lesquels s'organisent de nouvelles adhérences. Il peut arriver que, le retrait du poumon ayant lieu, la fausse membrane s'allonge en bride plus ou moins épaisse, comme Laennec et Valleix l'ont observé.

2° Si la fistule s'est produite vers le médiastin, le refoulement du poumon par le gaz et le liquide épanché fait accoler les deux feuillets des plèvres au niveau de la fistule et en facilite l'obturation.

3° Enfin quand la fistule est immergée par le liquide épanché dans la plèvre, il se fait au niveau de l'ouverture anomale une sorte de stratification fibrineuse qui l'oblitère et qui persiste après la résorption du liquide.

J'ai rapporté dans mon Mémoire les observations qui établissent que les choses se passent ainsi. Il en ressort également que, l'obturation de la fistule ayant eu lieu, il en résulte : tantôt la disparition des signes de la perforation et du pneumothorax; tantôt la persistance du son tympanique du côté affecté et le bruit de succussion, mais l'absence des signes d'auscultation; tantôt enfin la persistance des phénomènes amphoro-métalliques par consonnance, ce qui est loin d'être la règle.

Le fait qui m'est propre (*Mém. cité*) démontre que l'épanchement d'air peut persister plusieurs mois après l'obturation. Les faits de ce genre font parfaitement comprendre comment on peut croire à un pneumo-thorax essentiel, alors qu'il y a eu guérison d'une perforation. Les pneumo-thorax par rupture d'ampoules emphysémateuses peuvent encore être pris pour de simples épanchements d'air dans la plèvre par la difficulté de trouver la perforation. Quant à moi, je n'ai jamais rencontré de pneumo-thorax essentiel, et je ne les admettrai que si, le défaut de perforation étant bien établi sur le cadavre, on en constate l'absence après avoir détaché la plèvre pariétale au niveau des adhérences, et enlevé avec soin par la dissection les deux plèvres réunies de la surface du poumon. C'est ainsi que l'on verra apparaître l'ouverture de la perforation si elle a existé.

Quel traitement employer contre la perforation pulmonaire? Il faut évidemment avoir recours aux moyens qui peuvent favoriser la cicatrisation. Mais quand il s'agit d'une phthisie avancée, il y a moins de chance de l'obtenir; elle n'est cependant pas impossible. C'est surtout par des inhalations appropriées que l'on pourrait agir, en employant concurremment les astringents toniques à l'intérieur, le tannin par exemple. S'il existe une dyspnée considérable par suite de la disparition de la fistule en soupape, l'asphyxie peut être imminente et nécessiter (comme nous l'avons montré, p. 513) la thoracentèse, à laquelle on pourrait associer les injections iodées dans la cavité de la plèvre.

FIN

TABLE ANALYTIQUE

TABLE DES AUTEURS CITÉS

Coulommiers. — Typog. A. MOUSSIN.

PLANCHE I. Abcès pulmonaires.

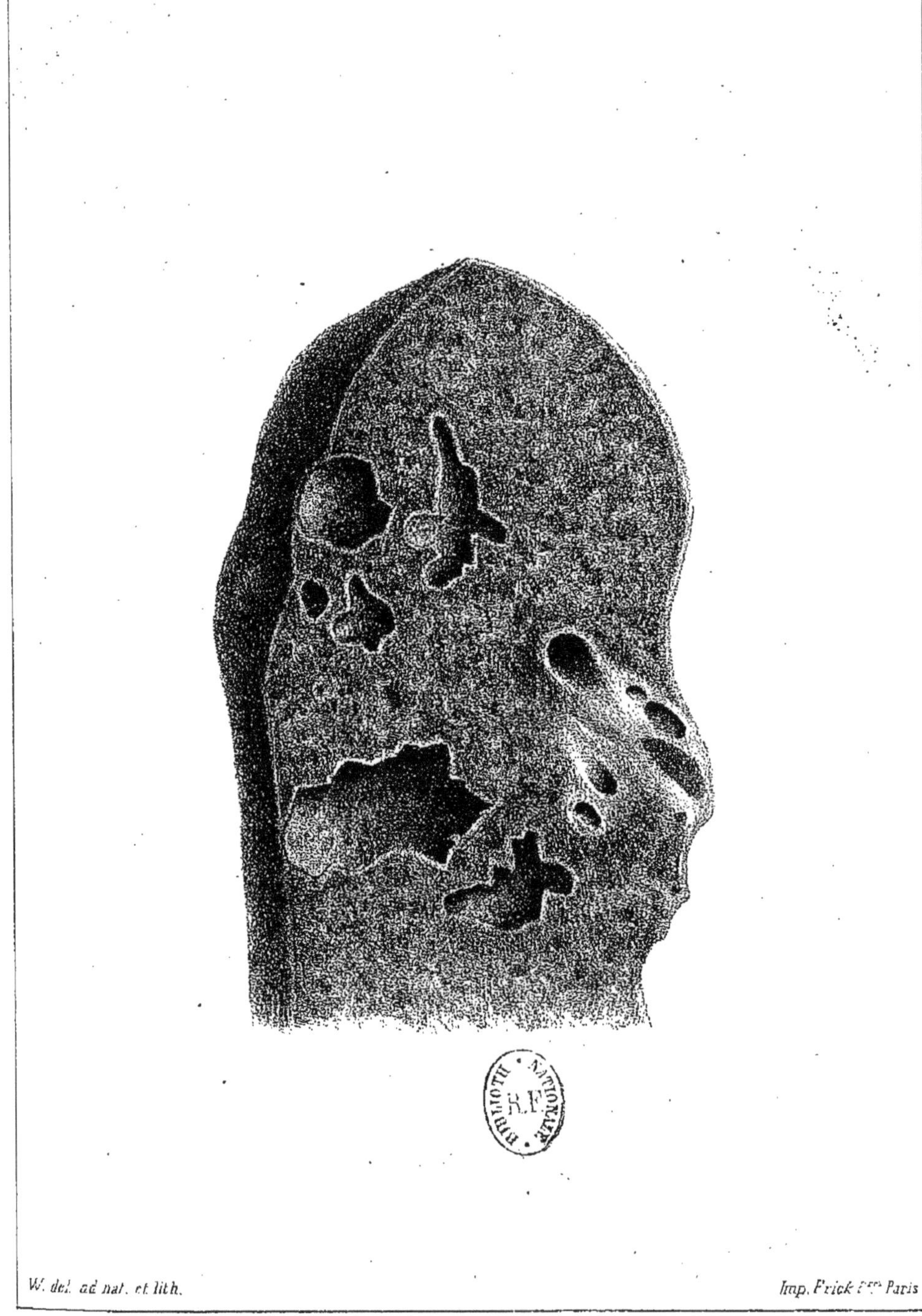

Abcès dits métastatiques en voie de réparation (p. 214.)

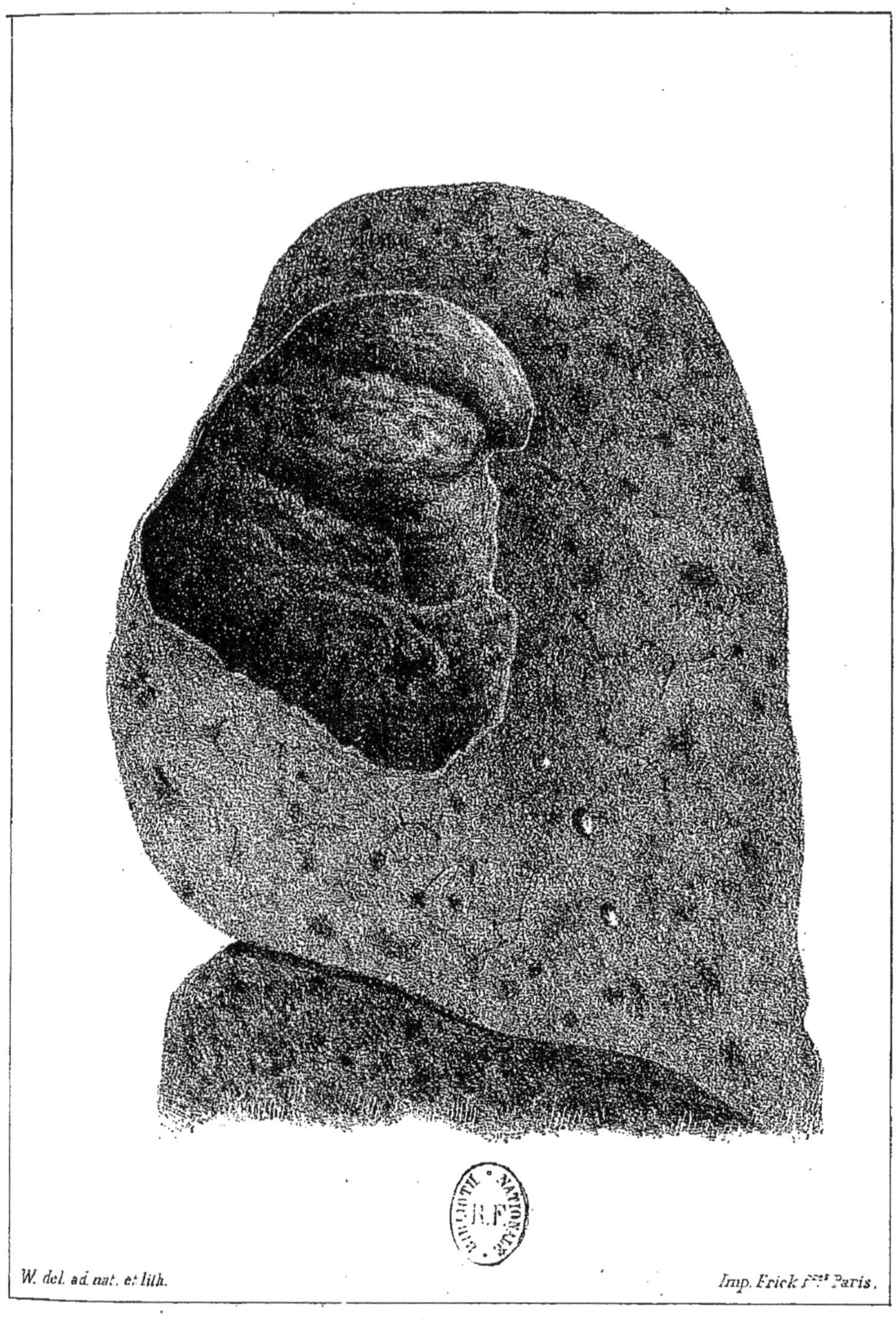

Abcès du poumon dû à la pneumonie. (Obs. XXXI, p. 236.)

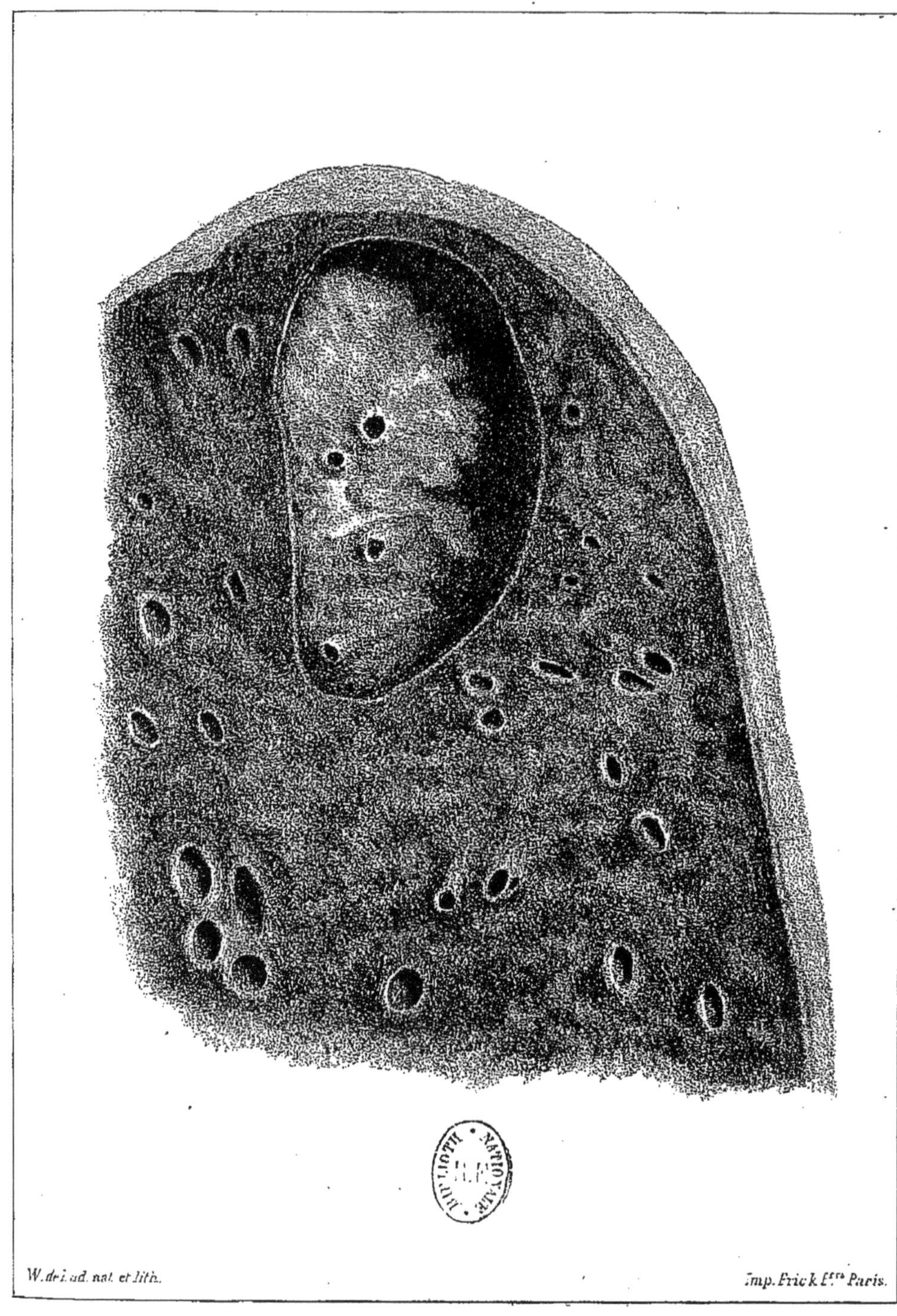

Coupe d'un poumon scléreux, avec bronches dilatées et une cavité accidentelle cicatrisée (p. 257.)

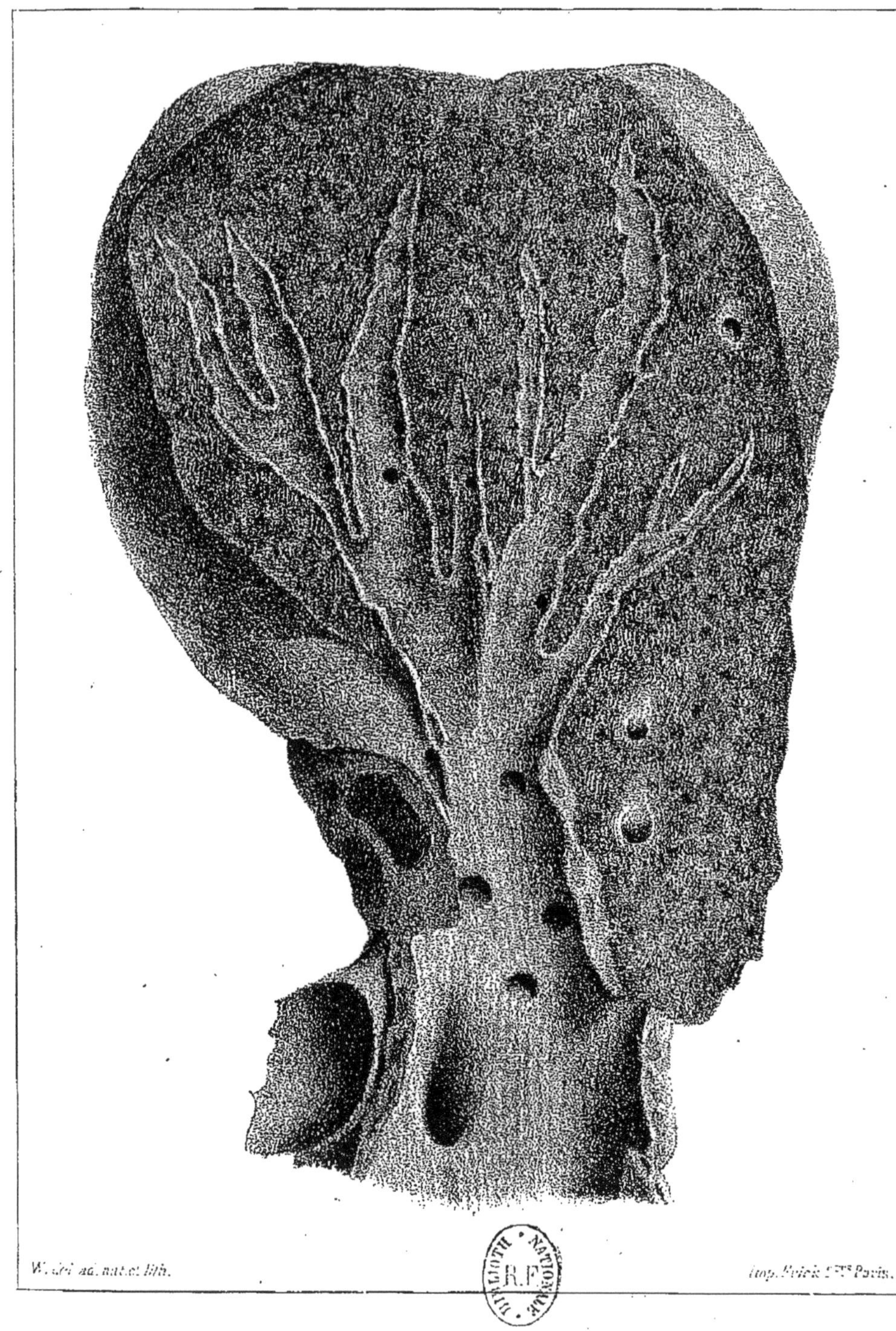

Dilatation générale des bronches; mort par hémo-bronchite (Obs. LXX, p. 547.)

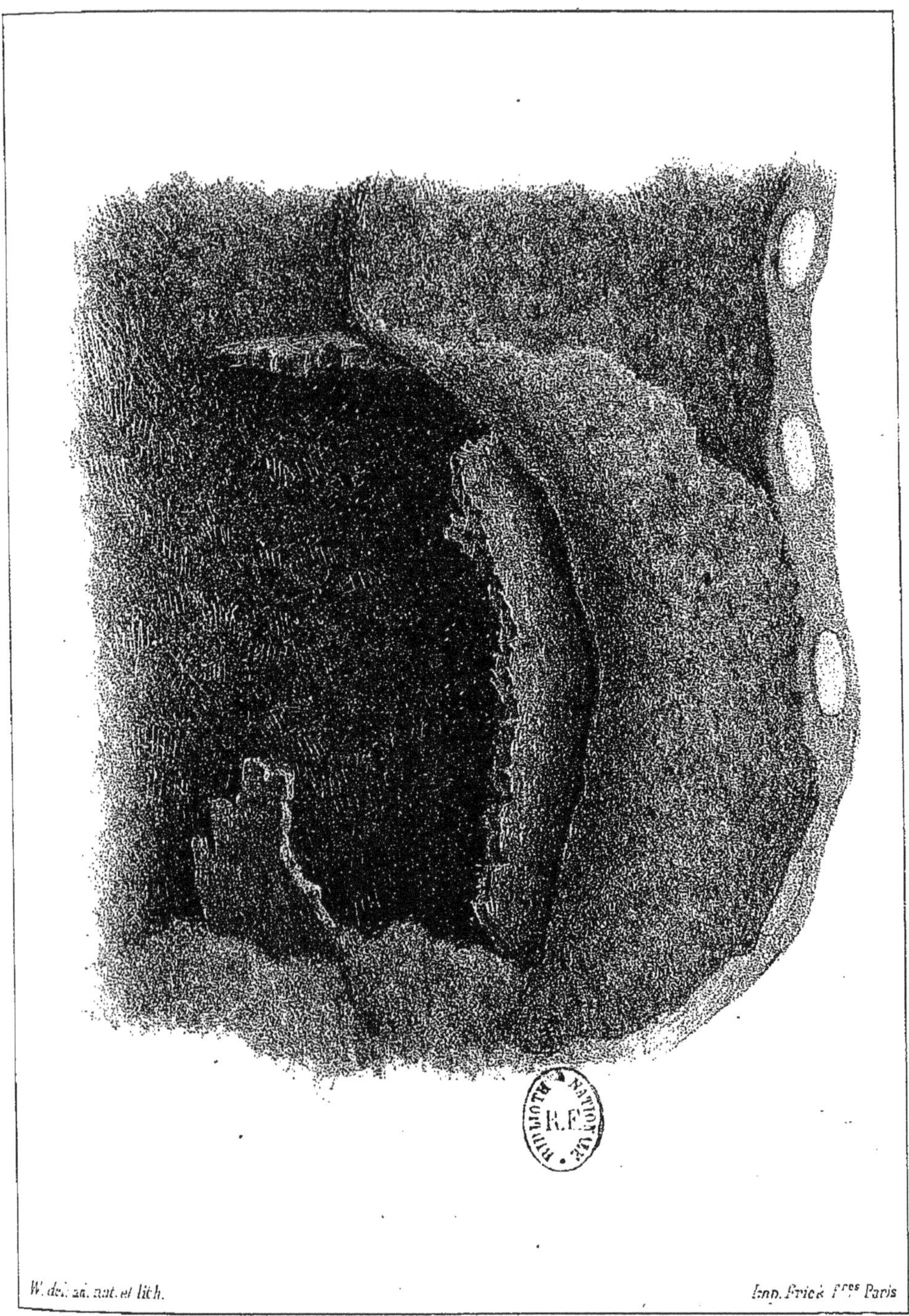

Apoplexie pulmonaire traumatique. (Obs. LXXIX, p.586.)

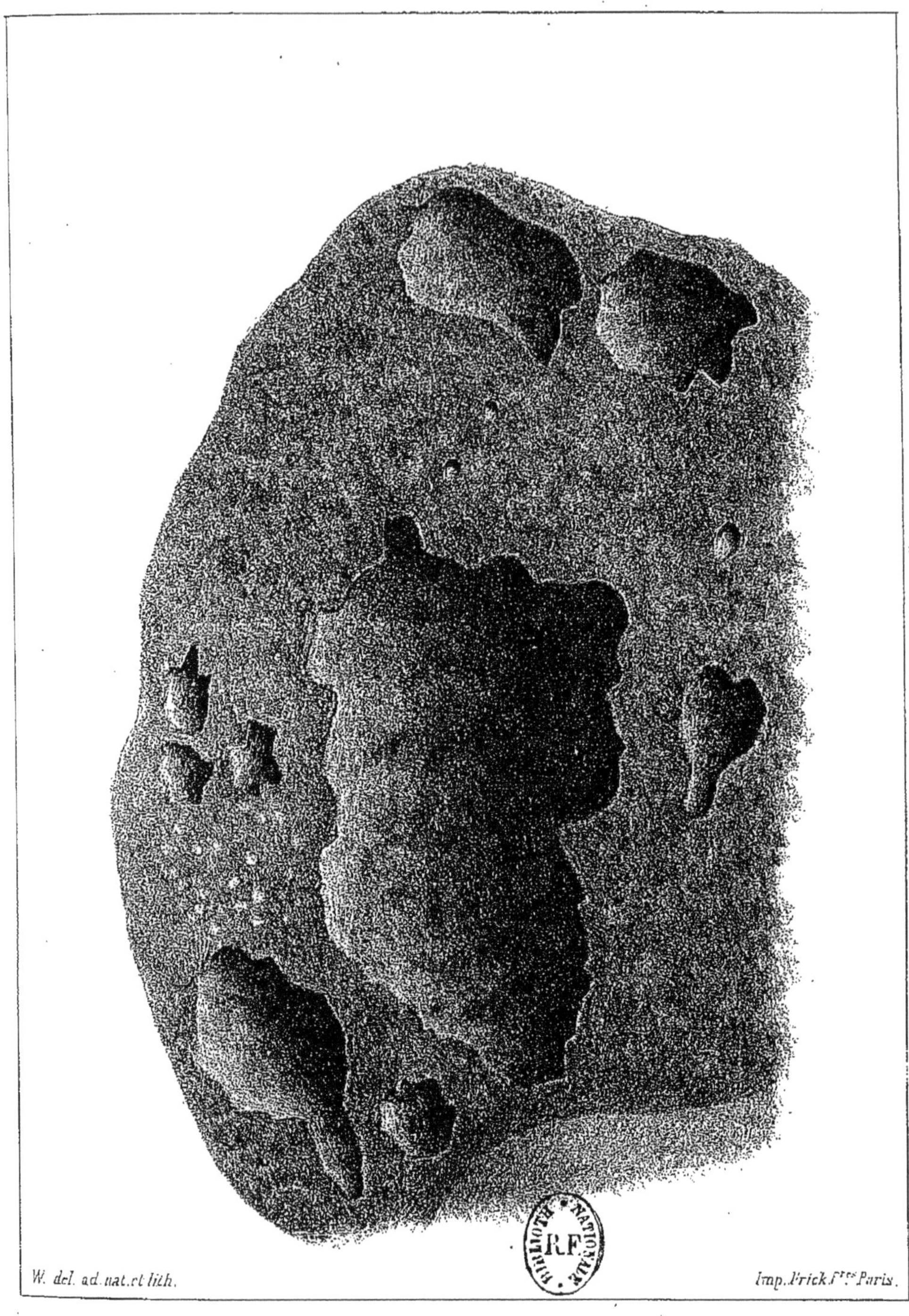

Abcès provenant d'infarctus ramollis. (Obs. LXXXIII, p. 605.)

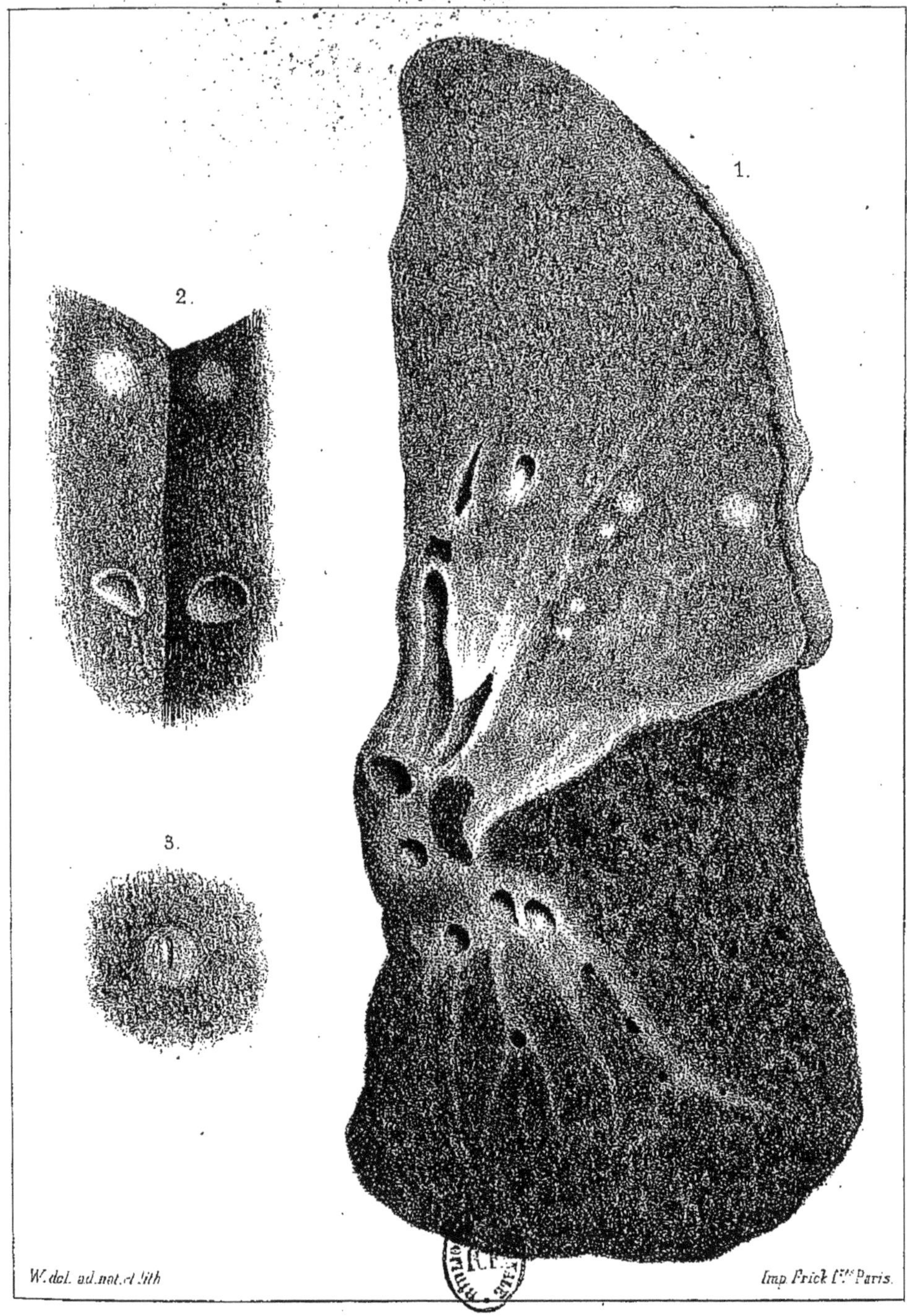

Coupe d'un poumon envahi par des infarctus. (Obs. LXXXIV, p. 608.)

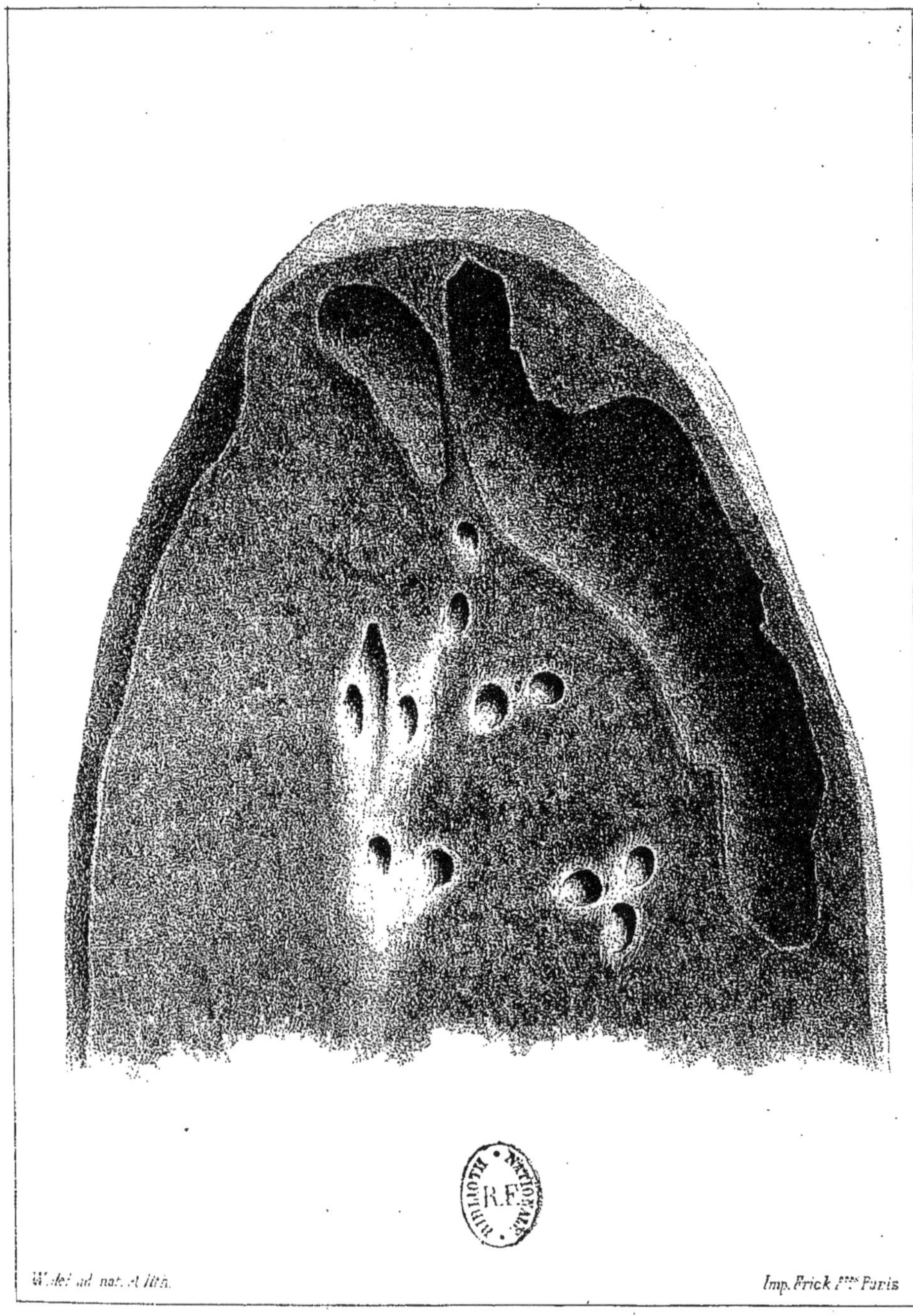

Gangrène du poumon gauche guérie. (Obs. LXXXVI, p. 624.)